CB141295

Doença de Sjögren

abordagem multidisciplinar para a prática clínica

A Medicina é uma área do conhecimento em constante evolução. Os protocolos de segurança devem ser seguidos, porém novas pesquisas e testes clínicos podem merecer análises e revisões, inclusive de regulação, normas técnicas e regras do órgão de classe, como códigos de ética, aplicáveis à matéria. Alterações em tratamentos medicamentosos ou decorrentes de procedimentos tornam-se necessárias e adequadas. Os leitores, profissionais da saúde que se sirvam desta obra como apoio ao conhecimento, são aconselhados a conferir as informações fornecidas pelo fabricante de cada medicamento a ser administrado, verificando as condições clínicas e de saúde do paciente, dose recomendada, o modo e a duração da administração, bem como as contraindicações e os efeitos adversos. Da mesma forma, são aconselhados a verificar também as informações fornecidas sobre a utilização de equipamentos médicos e/ou a interpretação de seus resultados em respectivos manuais do fabricante. É responsabilidade do médico, com base na sua experiência e na avaliação clínica do paciente e de suas condições de saúde e de eventuais comorbidades, determinar as dosagens e o melhor tratamento aplicável a cada situação. As linhas de pesquisa ou de argumentação do autor, assim como suas opiniões, não são necessariamente as da Editora.

Esta obra serve apenas de apoio complementar a estudantes e à prática médica, mas não substitui a avaliação clínica e de saúde de pacientes, sendo do leitor – estudante ou profissional da saúde – a responsabilidade pelo uso da obra como instrumento complementar à sua experiência e ao seu conhecimento próprio e individual.

Do mesmo modo, foram empregados todos os esforços para garantir a proteção dos direitos de autor envolvidos na obra, inclusive quanto às obras de terceiros e imagens e ilustrações aqui reproduzidas. Caso algum autor se sinta prejudicado, favor entrar em contato com a Editora.

Finalmente, cabe orientar o leitor que a citação de passagens desta obra com o objetivo de debate ou exemplificação ou ainda a reprodução de pequenos trechos desta obra para uso privado, sem intuito comercial e desde que não prejudique a normal exploração da obra, são, por um lado, permitidas pela Lei de Direitos Autorais, art. 46, incisos II e III. Por outro, a mesma Lei de Direitos Autorais, no art. 29, incisos I, VI e VII, proíbe a reprodução parcial ou integral desta obra, sem prévia autorização, para uso coletivo, bem como o compartilhamento indiscriminado de cópias não autorizadas, inclusive em grupos de grande audiência em redes sociais e aplicativos de mensagens instantâneas. Essa prática prejudica a normal exploração da obra pelo seu autor, ameaçando a edição técnica e universitária de livros científicos e didáticos e a produção de novas obras de qualquer autor.

Editora Manole

Sociedade Brasileira de
Reumatologia

Doença de Sjögren

abordagem multidisciplinar para a prática clínica

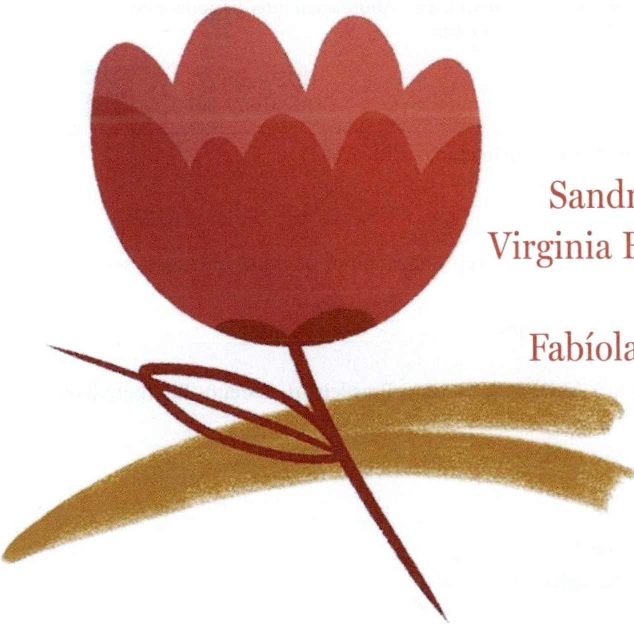

EDITORAS
Sandra Gofinet Pasoto
Virginia F. Moça Trevisani
Valéria Valim
Fabíola Reis de Oliveira

manole
editora

Copyright © Editora Manole Ltda., 2024, por meio de contrato com a Sociedade Brasileira de Reumatologia
Logotipo: *Copyright* © Sociedade Brasileira de Reumatologia

Editora responsável: Eliane Usui
Projeto gráfico: Departamento de Arte da Editora Manole
Diagramação e ilustrações: HiDesign Estúdio
Ilustrações 1, 2 e 3 do capítulo 17: Arthur Finochi Fernandes Moça
Capa: Ricardo Yoshiaki Nitta Rodrigues
Imagem da capa: cortesia da Sra. Irena Freitas. Com os agradecimentos de todos os membros da Comissão de Doença de Sjögren da Sociedade Brasileira de Reumatologia (SBR). Esta singela flor simboliza a nossa esperança em dias melhores para os pacientes com a Doença de Sjögren.

CIP-BRASIL. CATALOGAÇÃO NA PUBLICAÇÃO
SINDICATO NACIONAL DOS EDITORES DE LIVROS, RJ

D672

Doença de Sjögren : abordagem multidisciplinar para a prática clínica / editoras Sandra Gofinet Pasoto ... [et al.]. - 1. ed. - Santana de Parnaíba [SP] : Manole, 2024.

Inclui bibliografia e índice
ISBN 9788520465486

1. Sjögren, Síndrome de. 2. Reumatologia - Abordagem interdisciplinar do conhecimento. I. Pasoto, Sandra Gofinet.

23-86558 CDD-6616.775
CDU: 616.72-002

Gabriela Faray Ferreira Lopes - Bibliotecária - CRB-7/6643

Todos os direitos reservados.
Nenhuma parte deste livro poderá ser reproduzida, por qualquer processo, sem a permissão expressa dos editores.
É proibida a reprodução por fotocópia.

A Editora Manole é filiada à ABDR – Associação Brasileira de Direitos Reprográficos.

Edição – 2024. Reimpressão – 2024

Editora Manole Ltda.
Al. América, 876 – Tamboré
06543-315 – Santana de Parnaíba – SP – Brasil
Tel. (11) 4196-6000
www.manole.com.br | https://atendimento.manole.com.br/

Impresso no Brasil
Printed in Brazil

Editoras

Sandra Gofinet Pasoto

Médica reumatologista. Professora livre-docente em Medicina. Professora do Programa de Pós-graduação em Ciências do Sistema Musculoesquelético/Médica assistente responsável pelo Ambulatório de Doença de Sjögren e Laboratório de Imunologia Humoral. Disciplina de Reumatologia, Hospital das Clínicas da Faculdade de Medicina da Universidade de São Paulo (USP). São Paulo/SP.

Virginia Fernandes Moça Trevisani

Médica especialista em Reumatologia e Clínica Médica. Livre-docente. Professora adjunta da Disciplina de Medicina de Urgência e Medicina Baseada em Evidências da UNIFESP. Professora titular da Disciplina de Reumatologia da Universidade de Santo Amaro (UNISA). São Paulo/SP.

Valéria Valim

Médica Reumatologista. Pós-doutora. Professora de Reumatologia do Departamento de Clínica Médica e Professora de Epidemiologia da Pós-graduação em Saúde Coletiva da Universidade Federal do Espírito Santo (UFES). Chefe do Serviço de Reumatologia e do Ambulatório de Doença de Sjögren do Hospital Universitário Cassiano Antônio Moraes da UFES (HUCAM-UFES/EBSERH). Vitória/ES.

Fabíola Reis de Oliveira

Médica Reumatologista. Doutora. Assistente da disciplina de Imunologia Clínica do Hospital das Clínicas da Faculdade de Medicina de Ribeirão Preto da Universidade de São Paulo (USP). Ribeirão Preto/SP.

Autores

Adriana Lippi Waissman

Médica especialista em Ginecologia e Obstetrícia. Doutora. Médica assistente da Clínica Obstétrica do HCFMUSP, Setor de Pré-natal de Alto Risco – Doenças Autoimunes Reumatológicas. Departamento de Obstetrícia e Ginecologia do Hospital das Clínicas da Faculdade de Medicina da Universidade de São Paulo (USP). São Paulo/SP.

Alisson Pugliesi

Médico reumatologista. Mestre. Médico assistente. Disciplina de Reumatologia, Departamento de Clínica Médica, Faculdade de Ciências Médicas, Universidade Estadual de Campinas (UNICAMP). Campinas/SP.

Ana Carolina Fragoso Motta

Cirurgiã-dentista. Especialista em Estomatologia. Livre-docente. Professora associada. Disciplina de Estomatologia, Faculdade de Odontologia de Ribeirão Preto da Universidade de São Paulo (USP). Ribeirão Preto/SP.

André Silva Franco

Médico reumatologista. Médico assistente. Disciplina de Reumatologia, Hospital das Clínicas da Faculdade de Medicina da Universidade de São Paulo (USP). São Paulo/SP.

Ari Stiel Radu Halpern

Médico reumatologista. Doutor. Médico assistente. Disciplina de Reumatologia, Hospital das Clínicas da Faculdade de Medicina da Universidade de São Paulo (USP). São Paulo/SP.

Aysa César Pinheiro

Médica reumatologista. Mestre. Médica colaboradora. Disciplina de Reumatologia, Hospital das Clínicas da Universidade Federal de Pernambuco (UFPE). Recife/PE.

Carolina Yume Arazawa

Médica reumatologista. Médica assistente. Policlínica da Polícia Militar do Mato Grosso do Sul e Hospital Universitário Maria Aparecida Pedrossian da Universidade Federal de Mato Grosso do Sul. Campo Grande/MS.

Claudia Saad Magalhães

Médica. Especialista em Pediatria e Reumatologia Pediátrica. Professora livre-docente. Professora titular de Pediatria e Reumatologia Pediátrica. Faculdade de Medicina de Botucatu, Universidade Estadual Paulista Júlio de Mesquita Filho (UNESP). Botucatu/SP.

Danielle Christinne Soares do Egypto

Médica reumatologista. Mestre. Professora assistente. Disciplina de Reumatologia, Departamento de Medicina Interna do Centro de Ciências Médicas, Hospital Universitário Lauro Wanderley da Universidade Federal da Paraíba (UFPB). João Pessoa/PB.

Diego Ustárroz Cantali

Médico reumatologista. Preceptor. Serviço de Reumatologia, Hospital São Lucas da Pontifícia Universidade Católica do Rio Grande do Sul (PUCRS). Porto Alegre/RS.

Eduardo Melani Rocha

Médico oftalmologista. Professor titular. Departamento de Oftalmologia, Otorrinolaringologia e Cirurgia de Cabeça e Pescoço da Faculdade de Medicina de Ribeirão Preto da Universidade de São Paulo (USP). Ribeirão Preto/SP.

Elizete Keitel

Médica nefrologista. Doutora. Professora titular da Disciplina de Nefrologia do Departamento de Clínica Médica da Universidade Federal de Ciências da Saúde de Porto Alegre (UFCSPA); Irmandade da Santa Casa de Misericórdia de Porto Alegre. Porto Alegre/RS.

Eloisa Bonfá

Médica reumatologista. Diretora da Faculdade de Medicina da Universidade de São Paulo (USP). Professora titular. Disciplina de Reumatologia, Hospital das Clínicas da Faculdade de Medicina da USP. São Paulo/SP.

Érica Vieira Serrano

Médica reumatologista. Mestre. Preceptora da Residência de Reumatologia. Serviço de Reumatologia, Hospital Universitário Cassiano Antônio Moraes (HUCAM), Universidade Federal do Espírito Santo (UFES). Vitória/ES.

Erika Rodrigues de Senna Batista

Médica reumatologista. Mestre. Professora adjunta. Serviço de Reumatologia, Hospital Universitário Clemente Farias, Universidade Estadual de Montes Claros (UNIMONTES). Montes Claros/MG.

Fabíola Reis de Oliveira

Médica Reumatologista. Doutora. Assistente da disciplina de Imunologia Clínica do Hospital das Clínicas da Faculdade de Medicina de Ribeirão Preto da Universidade de São Paulo (USP). Ribeirão Preto/SP.

Gisela Tinone

Médica neurologista. Doutora. Médica assistente. Divisão de Neurologia Clínica, Hospital das Clínicas da Faculdade de Medicina da Universidade de São Paulo (USP). São Paulo/SP.

Guilherme Diogo Silva
Médico neurologista. Especialista em Neuroimunologia. Médico assistente. Grupo de Neuroimunologia, Divisão de Clínica Neurológica, Hospital das Clínicas da Faculdade de Medicina da Universidade de São Paulo (USP). São Paulo/SP.

Joelma Queiroz Andrade
Médica especialista em Ginecologia, Obstetrícia e Medicina Fetal. Doutora. Médica assistente. Departamento de Obstetrícia e Ginecologia do Hospital das Clínicas da Faculdade de Medicina da Universidade de São Paulo (USP). São Paulo/SP.

José Alexandre Mendonça
Médico especialista em Reumatologia e Ultrassonografia Reumatológica e Musculoesquelética. Professor doutor em Clínica Médica. Professor titular no Programa de Pós-graduação em Ciências da Saúde da Pontifícia Universidade Católica de Campinas. Campinas/SP.

Juliana D'Agostino Gennari
Médica reumatologista. Médica assistente. Serviço de Reumatologia da Irmandade da Santa Casa de Misericórdia de São Paulo. São Paulo/SP.

Karina Gatz Capobianco
Médica reumatologista. Doutora. Médica preceptora, coordenadora e supervisora da Residência Médica em Reumatologia. Serviço de Reumatologia, Hospital Moinhos de Vento (HMV). Porto Alegre/RS.

Ketty Lysie Libardi Lira Machado
Médica reumatologista. Pós-doutora. Reumatologista e supervisora da Residência Médica. Serviço de Reumatologia do Hospital Universitário Cassiano Antônio Moraes da Universidade Federal do Espírito Santo (HUCAM-UFES/EBSERH). Vitória/ES.

Laura Caldas dos Santos
Médica oftalmologista. Médica colaboradora. Departamento de Oftalmologia e Ciências Visuais, Escola Paulista de Medicina, Hospital São Paulo, Universidade Federal de São Paulo (EPM/HSP/UNIFESP). São Paulo/SP.

Luis Renato Alves
Médico pneumologista. Doutor. Médico assistente. Disciplina de Pneumologia, Hospital das Clínicas da Faculdade de Medicina de Ribeirão Preto da Universidade de São Paulo (USP). Ribeirão Preto/SP.

Maria Carmen Lopes Ferreira Silva Santos
Médica patologista. Doutora. Professora associada III. Departamento de Patologia do Centro de Ciências da Saúde da Universidade Federal do Espírito Santo (CCS/UFES), Serviço de Anatomia Patológica do Hospital Universitário Cassiano Antônio Moraes (HUCAM-UFES/EBSERH).

Maria Lúcia Lemos Lopes
Médica reumatologista. Mestre. Professora adjunta. Disciplina de Especialidades Médicas, Departamento de Clínica Médica, Universidade Federal de Ciências da Saúde de Porto Alegre (UFCSPA); Serviço de Reumatologia da Irmandade da Santa Casa de Misericórdia de Porto Alegre. Porto Alegre/RS.

Marilena Leal Mesquita Silvestre Fernandes
Médica reumatologista. Mestre. Médica assistente de Reumatologia e preceptora responsável pelos ambulatórios de Doença de Sjögren, Lúpus e Artrite Reumatoide do HFSE (Hospital Federal dos Servidores do Estado do Rio de Janeiro). Rio de Janeiro/RJ.

Michelle Alencar Pereira
Médica reumatologista. Médica assistente. Pulsar – Centro de Infusão. Montes Claros/MG.

Nádia Emi Aikawa
Médica reumatologista pediátrica. Doutora. Médica assistente. Disciplina de Reumatologia e Unidade de Reumatologia Pediátrica do Instituto da Criança e do Adolescente do Hospital das Clínicas da Faculdade de Medicina da Universidade de São Paulo (USP). São Paulo/SP.

Roberta de Almeida Pernambuco
Médica reumatologista. Mestre. Preceptora da Residência Médica em Reumatologia. Serviço de Reumatologia, Hospital do Servidor Público do Estado de São Paulo – Instituto de Assistência Médica ao Servidor Público Estadual (HSPE – IAMSPE). São Paulo/SP.

Sâmia Araújo de Sousa Studart
Médica. Mestre. Médica assistente. Serviço de Reumatologia do Hospital Geral de Fortaleza. Fortaleza/CE.

Samira Tatiyama Miyamoto
Fisioterapeuta especialista em Reumatologia. Doutora. Professora associada. Departamento de Educação Integrada em Saúde, Universidade Federal do Espírito Santo (UFES). Vitória/ES.

Sandra Gofinet Pasoto
Médica reumatologista. Professora livre-docente em Medicina. Professora do Programa de Pós-graduação em Ciências do Sistema Musculoesquelético/Médica assistente responsável pelo Ambulatório de Doença de Sjögren e Laboratório de Imunologia Humoral. Disciplina de Reumatologia, Hospital das Clínicas da Faculdade de Medicina da Universidade de São Paulo (USP). São Paulo/SP.

Sandra Lúcia Euzébio Ribeiro
Médica reumatologista. Professora doutora. Professora associada 4. Departamento de Clínica Médica, Disciplina de Reumatologia e Pós-graduação em Ciências da Saúde da Faculdade de Medicina da Universidade Federal do Amazonas e Hospital Universitário Getúlio Vargas (HUGV/UFAM/EBSERH). Manaus/AM.

Sandra Rejane Cabral Batista
Médica reumatologista. Médica assistente. Preceptora da Residência de Reumatologia e coordenadora do Ambulatório de Doença de Sjögren. Hospital Universitário Lauro Wanderley (Universidade Federal da Paraíba – UFPB). João Pessoa/PB.

Simone Appenzeller
Médica especialista em Reumatologia e Reumatologia Pediátrica. Professora livre-docente. Professora titular. Departamento de Ortopedia, Reumatologia e Traumatologia, Faculdade de Ciências Médicas da Universidade Estadual de Campinas (UNICAMP). Campinas/SP.

Sonia Cristina de Magalhães Souza Fialho
Médica reumatologista. Doutora em Ciências pela Universidade de São Paulo (USP).

Tatiana Nayara Libório-Kimura
Cirurgiã-dentista. Especialista em Patologia Oral e Maxilofacial. Doutora. Professora associada IV. Departamento de Patologia e Medicina Legal, Faculdade de Medicina da Universidade Federal do Amazonas (UFAM). Manaus/AM.

Valéria Valim
Médica Reumatologista. Pós-doutora. Professora de Reumatologia do Departamento de Clínica Médica e Professora de Epidemiologia da Pós-graduação em Saúde Coletiva da Universidade Federal do Espírito Santo (UFES). Chefe do Serviço de Reumatologia e do Ambulatório de Doença de Sjögren do Hospital Universitário Cassiano Antônio Moraes da UFES (HUCAM-UFES/EBSERH). Vitória/ES.

Virginia Fernandes Moça Trevisani
Médica especialista em Reumatologia e Clínica Médica. Livre-docente. Professora adjunta da Disciplina de Medicina de Urgência e Medicina Baseada em Evidências da UNIFESP. Professora titular da Disciplina de Reumatologia da Universidade de Santo Amaro (UNISA). São Paulo/SP.

Sumário

Seção III – Quadro Clínico

Seção IV – Comorbidades

Seção V – Tratamento

Seção VI – Diagnóstico diferencial

Apresentação

A doença de Sjögren (DSj), de acordo com a nova nomenclatura, é uma doença reumática autoimune sistêmica caracterizada principalmente pela presença de um intenso infiltrado linfocítico periepitelial nas glândulas salivares e lacrimais, levando à disfunção glandular e, consequentemente, à síndrome *sicca*. Contudo, o espectro dos envolvimentos orgânicos e das manifestações clínicas dessa doença é bastante amplo e por vezes complexo, incluindo também sintomas constitucionais, poliartralgia, poliartrite, fenômeno de Raynaud, vasculite, broquiolite, pneumonite intersticial, nefrite tubulointersticial, glomerulonefite, diferentes acometimentos do sistema nervoso periférico e central e até mesmo o lúpus neonatal. Uma característica marcante da DSj é a hiper-reatividade das células B, levando à produção de autoanticorpos circulantes, particularmente anti-Ro/SS-A e anti-La/SS-B. Além disso, um aspecto cardinal dessa doença é o desenvolvimento de linfoma em cerca de 5% dos casos, o que torna o manejo clínico dos pacientes com DSj ainda mais desafiador. A prevalência da DSj em diferentes países é bastante variável, de 0,03% no Japão a 4,5% na Suécia. Todavia, a DSj apresenta ainda hoje uma taxa muito alta de subdiagnóstico, a qual é estimada em 50% a 60%, bem como o seu diagnóstico é geralmente realizado tardiamente, quando o paciente já manifesta sintomas de disfunção glandular acentuada. O tratamento é também bastante desafiador, pois, nas últimas décadas, poucas opções terapêuticas tornaram-se disponíveis. Entretanto, novos alvos terapêuticos têm sido estudados, com resultados promissores. Apesar do curso da DSj ser geralmente crônico e indolente, foi demonstrado que os pacientes apresentam uma taxa de mortalidade até 3,6 vezes maior do que a população geral. Além disso, esses doentes apresentam uma significativa redução da qualidade de vida, que tem sido atribuída principalmente aos sintomas da síndrome *sicca* e à fadiga. Esta obra tem por objetivo apresentar os principais conhecimentos atuais sobre a epidemiologia, etiologia, fisiopatologia, critérios de classificação, exames complementares, diagnóstico, manifestações clínicas, comorbidades, tratamento, qualidade de vida, prognóstico e diagnóstico diferencial da DSj, compilados e apresentados de forma concisa e clara pelos membros da Comissão de Doença de Sjögren da Sociedade Brasileira de Reumatologia, além de médicos de outras especialidades e profissionais de outras áreas da saúde, Odontologia, Oftalmologia, Patologia, Pneumologia, Nefrologia, Neurologia, Pediatria, Ginecologia/Obstetrícia e Fisioterapia, já que a abordagem multidisciplinar é fundamental para o diagnóstico, seguimento e tratamento dos pacientes com DSj. Dessa forma, esperamos contribuir para o avanço no reconhecimento precoce da DSj e para o manejo dos pacientes na prática clínica de diferentes profissionais.

Agradecimentos

À Sociedade Brasileira de Reumatologia, pelo incentivo e apoio fundamentais para a realização desta obra.

Aos pacientes, pelo desprendimento em contribuir para esta obra. Vocês representam "o início, o fim e o meio" (*Raul Seixas*).

Prefácio

A Johann von Mikulicz-Radecki (1850-1905) é creditada a primeira descrição da síndrome de Sjögren em 1892. Os critérios que contemplam a síndrome de Mikulicz muitas vezes levaram a um diagnóstico errado, por se confundir com muitas doenças.

Em 1930, Henrik Sjögren (1899-1986), um oftalmologista de Jonkösping, Suécia, observou um paciente com essa síndrome. Em 1933, ele publicou sua tese de doutorado, descrevendo 19 mulheres, que em sua maioria estavam em pós-menopausa e tinham artrite, mostrando as manifestações clínicas e patológicas. Após uma extensa pesquisa e coleta de dados, Sjögren publicou um artigo essencial em 1951, descrevendo 80 pacientes com *keratoconjunctivitis sicca*, 50 dos quais também tinham artrite. O termo *keratoconjunctivitis sicca*, cunhado pelo próprio Sjögren, começou a ser identificado como sua síndrome na literatura.

A Diretoria Executiva (DE) da Sociedade Brasileira de Reumatologia (SBR) foi contatada há meses pela Comissão de Síndrome de Sjögren com a ideia de publicar um livro sobre o tema. Em reunião para essa finalidade, após definição de agendas, o livro foi aprovado para ser elaborado.

É com muito orgulho e espírito de realização que essa obra foi concluída, fruto do trabalho de toda a Comissão.

Às Editoras Sandra Gofinet Pasoto, Virginia Fernandes Moça Trevisani, Valéria Valim e Fabíola Reis de Oliveira, nossos parabéns. Queremos agradecer a iniciativa e o desprendimento de formarem um grupo coeso e produtivo. Aos autores dos capítulos, nossas homenagens pela disponibilidade de tempo e dedicação.

O livro é de fundamental importância para o desenvolvimento das sociedades e para o crescimento intelectual dos indivíduos. É ele que permite ao ser humano registrar fatos importantes da sua história e repassar tais fatos às sociedades posteriores, atuando como vetor do conhecimento.

O livro didático permite o avanço necessário para atender as necessidades de quem pesquisa e também de quem irá receber esse avanço.

A SBR está sempre procurando evoluir para atender a reumatologia brasileira.

O sonho tornou-se realidade.

Aproveitem.

Marco Antônio Araújo da Rocha Loures
Presidente da Sociedade Brasileira de Reumatologia

"A leitura de um bom livro é um diálogo incessante:
o livro fala e a alma responde."
André Maurois

Seção I

Epidemiologia e Etiopatogenia

1

Introdução

Sandra Gofinet Pasoto
Fabíola Reis de Oliveira

A síndrome de Sjögren, doravante designada como doença de Sjögren (DSj),[1-3] é uma afecção crônica de natureza autoimune cuja característica cardinal é o acometimento das glândulas salivares e lacrimais por um intenso processo inflamatório linfocítico localizado notadamente em torno das células epiteliais acinares e ductais, o que ocasiona dano tecidual e disfunção glandular e, por conseguinte, os sintomas de boca e olhos secos, a síndrome *sicca*.[4] Ademais, múltiplos órgãos, a exemplo dos pulmões e rins, podem ser acometidos de forma similar, o que levou à proposição do termo "epitelite autoimune".[5] Entretanto, tal termo não ressalta outro aspecto evidente da DSj, a ativação acentuada dos linfócitos B, que leva à produção de diversos autoanticorpos circulantes, especialmente anti-Ro/SS-A e anti-La/SS-B, com a consequente formação de imunocomplexos e injúria inflamatória de vasos e nervos periféricos.[5] Assim, o espectro clínico da DSj é muito abrangente e, em alguns casos, também complexo, incluindo: fadiga, febre, emagrecimento, púrpura palpável, úlceras cutâneas, poliartralgia, poliartrite, envolvimento dos bronquíolos e interstício pulmonar, nefrite tubulointersticial, glomerulonefite e diferentes formas de neuropatias periféricas e centrais.[6] Os mecanismos patogênicos da doença, ainda não totalmente esclarecidos, podem levar também à transformação linfomatosa em cerca de 5% dos casos.[7]

A nova designação, doença de Sjögren (DSj), representa as posições de especialistas e da *Sjögren´s Foundation* e tem como base os avanços na compreensão sobre os mecanismos patogênicos e as características fenotípicas de tal condição clínica principalmente nas duas últimas décadas, os quais permitiram caracterizá-la não apenas como um conjunto de sinais e sintomas, mas como uma entidade nosológica distinta e potencialmente grave.[1-3]

Um breve olhar para o passado mostra que, possivelmente, a primeira descrição da DSj, como "ceratite filamentosa", foi publicada pelo oftalmologista alemão Theodor Karl Gustav von Leber em 1882. Dez anos depois, Jan Mikulicz-Radecki, cirurgião polonês, relatou o caso de um paciente masculino, de 42 anos, que apresentava glândulas lacrimais e salivares aumentadas, infiltradas por células redondas e exibindo atrofia acinar, compondo a chamada "síndrome de Mikulicz". Em 1925, Henri Gougerot, dermatologista francês, reportou os casos de três pacientes com sintomas da síndrome *sicca* e atrofia das glândulas salivares.[8] Anos mais tarde, em 1933, o oftalmologista sueco Henrik Samuel Conrad Sjögren publicou uma série de 19 pacientes com quadro de olhos secos, condição por ele denominada "ceratoconjuntivite *sicca*", e observou que os doentes apresentavam também manifestações extraglandulares, principalmente artrite.[9] O trabalho de Sjögren foi posteriormente reconhecido e consagrado através do epônimo a ele dedicado.

Quase 30 anos depois, em 1961, os autoanticorpos anti-Ro/SS-A e anti-La/SS-B foram identificados pela primeira vez por Anderson et al., que descreveram dois anticorpos precipitantes reativos com antígenos presentes nos extratos das glândulas lacrimais e salivares dos pacientes com DSj, sendo então denominados anti-SjD e anti-SjT. No final dos anos 60, Clark, Reichlin et al. identificaram dois anticorpos circulantes nos pacientes com lúpus eritematoso sistêmico (LES), anti-Ro e anti-La (designados conforme as iniciais dos doentes em que foram detectados), dirigidos a ribonucleoproteínas presentes nos extratos de baço humano e de coelho. Na mesma época, Alspaugh e Tan detectaram duas reatividades nos soros dos pacientes com DSj, as quais denominaram anti-SS-A e anti-SS-B e, em 1979, foi verificado por Alspaugh e Maddison que as proteínas Ro e La eram idênticas aos antígenos SS-A e SS-B, propondo-se assim a denominação dos anticorpos anti-Ro/SS-A e anti-La/SS-B, respectivamente.[10] A identificação de tais anticorpos contribuiu para consolidar o conceito da DSj como uma afecção de natureza autoimune e, ainda que não sejam patognomônicos da doença, constituíram-se em um dos pilares para o seu diagnóstico, sendo um dos principais componentes de diferentes grupos de critérios de classificação da DSj.[11-13]

O segundo pilar para o diagnóstico e classificação da DSj, a biópsia das glândulas salivares menores labiais (BGSM), foi caracterizado for Chisholm & Mason em 1968[14]. Esses autores introduziram a noção de grau do processo inflamatório observado nas amostras de tecido obtidas através da BGSM, classificando os resultados desde leves e inespecíficos (graus I e II) até a presença da sialoadenite linfocítica focal com escore focal (número de focos com pelo menos 50 linfócitos em 4 mm^2 de tecido glandular) igual a 1 (grau III) e > 1 (grau IV), característica, embora não patognomônica, da DSj,[14] sendo um dos principais itens dos seus critérios de classificação.[11-13]

Nas duas últimas décadas, ocorreu um interesse crescente pelo estudo da DSj, que resultou em avanços significativos do conhecimento em termos principalmente de epidemiologia, etiopatogenia, caracterização de fenótipos, métricas, exames de imagem e investigação de novos alvos terapêuticos. A sua prevalência não está precisamente determinada e pode ser subestimada. Outrora vista como uma condição rara, é atualmente considerada a doença reumática autoimune mais frequente depois da artrite reumatoide.[15-17] Com distribuição universal e prevalência variável nos diferentes países, de 0,03% no Japão a 4,5% na Suécia, a DSj atinge predominantemente mulheres (na proporção de 9:1 a 20:1) principalmente entre os 40 e 60 anos de idade.[18]

Contudo, existe uma alta taxa de subdiagnóstico da DSj, de 50 a 60%,[19,20] sendo habitual a realização de diagnósticos tardios, quando o dano e a disfunção glandular são acentuados.[15,21] Em parte, tal problema é decorrente da falta de conhecimento sobre as fases iniciais da doença, bem como por não existirem anormalidades patognomônicas da mesma, sendo o seu diagnóstico baseado na análise do conjunto de resultados da anamnese, exame clínico e exames complementares.[21]

Em tal contexto, é muito importante ressaltar que o acometimento sistêmico pode preceder em anos os tradicionais sintomas da síndrome *sicca*, contribuindo para que a doença seja mal avaliada e subdiagnosticada.[22] Sendo assim, em 2016, foram desenvolvidos os critérios de classificação do *American College of Rheumatology* (ACR) e da *European League Against Rheumatism* (EULAR),[13] com a inovadora proposta de extensão da classificação da DSj aos pacientes com envolvimentos extraglandulares compatíveis com a doença [de acordo com o *EULAR Sjögren's Syndrome Disease Activity Index* (ESSDAI)],[23] mesmo na ausência dos característicos sintomas de secura ocular e oral. Por conseguinte, tornaram-se elegíveis para a aplicação dos critérios de classificação diagnóstica, além dos pacientes com sintomas secos, todos aqueles com manifestações sistêmicas previstas no ESSDAI.[13,23]

Neste ínterim, vários estudos permitiram o desenvolvimento de um importante conjunto de evidências sobre o papel da ultrassonografia das glândulas salivares (USGS) para o apoio ao diagnóstico da DSj.[24] Foi demonstrado que a USGS pode incrementar a sensibilidade dos critérios de classificação do ACR/EULAR de 2016, com a manutenção da sua especificidade em níveis adequados.[25,26]

Novos biomarcadores, como os anticorpos antiproteína 1 da glândula salivar (*anti-salivary gland protein 1*, anti-SP-1), antianidrase carbônica 6 (*anticarbonic anhydrase* 6, anti-CA6) e antiproteína secretora da parótida (*anti-parotid secretory protein*, anti-PSP), foram descritos em um modelo experimental da DSj e o seu papel na prática clínica vem sendo investigado.[27,28]

Outro aspecto relevante, observado em diferentes estudos, é o impacto negativo da DSj na qualidade de vida relacionada à saúde (QVRS) de seus portadores, independente do instrumento aplicado para sua avaliação.[29] Adicionalmente, tal prejuízo da QVRS foi associado à fadiga, dor articular, secura ocular e oral, prurido, envolvimento pulmonar, distúrbios do sono, disfunções sexual e psicológica e função física reduzida.[29]

Embora tenha um curso evolutivo geralmente indolente, um artigo de revisão sistemática e metanálise recente demonstrou que os pacientes com DSj têm uma razão de mortalidade padronizada aumentada (cerca de 1,46 vez) relativamente à população geral, sendo as causas mais importantes de óbito as doenças cardiovascular e cerebrovascular, as neoplasias (especialmente o linfoma) e as infecções.[30]

De tal modo, apesar de não existirem evidências robustas para o tratamento da DSj, vêm sendo publicadas recomendações para apoiar o manejo dos pacientes na prática clínica[31,32] e avaliadas novas intervenções farmacológicas[3] e não farmacológicas[33] com resultados promissores. O progressivo avanço do conhecimento sobre os mecanismos patogênicos da DSj tem permitido a definição de novos alvos terapêuticos[34] e, recentemente, foram publicados os primeiros estudos randomizados controlados que atingiram o desfecho primário de controle da atividade sistêmica mensurada através do ESSDAI, a exemplo do ianalumabe, anticorpo monoclonal antirreceptor do *B-cell activating factor* (BAFF),[35] e do iscalimabe, anticorpo monoclonal antirreceptor de membrana CD40.[36] Em adição, estudos randomizados controlados têm mostrado o importante papel dos exercícios físicos aeróbicos[37] e resistidos[38] para o controle da fadiga[37,38] e melhora da qualidade de vida[38] dos pacientes com DSj.

As comorbidades, especialmente a doença e os fatores de risco cardiovascular,[39,40] a osteoporose[41] e as complicações infecciosas,[42] vêm sendo estudadas nos últimos anos, com evidências da relevância das medidas de rastreio, prevenção e controle. Além do mais, estudos dirigidos especificamente aos pacientes com a DSj têm mostrado a segurança das imunizações.[43-47] Um ponto a ser observado nos anos vindouros é o impacto da infecção pelo *Severe Acute Respiratory Syndrome Coronavirus 2* (SARS-CoV-2) durante a pandemia de COVID-19 (*Coronavirus Disease* 2019), tanto como fator etiopatogênico para desenvolvimento da DSj quanto como modificador de fenótipos preexistentes, uma vez que o aumento no número de novos casos da doença foi notificado no período (https://covid.saude.gov.br/).[48]

No entanto, apesar dos avanços apontados, existem ainda muitos desafios na prática clínica para o diagnóstico, seguimento e tratamento dos pacientes com DSj. Ressalta-se que, diante da abrangência do espectro clínico, muitos especialistas e diferentes profissionais da área da saúde, e não somente os reumatologistas, podem ser os primeiros a receber pacientes com suspeita clínica ou diagnóstico de DSj. A abordagem multidisciplinar, portanto, é imprescindível para o diagnóstico preciso, bem como para o acompanhamento e tratamento adequados dos pacientes portadores da DSj.[49-52]

Assim, a presente obra tem por objetivo apresentar os conhecimentos essenciais sobre epidemiologia, etiologia, fisiopatologia, critérios de classificação, diagnóstico, manifestações glandulares e sistêmicas, comorbidades, tratamento, instrumentos de monitorização clínica, qualidade de vida, prognóstico e diagnóstico diferencial da DSj. O conjunto de informações no tema e os estudos mais atuais estão compilados e apresentados de forma concisa e clara pelos membros da Comissão de Doença de Sjögren da Sociedade Brasileira de Reumatologia (SBR), por convidados das especialidades de Oftalmologia, Patologia, Pneumologia, Nefrologia, Neurologia, Pediatria, Ginecologia e Obstetrícia, além das áreas de Odontologia e Fisioterapia, enfatizando o papel fundamental da abordagem multidisciplinar. Esperamos, assim, contribuir para o avanço no reconhecimento precoce da doença e para o manejo dos pacientes na prática clínica de diferentes profissionais.

REFERÊNCIAS

1. Baer AN, Hammitt KM. Sjögren's disease, not syndrome. Arthritis Rheumatol. 2021;73(7):1347-48.
2. Baer AN. Diagnosis and classification of Sjögren's disease – UpToDate. Disponível em: https://www.uptodate.com/contents/diagnosis-and-classification-of-sjogrens-disease. Acessado em 06/09/2023.
3. Fox RI, Fox CM, McCoy SS. Emerging treatment for Sjögren's disease: a review of recent phase II and III trials. Expert Opin Emerg Drugs. 2023;28(2):107-20.
4. Negrini S, Emmi G, Greco M, et al. Sjögren's syndrome: a systemic autoimmune disease. Clin Exp Med. 2022;22(1):9-25.
5. Mavragani CP, Moutsopoulos HM. Sjögren's syndrome. Annu Rev Pathol. 2014;9:273-85.
6. Mariette X, Criswell LA. Primary Sjögren's syndrome. N Engl J Med. 2018;378(10):931-9.
7. De Vita S, Gandolfo S. Predicting lymphoma development in patients with Sjögren's syndrome. Expert Rev Clin Immunol. 2019;15(9):929-38.
8. Parke AL, Buchanan WW. Sjögren's syndrome: history, clinical and pathological features. Inflammopharmacology. 1998;6(4):271-87.
9. Sjögren H. [Zur kenntnis der keratoconjunctivitis sicca (keratitis filiformis bei hypofunktion der tränendrüsen)]. Acta Ophthalmol (Copenh). 1933;11 (Suppl 2):1-151. German.
10. Yoshimi R, Ueda A, Ozato K, Ishigatsubo Y. Clinical and pathological roles of Ro/SSA autoantibody system. Clin Dev Immunol. 2012;2012:606195.
11. Vitali C, Bombardieri S, Jonsson R, et al. Classification criteria for Sjögren's syndrome: a revised version of the European criteria proposed by the American-European Consensus Group. Ann Rheum Dis. 2002;61(6):554-8.
12. Shiboski SC, Shiboski CH, Criswell L, et al. American College of Rheumatology classification criteria for Sjögren's syndrome: a data-driven, expert consensus approach in the Sjögren's International Collaborative Clinical Alliance cohort. Arthritis Care Res (Hoboken). 2012;64(4):475-87.

13. Shiboski CH, Shiboski SC, Seror R, et al. 2016 American College of Rheumatology/European League Against Rheumatism classification criteria for primary Sjögren's syndrome: a consensus and data-driven methodology involving three international patient cohorts. Ann Rheum Dis. 2017;76(1):9-16.
14. Chisholm DM, Mason DK. Labial salivary gland biopsy in Sjögren's disease. J Clin Pathol. 1968;21(5):656-60.
15. Vivino FB, Bunya VY, Massaro-Giordano G, et al. Sjogren's syndrome: an update on disease pathogenesis, clinical manifestations and treatment. Clin Immunol. 2019;203:81-121.
16. Brito-Zerón P, Retamozo S, Flores-Chávez A, et al. Practical diagnostic tips for the Sjögren clinic: pearls, myths and mistakes. Clin Exp Rheumatol. 2022;40(12):2413-27.
17. Brito-Zerón P, Retamozo S, Ramos-Casals M. Sjögren syndrome. Med Clin (Barc). 2023;160(4):163-71.
18. Patel R, Shahane A. The epidemiology of Sjögren's syndrome. Clin Epidemiol. 2014;6:247-55.
19. Sánchez-Guerrero J, Pérez-Dosal MR, Cárdenas-Velázquez F, et al. Prevalence of Sjögren's syndrome in ambulatory patients according to the American-European Consensus Group criteria. Rheumatology (Oxford). 2005;44(2):235-40.
20. Narváez J, Sánchez-Fernández SÁ, Seoane-Mato D, Díaz-González F, Bustabad S. Prevalence of Sjögren's syndrome in the general adult population in Spain: estimating the proportion of undiagnosed cases. Sci Rep. 2020;10(1):10627.
21. Wang B, Chen S, Zheng Q, et al. Early diagnosis and treatment for Sjögren's syndrome: current challenges, redefined disease stages and future prospects. J Autoimmun. 2021;117:102590.
22. Brito-Zerón P, Theander E, Baldini C, et al. Early diagnosis of primary Sjögren's syndrome: EULAR-SS task force clinical recommendations. Expert Rev Clin Immunol. 2016;12(2):137-56.
23. Seror R, Ravaud P, Bowman SJ, et al. EULAR Sjogren's syndrome disease activity index: development of a consensus systemic disease activity index for primary Sjogren's syndrome. Ann Rheum Dis. 2010;69(6):1103-9.
24. Ramsubeik K, Motilal S, Sanchez-Ramos L, Ramrattan LA, Kaeley GS, Singh JA. Diagnostic accuracy of salivary gland ultrasound in Sjögren's syndrome: a systematic review and meta-analysis. Ther Adv Musculoskelet Dis. 2020;12:1759720X2097356.
25. Nimwegen JF, Mossel E, Delli K, et al. Incorporation of salivary gland ultrasonography into the American College of Rheumatology/European League Against Rheumatism criteria for primary Sjögren's syndrome. Arthritis Care Res (Hoboken). 2020;72(4):583-90.
26. Geng Y, Li B, Deng X, Ji L, Zhang X, Zhang Z. Salivary gland ultrasound integrated with 2016 ACR/EULAR classification criteria improves the diagnosis of primary Sjögren's syndrome. Clin Exp Rheumatol. 2020;38(2):322-8.
27. Shen L, Suresh L, Lindemann M, et al. Novel autoantibodies in Sjogren's syndrome. Clin Immunol. 2012;145(3):251-5.
28. Karakus S, Baer AN, Akpek EK. Clinical correlations of novel autoantibodies in patients with dry eye. J Immunol Res. 2019;2019:7935451.
29. Miyamoto ST, Valim V, Fisher BA. Health-related quality of life and costs in Sjögren's syndrome. Rheumatology (Oxford). 2021;60(6):2588-601.
30. Huang H, Xie W, Geng Y, Fan Y, Zhang Z. Mortality in patients with primary Sjögren's syndrome: a systematic review and meta-analysis. Rheumatology (Oxford). 2021;60(9):4029-38.
31. Valim V, Trevisani VF, Pasoto SG, et al. Recommendations for the treatment of Sjögren's syndrome. Rev Bras Reumatol. 2015;55(5):446-57.
32. Ramos-Casals M, Brito-Zerón P, Bombardieri S, et al. EULAR recommendations for the management of Sjögren's syndrome with topical and systemic therapies. Ann Rheum Dis. 2020;79(1):3-18.
33. Pinto ACPN, Piva SR, Vieira AGDS, et al. Transcranial direct current stimulation for fatigue in patients with Sjogren's syndrome: a randomized, double-blind pilot study. Brain Stimul. 2021;14(1):141-51.
34. Zhan Q, Zhang J, Lin Y, Chen W, Fan X, Zhang D. Pathogenesis and treatment of Sjogren's syndrome: Review and update. Front Immunol. 2023;14:1127417.

35. Bowman SJ, Fox R, Dörner T, et al. Safety and efficacy of subcutaneous ianalumab (VAY736) in patients with primary Sjögren's syndrome: a randomised, double-blind, placebo-controlled, phase 2b dose-finding trial. Lancet. 2022;399(10320):161-71.
36. Fisher BA, Szanto A, Ng WF, et al. Assessment of the anti-CD40 antibody iscalimab in patients with primary Sjögren's syndrome: a multicentre, randomised, double-blind, placebo-controlled, proof-of-concept study. Lancet Rheumatol. 2020;2(3):e142-52.
37. Miyamoto ST, Valim V, Carletti L, et al. Supervised walking improves cardiorespiratory fitness, exercise tolerance, and fatigue in women with primary Sjögren's syndrome: a randomized-controlled trial. Rheumatol Int. 2019;39(2):227-38.
38. Dardin LP, Garcia ABA, Minali PA, Pinto ACPN, Trevisani VFM. The effects of resistance training in patients with primary Sjogren's syndrome. Clin Rheumatol. 2022;41(4):1145-52.
39. Augusto KL, Bonfa E, Pereira RM, et al. Metabolic syndrome in Sjögren's syndrome patients: a relevant concern for clinical monitoring. Clin Rheumatol. 2016;35(3):639-47.
40. Valim V, Gerdts E, Jonsson R, et al. Atherosclerosis in Sjögren's syndrome: evidence, possible mechanisms and knowledge gaps. Clin Exp Rheumatol. 2016;34(1):133-42.
41. Pasoto SG, Augusto KL, Alvarenga JC, et al. Cortical bone density and thickness alterations by high-resolution peripheral quantitative computed tomography: association with vertebral fractures in primary Sjögren's syndrome. Rheumatology (Oxford). 2016;55(12):2200-11.
42. Pasoto SG, Ribeiro AC, Bonfa E. Update on infections and vaccinations in systemic lupus erythematosus and Sjögren's syndrome. Curr Opin Rheumatol. 2014;26(5):528-37.
43. Pasoto SG, Ribeiro AC, Viana VS, et al. Short and long-term effects of pandemic unadjuvanted influenza A(H1N1)pdm09 vaccine on clinical manifestations and autoantibody profile in primary Sjögren's syndrome. Vaccine. 2013;31(14):1793-8.
44. Pasoto SG, Borba EF, Formiga FFC, et al. Robust immunogenicity to the H3N2 component of influenza A vaccine in primary Sjögren syndrome. Clin Rheumatol. 2023;42(9):2419-25.
45. Pasoto SG, Halpern ASR, Guedes LKN, et al. Inactivated SARS-CoV-2 vaccine in primary Sjögren's syndrome: humoral response, safety, and effects on disease activity. Clin Rheumatol. 2022;41(7):2079-89.
46. Machado KLL, Souza BO, Lirio MBB, et al. Immunogenicity and Safety of ChAdOx1 nCoV-19 Vaccine in primary Sjögren's syndrome. Poster apresentado no 15th International Symposium on Sjögren's Syndrome, Roma, 2022. Clin Exp Rheumatol. 2022;40(10):83.
47. Inanc N, Kostov B, Priori R, et al. Safety and efficacy of SARS-CoV-2 vaccination in 1237 patients with primary Sjögren syndrome. Clin Exp Rheumatol. 2022;40(12):2290-7.
48. Martelli Júnior H, Gueiros LA, de Lucena EG, Coletta RD. Increase in the number of Sjögren's syndrome cases in Brazil in the COVID-19 Era. Oral Dis. 2022;28 Suppl 2:2588-90.
49. Trevisani VFM, Pasoto SG, Fernandes MLMS, et al. Recommendations from the Brazilian Society of Rheumatology for the diagnosis of Sjögren's syndrome (Part I): glandular manifestations (systematic review). Adv Rheumatol. 2019;59(1):58.
50. Trevisani VFM, Pugliesi A, Pasoto SG, et al. Recommendations for evaluation and diagnosis of extra-glandular manifestations of primary Sjogren syndrome: results of an epidemiologic systematic review/meta-analysis and a consensus guideline from the Brazilian Society of Rheumatology (articular, pulmonary and renal). Adv Rheumatol. 2022;62(1):18.
51. Oliveira FR, Valim V, Pasoto SG, et al. 2021 recommendations of the Brazilian Society of Rheumatology for the gynecological and obstetric care of patients with Sjogren's syndrome. Adv Rheumatol. 2021;61(1):54.
52. Trevisani VFM, Pinheiro AC, de Magalhães Souza Fialho SC, et al. Recommendations for evaluation and diagnosis of extra-glandular manifestations of primary Sjögren syndrome: results of an epidemiologic systematic review/meta-analysis and a consensus guideline from the Brazilian Society of Rheumatology (hepatic, gastrointestinal and pancreatic). Adv Rheumatol. 2022;62(1):35.

2

Epidemiologia

Virginia Fernandes Moça Trevisani
Sandra Gofinet Pasoto

PONTOS-CHAVE

- A doença de Sjögren (DSj) tem distribuição universal.
- Acomete principalmente pacientes caucasianos, do sexo feminino (em proporção de 9:1 a 20:1), entre 40 e 60 anos de idade.
- A incidência global estimada é de cerca de 6,92 por 100.000 pessoas por ano.
- A prevalência global estimada é de aproximadamente 60,82 pacientes por 100.000 habitantes.
- Entretanto, a verdadeira prevalência da DSj em diferentes regiões não é bem conhecida, provavelmente devido às características demográficas das populações, retardo no diagnóstico, aplicação de diversos critérios de classificação, atuação no atendimento de profissionais com diferentes formações, utilização de exames complementares com sensibilidades e especificidades diferentes e dificuldade na realização da biópsia das glândulas salivares labiais, necessária para o diagnóstico em pacientes negativos para o anticorpo anti-Ro/SS-A.
- Atualmente, a DSj é considerada a doença reumática autoimune sistêmica mais prevalente depois da artrite reumatoide.

INTRODUÇÃO

A doença de Sjögren (DSj) é uma doença sistêmica, imunomediada, que tem como principal característica a infiltração linfocítica das glândulas exócrinas, particularmente as lacrimais e salivares, levando a uma progressiva diminuição da produção de lágrima (xeroftalmia) e da saliva (xerostomia).[1] O envolvimento sistêmico ocorre em torno de 40% dos pacientes e pode preceder as manifestações clínicas da síndrome seca.[1,2] A DSj pode ocorrer isoladamente ou em associação com outras doenças imunomediadas, sobretudo artrite reumatoide, lúpus eritematoso sistêmico e esclerose sistêmica.[1,2]

EPIDEMIOLOGIA DA DOENÇA DE SJÖGREN

Atualmente, a DSj é considerada a doença reumática autoimune sistêmica mais prevalente depois da artrite reumatoide.[3] Acomete principalmente pacientes caucasianos, do sexo feminino (em uma proporção de 9:1 a 20:1), entre 40 e 60 anos de idade.[4] Apresenta distribuição universal; no entanto, a verdadeira prevalência da DSj nas diferentes regiões não é atualmente bem conhecida, provavelmente devido a fatores importantes que necessitam ser considerados, como: características demográficas da amostra populacional avaliada, retardo no diagnóstico, aplicação de diversos critérios de classificação, atuação no atendimento assistencial de profissionais com diferentes formações (como reumatologistas, oftalmologistas e cirurgiões dentistas), a utilização de exames complementares com sensibilidades e especificidades diferentes e a dificuldade em alguns centros na realização e avaliação adequada da biópsia das glândulas salivares labiais, necessária para o diagnóstico em pacientes com testes sorológicos negativos (anticorpo anti-Ro/SS-A).[3] Devido aos fatores apontados, não é possível estimar se existe diferença real na prevalência da doença nas diferentes regiões do globo influenciada por fatores genéticos ou ambientais.

Nesse contexto, é importante ressaltar que a prevalência da DSj varia razoavelmente em países diferentes, de 0,03% no Japão a 4,5% na Suécia.[4] Com a utilização dos critérios de classificação do Grupo do Consenso Americano-Europeu (2002) (GCAE-2002),[5] nos Estados Unidos, a prevalência da DSj foi estimada em torno de 2,2 pacientes por 10.000 habitantes.[6] Todavia, esse número aumentou cerca de cinco vezes quando o diagnóstico do médico foi considerado: 10,3 pacientes/10.000 habitantes.[6] No Reino Unido, um estudo que avaliou por meio dos critérios do GCAE-2002[5] pacientes do sexo feminino, caucasianas, atendidas em serviços ambulatoriais de clínica médica, encontrou uma prevalência de 0,4% (0,04-1,32%).[7] Por sua vez, no México, a prevalência reportada em ambulatórios de clínica médica com os critérios do GCAE-2002[5] foi de 2,5%.[8] No Brasil, um estudo de base populacional realizado na cidade de Vitória/ES, empregando os critérios do GCAE-2002,[5] mostrou uma prevalência de 0,17%.[9] Semelhante à prevalência encontrada no Brasil, um recente estudo realizado na Colômbia com dados do Ministério da Saúde demonstrou uma prevalência em maiores de 18 anos de 0,12%.[10] Resultados baseados em uma revisão sistemática/metanálise publicada em 2015 mostraram uma prevalência da DSj aproximadamente de 60,82 (IC [Intervalo de Confiança] 95% 43,69-77,94) pacientes por 100.000 habitantes e uma incidência de 6,92 (IC 95% 4,98-8,86) por 100.000 pessoas-ano, com variações em diferentes regiões do globo.[11]

Em um estudo de corte transversal com a inclusão de 100 pacientes adultos com DSj conforme os critérios do GCAE-2002[5] e acompanhados no Ambulatório de Doença de Sjögren do Serviço de Reumatologia do Hospital das Clínicas da Faculdade de Medicina da Universidade de São Paulo (HCFMUSP), foi possível observar que as características demográficas desses doentes – idade média de 47,6 ± 10,8 anos, predomínio acentuado do sexo feminino (97%) e da raça branca (67%)[12] – foram similares aos perfis demográficos descritos na literatura.[2,13,14]

É ainda interessante que as características demográficas, no momento do diagnóstico, podem causar impacto sobre o fenótipo sistêmico da DSj em pacientes de países localizados em diferentes continentes,[15] conforme apontado pela avaliação do escore de atividade da doença [*EULAR (European League Against Rheumatism) Sjögren's Syndrome Disease Activity Index (ESSDAI)*][16]. Nesse trabalho de registro retrospectivo multicêntrico internacional (*The Big Data Sjögren International Project*)[15], foi incluída uma grande população (10.007 pacientes) com diagnóstico de DSj de acordo com os critérios do GCAE-2002[5] e/ou do *American College of Rheumatology* (ACR)/EULAR (de 2016).[17] A grande maioria dos pacientes era do sexo feminino (em proporção de 14:1), com idade média no momento do diagnóstico de 53 anos.[15] Nesse momento, o valor médio do ESSDAI foi 6,1, sendo que a maior parte dos pacientes (81,8%) tinha ESSDAI ≥ 1, ou seja, algum grau de atividade sistêmica. Foram observadas importantes diferenças entre alguns subgrupos. Os pacientes do sexo masculino apresentaram a média do ESSDAI maior do que aqueles do sexo feminino (8,1 *versus* 6,0, $p < 0{,}001$); bem como aqueles com idade menor ao diagnóstico (menos de 35 anos) – 6,7, em comparação com aqueles cujo diagnóstico foi realizado após os 65 anos de idade – 5,6 ($p < 0{,}001$). Além disso, os valores do ESSDAI foram maiores nos pacientes negros/afroamericanos, seguidos pelos indivíduos da raça branca, asiáticos e hispânicos (6,7, 6,5, 5,4 e 4,8, respectivamente) ($p < 0{,}001$). Quanto às frequências dos diferentes acometimentos orgânicos do ESSDAI, ocorreram também diferenças entre os vários grupos étnicos avaliados. Os pacientes negros/afroamericanos tiveram proporções maiores de envolvimento dos domínios de linfadenopatia, articular, sistema nervoso periférico (SNP), sistema nervoso central (SNC) e biológico. Já os pacientes da raça branca tiveram mais frequentemente envolvimento dos domínios glandular, cutâneo e muscular; os pacientes asiáticos, dos domínios pulmonar, renal e hematológico; e os hispânicos, do domínio constitucional. Os pacientes de países do hemisfério sul tiveram maiores índices de atividade sistêmica pela análise do ESSDAI ($p < 0{,}001$).[15]

É também importante que a DSj pode apresentar diferenças com relação às manifestações clínicas de secura ocular/oral e de envolvimento sistêmico (mensurado pelo ESSDAI), considerando-se a idade ao diagnóstico.[18] De fato, em outro artigo derivado do registro internacional acima citado, observou-se que as manifestações da síndrome seca aumentaram de acordo com a idade, sendo mais prevalentes nos pacientes diagnosticados com mais de 60 anos.[18] Além disso, apesar do acometimento de alguns domínios do ESSDAI ter diminuído com a idade, o domínio pulmonar, ao contrário, apresentou um padrão ascendente; para cada aumento de um ano na idade do diagnóstico, houve aumento de 0,22%.[18] Quando tem início na infância, a DSj também pode apresentar importantes peculiaridades com relação às manifestações clínicas, que, geralmente, são mais graves, com maior número de envolvimento de órgãos-alvo, em especial a presença de sintomas constitucionais, parotidite, linfoadenomegalia, envolvimento cutâneo e hematológico, o que se refletiu em índices mais elevados do ESSDAI nesses cinco domínios comparativamente aos pacientes adultos.[19] Todos esses resultados, em conjunto, mostraram que as características demográficas, como sexo, idade e etnia, e também geoepidemiológicas podem influenciar fortemente a expressão fenotípica da DSj no momento do diagnóstico, avaliada de maneira objetiva por meio do índice de atividade sistêmica da doença.[15,18,19]

REFERÊNCIAS

1. Mariette X, Criswell LA. Primary Sjögren's syndrome. N Engl J Med. 2018;378(10):931-9.
2. García-Carrasco M, Ramos-Casals M, Rosas J, et al. Primary Sjögren syndrome: clinical and immunologic disease patterns in a cohort of 400 patients. Medicine (Baltimore). 2002;81(4):270-80.
3. Vivino FB, Bunya VY, Massaro-Giordano G, et al. Sjogren's syndrome: an update on disease pathogenesis, clinical manifestations and treatment. Clin Immunol. 2019;203:81-121.
4. Patel R, Shahane A. The epidemiology of Sjögren's syndrome. Clin Epidemiol. 2014;6:247-55.
5. Vitali C, Bombardieri S, Jonsson R, et al. Classification criteria for Sjögren's syndrome: a revised version of the European criteria proposed by the American-European Consensus Group. Ann Rheum Dis. 2002;61(6):554-8.
6. Maciel G, Crowson CS, Matteson EL, Cornec D. Prevalence of primary Sjögren's syndrome in a US population-based cohort. Arthritis Care Res (Hoboken). 2017;69(10):1612-6.
7. Bowman SJ, Ibrahim GH, Holmes G, Hamburger J, Ainsworth JR. Estimating the prevalence among Caucasian women of primary Sjögren's syndrome in two general practices in Birmingham, UK. Scand J Rheumatol. 2004;33(1):39-43.
8. Sánchez-Guerrero J, Pérez-Dosal MR, Cárdenas-Velázquez F, et al. Prevalence of Sjögren's syndrome in ambulatory patients according to the American-European Consensus Group criteria. Rheumatology (Oxford). 2005;44(2):235-40.
9. Valim V, Zandonade E, Pereira AM, et al. Primary Sjögren's syndrome prevalence in a major metropolitan area in Brazil. Rev Bras Reumatol. 2013;53(1):24-34.
10. Fernández-Ávila DG, Rincón-Riaño DN, Bernal-Macías S, Gutiérrez Dávila JM, Rosselli D. Prevalence and demographic characteristics of Sjögren's syndrome in Colombia, based on information from the Official Ministry of Health Registry. Reumatol Clin (Engl Ed). 2020;16(4):286-9.
11. Qin B, Wang J, Yang Z, et al. Epidemiology of primary Sjögren's syndrome: a systematic review and meta-analysis. Ann Rheum Dis. 2015;74(11):1983-9.
12. Pasoto SG, Chakkour HP, Natalino RR, et al. Lupus anticoagulant: a marker for stroke and venous thrombosis in primary Sjögren's syndrome. Clin Rheumatol. 2012;31(9):1331-8.

13. Gondran G, Fauchais A, Lambert M, et al. Primary Sjogren's syndrome in men. Scand J Rheumatol. 2008;37(4):300-5.
14. Brito-Zerón P, Theander E, Baldini C, et al. Early diagnosis of primary Sjögren's syndrome: EULAR-SS task force clinical recommendations. Expert Rev Clin Immunol. 2016;12(2):137-56.
15. Brito-Zerón P, Acar-Denizli N, Ng WF, et al. Epidemiological profile and north-south gradient driving baseline systemic involvement of primary Sjögren's syndrome. Rheumatology (Oxford). 2020;59(9):2350-9.
16. Seror R, Ravaud P, Bowman SJ, et al. EULAR Sjogren's syndrome disease activity index: development of a consensus systemic disease activity index for primary Sjogren's syndrome. Ann Rheum Dis. 2010;69(6):1103-9.
17. Shiboski CH, Shiboski SC, Seror R, et al. American College of Rheumatology/European League Against Rheumatism classification criteria for primary Sjögren's syndrome: a consensus and data-driven methodology involving three international patient cohorts. Ann Rheum Dis. 2017;76(1):9-16.
18. Retamozo S, Acar-Denizli N, Horváth IF, et al. Influence of the age at diagnosis in the disease expression of primary Sjögren syndrome. Analysis of 12,753 patients from the Sjögren Big Data Consortium. Clin Exp Rheumatol. 2021;39 Suppl 133(6):166-74.
19. Ramos-Casals M, Acar-Denizli N, Vissink A, et al. Childhood-onset of primary Sjögren's syndrome: phenotypic characterization at diagnosis of 158 children. Rheumatology (Oxford). 2021;60(10):4558-67.

3

Etiologia e fisiopatologia

Fabíola Reis de Oliveira
Sandra Gofinet Pasoto

PONTOS-CHAVE

- A etiopatogenia da doença de Sjögren (DSj) não é totalmente compreendida, mas existem evidências de participação conjunta de fatores genéticos, hormonais, ambientais e epigenéticos, levando a um desequilíbrio do sistema imunológico.
- Múltiplos alelos de suscetibilidade em diferentes *loci* evidenciam um padrão poligênico e podem ser responsáveis pela desregulação imunológica na DSj. A regulação positiva dos fatores de transcrição relacionados aos genes do interferon (IFN) tipo I [STAT4 (*signal transducer and activator of transcription* 4), IRF5 (*IFN regulatory factor* 5), IRF7 e IRF8], conhecida como assinatura de IFN, pode levar à ativação anômala de linfócitos B. Associação com moléculas do *human leukocyte antigen (HLA) complex* (como HLA-DRA, HLA-DRB1.03:01, HLA-DQA1, HLA-DQA2) também está envolvida. Outros genes, como CXCR5 (*C-X-C motif chemokine receptor* 5) e do NF-kB (*nuclear factor kB*), relacionados à proliferação das células B e ao desenvolvimento de linfoma, mostram a grande complexidade dos fatores genéticos.
- Os aspectos hormonais são evidentes, seja pela ocorrência preferencial da DSj em mulheres em idade da menopausa, seja pelos efeitos já avaliados dos esteroides sexuais na superfície ocular e nas células epiteliais glandulares, além de contribuir para o desbalanço imunológico.
- Os fatores epigenéticos e os "gatilhos" ambientais, como agentes infecciosos, principalmente o vírus Epstein-Barr (EBV), podem precipitar o desencadeamento da doença no hospedeiro suscetível.
- As células do sistema imune inato e adaptativo representam parte inestimável na patogênese da DSj. As células apresentadoras de antígenos expressam a *IFN-induced gene signature*, estimulando a produção de citocinas pró-inflamatórias. As células epiteliais das glândulas salivares têm um papel central nos mecanismos patogênicos da DSj, interagindo com os linfócitos T e B através da apresentação de autoantígenos em decorrência de apoptose. Por sua vez, as células T e B produzem várias citocinas e autoanticorpos, respectivamente. Por fim, todas as interações celulares podem amplificar e perpetuar o processo inflamatório crônico na DSj, levando a dano tecidual e disfunção glandular.

(continua)

PONTOS-CHAVE *(continuação)*

- As células epiteliais das glândulas exócrinas não são apenas alvo de lesão, mas atuam como células apresentadoras de autoantígenos e produtoras de IFN tipo I e quimiocinas, como o fator ativador de células B (*B-cell activating factor, BAFF*), sendo a hiper-reatividade dos linfócitos B uma característica marcante da DSj.

INTRODUÇÃO

A doença de Sjögren (DSj) é considerada uma condição multifatorial na qual a predisposição genética, os mecanismos epigenéticos, os fatores hormonais e ambientais cooperam para seu desenvolvimento. Embora a etiologia não esteja completamente esclarecida, o conjunto de conhecimento produzido ao longo dos anos fortalece as proposições baseadas nessas premissas. Do ponto de vista genético, vários alelos são responsáveis pelas disfunções no sistema imunológico, as quais culminam em suscetibilidade do indivíduo à doença.[1] Os aspectos hormonais são evidentes, seja pela ocorrência preferencial da DSj em mulheres em idade da menopausa, seja pelos efeitos já avaliados dos esteroides sexuais na superfície ocular e nas células epiteliais glandulares, contribuindo para o desbalanço do sistema.[2-4] Os fatores epigenéticos e os "gatilhos" ambientais, como agentes infecciosos, exposição aos interferentes endócrinos (*endocrine-disrupting chemicals*) e adjuvantes, podem precipitar o desencadeamento da doença no hospedeiro suscetível.[5-7] Logo, o estímulo desregulado da resposta imune inata e adaptativa promove o início de um processo inflamatório crônico e consequente dano tecidual nas glândulas exócrinas e em outros órgãos-alvo.[1,8]

De maneira didática, podemos descrever três eventos recorrentes que representam uma visão geral do mecanismo fisiopatológico subjacente na DSj.[8] Primeiramente, a fase desencadeadora induzida por um "gatilho" (fatores ambientais, epigenéticos) em indivíduos geneticamente predispostos e em contexto de desregulação hormonal. A seguir, a fase de ativação das células epiteliais das glândulas exócrinas que atuam como células apresentadoras de antígenos (virais, autoantígenos) e produtoras de interferon (IFN) tipo I e quimiocinas, como o fator ativador de células B (*B-cell activating factor, BAFF*). Por fim, a fase de cronificação do processo inflamatório, caracterizada por infiltração tecidual linfocítica, ativação de células T e B autorreativas, dano tecidual e produção de autoanticorpos.[8] Esse mecanismo complexo cria um microambiente inflamatório e desencadeia um ciclo perpetuador de autoimunidade.

A atuação dos vários fatores predisponentes e desencadeadores, em conjunto com a resposta imune anormal, culmina com a infiltração dos tecidos-alvo por células inflamatórias. Nas glândulas salivares, esse infiltrado apresenta-se como aglomerados de linfócitos (focos) localizados ao redor dos ductos, caracterizando a sialoadenite linfocítica focal. Os linfócitos T CD4^{+} ativados e os linfócitos B representam cerca de 70% e 20% do infiltrado inflamatório, respectivamente, enquanto as células dendríticas, plasmócitos e macrófagos estão presentes em menor proporção. Nesse sentido, tanto os constituintes da imunidade inata, a exemplo das células dendríticas e macrófagos, bem como da imunidade adaptativa, os linfócitos B, linfócitos T *helper* (Th), Th1, Th2, Th17, T reguladores (Treg) e T CD8^{+}, contribuem de forma importante para a fisiopatologia da DSj[8-10] (Figura 1).

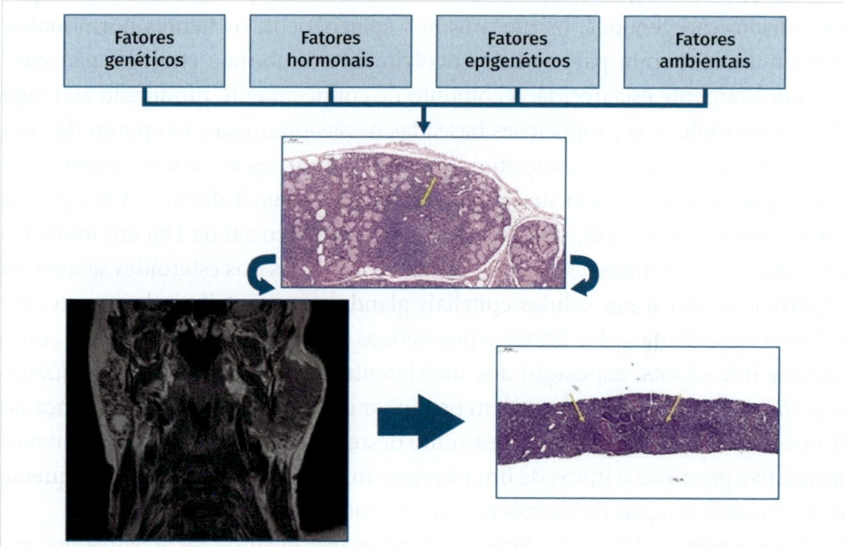

FIGURA 1 Esquema ilustrativo da etiopatogenia da doença de Sjögren (DSj). No centro, imagem de histologia (hematoxilina & eosina) das glândulas salivares menores labiais mostrando a sialoadenite linfocítica focal, característica da DSj, com focos de linfócitos em torno dos ductos glandulares (seta amarela). O paciente com DSj apresentava aumento persistente de glândulas parótidas (imagem de ressonância nuclear magnética em T2, incidência coronal) e desenvolveu linfoma na parótida esquerda, como mostrado na imagem à direita [histologia de produto de *core biopsy* exibindo proliferação linfoide atípica de pequenos linfócitos infiltrando estruturas glandulares (setas laranja)]. O quadro histológico e a imuno-histoquímica evidenciaram linfoma não Hodgkin de células B, da zona marginal, do tipo MALT (*mucosa associated lymphoid tissue*).

Imagens de histologia: cortesia do Dr. Marcelo Falcão Barros, do Departamento de Patologia do Hospital das Clínicas da Faculdade de Medicina da Universidade de São Paulo (HCFMUSP).

MECANISMOS PATOGÊNICOS

Fatores genéticos

O histórico familiar de doença autoimune está associado a maior risco de ocorrência da mesma doença em parentes de primeiro grau, assim como da ocorrência de outra enfermidade autoimune, e isso também tem sido demonstrado na DSj.[11] Um estudo populacional demonstrou que o risco relativo (RR) de DSj é de 18,99 [IC (Intervalo de Confiança) 95% 9,76-36,93] em irmãos e 11,31 (IC 95% 8,34-15,33) na prole de indivíduos portadores da doença.[11] Adicionalmente, nos parentes de primeiro grau de pacientes com DSj foi observado maior risco para outras doenças autoimunes, como artrite reumatoide (AR), com RR de 2,95 (IC 95% 2,33-3,73); esclerose sistêmica (ES), com RR de 2,39 (IC 95% 0,77-7,41); e lúpus eritematoso sistêmico (LES), com RR de 6,25 (IC 95% 5,15-7,58).[11]

Nos últimos anos, os estudos de microarranjos de expressão gênica das glândulas salivares labiais e do sangue periférico demonstraram que polimorfismos de nucleotídeo único contribuem para aumentar a suscetibilidade genética na DSj. Eles incluem a regulação do sistema imune inato através da via de sinalização do IFN tipo I; a migração de células B e T para folículos ectópicos mediada pelo receptor de quimiocina 5 (*C-X-C motif chemokine receptor 5*, CXCR5); e ativação do receptor de células B e do receptor IL-12-IFN-γ.[8,9,12] Múltiplos alelos de suscetibilidade em diferentes *loci* evidenciam um padrão poligênico e podem ser responsáveis pela desregulação dos processos imunológicos na DSj.[13] Genes como CXCR5 e do NF-kB (*nuclear factor kB*), relacionados à proliferação das células B e ao desenvolvimento de linfoma, por exemplo, mostram a grande complexidade dos fatores genéticos.[1,8,14] Em adição, a regulação positiva dos fatores de transcrição relacionados aos genes do IFN tipo I [STAT4 (*signal transducer and activator of transcription 4*), IRF5 (*IFN regulatory factor 5*), IRF7 e IRF8], conhecida como assinatura de IFN, pode levar à ativação anômala de linfócitos B.[14,15]

Dados obtidos de estudos de metanálise e de associações genômicas (*genome-wide associations*) determinaram a associação com moléculas do *human leukocyte antigen (HLA) complex* (HLA-DRA, HLA-DRB1.03:01, HLA-DQA1, HLA-DQB1, HLA-DQA2, HLA-DPA1 e HLA-DPB1), bem como de outros *loci* de risco, como STAT4, IRF5, *B lymphocyte-induced maturation protein-1* (BLIMP-1), *B lymphoid tyrosine kinase* (BLK), *tumor necrosis factor-α (TNF-α)-induced protein 3 (TNFAIP3)-interacting protein 1 (TNIP1), chromosome 7 open reading frame 72* (C7orf72), C6orf15, C6orf10, *neurogenic locus notch ho-*

molog protein 4, butyrophilin-like protein 2, autophagy-related 5 protein e *Ikaros family zinc finger protein 1*.[12,14,16-19]

Recentemente, observou-se que moléculas de RNA com mais de 200 nucleotídeos, chamadas *long non-coding RNAs* (LncRNAs), com pouca ou nenhuma capacidade de síntese proteica, contribuem para a regulação gênica anormal e aumento da expressão do IFN.[20]

Outras vias desreguladas, que também se correlacionam à sinalização do IFN, compreendem os genes IRF5, STAT4, IL12A (interleucina 12A) e OAS1 (*2'-5'-oligoadenylate synthetase 1*). Em relação à função das células B, foram estabelecidos como genes com alelos de risco o EBF1 (*early B-cell factor 1*), BLK, FAM167A (*family with sequence similarity 167 member A*), TNFAIP3 e TNIP1.[12,21,22]

Assinatura de interferon e moléculas emergentes

Como mencionado, os pacientes com DSj apresentam regulação acentuada dos genes reguladores do IFN (*IFN-induced gene signature*), traduzida em produção de citocinas inflamatórias, como o IFN tipo I e, consequentemente, estímulo à produção de BAFF, um ligante da família do TNF que favorece a maturação, diferenciação e ativação das células B. Tal achado está associado ao desenvolvimento de manifestações glandulares, extraglandulares, sistêmicas e produção de autoanticorpos.[23] Em contraste, um outro perfil com expressão mais branda da assinatura do IFN tipo I e baixos níveis de citocinas inflamatórias caracteriza pacientes com DSj de fenótipo clínico limitado ao envolvimento glandular, frequentemente marcado pela presença de dor generalizada e depressão. O papel do IFN tipo II (IFN-γ) em tal subconjunto de pacientes e a ativação de vias imunológicas e metabólicas completamente diferentes são questões emergentes.[23,24]

Todos os tipos de IFN interagem com diferentes receptores através da via JAK (janus quinase)-STAT e induzem genes codificadores de proteínas com propriedades antivirais, antineoplásicas e ação imunomoduladora. O IFN-α e o IFN-β são os subtipos de IFN tipo I mais estudados nas doenças reumáticas e, como mencionado, induzem BAFF, aumento da apresentação antigênica e citotoxicidade de células *natural killer* (NK).[23] Modificações pós-transcricionais para regulação negativa da expressão do IFN tipo I são feitas por meio de modificações epigenéticas, incluindo metilação do DNA e interações de RNA não codificantes. O IFN tipo II (IFN-γ), por sua vez, produzido principalmente por linfócitos T e células NK, liga-se a receptores distintos e tem um baixo grau de homologia com o IFN tipo I. Está envolvido na ativação de macrófagos e linfócitos T auxiliares (Th), apresentação de antígenos, proliferação celular, apoptose e migração de leucócitos.[23] Nos macrófagos, o IFN-γ impulsiona a polarização em direção a um perfil M1 e, nos linfócitos, tem efeito na polarização das células T em Th1, com a produção de grandes quantidades de citocinas pró-inflamatórias em ambos os casos. As células apresentadoras de antígenos (*professional antigen presenting cells*, APCs) secretam IL-12, IL-18 e IL-1β, que aumentam a síntese de IFN-γ, enquanto IL-4, IL-10, fator de crescimento transformador beta (TGF-β) e glicocorticoides regulam negativamente sua produção.[23] Mais recentemente, as células NK, as quais podem produzir IFN e IL-22, também têm sido implicadas na fisiopatologia da DSj.[1,10]

A busca de biomarcadores para uso como preditores de diagnóstico e de atividade na DSj, seja no soro, no DNA ou nas estruturas celulares, é um tema recorrente em pesquisas.[25] Os biomarcadores séricos são os mais utilizados e compreendem os anticorpos anticélulas HEp-2 (FAN), anti-Ro/SS-A, anti-La/SS-B, anticorpos direcionados aos receptores muscarínicos (M3R), fator reumatoide (FR) e crioglobulinas, entre outros.[25] Novas moléculas emergentes, como profilina e anidrase carbônica I, foram identificadas na saliva e na lágrima.[26] O aumento de IL-4, IL-5 e clusterina (um indicador de inflamação) no sangue parece bom preditor da doença, do mesmo modo que o aumento no nível de catepsina S na lágrima.[26,27] Algumas candidatas, como ligantes de tirosina quinase 3 (*Fms-related tyrosine kinase 3 ligand, Flt-3L*), beta2-microglobulina, cadeias leves de imunoglobulinas e siglec-1 (*sialic acid binding Ig like lectin 1*), também já foram estudadas.[27-30] Apesar disso, o papel de tais moléculas na etiopatogenia da doença nem sempre é bem esclarecido.

MicroRNA

Além dos genes induzíveis por IFN tipo I, biomarcadores genômicos como os microRNAs (miRNA) foram estudados com resultados interessantes. De fato, os genes induzíveis por IFN tipo I estiveram aumentados no sangue periférico e nas glândulas salivares de indivíduos com DSj e sua presença foi relacionada a maior atividade da doença.[23,26] Os miRNAs, por sua vez, regulam a expressão gênica pós-transcricional, onde a correspondência completa entre o miRNA e a região 3' não traduzida da sequência-alvo do mRNA induz a degradação do mRNA, enquanto a correspondência incompleta impede que o mRNA seja traduzido. A análise do tecido das glândulas salivares e das células mononucleares do sangue periférico revelou os padrões diferenciais de expressão de miRNA, especialmente para células T e B. Foram encontrados 26 miRNAs com padrões de expressão aberrantes, associados a IRF5, STAT1 e IRAK1 (*interleukin 1 receptor associated kinase 1*), em células T e células B do sangue. O IRAK1 parece regulado negativamente devido à repressão transcricional pelo miRNA-146a, que resultou aumentada.[31] Em pacientes com DSj, o miRNA associado às vias de sobrevivência dos linfócitos B, incluindo a via de sinalização PI3K-PKB (*phosphoinositide-3-kinase–protein kinase B*) e BAFF, é expresso diferencialmente. Em particular, o miRNA-30b-5p foi identificado como um regulador negativo do BAFF. Em linfócitos T CD4+, uma regulação negativa de miRNA-let-7d-3p, miRNA-30c-5p, miRNA-378a-3p e regulação positiva de miRNA-155-5p, miRNA-222-3p, miRNA-146a-5p e miRNA-28-5p foram identificadas. Nos linfócitos B CD19+, miRNA-378a-3p, miRNA26a-5p, miRNA30b-5p, miRNA-19b-3p pareceram estar reduzidos e miRNA-222-3p foi regulado positivamente.[21,32] Por essas razões, os genes e miRNAs induzíveis por IFN tipo I podem representar uma importante ferramenta diagnóstica e alvo terapêutico no futuro e ainda fornecer informações sobre a atividade da doença. O estudo do miRNA é um campo emergente, entretanto seu papel exato na patogênese da DSj ainda não está claramente definido.

Proteínas sinalizadoras dos linfócitos B, tais como LYN (*proto-oncogene Src family tyrosine kinase*) e BANK1 (*B-cell scaffold protein with ankyrin repeats 1*), além de diversas citocinas e receptores (p. ex., IL-10, superfamília do TNF, CD44+ e *non-deleted leukocyte immunoglobulin-like receptor A3*), podem ter suas expressões aumentadas nos pacientes com DSj, participando da amplificação da inflamação.[14,15,33]

Via das quinureninas

A ativação da via catabólica do triptofano estimulada pelo IFN-γ e conduzida pela enzima indoleamina 2,3-dioxigenase (IDO1) interfere na neurotransmissão serotoninérgica e glutamatérgica e induz a conversão desse aminoácido em quinurenina. As quinureninas, por sua vez, funcionam como um ligante endógeno para o receptor de hidrocarboneto de arila (*aryl hydrocarbon receptor*, AhR), que atua como um fator de transcrição, e são convertidas em metabólitos imunomoduladores e potencialmente neuroativos.[24] Alguns de seus produtos, como o ácido quinurênico, participam do processo de tolerância, induzindo a apoptose seletiva de células Th1, promovendo a diferenciação de células T reguladoras (Treg) e ativando células dendríticas imunossupressoras. Em contraste, a hidroxiquinurenina, o ácido hidroxiantranílico e o ácido quinolínico estão associados à conversão de espécies reativas de oxigênio e contribuem para efeitos citotóxicos e neurotóxicos. O ácido quinolínico funciona como um agonista do receptor N-metil-D-aspartato (NMDA), enquanto o ácido quinurênico é um antagonista endógeno não seletivo de todos os subtipos de receptores glutamatérgicos que participam da transmissão da dor.[24] Tal cadeia de eventos e seus componentes já foram relacionados com algumas manifestações encontradas nos pacientes com DSj, como hiperalgesia, dor difusa, comprometimento cognitivo e distúrbios psiquiátricos, sendo plausível considerar que essa via metabólica participe da fisiopatologia da DSj e contribua para a discrepância entre sinais e sintomas na doença.[24]

Fatores hormonais

As influências hormonais têm sido descritas na DSj e podem explicar em parte por que a doença é mais prevalente em mulheres com um pico de incidência entre os 40 e 60 anos.[3,4] Já é bem demonstrado que as anormalidades na produção dos esteroides sexuais (andrógenos e estrogênios) nas fases da menopausa e climatério levam a um aumento no processo de apoptose das células acinares das glândulas lacrimais e salivares, além de influenciarem estruturas da superfície ocular, como as glândulas meibomianas, conjuntiva e epitélio da córnea.[2-4,34] Os esteroides sexuais exercem influência no mecanismo celular, na expressão gênica, na síntese de proteínas e na secreção de fluidos.[2]

A testosterona, principal andrógeno circulante nos homens, é convertida em deidrotestosterona (DHT), capaz de inibir a apoptose das células acinares. Nas mulheres em idade reprodutiva, o 17-β-estradiol (E2) e a progesterona são os esteroides sexuais mais abundantes, contudo, a testosterona, a deidroepiandrosterona (DHEA) e a androstenediona também estão presentes. Após a menopausa, a produção de estrogênio pelos ovários fica reduzida, assim como a produção de DHEA pelas glândulas suprarrenais.[3,4]

Estudos corroboram a ideia de que a desregulação hormonal participe da etiopatogenia na DSj.[3,4] Na verdade, foram relatados níveis mais baixos dos precursores de esteroides, DHEA e DHEA-S no sangue e na saliva de pacientes com DSj em comparação com indivíduos saudáveis.[35,36] Adicionalmente, a deficiência de andrógenos tem sido associada à reação inflamatória da glândula lacrimal, bem como a danos na superfície ocular e instabilidade do filme lacrimal.[37] O papel da testosterona foi investigado nas glândulas lacrimais de camundongos MRL/lpr e NOD (*non-obese diabetic*), mostrando que a maioria dos genes de resposta imune regulados pela testosterona eram do tipo inflamatório.[38] No entanto, estudos anteriores sobre o efeito da suplementação oral de DHEA em pacientes com DSj na pós-menopausa mostraram resultados controversos.[37,39] Por outro lado, o papel exato do estrogênio na fisiologia e fisiopatologia da superfície ocular ainda é debatido.[2,37,39]

A influência hormonal na atividade do sistema imunológico, seja da resposta imune inata (como maior expressão de TLR7 – *toll-like receptor 7* – em mulheres, produção de citocinas e quimiocinas características) ou adaptativa (maiores contagens de células T CD4+ e proporção de CD4+/CD8+), pode compor a base da predisposição feminina às doenças autoimunes.[40,41] Assim, os níveis de E2 exerceriam diferentes ações no sistema imunológico, modificando a resposta humoral e mediada por células, onde os baixos níveis de E2 promoveriam Th1 e resposta mediada por células, enquanto altos níveis de E2 levariam a Th2 e resposta humoral.[12] A ação imunossupressora do andrógeno, através da testosterona e DHT induzindo IL-10 e TGF-β, levariam a uma resposta anti-inflamatória.[12]

O estudo caso-controle do registro *Sjögren's International Collaborative Clinical Alliance* (SICCA) mostrou que mulheres portadoras de DSj têm menor exposição ao estrogênio durante a vida comparativamente às controles com *sicca* não Sjögren, dado que merece ser melhor explorado.[42] Em adição, concentrações séricas alteradas de prolactina e redução dos níveis séricos de vitamina D, encontrados nos pacientes com DSj, parecem desempenhar algum papel na patogenia da doença.[13,43]

Fatores epigenéticos

As anormalidades epigenéticas também estão envolvidas na patogenia da DSj. Foi demonstrado que alterações na metilação do DNA podem ocasionar anormalidades na expressão gênica; a hipometilação de um promotor permite a transcrição ativa, enquanto a metilação de um promotor leva ao silenciamento da expressão genética. Na DSj, é descrita hipometilação de genes regulados por IFN [MX1 – *MX dynamin like GTPase 1*, IFI44L – *interferon induced protein 44 like*, PARP9 – *macrodomain-containing mono-ADP-ribosyltransferase (ARTD)-9*] nos linfócitos B CD19+ em glândulas salivares, levando a aumento da expressão gênica.[21,44] A análise diferencial de metilação revelou que a hipometilação no MHC (complexo principal de histocompatibilidade) e a hipermetilação em outras regiões do genoma caracterizam as diferenças entre subgrupos da DSj e apoiam o papel das contribuições epigenéticas para a heterogeneidade na doença.[44]

Fatores ambientais

Em tal contexto de suscetibilidade individual e desregulação hormonal, podem agir como "gatilhos" potenciais os agentes infecciosos. Nos últimos anos, muitos estudos examinaram a associação entre diferentes agentes e a DSj, sendo os vírus considerados os principais fatores exógenos implicados na etiopatogenia da doença, seja por ocasionarem sialoadenite, seja pela ativação errática do sistema imune.[5,23] Dentre os vírus mais importantes estão: Epstein-Barr

(EBV),[45-51] vírus linfocitário trófico humano tipo 1 (HTLV-1),[52-54] herpes vírus humano tipo 8,[55] *Coxsackievirus*[56,57] e os vírus da imunodeficiência humana (HIV) e da hepatite C (HCV).[58-61] Lembrando que as infecções pelos dois últimos têm sido consideradas critérios de exclusão da DSj.

Poucos estudos foram realizados sobre o papel das infecções bacterianas na DSj, mas é possível que algumas micobactérias não tuberculosas e *Helicobacter pylori* estejam envolvidas com mecanismos epigenéticos na sua etiopatogenia.[62,63] Recentemente, as bactérias da microbiota comensal humana foram implicadas como "gatilhos" potenciais para o desenvolvimento da DSj e de outras doenças autoimunes.[64] A existência de disbiose oral e intestinal nos pacientes com DSj, com menor diversidade comparativa à de indivíduos saudáveis, já foi demonstrada.[64,65] Um dado interessante é que células T reativas à proteína Ro60 foram ativadas por peptídeos originados de bactérias orais e intestinais.[66]

Os principais mecanismos patogênicos propostos para a atuação dos agentes infecciosos como "gatilhos" na DSj são a persistência do patógeno, o mimetismo molecular, a ativação linfocítica policlonal, a disseminação de epítopos (*epitope spreading*) e a ativação de TLRs.[67,68] A título de exemplo, já foram descritos o mimetismo molecular entre a proteína EBNA-1 do EBV e o autoantígeno Ro60 KDa[69] e a liberação de *EBV-encoded small RNA* de células infectadas complexado à proteína La/SS-B (outro importante autoantígeno na DSj), levando à sinalização celular através do TLR3 e à produção de IFN do tipo I.[70] Observou-se também que a reativação do EBV nos pacientes com DSj pode ser induzida por poluentes ambientais persistentes como a dioxina, através da ligação ao AhR expresso nas células epiteliais salivares, o qual é um fator de transcrição ativado por ligante com diversos efeitos biológicos.[71]

A associação entre DSj e outros "gatilhos" ambientais, como exposição cumulativa a poluentes orgânicos persistentes, interferentes endócrinos e adjuvantes, tem sido descrita em relatos de casos desde longa data e explorada em estudos originais mais recentemente, todavia seu protagonismo na fisiopatologia da doença aguarda esclarecimento.[6,7]

A RESPOSTA IMUNE

O papel do sistema imunológico inato e adaptativo na indução, evolução, cronificação e degeneração maligna da DSj é inquestionável.[9,63]

Imunidade inata

A ativação da resposta imune inata devido à exposição a algum "gatilho" ambiental e a consequente produção de IFNs estão envolvidas na primeira fase da patogênese da DSj.[63] São escassos os dados sobre o processo patogênico inicial, no entanto a presunção de infecção viral envolvendo as células epiteliais das glândulas exócrinas é o fator desencadeante hipotético mais corroborado.[63,72] Nessa fase, os TLRs, envolvidos na detecção de padrões moleculares associados a patógenos (PAMPs), desempenham um papel crítico na ativação do sistema imune. Tal sinalização em resposta a uma infecção viral ou formação de complexo imune representa a linha de partida da resposta inata e leva à regulação positiva da via do IFN tipo I.[23,63]

A via de sinalização dos TLRs e a ativação de células dendríticas e epiteliais (em particular as células epiteliais acinares e ductais de glândulas exócrinas) para atuarem como APCs, expressando autoantígenos e uma variedade de moléculas imunomoduladoras, são os elementos-chave envolvidos no recrutamento e na estimulação de outras células do sistema imunológico.[23,63]

Como já discutido, a *IFN-induced gene signature* acentua a expressão dos genes reguladores do IFN em células do sangue periférico e nas células dendríticas das glândulas salivares, a produção de IFN tipo I e BAFF.[23] As células epiteliais ativadas, por sua vez, também secretam citocinas, como IL-21 e BAFF induzido por IFN tipo I e tipo II, o que impulsiona a ativação e diferenciação de células T e B.[63,72,73] Um alto nível de BAFF é encontrado na glândula salivar de pacientes com DSj e está correlacionado com o aumento da atividade da doença e favorecimento da ativação de resposta do sistema adaptativo.[73] A apoptose das células epiteliais das glândulas salivares é um outro momento essencial na expressão de autoantígenos, como Ro/SS-A e La/SS-B. Por certo, o controle da apoptose dessas células também representa mais um ponto crucial na patogênese da DSj.[63]

Menos explorado, o processo de formação de NETs (*neutrophil extracellular traps*), que tem sido largamente associado ao desencadeamento de determinadas doenças autoimunes, ainda não teve seu papel na DSj elucidado.[74] NET e NETosis poderiam promover o dano tecidual glandular e contribuir para a progressão do processo inflamatório, aumento da expressão da proteína de membrana lisossomal (*lysosomal-associated membrane protein 1*, LAMP) e estimulação da resposta adaptativa com formação de autoanticorpos nos indivíduos suscetíveis.[75] Estudos demonstram que o aumento de expressão da LAMP3 favorece a disfunção de células epiteliais, levando à apoptose e, por outro lado, resulta na liberação de TRIM21 (*tripartite motif containing-21*, um componente de Ro/SS-A), La/SS-B e proteína α-fodrina, que são autoantígenos comuns na DSj, através de vesículas extracelulares em um mecanismo independente de apoptose.[75]

Células epiteliais das glândulas salivares

Consideradas no passado como alvos passivos do processo inflamatório regido pela autoimunidade, sabe-se hoje que as células epiteliais das glândulas salivares (SGECs – do inglês, *salivary gland epithelial cells*) desempenham um papel ativo e cardinal na patogênese da DSj. A apoptose de tais células pode alterar a distribuição de autoantígenos Ro/SS-A e La/SS-B para a membrana celular, podendo então desencadear a ativação das células T.[75] Na DSj, as SGECs adquirem a capacidade de atuar como APCs para os linfócitos *T helper* através da expressão de moléculas do MHC-II, glicoproteínas coestimulatórias como o CD86, ICOS-L (ligante do ICOS, *inducible T cell costimulator*) e de moléculas de adesão como a *intercellular adhesion molecule 1* (ICAM-1).[9,10] As SGECs podem também expressar o ligante do receptor NKp30 das células NK (B7H6)[9,10] e, quando ativadas, produzir citocinas pró-inflamatórias, como TNF-α, IL-1, IL-6, IL-7, IL-17, IL-18, IL-22 e quimiocinas (CXCLs).[10,76] O estudo da expressão genética de SGEC nos pacientes com DSj revelou a regulação positiva da via de sinalização do IFN e de outros genes envolvidos na resposta imunológica, como HLA-DR, IL-7 e receptor do BAFF,[77] enquanto que a capacidade da SGEC de produzir IFN e BAFF reforça seu papel na patogênese da doença e de ligação entre imunidade inata e imunidade adaptativa.[10] Reforçando tais aspectos, as SGECs dos pacientes com DSj podem induzir maior sobrevida das células B,[77] bem como induzir a diferenciação das células T auxiliares foliculares (Thf),[10] que, por sua vez, ativam os linfócitos B, formando-se, assim, um círculo vicioso de desregulação imunológica.[78] Na DSj, as SGECs são envoltas por um infiltrado inflamatório contendo linfócitos T $CD4^+$ e B, de modo que a interação entre tais células e a ativação crônica e contínua dos linfócitos B podem conduzir ao desenvolvimento de lesões linfoepiteliais e linfoma do tecido linfoide associado à mucosa.[79]

Um outro achado interessante, observado recentemente por sequenciamento do RNA, é o processo de envelhecimento prematuro das SGECs na DSj, o que pode em parte contribuir para a hipossalivação e explicar a falta de resposta aos tratamentos em restaurar o fluxo salivar.[80]

Nas fases tardias da DSj, o infiltrado de células inflamatórias é substituído por atrofia acinar, dilatação ductal, fibrose e tecido adiposo. As células adiposas podem produzir citocinas, quimiocinas e fatores de crescimento celular e, assim, parecem também envolvidas na perpetuação do desequilíbrio imunológico, contribuindo para o dano tecidual.[81]

Imunidade adaptativa

Os linfócitos T sempre foram reconhecidos como os mais importantes atores do processo inflamatório na DSj, incluindo os linfócitos $CD4^+$ (Th1, Th2, Th17), T reguladores e $CD8^+$.[9] Durante a cascata de diferenciação das células T, sob estímulo de IFN e IL-12, ocorre a polarização para linfócitos Th1. Os achados de citocinas pró-inflamatórias, IL-1β, IL-6, TNF-α e IFN-γ no sangue, saliva, lágrima, tecido conjuntival e na glândula salivar dos pacientes com DSj, demonstram a indução preferencial da resposta Th1 na doença.[8-10]

Em modelos experimentais de DSj, comprova-se que IFN-γ e IL-12 induzem a resposta Th1. Camundongos NOD, na ausência de IFN-γ ou na expressão de seu receptor, não foram capazes de desenvolver a doença, enquanto camundongos com superexpressão de IL-12 manifestaram uma síndrome semelhante à DSj.[82,83] A IL-12 contribui para a secreção de IFN-γ e também está envolvida no mecanismo de *cross-talk* entre células dendríticas e NK.[84]

As células Th2 predominam nas fases mais adiantadas do processo inflamatório e nos pacientes com maior infiltração glandular por linfócitos B.[9] Os linfócitos Th17 produzem IL-6, IL-17, IL-22 e IL-23, que já foram identificadas no soro e em tecido de glândula salivar de pacientes com DSj. Em adição, a expressão de IL-17 por tais células está envolvida na manutenção da inflamação e relacionada à gravidade da DSj.[63] Normalmente, as células Thf estão circunscritas aos órgãos linfoides e participam da diferenciação e ativação das células B.[78] Em pacientes com DSj, entretanto, as células Thf são identificadas nas glândulas salivares[85] e no sangue periférico[86] através da expressão da molécula de superfície CXCR5 (e seu ligante CXCL13) e estão envolvidas no recrutamento de linfócitos B e na formação de centros germinativos (CGs).[9,63,72] Por sua vez, os linfócitos $CD8^+$ representam uma porção menor do infiltrado da glândula exócrina e expressam um alto nível de antígeno leucocitário humano.[9]

As células B têm especial protagonismo na fisiopatologia da DSj, ocupando lugar central entre os mecanismos envolvidos na perda de tolerância imunológica e no processo de cronicidade da fase tardia da inflamação.[63,72] Elas são responsáveis pela apresentação de antígenos, secreção de imunoglobulinas e de citocinas, que sustentam a resposta imune.[9,63,72] Em pacientes com DSj, a distribuição do subconjunto de linfócitos B no sangue periférico e nos tecidos é alterada, oscilando desde um infiltrado discreto na glândula exócrina até a invasão completa do tecido e formação de centros germinativos ectópicos, lugar onde os clones autorreativos podem escapar dos processos de verificação de tolerância.[63] A estimulação crônica e a reatividade excessiva das células B podem ainda levar ao desenvolvimento de linfoma em tais pacientes.[63]

Em ressonância, concentrações aumentadas do fator de ativação de células B, BAFF, são detectados nas glândulas salivares, na saliva e no soro dos doentes com DSj.[87,88] Os linfócitos B, estimulados pelo BAFF, produzem múltiplos autoanticorpos, sendo anti-Ro/SS-A e anti-La/SS-B os mais frequentes.[89] As proteínas Ro de 60 kDa e 52 kDa (sendo a última codificada pelo gene TRIM21) e La compõem juntamente com quatro moléculas de RNA (*small* RNAs) um complexo ribonucleico altamente conservado e disposto no núcleo e no citoplasma de diferentes células, com funções ainda não bem compreendidas, mas parecem envolvidas nos mecanismos de proliferação celular.[90] Tais proteínas são antígenos-alvos em diversas doenças autoimunes, como DSj, LES, LE cutâneo subagudo, lúpus neonatal, ES, AR, dermatomiosite (DM) e colangite biliar primária (CBP).[90,91] Os anticorpos anti-Ro/SS-A e anti-La/SS-B séricos podem ser encontrados até 20 anos antes do diagnóstico da DSj, demonstrando a existência de uma fase pré-clínica.[92] Em adição, os anticorpos contra os receptores muscarínicos do tipo 3, detectados também nos pacientes com DSj, parecem contribuir para a hipossalivação, antagonizando a ação da acetilcolina nesses receptores.[93]

Vemos então que a ação intrincada de vários conjuntos de linfócitos T e das células da imunidade inata podem promover a ativação dos linfócitos B.[10,63] Da mesma forma, a correlação entre DSj e vários alelos do MHC-II sugere que a apresentação de autoantígenos é essencial na patogênese da doença.[63] As células NK, dendríticas e macrófagos são observadas em menores proporções nas glândulas salivares, porém as células NK têm sido também implicadas na fisiopatologia da DSj.[1] As células NK são capazes de produzir citocinas inflamatórias, como IFN e IL-22,[10] e têm potencialidade de regular negativamente a resposta de células T,[94,95] enquanto os macrófagos residentes repararam danos e restauraram a função salivar através da secreção de fatores pró-resolutivos.[96,97]

Em resumo, as células do sistema imune inato e adaptativo representam parte inestimável na patogênese da DSj. As células apresentadoras de antígenos expressam a *IFN-induced gene signature*, estimulando a produção de citocinas pró-inflamatórias. As células epiteliais das glândulas salivares têm um papel central nos mecanismos patogênicos da DSj, interagindo com os linfócitos T e B através da apresentação de autoantígenos em decorrência de apoptose. Por sua vez, as células T e B produzem várias citocinas e autoanticorpos, respectivamente. Por fim, todas as interações celulares podem amplificar e perpetuar o processo inflamatório crônico na DSj, levando a dano tecidual e disfunção glandular.[9] A Figura 2 ilustra os vários tipos celulares, bem como suas interações, moléculas de superfície e citocinas envolvidos na patogenia da DSj.[98]

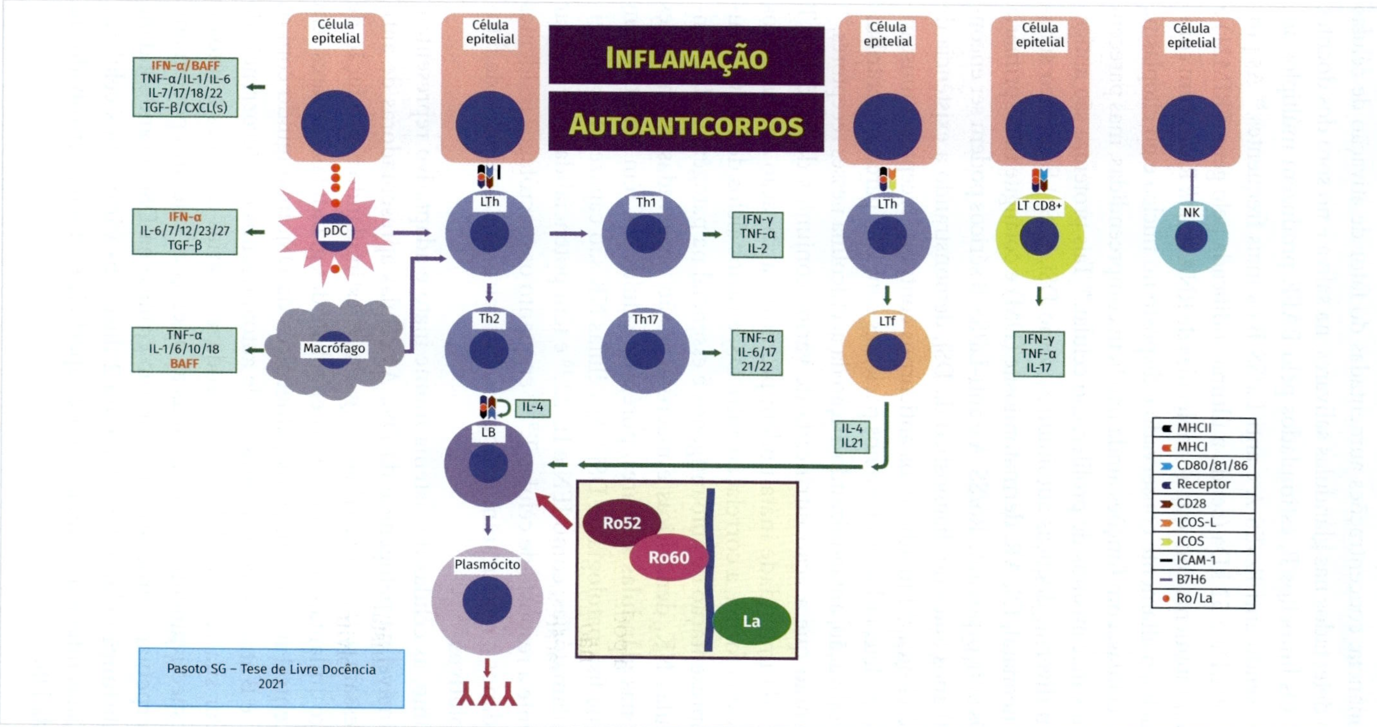

FIGURA 2 Esquema representativo dos mecanismos patogênicos na doença de Sjögren.

B7H6: ligante do receptor NKp30 das células NK; BAFF: *B-cell activating fator*; CD: *cluster of differentiation*; CXCL: quimiocina; ICAM-1: *intercellular adhesion molecule 1*; ICOS: *inducible T cell costimulator*; ICOS-L: ICOS ligante; IFN: interferon; IL: interleucina; L: linfócito; MHC: complexo de histocompatibilidade principal; NK: célula *natural killer*; pDC: célula dendrítica plasmocitoide; Th: célula T *helper*; Tfh: célula T *follicular-helper*; TLR: *toll-like receptor*; TNF-α: *tumor necrosis factor-α*. Adaptada de: Pasoto SG.[98]

INTELIGÊNCIA ARTIFICIAL E MULTIÔMICA

Um esquema de classificação molecular para pacientes com DSj, independentemente de fenótipo clínico, atividade ou tratamento da doença, foi realizado a partir de amostras de sangue total de uma coorte com 304 doentes e número semelhante de voluntários sadios.[99] Usando dados genômicos, transcriptômicos, epigenéticos, de citometria de fluxo e de expressão de citocinas, combinados com parâmetros clínicos e sorológicos clássicos, foram identificados quatro subgrupos de pacientes com padrões distintos de desregulação imunológica.[99] O conjunto de descobertas, ponderado por classificadores de aprendizado de máquina, permitiu agrupar os pacientes levando-se em conta as análises de associação e expressão gênica em todo o genoma, o perfil de metilação do DNA, a assinatura de interferon, a composição dos subconjuntos de leucócitos no sangue periférico, produção de citocinas e de autoanticorpos, refletindo padrões específicos de desregulação imunológica. Os quatro subgrupos constituídos têm aspecto "inflamatório" (assinatura inflamatória de linhagens mieloides e um estado de metilação aberrante), "linfoide" (enriquecido por vias de linhagem linfocitária, especialmente de células B), relativo a "interferon" (assinatura de IFN tipo I e II) ou padrão "semelhante ao saudável".[99]

Tal estratégia de abordagem integrativa entre tecnologia multiômica e características clínicas fornece as bases para a construção de uma taxonomia molecular na DSj. Ela poderá ajudar na compreensão da natureza heterogênea e no desenvolvimento não linear da doença e, mais ainda, na predição fenotípica dos polos de apresentação, sabidamente muito díspares, da tríade de secura, dor e fadiga de um lado e as manifestações extraglandulares e sistêmicas do outro.[99]

FATORES DE RISCO PARA DSJ

Algumas circunstâncias têm sido elencadas como potenciais fatores de risco para o desenvolvimento da DSj. Uma metanálise recente reuniu 12 estudos que examinaram dados originais relativos a seis fatores pré-selecionados, sendo infecção, histórico familiar de doença autoimune em familiares de primeiro grau, gravidez, antecedentes de evento negativo estressor, polimorfismos inclusão/deleção CGGGG no gene IRF5 e tabagismo.[100] Os resultados mostram uma associação positiva, estatisticamente significativa, para os seguintes fatores de risco:

A. infecção e DSj, com razão de probabilidade (OR) de 2,73 (IC 95% 1,93-3,86, $p < 0{,}00001$);

B. história familiar de doença autoimune em parentes de primeiro grau, com OR de 5,93 (IC 95% 3,34-10,52, p < 0,00001);
C. histórico de gravidez, com OR de 2,09 (IC 95% 1,06-4,12, p = 0,03);
D. número de eventos estressantes negativos na vida > 1, com OR de 2,69 (IC 95% 1,97-3,66, p < 0,00001).

O exame da associação entre polimorfismos CGGGG inclusão/deleção no gene IRF5 e DSj revelou uma associação marginalmente significativa, com OR de 1,69 (IC 95% 1,27-2,24, p = 0,0003). A avaliação entre histórico de tabagismo ou tabagismo atual e DSj não revelou associação estatística, diferente do que ocorre em outras condições reumáticas, como a AR, onde o hábito tabágico é tradicionalmente conhecido como fator de risco.[100]

REFERÊNCIAS

1. Negrini S, Emmi G, Greco M, et al. Sjögren's syndrome: a systemic autoimmune disease. Clin Exp Med. 2022;22(1):9-25.
2. Sullivan DA, Rocha EM, Aragona P, et al. TFOS DEWS II sex, gender, and hormones report. Ocul Surf. 2017;15(3):284-333.
3. Konttinen YT, Fuellen G, Bing Y, et al. Sex steroids in Sjögren's syndrome. J Autoimmun. 2012;39(1-2):49-56.
4. Konttinen YT, Stegajev V, Al-Samadi A, Porola P, Hietanen J, Ainola M. Sjögren's syndrome and extragonadal sex steroid formation: a clue to a better disease control? J Steroid Biochem Mol Biol. 2015;145:237-44.
5. Utomo SW, Putri JF. Infections as risk factor of Sjögren's syndrome. Open Access Rheumatol. 2020;12:257-66.
6. Pontelli RC, Rocha BA, Garcia DM, et al. Endocrine disrupting chemicals associated with dry eye syndrome. Ocul Surf. 2020;18(3):487-93.
7. Colafrancesco S, Perricone C, Shoenfeld Y. Autoimmune/inflammatory syndrome induced by adjuvants and Sjögren's syndrome. Isr Med Assoc J. 2016;18(3-4):150-3.
8. Parisis D, Chivasso C, Perret J, Soyfoo MS, Delporte C. Current state of knowledge on primary Sjögren's syndrome, an autoimmune exocrinopathy. J Clin Med. 2020;9(7):2299.
9. Chivasso C, Sarrand J, Perret J, Delporte C, Soyfoo MS. The involvement of innate and adaptive immunity in the initiation and perpetuation of Sjögren's syndrome. Int J Mol Sci. 2021;22(2):658.
10. Yao Y, Ma JF, Chang C, et al. Immunobiology of T cells in Sjögren's syndrome. Clin Rev Allergy Immunol. 2021;60(1):111-31.
11. Kuo CF, Grainge MJ, Valdes AM, et al. Familial risk of Sjögren's syndrome and co-aggregation of autoimmune diseases in affected families: a nationwide population study. Arthritis Rheumatol. 2015;67(7):1904-12.
12. Roszkowska AM, Oliverio GW, Aragona E, et al. Ophthalmologic manifestations of primary Sjögren's syndrome. Genes (Basel). 2021;12(3):365.
13. Psianou K, Panagoulias I, Papanastasiou AD, et al. Clinical and immunological parameters of Sjögren's syndrome. Autoimmun Rev. 2018;17(10):1053-64.
14. Burbelo PD, Ambatipudi K, Alevizos I. Genome-wide association studies in Sjögren's syndrome: what do the genes tell us about disease pathogenesis? Autoimmun Rev. 2014;13(7):756-61.

15. Toro-Domínguez D, Carmona-Sáez P, Alarcón-Riquelme ME. Shared signatures between rheumatoid arthritis, systemic lupus erythematosus and Sjögren's syndrome uncovered through gene expression meta-analysis. Arthritis Res Ther. 2014;16(6):489.
16. Cruz-Tapias P, Rojas-Villarraga A, Maier-Moore S, Anaya JM. HLA and Sjögren's syndrome susceptibility. A meta-analysis of worldwide studies. Autoimmun Rev. 2012;11(4):281-7.
17. Lessard CJ, Li H, Adrianto I, et al. Variants at multiple loci implicated in both innate and adaptive immune responses are associated with Sjögren's syndrome. Nat Genet. 2013;45(11):1284-92.
18. Li Y, Zhang K, Chen H, et al. A genome-wide association study in Han Chinese identifies a susceptibility locus for primary Sjögren's syndrome at 7q11.23. Nat Genet. 2013;45(11):1361-5.
19. Taylor KE, Wong Q, Levine DM, et al. Genome-wide association analysis reveals genetic heterogeneity of Sjögren's syndrome according to ancestry. Arthritis Rheumatol. 2017;69(6):1294-305.
20. Gao Y, Li S, Zhang Z, Yu X, Zheng J. The role of long non-coding RNAs in the pathogenesis of RA, SLE, and SS. Front Med (Lausanne). 2018;5:193.
21. Pontarini E, Lucchesi D, Bombardieri M. Current views on the pathogenesis of Sjögren's syndrome. Curr Opin Rheumatol. 2018;30(2):215-21.
22. Harris VM, Scofield RH, Sivils KL. Genetics in Sjögren's syndrome: where we are and where we go. Clin Exp Rheumatol. 2019;37 Suppl 118(3):234-9.
23. Del Papa N, Minniti A, Lorini M, et al. The role of interferons in the pathogenesis of Sjögren's syndrome and future therapeutic perspectives. Biomolecules. 2021;11(2):251.
24. de Oliveira FR, Fantucci MZ, Adriano L, et al. Neurological and inflammatory manifestations in Sjögren's syndrome: the role of the kynurenine metabolic pathway. Int J Mol Sci. 2018;19(12):3953.
25. Jonsson R, Brokstad KA, Jonsson MV, Delaleu N, Skarstein K. Current concepts on Sjögren's syndrome – classification criteria and biomarkers. Eur J Oral Sci. 2018;126 Suppl 1(Suppl 1):37-48.
26. Chen W, Cao H, Lin J, Olsen N, Zheng SG. Biomarkers for primary Sjögren's syndrome. Genomics Proteomics Bioinformatics. 2015;13(4):219-23.
27. Hamm-Alvarez SF, Janga SR, Edman MC, et al. Tear cathepsin S as a candidate biomarker for Sjögren's syndrome. Arthritis Rheumatol. 2014;66(7):1872-81.
28. Rose T, Szelinski F, Lisney A, et ak. SIGLEC1 is a biomarker of disease activity and indicates extraglandular manifestation in primary Sjögren's syndrome. RMD Open. 2016;2(2):e000292.
29. Tobón GJ, Saraux A, Gottenberg JE, et al. Role of Fms-like tyrosine kinase 3 ligand as a potential biologic marker of lymphoma in primary Sjögren's syndrome. Arthritis Rheum. 2013;65(12):3218-27.
30. Gottenberg JE, Seror R, Miceli-Richard C, et al. Serum levels of beta2-microglobulin and free light chains of immunoglobulins are associated with systemic disease activity in primary Sjögren's syndrome. Data at enrollment in the prospective ASSESS cohort. PLoS One. 2013;8(5):e59868.
31. Pauley KM, Stewart CM, Gauna AE, et al. Altered miR-146a expression in Sjögren's syndrome and its functional role in innate immunity. Eur J Immunol. 2011;41(7):2029-39.
32. Wei Y, Li N, Zhao L, et al. MicroRNAs and autoimmune-mediated eye diseases. Front Cell Dev Biol. 2020;8:818.
33. Du Y, Su Y, He J, et al. Impact of the leucocyte immunoglobulin-like receptor A3 (LILRA3) on susceptibility and subphenotypes of systemic lupus erythematosus and Sjögren's syndrome. Ann Rheum Dis. 2015;74(11):2070-5.
34. Brandt JE, Priori R, Valesini G, Fairweather D. Sex differences in Sjögren's syndrome: a comprehensive review of immune mechanisms. Biol Sex Differ. 2015 Nov 3;6:19.
35. Valtysdóttir ST, Wide L, Hällgren R. Low serum dehydroepiandrosterone sulfate in women with primary Sjögren's syndrome as an isolated sign of impaired HPA axis function. J Rheumatol. 2001;28(6):1259-65.
36. Sullivan DA, Bélanger A, Cermak JM, et al. Are women with Sjögren's syndrome androgen-deficient? J Rheumatol. 2003;30(11):2413-9.

37. Versura P, Giannaccare G, Campos EC. Sex-steroid imbalance in females and dry eye. Curr Eye Res. 2015;40(2):162-75.
38. Morthen MK, Tellefsen S, Richards SM, et al. Testosterone influence on gene expression in lacrimal glands of mouse models of Sjögren syndrome. Invest Ophthalmol Vis Sci. 2019;60(6):2181-97.
39. Porola P, Laine M, Virkki L, Poduval P, Konttinen YT. The influence of sex steroids on Sjögren's syndrome. Ann N Y Acad Sci. 2007;1108:426-32.
40. Klein SL, Flanagan KL. Sex differences in immune responses. Nat Rev Immunol. 2016;16(10):626-38.
41. Berghöfer B, Frommer T, Haley G, Fink L, Bein G, Hackstein H. TLR7 ligands induce higher IFN--alpha production in females. J Immunol. 2006;177(4):2088-96.
42. McCoy SS, Sampene E, Baer AN. Association of Sjögren's syndrome with reduced lifetime sex hormone exposure: a case-control study. Arthritis Care Res (Hoboken). 2020;72(9):1315-22.
43. Haga HJ, Rygh T. The prevalence of hyperprolactinemia in patients with primary Sjögren's syndrome. J Rheumatol. 1999;26(6):1291-5.
44. Chi C, Solomon O, Shiboski C, et al. Identification of Sjögren's syndrome patient subgroups by clustering of labial salivary gland DNA methylation profiles. PLoS One. 2023;18(3):e0281891.
45. Miyasaka N, Yamaoka K, Tateishi M, Nishioka K, Yamamoto K. Possible involvement of Epstein-Barr virus (EBV) in polyclonal B-cell activation in Sjögren's syndrome. J Autoimmun. 1989;2(4):427-32.
46. Pflugfelder SC, Crouse C, Pereira I, Atherton S. Amplification of Epstein-Barr virus genomic sequences in blood cells, lacrimal glands, and tears from primary Sjögren's syndrome patients. Ophthalmology. 1990;97(8):976-84.
47. Mariette X, Gozlan J, Clerc D, Bisson M, Morinet F. Detection of Epstein-Barr virus DNA by in situ hybridization and polymerase chain reaction in salivary gland biopsy specimens from patients with Sjögren's syndrome. Am J Med. 1991;90(3):286-94.
48. Newkirk MM, Shiroky JB, Johnson N, et al. Rheumatic disease patients, prone to Sjögren's syndrome and/or lymphoma, mount an antibody response to BHRF1, the Epstein-Barr viral homologue of BCL-2. Br J Rheumatol. 1996;35(11):1075-81.
49. Nagata Y, Inoue H, Yamada K, et al. Activation of Epstein-Barr virus by saliva from Sjogren's syndrome patients. Immunology. 2004;111(2):223-9.
50. Pasoto SG, Natalino RR, Chakkour HP, et al. EBV reactivation serological profile in primary Sjögren's syndrome: an underlying trigger of active articular involvement? Rheumatol Int. 2013;33(5):1149-57.
51. Kivity S, Arango MT, Ehrenfeld M, et al. Infection and autoimmunity in Sjogren's syndrome: a clinical study and comprehensive review. J Autoimmun. 2014;51:17-22.
52. Terada K, Katamine S, Eguchi K, et al. Prevalence of serum and salivary antibodies to HTLV-1 in Sjögren's syndrome. Lancet. 1994;344(8930):1116-9.
53. Mariette X, Agbalika F, Zucker-Franklin D, et al. Detection of the tax gene of HTLV-I in labial salivary glands from patients with Sjögren's syndrome and other diseases of the oral cavity. Clin Exp Rheumatol. 2000;18(3):341-7.
54. Hida A, Imaizumi M, Sera N, et al. Association of human T lymphotropic virus type I with Sjogren syndrome. Ann Rheum Dis. 2010;69(11):2056-7.
55. Perrot S, Calvez V, Escande JP, Dupin N, Marcelin AG. Prevalences of herpesviruses DNA sequences in salivary gland biopsies from primary and secondary Sjögren's syndrome using degenerated consensus PCR primers. J Clin Virol. 2003;28(2):165-8.
56. Triantafyllopoulou A, Tapinos N, Moutsopoulos HM. Evidence for coxsackievirus infection in primary Sjögren's syndrome. Arthritis Rheum. 2004;50(9):2897-902.

57. Stathopoulou EA, Routsias JG, Stea EA, Moutsopoulos HM, Tzioufas AG. Cross-reaction between antibodies to the major epitope of Ro60 kD autoantigen and a homologous peptide of Coxsackie virus 2B protein. Clin Exp Immunol. 2005;141(1):148-54.
58. Loustaud-Ratti V, Riche A, Liozon E, et al. Prevalence and characteristics of Sjögren's syndrome or sicca syndrome in chronic hepatitis C virus infection: a prospective study. J Rheumatol. 2001;28(10):2245-51.
59. Ramos-Casals M, Muñoz S, Zerón PB. Hepatitis C virus and Sjögren's syndrome: trigger or mimic? Rheum Dis Clin North Am. 2008;34(4):869-84, vii.
60. Grossmann S de M, Teixeira R, Oliveira GC, et al. Xerostomia, hyposalivation and sialadenitis in patients with chronic hepatitis C are not associated with the detection of HCV RNA in saliva or salivary glands. J Clin Pathol. 2010;63(11):1002-7.
61. Dinescu SC, Ciurea PL, Vreju FA, Săndulescu DL, Musetescu AE. Hepatitis C virus induced Sjogren syndrome – clinical and imaging features. Curr Health Sci J. 2017;43(1):78-82.
62. El Miedany YM, Baddour M, Ahmed I, Fahmy H. Sjogren's syndrome: concomitant H. pylori infection and possible correlation with clinical parameters. Joint Bone Spine. 2005;72(2):135-41.
63. Nocturne G, Mariette X. Advances in understanding the pathogenesis of primary Sjögren's syndrome. Nat Rev Rheumatol. 2013;9(9):544-56.
64. Mandl T, Marsal J, Olsson P, Ohlsson B, Andréasson K. Severe intestinal dysbiosis is prevalent in primary Sjögren's syndrome and is associated with systemic disease activity. Arthritis Res Ther. 2017;19(1):237.
65. Rusthen S, Kristoffersen AK, Young A, et al. Dysbiotic salivary microbiota in dry mouth and primary Sjögren's syndrome patients. PLoS One. 2019;14(6):e0218319.
66. Szymula A, Rosenthal J, Szczerba BM, Bagavant H, Fu SM, Deshmukh US. T cell epitope mimicry between Sjögren's syndrome antigen A (SSA)/Ro60 and oral, gut, skin and vaginal bacteria. Clin Immunol. 2014;152(1-2):1-9.
67. Igoe A, Scofield RH. Autoimmunity and infection in Sjögren's syndrome. Curr Opin Rheumatol. 2013;25(4):480-7.
68. Pasoto SG, Ribeiro AC, Bonfa E. Update on infections and vaccinations in systemic lupus erythematosus and Sjögren's syndrome. Curr Opin Rheumatol. 2014;26(5):528-37.
69. Poole BD, Scofield RH, Harley JB, James JA. Epstein-Barr virus and molecular mimicry in systemic lupus erythematosus. Autoimmunity. 2006;39(1):63-70.
70. Iwakiri D, Zhou L, Samanta M, et al. Epstein-Barr virus (EBV)-encoded small RNA is released from EBV-infected cells and activates signaling from Toll-like receptor 3. J Exp Med. 2009;206(10):2091-9.
71. Inoue H, Mishima K, Yamamoto-Yoshida S, et al. Aryl hydrocarbon receptor-mediated induction of EBV reactivation as a risk factor for Sjögren's syndrome. J Immunol. 2012;188(9):4654.
72. Cornec D, Devauchelle-Pensec V, Tobón GJ, Pers JO, Jousse-Joulin S, Saraux A. B cells in Sjögren's syndrome: from pathophysiology to diagnosis and treatment. J Autoimmun. 2012;39(3):161-7.
73. Thompson N, Isenberg DA, Jury EC, Ciurtin C. Exploring BAFF: its expression, receptors and contribution to the immunopathogenesis of Sjögren's syndrome. Rheumatology (Oxford). 2016;55(9):1548-55.
74. Papayannopoulos V. Neutrophil extracellular traps in immunity and disease. Nat Rev Immunol. 2018;18(2):134-47.
75. Tanaka T, Warner BM, Odani T, et al. LAMP3 induces apoptosis and autoantigen release in Sjögren's syndrome patients. Sci Rep. 2020;10(1):15169.
76. Chiorini JA, Cihakova D, Ouellette CE, Caturegli P. Sjögren syndrome: advances in the pathogenesis from animal models. J Autoimmun. 2009;33(3-4):190-6.
77. Rivière E, Pascaud J, Tchitchek N, et al. Salivary gland epithelial cells from patients with Sjögren's syndrome induce B-lymphocyte survival and activation. Ann Rheum Dis. 2020;79(11):1468-77.

78. Craft JE. Follicular helper T cells in immunity and systemic autoimmunity. Nat Rev Rheumatol. 2012;8(6):337-47.
79. Verstappen GM, Pringle S, Bootsma H, Kroese FGM. Epithelial-immune cell interplay in primary Sjögren syndrome salivary gland pathogenesis. Nat Rev Rheumatol. 2021;17(6):333-48.
80. Pringle S, Wang X, Verstappen GMPJ, et al. Salivary gland stem cells age prematurely in primary Sjögren's syndrome. Arthritis Rheumatol. 2019;71(1):133-42.
81. Reksten TR, Jonsson MV. Sjögren's syndrome: an update on epidemiology and current insights on pathophysiology. Oral Maxillofac Surg Clin North Am. 2014;26(1):1-12.
82. Rahimy E, Pitcher JD 3rd, Pangelinan SB, et al. Spontaneous autoimmune dacryoadenitis in aged CD25KO mice. Am J Pathol. 2010;177(2):744-53.
83. Vosters JL, Landek-Salgado MA, Yin H, et al. Interleukin-12 induces salivary gland dysfunction in transgenic mice, providing a new model of Sjögren's syndrome. Arthritis Rheum. 2009;60(12):3633-41.
84. Qi J, Li D, Shi G, et al. Interleukin-12 exacerbates Sjögren's syndrome through induction of myeloid-derived suppressor cells. Mol Med Rep. 2019;20(2):1131-8.
85. Pontarini E, Murray-Brown WJ, Croia C, et al. Unique expansion of IL-21+ Tfh and Tph cells under control of ICOS identifies Sjögren's syndrome with ectopic germinal centres and MALT lymphoma. Ann Rheum Dis. 2020;79(12):1588-99.
86. Chen W, Yang F, Xu G, Ma J, Lin J. Follicular helper T cells and follicular regulatory T cells in the immunopathology of primary Sjögren's syndrome. J Leukoc Biol. 2021;109(2):437-47.
87. Lavie F, Miceli-Richard C, Ittah M, Sellam J, Gottenberg JE, Mariette X. B-cell activating factor of the tumour necrosis factor family expression in blood monocytes and T cells from patients with primary Sjögren's syndrome. Scand J Immunol. 2008;67(2):185-92.
88. Lavie F, Miceli-Richard C, Quillard J, Roux S, Leclerc P, Mariette X. Expression of BAFF (BLyS) in T cells infiltrating labial salivary glands from patients with Sjögren's syndrome. J Pathol. 2004;202(4):496-502.
89. Fayyaz A, Kurien BT, Scofield RH. Autoantibodies in Sjögren's syndrome. Rheum Dis Clin North Am. 2016;42(3):419-34.
90. Lee AYS. A review of the role and clinical utility of anti-Ro52/TRIM21 in systemic autoimmunity. Rheumatol Int. 2017;37(8):1323-33.
91. Agmon-Levin N, Dagan A, Peri Y, et al. The interaction between anti-Ro/SSA and anti-La/SSB autoantibodies and anti-infectious antibodies in a wide spectrum of auto-immune diseases: another angle of the autoimmune mosaic. Clin Exp Rheumatol. 2017;35(6):929-35.
92. Jonsson R, Theander E, Sjöström B, Brokstad K, Henriksson G. Autoantibodies present before symptom onset in primary Sjögren syndrome. JAMA. 2013;310(17):1854-5.
93. Sumida T, Tsuboi H, Iizuka M, Asashima H, Matsumoto I. Anti-M3 muscarinic acetylcholine receptor antibodies in patients with Sjögren's syndrome. Mod Rheumatol. 2013;23(5):841-5.
94. Woyciechowski S, Weißert K, Ammann S, Aichele P, Pircher H. NK1.1+ innate lymphoid cells in salivary glands inhibit establishment of tissue-resident memory CD8+ T cells in mice. Eur J Immunol. 2020;50(12):1952-8.
95. Cortez VS, Cervantes-Barragan L, Robinette ML, et al. Transforming growth factor-β signaling guides the differentiation of innate lymphoid cells in salivary glands. Immunity. 2016;44(5):1127-39.
96. Zhao Q, Zhang L, Hai B, et al. Transient activation of the Hedgehog-Gli pathway rescues radiotherapy-induced dry mouth via recovering salivary gland resident macrophages. Cancer Res. 2020;80(24):5531-42.
97. Thom JT, Walton SM, Torti N, Oxenius A. Salivary gland resident APCs are Flt3L- and CCR2-independent macrophage-like cells incapable of cross-presentation. Eur J Immunol. 2014;44(3):706-14.

98. Pasoto SG. Contribuição para o estudo da síndrome de Sjögren primária [tese livre-docência]. São Paulo: Faculdade de Medicina, Universidade de São Paulo; 2021.
99. Soret P, Le Dantec C, Desvaux E, et al. A new molecular classification to drive precision treatment strategies in primary Sjögren's syndrome. Nat Commun. 2021;12(1):3523.
100. Jin L, Dai M, Li C, Wang J, Wu B. Risk factors for primary Sjögren's syndrome: a systematic review and meta-analysis. Clin Rheumatol. 2023;42(2):327-38.

Seção II

Diagnóstico e Exames Complementares

4

Critérios de classificação, subdiagnóstico e atraso no diagnóstico

Diego Ustárroz Cantali
Maria Lúcia Lemos Lopes
Sandra Gofinet Pasoto

PONTOS-CHAVE

- Ainda não existem critérios de classificação ideais para a doença de Sjögren (DSj).
- Os critérios do ACR (Colégio Americano de Reumatologia) e da EULAR (Liga Europeia Contra o Reumatismo) (2016) são baseados nos critérios anteriores, mas com uma proposta inovadora: estender a classificação da DSj aos pacientes com envolvimentos sistêmicos compatíveis (conforme o *EULAR Sjögren's Syndrome Disease Activity Index* [ESSDAI]), ainda que estejam ausentes os sintomas de secura ocular/oral.
- São componentes dos critérios de classificação do ACR/EULAR (2016): análise histológica das glândulas salivares labiais (sialoadenite linfocítica focal com escore focal ≥ 1), anticorpo anti-Ro/SS-A positivo, teste de Schirmer ≤ 5 mm em 5 min, teste de coloração ocular (*Ocular Staining Score* ≥ 5 ou escore de van Bijsterveld ≥ 4) em pelo menos um olho e fluxo salivar não estimulado ≤ 0,1 mL/min.
- A ultrassonografia das glândulas salivares maiores (USGS) é um método não invasivo e emergente para o apoio ao diagnóstico da DSj.

INTRODUÇÃO

Os critérios de classificação são desenvolvidos para a inclusão de pacientes em ensaios clínicos, a fim de padronizar a doença entre os diversos centros. Como têm boa sensibilidade e especificidade, e na ausência de critérios diagnósticos específicos, são muitas vezes utilizados na prática clínica com finalidade diagnóstica.[1] As doenças do tecido conjuntivo não possuem um teste diagnóstico único, visto que possuem um conjunto de diferentes manifestações clínicas e laboratoriais.[2] Além disso, na doença de Sjögren (DSj), podem ocorrer dificuldades para o estabelecimento do diagnóstico em decorrência dos sintomas inespecíficos, como xeroftalmia, xerostomia (síndrome *sicca*), emagrecimento, fadiga e artralgia. Os próprios sintomas de olho seco e/ou de boca seca são comuns em idosos devido à atrofia tecidual, além de serem um efeito adverso comum a diversos medicamentos.[3] O fato de a DSj necessitar de atenção multidisciplinar (pelo menos reumatologista, oftalmologista e estomatologista) e de um patologista experiente para a análise histopatológica também aumenta a complexidade do diagnóstico.[4]

CRITÉRIOS DE CLASSIFICAÇÃO

A partir de 1965, foram desenvolvidos diversos critérios de classificação da DSj, em torno de 13 grupos de diferentes critérios, os quais, entretanto, não possibilitam adequadamente o diagnóstico precoce da doença.[5,6] Os critérios mais comumente utilizados para a classificação da DSj são: os critérios do Grupo do Consenso Americano-Europeu (GCAE) de 2002,[7] os critérios do *American College of Rheumatology* (ACR) de 2012[8] e os critérios do ACR e da *European League Against Rheumatism* (EULAR) de 2016.[5]

Os critérios do GCAE são compostos pelos seguintes sintomas e testes objetivos: xeroftalmia e xerostomia; anormalidades nos testes objetivos de secura ocular e oral; e, especialmente, anticorpos anti-Ro/SS-A e/ou anti-La/SS-B positivos e histologia das glândulas salivares labiais revelando a presença da sialoadenite linfocítica com escore focal ≥ 1, ou seja, com no mínimo um foco de linfócitos (sendo esse definido como um conjunto de pelo menos 50 linfócitos) em uma área de 4 mm² de tecido glandular[7] (Quadro 1). A sensibilidade de tais critérios é de 89,5% e sua especificidade, de 95,2%.[7]

QUADRO 1 Critérios de classificação da doença de Sjögren do Grupo do Consenso Americano-Europeu de 2002[7]

I. Sintomas oculares: resposta positiva a pelo menos uma das seguintes perguntas:
a) Você sente diariamente desconforto ocular persistente por mais de 3 meses?
b) Você tem sensação recorrente de areia ou prurido nos olhos?
c) Você faz uso de lubrificantes oculares mais de três vezes ao dia?
II. Sintomas orais: resposta positiva a pelo menos uma das seguintes perguntas:
a) Você tem sensação de boca seca diariamente por mais de 3 meses?
b) Você tem aumento das glândulas salivares recorrente ou persistente na idade adulta?
c) Você necessita beber líquidos para poder ingerir alimentos secos?

(continua)

QUADRO 1 Critérios de classificação da doença de Sjögren do Grupo do Consenso Americano-Europeu de 2002[7] *(continuação)*

III. Sinais oculares: resultado positivo em pelo menos um dos seguintes testes:
a) Teste de Schirmer I (sem anestesia) (≤ 5 mm em 5 minutos)
b) Escore de rosa Bengala* ou outra coloração para olho seco (≥ 4 pela escala de van Bijsterveld)

IV. Histologia:
a) Biópsia das glândulas salivares labiais:
- Sialoadenite focal linfocítica
- Escore focal ≥ 1 (≥ 1 foco de linfócitos/4 mm^2 de tecido glandular)
- Foco: conjunto de pelo menos 50 linfócitos adjacentes aos ácinos glandulares

V. Sinais orais: resultado positivo em pelo menos um dos seguintes testes:
a) Fluxo salivar não estimulado diminuído (≤ 1,5 mL em 15 minutos)
b) Sialografia evidenciando sialectasias difusas (padrão pontilhado, cavitário ou destrutivo) e na ausência de obstrução dos ductos maiores
c) Cintilografia de parótidas com Tc99 mostrando:
- Atraso na captação
- Redução da concentração ou
- Redução da excreção do traçador

VI. Autoanticorpos:
- Anti-Ro/SS-A e/ou anti-La/SS-B positivos

Classificação da SS**:
1. SS primária**:
   - Quatro dos seis critérios, sendo obrigatórios os itens IV ou VI
   - Três dos quatro critérios objetivos (III, IV, V ou VI)
2. SS secundária**:
   - Doença autoimune associada à SS** + itens I ou II + dois dos seguintes: III, IV ou V

Critérios de exclusão: radioterapia de cabeça e pescoço, hepatite C, síndrome da imunodeficiência adquirida (SIDA), linfoma, sarcoidose, doença enxerto *versus* hospedeiro, drogas anticolinérgicas (tempo > 4 meias-vidas da droga)

Tc: tecnécio pertecnetato.
*O uso do corante rosa Bengala não é atualmente recomendado devido a sua toxicidade à superfície ocular, podendo ser substituído pelo verde lissamina e fluoresceína (Capítulo "Testes oculares").
**A nomenclatura síndrome de Sjögren (SS) foi recentemente substituída por DSj e os termos primária e secundária estão em desuso.
Adaptado de: Pasoto SG.[9]

Dez anos depois, foram propostos pelo grupo da *Sjögren's International Collaborative Clinical Alliance* (SICCA) os critérios de classificação da DSj do ACR (2012).[8] Os principais objetivos de tais critérios foram: desenvolver uma padronização para os estudos científicos; otimizar o diagnóstico mais precoce da doença, não incluindo como itens dos critérios os sintomas de olho e boca secos e simplificar a aplicação dos critérios, incluindo menor número de testes objetivos para a síndrome *sicca* (Quadro 2). A sensibilidade e a especificidade dos critérios do ACR (2012) são de 94,7% e 93,3%, respectivamente, e podem também ser empregados para a classificação da DSj associada a outras doenças autoimunes.[8]

QUADRO 2 Critérios de Classificação do *American College of Rheumatology* (ACR) para a doença de Sjögren (2012)[8]

1. Autoanticorpos: ▪ Anti-Ro/SS-A e/ou anti-La/SS-B positivos ou ▪ Fator reumatoide (FR) positivo + fatores antinucleares (FAN) ≥ 1/320
2. Biópsia das glândulas salivares labiais: ▪ Sialoadenite linfocítica focal com escore focal ≥ 1 (≥ 1 foco de linfócitos/4 mm² de tecido glandular)
3. Ceratoconjuntivite *sicca*: ▪ *Ocular Staining Score* (OSS) (fluoresceína + verde lissamina) ≥ 3
Classificação da DSj para indivíduos com sinais/sintomas sugestivos de DSj: pelo menos dois dos três itens
Critérios de exclusão: radioterapia prévia de cabeça/pescoço, infecção pelo vírus da hepatite C, síndrome da imunodeficiência adquirida (SIDA), sarcoidose, amiloidose, doença do enxerto *versus* hospedeiro e doença relacionada à IgG4

Adaptado de: Pasoto SG.[9]

Um estudo mostrou uma concordância de 81% entre os critérios de classificação do ACR de 2012 e os do GCAE de 2002.[10] Todavia, os critérios do ACR não foram extensamente aceitos e receberam críticas de estudiosos da DSj.[11] Por outro lado, tanto os critérios do ACR (2012) quanto os do GCAE (2002) não são totalmente adequados para o diagnóstico da DSj com predominância dos acometimentos sistêmicos.[12] Assim, foram desenvolvidos os critérios de classificação da DSj do ACR e da EULAR, de 2016, os quais são em grande parte baseados nos dois critérios anteriores, mas com uma proposta inovadora.[5] De fato, além de representarem uma harmonização entre os especialistas e pesquisadores dessas duas grandes sociedades na área da Reumatologia, são pioneiros em estender a classificação da DSj aos pacientes que apresentam envolvimentos sistêmicos compatíveis com essa doença (definidos conforme o *EULAR Sjögren's Syndrome Disease Activity Index* [ESSDAI)][13], ainda que estejam ausentes as manifestações glandulares características (Quadro 3). A sensibilidade desses critérios é de 96% e a sua especificidade, 95%.[5]

QUADRO 3 Critérios de classificação da doença de Sjögren do *American College of Rheumatology* (ACR) e da *European League Against Rheumatism* (EULAR) (2016)[5]

Item	Descrição	Pontuação
Escore focal	Escore focal ≥ 1: número de focos com pelo menos 50 linfócitos por área de 4 mm^2 de tecido de glândulas salivares labiais	3
Anticorpo anti-Ro/SS-A	Anticorpo anti-Ro/SS-A positivo	3
Teste de coloração ocular	*Ocular Staining Score* ≥ 5 ou pontuação ≥ 4 (escore de van Bijsterveld), em pelo menos 1 olho	1
Teste de Schirmer	≤ 5 mm em 5 minutos, em pelo menos 1 olho	1
Fluxo salivar não estimulado	≤ 0,1 mL/min	1
Classificação da DSj: somatória dos pontos ≥ 4		
Obs.: para a aplicação dos critérios, o paciente deve apresentar pelo menos um sintoma de secura ocular ou oral definido conforme os critérios do Grupo do Consenso Americano-Europeu de 2002 (Quadro 1); ou apresentar pelo menos uma manifestação sistêmica definida conforme os domínios do *EULAR Sjögren's Syndrome Disease Activity Index* (ESSDAI).[13]		
Critérios de exclusão: radioterapia de cabeça/pescoço, hepatite C ativa (confirmada por reação em cadeia de polimerase [PCR]), síndrome da imunodeficiência adquirida (SIDA), sarcoidose, amiloidose, doença enxerto *versus* hospedeiro e doença relacionada à IgG4.		
Obs.: intervalo adequado de suspensão de fármacos anticolinérgicos deve ser empregado para a realização dos testes objetivos.		

Adaptado de: Pasoto SG.[9]

Os critérios de 2016, ao contrário dos seus sucessores, não foram inicialmente validados para a DSj associada a outras doenças autoimunes.[5] Não obstante, dois estudos avaliaram a sua aplicabilidade para tais condições clínicas com ótimos resultados.[14,15] Recentemente, um estudo brasileiro encontrou maior prevalência de DSj em pacientes com lúpus eritematoso sistêmico (LES) ao utilizar os critérios do ACR/EULAR (35%) em comparação com os do GCAE (23%), mas com boa concordância entre os dois.[16] A maior frequência de DSj pelos critérios de 2016 pode ser explicada pela sua capacidade de identificar pacientes com sintomas sistêmicos e com pouca ou nenhuma queixa de secura.[16]

DIAGNÓSTICO PRECOCE

Justamente pela sua característica de incluir pacientes com manifestações sistêmicas contempladas pelo ESSDAI e sem a necessidade da presença dos sintomas de secura ocular ou oral, os critérios de 2016 representam um avanço para o diagnóstico precoce da DSj, visto que os acometimentos sistêmicos podem anteceder o quadro clínico da síndrome *sicca*. Tal condição clínica foi denominada recentemente "DSj oculta".[17]

De fato, o diagnóstico da DSj nas suas fases iniciais é fundamental para que o tratamento seja instituído antes que ocorram graus acentuados de dano e disfunção glandular.[6] Porém, ainda nos dias de hoje, o pouco conhecimento sobre os estágios iniciais da doença faz que o seu diagnóstico precoce seja um grande desafio na prática clínica. Em um estudo de registro retrospectivo multicêntrico internacional, *The Big Data Sjögren Project Consortium*, recentemente publicado, e que teve inclusive a participação de centros brasileiros, observou-se que aproximadamente 90% dos pacientes já apresentam o quadro clínico de síndrome *sicca* ao diagnóstico.[18] Nesse aspecto, a EULAR coordenou um projeto internacional para a elaboração de recomendações dirigidas ao diagnóstico precoce da DSj na prática clínica, visando à identificação da doença antes do aparecimento dos sintomas de secura ocular e oral e com atenção às manifestações extraglandulares ("DSj oculta")[17] (Quadro 4). Todavia, o desenvolvimento de novos biomarcadores que permitam o diagnóstico precoce da doença e que sejam acessíveis na prática clínica é ainda desafiador.[6] Discutiremos alguns biomarcadores propostos recentemente no capítulo sobre autoanticorpos.

QUADRO 4 Recomendações da EULAR para o diagnóstico precoce da doença de Sjögren

- As alterações laboratoriais podem apoiar a suspeita clínica.
- A análise histológica das glândulas salivares labiais e os anticorpos anti-Ro/SS-A e anti-La/SS-B devem ser pesquisados em pacientes com suspeita de DSj, mesmo na ausência dos sintomas de síndrome *sicca*.
- Na suspeita de DSj, os pacientes com anti-Ro/SS-A negativo devem ser submetidos à biópsia de glândulas salivares labiais.
- Para o diagnóstico precoce da DSj, é fundamental o trabalho em equipe multidisciplinar.
- O diagnóstico precoce da DSj pode propiciar o tratamento oportuno da doença e a prevenção das suas complicações.

DSj: doença de Sjögren; EULAR: *European League Against Rheumatism*.
Adaptado de: Pasoto SG.[9]

SUBDIAGNÓSTICO E ATRASO NO DIAGNÓSTICO – ASPECTOS A CONSIDERAR

Como já apresentado anteriormente, o diagnóstico da DSj é comumente firmado nas fases tardias da doença, quando o dano glandular já é bastante importante. Na literatura, o atraso diagnóstico reportado é de dois a seis anos.[6,17,19] Nesse aspecto, é interessante notar que os pacientes mais jovens apresentam menos sintomas de secura ocular e oral ao diagnóstico[20] e que alguns acometimentos sistêmicos podem preceder as queixas de xeroftalmia/xerostomia.[17]

De fato, em um grande estudo de registro multicêntrico internacional, *The Sjögren Big Data Consortium*, foi demonstrado um aumento consistente nas frequências dos sintomas de boca seca e das alterações nos testes objetivos orais com o avançar da idade ao diagnóstico.[21] Por outro lado, houve uma diminuição da frequência de positividade dos anticorpos anti-Ro/SS-A, anti-La/SS-B e fator reumatoide com o aumento da idade ao diagnóstico.[21] Contudo, mesmo na presença da síndrome *sicca*, foi relatada a ocorrência de subdiagnóstico.[22] Dois estudos, um estadunidense[22] e outro japonês[23], mostraram incongruências na suspeita de DSj e no encaminhamento desses pacientes pelos oftalmologistas. Sendo assim, não surpreende o fato da DSj apresentar uma alta taxa de subdiagnóstico, em torno de 50 a 60%, em estudos ambulatoriais[24] e populacionais.[25] Além disso, um estudo brasileiro avaliou em pacientes com doença mista do tecido conjuntivo (DMTC) a coexistência da DSj associada, a qual foi diagnosticada em 31,8% dos casos, sendo que a metade deles não tinha o diagnóstico de DSj antes da entrada no estudo.[26] Ademais, 92,8% dos pacientes com essa associação clínica apresentavam olho seco moderado a grave.[26] Com isso, ressalta-se a importância da avaliação ativa da DSj nos pacientes com doenças reumáticas autoimunes sistêmicas, a fim de reduzir o atraso no diagnóstico e o subdiagnóstico dessa doença.

Todas essas questões decorrem da inespecificidade dos sintomas da DSj, da inexistência de critérios de classificação ideais, do desconhecimento sobre as fases iniciais da doença e de biomarcadores adequados e acessíveis na prática clínica. Neste livro, temos capítulos destinados ao detalhamento das manifestações glandulares e extraglandulares, testes objetivos oculares e orais, autoanticorpos, biópsia das glândulas salivares labiais, bem como à ultrassonografia (USG) das glândulas parótidas e submandibulares, mas gostaríamos de ressaltar aqui alguns aspectos.

Os critérios do ACR/EULAR (2016) não mais contemplam uma avaliação por imagem das glândulas salivares (GS). Entretanto, a cintilografia das GS com tecnécio é ainda considerada como um método não invasivo útil para a avaliação da função glandular, porém sem a definição da causa dessa disfunção.[4] É também interessante que, recentemente, foi encontrada correlação das alterações da cintilografia com os achados histopatológicos.[27]

A USG de GS (USGS) é um método não invasivo e emergente para o apoio ao diagnóstico da DSj.[28] Já foi mostrado que, se o USGS for incorporado aos critérios de classificação da DSj do ACR/EULAR de 2016, há um incremento na sensibilidade, com manutenção da especificidade em níveis adequados.[29,30] Porém, o maior obstáculo é ainda a característica operador-dependente desse método.[4] De fato, já existe uma proposta para a futura incorporação do USGS a tais critérios.[31] Todavia, devemos lembrar que o USGS não é um exame que substitui a biópsia das glândulas salivares labiais, pois a correlação entre esses dois exames não é alta.[32]

Outro aspecto a considerar é a importância do anticorpo anti-Ro/SS-A, que é uma das chaves para o diagnóstico da DSj, com uma prevalência de cerca de 79% ao diagnóstico,[33] mas cuja sensibilidade e especificidade dependem do método utilizado para sua detecção.[34,35] Por sua vez, o anti-La/SS-B não foi incorporado aos critérios de classificação do ACR/EULAR (2016), pois, quanto positivo isoladamente (sem o anti-Ro/SS-A), não tem sido associado ao fenótipo da DSj.[36] No entanto, evidência mais recente sugere que o anti-La/SS-B isolado pode ser detectado em um subgrupo muito pequeno (2%) dos pacientes com DSj.[37]

A padronização dos laudos e da leitura da biópsia das glândulas salivares labiais também é fundamental para melhorar a sensibilidade e a especificidade desse exame[38] e, nos casos de biópsias negativas em pacientes com suspeita clínica importante, a solicitação de novos cortes no mesmo material avaliado pode aumentar a positividade do resultado.[39]

REFERÊNCIAS

1. Dougados M, Gossec L. Classification criteria for rheumatic diseases: why and how? Arthritis Rheum. 2007;57(7):1112-5.
2. Rasmussen A, Radfar L, Lewis D, et al. Previous diagnosis of Sjögren's syndrome as rheumatoid arthritis or systemic lupus erythematosus. Rheumatology. 2016;55(7):1195-201.
3. Baer AN, Walitt B. Update on Sjögren syndrome and other causes of sicca in older adults. Rheum Dis Clin N Am. 2018;44(3):419-36.
4. Trevisani VFM, Pasoto SG, Fernandes MLMS, et al. Recommendations from the Brazilian Society of Rheumatology for the diagnosis of Sjögren's syndrome (Part I): glandular manifestations (systematic review). Adv Rheumatol. 2019;59(1):58.
5. Shiboski CH, Shiboski SC, Seror R, et al. 2016 American College of Rheumatology/European League Against Rheumatism Classification Criteria for primary Sjögren's syndrome: a consensus and data-driven methodology involving three international patient cohorts. Arthritis Rheumatol. 2017;69(1):35-45.
6. Wang B, Chen S, Zheng Q, et al. Early diagnosis and treatment for Sjögren's syndrome: current challenges, redefined disease stages and future prospects. J Autoimmun. 2021;117:102590.

7. Vitali C, Bombardieri S, Jonsson R, et al. Classification criteria for Sjogren's syndrome: a revised version of the European criteria proposed by the American-European Consensus Group. Ann Rheum Dis. 2002;61(6):554-8.
8. Shiboski SC, Shiboski CH, Criswell LA, et al. American College of Rheumatology classification criteria for Sjögren's syndrome: a data-driven, expert consensus approach in the Sjögren's International Collaborative Clinical Alliance Cohort. Arthritis Care Res (Hoboken). 2012;64(4):475-87.
9. Pasoto SG. Contribuição para o estudo da síndrome de Sjögren primária [tese livre-docência]. São Paulo: Faculdade de Medicina, Universidade de São Paulo; 2021.
10. Rasmussen A, Ice JA, Li H, et al. Comparison of the American-European Consensus Group Sjögren's syndrome classification criteria to newly proposed American College of Rheumatology criteria in a large, carefully characterised sicca cohort. Ann Rheum Dis. 2014;73(1):31-8.
11. Bowman SJ, Fox RI. Classification criteria for Sjogren's syndrome: nothing ever stands still! Ann Rheum Dis. 2014;73(1):1-2.
12. Kabasakal Y, Kitapçıoğlu G, Karabulut G, et al. Criteria sets for primary Sjogren's syndrome are not adequate for those presenting with extraglandular organ involvements as their dominant clinical features. Rheumatol Int. 2017;37(5):675-84.
13. Seror R, Ravaud P, Bowman SJ, et al. EULAR Sjogren's syndrome disease activity index: development of a consensus systemic disease activity index for primary Sjogren's syndrome. Ann Rheum Dis. 2010;69(6):1103-9.
14. Hernández-Molina G, Ávila-Casado C, Hernández-Hernández C, Recillas-Gispert C, Sánchez--Guerrero J. Performance of the 2016 ACR/EULAR SS classification criteria in patients with secondary Sjögren's syndrome. Clin Exp Rheumatol. 2020;38 Suppl 126(4):130-3.
15. Billings M, Amin Hadavand M, Alevizos I. Comparative analysis of the 2016 ACR-EULAR and the 2002 AECG classification criteria for Sjögren's syndrome: findings from the NIH cohort. Oral Dis. 2018;24(1-2):184-90.
16. Gianordoli APE, Laguardia RVRB, Santos MCFS, et al. Prevalence of Sjögren's syndrome according to 2016 ACR-EULAR classification criteria in patients with systemic lupus erythematosus. Adv Rheumatol. 2023;63(1):11.
17. Brito-Zerón P, Theander E, Baldini C, et al. Early diagnosis of primary Sjögren's syndrome: EULAR-SS task force clinical recommendations. Expert Rev Clin Immunol. 2016;12(2):137-56.
18. Brito-Zerón P, Acar-Denizli N, Zeher M, et al. Influence of geolocation and ethnicity on the phenotypic expression of primary Sjögren's syndrome at diagnosis in 8310 patients: a cross-sectional study from the Big Data Sjögren Project Consortium. Ann Rheum Dis. 2017;76(6):1042-50.
19. Vivino FB, Bunya VY, Massaro-Giordano G, et al. Sjogren's syndrome: an update on disease pathogenesis, clinical manifestations and treatment. Clin Immunol. 2019;203:81-121.
20. Chatzis LG, Koulouri V, Baldini C, et al. Clinical and laboratory findings of primary Sjögren's syndrome patients without sicca symptoms. Clin Exp Rheumatol. 2022;40(12):2298-302.
21. Retamozo S, Acar-Denizli N, Horváth IF, et al. Influence of the age at diagnosis in the disease expression of primary Sjögren syndrome. Analysis of 12,753 patients from the Sjögren Big Data Consortium. Clin Exp Rheumatol. 2021;39 Suppl 133(6):166-74.
22. Bunya VY, Fernandez KB, Ying GS, et al. Survey of ophthalmologists regarding practice patterns for dry eye and Sjogren syndrome. Eye Contact Lens. 2018;44 Suppl 2(Suppl 2):S196-201.
23. Komori K, Komori M, Horino T, Nishiyama S, Takei M, Suganuma N. Factors associated with delayed diagnosis of Sjögren's syndrome among members of the Japanese Sjögren's Association for Patients. Clin Exp Rheumatol. 2021;39(6):146-52.
24. Sanchez-Guerrero J, Perez-Dosal MR, Cardenas-Velazquez F, et al. Prevalence of Sjogren's syndrome in ambulatory patients according to the American-European Consensus Group criteria. Rheumatology. 2005;44(2):235-40.

25. Narváez J, Sánchez-Fernández SÁ, Seoane-Mato D, Díaz-González F, Bustabad S. Prevalence of Sjögren's syndrome in the general adult population in Spain: estimating the proportion of undiagnosed cases. Sci Rep. 2020;10(1):10627.
26. Usuba FS, Lopes JB, Fuller R, et al. Sjögren's syndrome: an underdiagnosed condition in mixed connective tissue disease. Clinics. 2014;69(3):158-62.
27. Huang J, Wu J, Zhao L, et al. Quantitative evaluation of salivary gland scintigraphy in Sjögren's syndrome: comparison of diagnostic efficacy and relationship with pathological features of the salivary glands. Ann Nucl Med. 2020;34(4):289-98.
28. Ramsubeik K, Motilal S, Sanchez-Ramos L, Ramrattan LA, Kaeley GS, Singh JA. Diagnostic accuracy of salivary gland ultrasound in Sjögren's syndrome: a systematic review and meta-analysis. Ther Adv Musculoskelet Dis. 2020;12:1759720X2097356.
29. Nimwegen JF, Mossel E, Delli K, et al. Incorporation of salivary gland ultrasonography into the American College of Rheumatology/European League Against Rheumatism criteria for primary Sjögren's syndrome. Arthritis Care Res (Hoboken). 2020;72(4):583-90.
30. Geng Y, Li B, Deng X, Ji L, Zhang X, Zhang Z. Salivary gland ultrasound integrated with 2016 ACR/EULAR classification criteria improves the diagnosis of primary Sjögren's syndrome. Clin Exp Rheumatol. 2020;38(2):322-8.
31. Jousse-Joulin S, Gatineau F, Baldini C, et al. Weight of salivary gland ultrasonography compared to other items of the 2016 ACR/EULAR classification criteria for primary Sjögren's syndrome. J Intern Med. 2020;287(2):180-8.
32. Cornec D, Jousse-Joulin S, Pers JO, et al. Contribution of salivary gland ultrasonography to the diagnosis of Sjögren's syndrome: toward new diagnostic criteria? Arthritis Rheum. 2013;65(1):216-25.
33. Brito-Zerón P, Acar-Denizli N, Ng WF, et al. How immunological profile drives clinical phenotype of primary Sjögren's syndrome at diagnosis: analysis of 10,500 patients (Sjögren Big Data Project). Clin Exp Rheumatol. 2018;36 Suppl 112(3):102-12.
34. Robbins A, Hentzien M, Toquet S, et al. Diagnostic utility of separate anti-Ro60 and anti-Ro52/TRIM21 antibody detection in autoimmune diseases. Front Immunol. 2019;10:444.
35. Chan EKL. Anti-Ro52 autoantibody is common in systemic autoimmune rheumatic diseases and correlating with worse outcome when associated with interstitial lung disease in systemic sclerosis and autoimmune myositis. Clin Rev Allergy Immunol. 2022;63(2):178-93.
36. Baer AN, McAdams DeMarco M, Shiboski SC, et al. The SSB-positive/SSA-negative antibody profile is not associated with key phenotypic features of Sjögren's syndrome. Ann Rheum Dis. 2015;74(8):1557-61.
37. Acar-Denizli N, Horváth IF, Mandl T, et al. Systemic phenotype related to primary Sjögren's syndrome in 279 patients carrying isolated anti-La/SSB antibodies. Clin Exp Rheumatol. 2020;38 Suppl 126(4):85-94.
38. Fisher BA, Jonsson R, Daniels T, et al. Standardisation of labial salivary gland histopathology in clinical trials in primary Sjögren's syndrome. Ann Rheum Dis. 2017;76(7):1161-8.
39. Bredahl SK, Reibel J, Pedersen AML. Value of multilevel sectioning of labial salivary gland biopsies in the diagnosis of Sjögren's syndrome. Oral Surg Oral Med Oral Pathol Oral Radiol. 2021;131(1):85-91.

5

Testes oculares

Laura Caldas dos Santos
Eduardo Melani Rocha
Fabíola Reis de Oliveira

PONTOS-CHAVE

- O olho seco é uma doença multifatorial caracterizada por instabilidade do filme lacrimal, hiperosmolaridade, anormalidades neurossensoriais, inflamação e dano à superfície ocular.
- Um painel de exames clínicos e laboratoriais é utilizado para confirmar o seu diagnóstico e estabelecer sua gravidade.
- A ordem e o intervalo entre os testes realizados para a avaliação do olho seco podem influenciar os resultados, por isso o exame ocular deve ser sistematizado.
- A sequência ideal inicia-se com o teste de Schirmer I, seguido da instilação do corante de fluoresceína para medida do tempo de rompimento do filme lacrimal e análise da córnea e, por fim, instilação do corante lissamina verde para a análise da conjuntiva.
- A doença de Sjögren (DSj) responde por uma parcela menor dos casos de olhos secos, em que a deficiência na produção lacrimal tem papel preponderante. O seu diagnóstico deve estar apoiado pelos instrumentos de avaliação sorológica, histopatológica e funcional das glândulas lacrimais e salivares propostos nos critérios classificatórios.
- Os testes objetivos oculares e orais devem ser realizados em todos os casos suspeitos de DSj, incluindo os pacientes com manifestações sistêmicas que não apresentem queixas do complexo *sicca*, e repetidos sempre que necessário.

INTRODUÇÃO

O olho seco é uma das manifestações cardinais da doença de Sjögren (DSj). Essa entidade clínica possui uma complexa definição diagnóstica estabelecida pelo *Tear Film and Ocular Surface Society (TFOS) International Dry Eye Workshop* (DEWS II) em 2017 e ainda bastante aceita, que diz: "o olho seco é uma doença multifatorial da superfície ocular caracterizada por perda da homeostase do filme lacrimal e sintomas oculares onde a instabilidade do filme, a hiperosmolaridade, as anormalidades neurossensoriais, a inflamação e o dano à superfície ocular têm papel etiológico".[1]

O filme lacrimal é constituído de diversas proteínas, imunoglobulinas, lipídeos, eletrólitos, componente aquoso, conferindo-lhe atributos de viscosidade, osmolaridade e pH que, em conjunto, estão envolvidos nas funções óptica, metabólica, antimicrobiana e de barreira mecânica, além de evitar a dessecação. Segundo o TFO DEWS II, o olho seco da DSj, antes tratado puramente como secundário à deficiência aquosa do filme lacrimal, tem sido cada vez mais reconhecido pelo simultâneo elemento evaporativo provocado pela disfunção das glândulas meibomianas. A deficiência aquosa está mais relacionada às doenças da glândula lacrimal, enquanto que o componente evaporativo, bem mais comum, se faz presente em doenças que afetam as pálpebras, as glândulas meibomianas, a superfície ocular com alteração de mucinas e no uso de lentes de contato.[1] Os principais sintomas do olho seco e a intepretação dos exames mais utilizados para confirmar seu diagnóstico estão descritos no Quadro 1.

QUADRO 1 Testes oculares e limiares mais aceitos no diagnóstico de olho seco[2]

Testes	Limiar para diagnóstico de olho seco	Alternativas ao teste padrão
Verificação de sintomas (secura, ardor, sensação de corpo estranho ocular)	Persistência por mais de 3 meses, uso crônico de colírio lubrificante	Questionário estruturado de sintomas com resultado positivo (p. ex.: OSDI ≥ 13)
Tempo de rotura do filme lacrimal (TRFL), observado na lâmpada de fenda após instilação de fluoresceína sódica	≤ 6 segundos (média de 3 medidas consecutivas)	TRFL não invasivo realizado por ceratografia (exame de imagem digital)
Coloração da córnea por fluoresceína sódica a 0,5-1,0%	≥ 3 na escala NIE/NIH[3]	Escala de van Bijsterveld[4] ou *SICCA Ocular Staining Score*[5]

(continua)

QUADRO 1 Testes oculares e limiares mais aceitos no diagnóstico de olho seco[2] (*continuação*)

Testes	Limiar para diagnóstico de olho seco	Alternativas ao teste padrão
Coloração da superfície ocular por lissamina verde a 1-3%	≥ 3 na escala NIE/NIH	Rosa Bengala a 1% (uso restrito devido à toxicidade ocular)
Teste de Schirmer sem anestésico	≤ 5 mm em 5 minutos	Teste do barbante de fenol vermelho (Figura 1C)

NIE/NIH: *National Institute of Eye, National Institutes of Health*; OSDI: questionário *Ocular Surface Disease Index*; TRFL: tempo de rotura do filme lacrimal.

A despeito dos sintomas secos constituírem o quadro clássico da DSj, a atribuição desse diagnóstico é baseada em um painel de exames clínicos e laboratoriais acordado por especialistas, uma vez que não há evidência clínica nem teste isolado que sejam patognomônicos ou específicos da doença.[6] Os critérios classificatórios avalizados em 2016 pelo *American College of Rheumatology* e pela *European League Against Rheumatism* (ACR-EULAR) são amplamente aceitos para classificação da doença.[7] Os instrumentos para avaliação sorológica, histopatológica e funcional das glândulas lacrimais e salivares, neles propostos, são recomendados pela SBR (Sociedade Brasileira de Reumatologia) como o atual padrão-ouro para guiar o diagnóstico da DSj.[8] Comparativamente aos critérios classificatórios de 2002, do *American-European Consensus Group* (AECG),[9] alguns aspectos merecem destaque, como: a concepção da soma ponderada dos itens com pesos diferentes; a inclusão do *SICCA* (*Sjögren's International Collaborative Clinical Alliance*) *Ocular Staining Score* (OSS) como alternativa à escala de van Bijsterveld; a omissão da sialografia e da cintilografia salivar; e os sintomas orais e oculares sendo considerados parte da determinação de elegibilidade, em vez de servirem como itens classificatórios (Quadro 2).

A sucessão de exames e o intervalo entre os testes realizados para a avaliação do olho seco podem influenciar os resultados. Portanto, aconselha-se sistematizar o exame ocular seguindo a sequência previamente determinada pelo *Sjögren's International Collaborative Clinical Alliance* (SICCA), em que o teste de Schirmer sem anestésico (Schirmer I) é o primeiro a ser realizado, seguido pela instilação do corante de fluoresceína para observação imediata do tempo de rompimento do filme lacrimal ou TBUT (*tear break-up time*) e posterior classificação do padrão e intensidade de coloração da fluoresceína na córnea. Após essa etapa, aplica-se o corante lissamina verde para a análise da conjuntiva. O tempo empregado no exame do olho com vistas à caracterização de ceratoconjuntivite *sicca* é de aproximadamente 20 minutos.[5] É importante

QUADRO 2 Comparação entre os itens dos critérios classificatórios do Consenso Americano-Europeu (AECG) de 2002 e ACR-EULAR de 2016 para atribuição do diagnóstico de doença de Sjögren (DSj)

	Critério AECG 2002[9]	Critério ACR-EULAR 2016[7]
Sintomas		
Xerostomia e/ou xeroftalmia	1 ponto para cada sintoma persistente por mais de 3 meses	Pré-requisito de elegibilidade*
Teste funcional ocular		
	1 ponto, se ao menos um teste alterado	1 ponto, se ao menos um teste alterado
▪ Teste de Schirmer I	≤ 5 mm em 5 minutos	≤ 5 mm em 5 minutos
▪ Coloração por fluoresceína ou lissamina verde	Escala de van Bijsterveld ≥ 4	Escala de van Bijsterveld ≥ 4 ou SICCA OSS ≥ 5 (pelo menos 1 olho)
Teste funcional oral		
	1 ponto, se ao menos um teste alterado	1 ponto
▪ Sialometria (fluxo salivar não estimulado em 15 minutos)	≤ 0,1 mL/min	≤ 0,1 mL/min
▪ Sialografia	Sialectasia (≥ 1, escore de Rubin & Holt)[10]	Não se aplica
▪ Cintilografia	Captação, concentração e/ou excreção reduzida do traçador[11]	Não se aplica
Exame laboratorial		
	1 ponto para cada item (obrigatório pelo menos um item)	3 pontos para cada item (obrigatório pelo menos um item)
▪ Anti-Ro/SS-A ou anti-La/SS-B	Qualquer um deles reagente	Anti-Ro/SS-A reagente
▪ Biópsia de GSAL labial	FS ≥ 1	FS ≥ 1
Total**	**Ao menos 4 itens (ou 3 itens objetivos) positivos**	**Ao menos 4 pontos**

ACR-EULAR: *American College of Rheumatology e European League Against Rheumatism*; FS: *focus score*; GSAL: glândula salivar; OSS: *SICCA Ocular Staining Score*.
*Sintomas secos e/ou manifestação extraglandular prevista no ESSDAI (*EULAR Sjögren's Syndrome Disease Activity Index*) devem estar presentes para que os critérios sejam aplicados.
**Eliminados os diagnósticos diferenciais que são critérios de exclusão.

que essas informações sobre os testes da prática oftalmológica, as referências sobre seus limiares e a interpretação do conjunto de dados sejam conhecidas e compartilhadas entre os especialistas que atendem pacientes com DSj.

Os testes objetivos oculares e orais devem ser realizados em todos os casos suspeitos da DSj, incluindo os pacientes com manifestações sistêmicas que não apresentem queixas do complexo *sicca*, posto que o acometimento extraglandular pode preceder os sintomas de secura em alguns anos. Também pode ocorrer uma dissociação entre a intensidade dos sintomas secos e os sinais de gravidade encontrados nos resultados dos testes objetivos de secura ocular e oral.[8] A revisão sistemática da literatura sobre as melhores evidências a respeito da precisão dos exames diagnósticos para DSj revela benefícios e limitações de cada teste (Quadro 3).[8,12,13]

ANAMNESE E EXAME OCULAR

Como parte integrante da avaliação ocular, devem ser interrogados sintomas, obtidos os dados de acuidade visual, biomicroscopia, tonometria, fundoscopia e realizada a propedêutica clínica da superfície ocular, seguindo a recomendação da sequência de testes menos invasivos para os mais invasivos.[2] A avaliação da superfície ocular deve constar dos seguintes testes:

A. **Questionário de sintomas dirigido para alterações da superfície ocular:** o questionário *Ocular Surface Disease Index* (OSDI), traduzido e validado para a língua portuguesa (vide Capítulo "Manifestações glandulares"), é composto por 12 perguntas formuladas para avaliar o olho seco da perspectiva do paciente e é considerado um instrumento fiel na medida da gravidade e efeitos sobre a visão. Abrange subescalas relacionadas à função visual, sintomas oculares e desencadeantes ambientais, sendo que os maiores valores obtidos correspondem ao maior número e maior frequência dos sintomas, em exemplos de situações oferecidas aos entrevistados. Pode ser aplicado por qualquer profissional da saúde como método de triagem e acompanhamento terapêutico.[14]
B. **Teste de Schirmer I:** a medida da secreção lacrimal é feita pelo teste de Schirmer sem emprego de colírio anestésico, para quantificar a produção estimulada reflexa de lágrima no período de 5 minutos. O exame é feito utilizando-se uma fita milimetrada de papel de filtro estéril com 5 mm de largura e 35 mm de comprimento. A fita é posicionada cuidadosamente na margem da pálpebra inferior, entre os terços médio e temporal, tocando a conjuntiva tarsal bilateralmente, com o cuidado de não se tocar a córnea. O paciente pode manter os olhos abertos ou fechados até o final. Decorrido o

QUADRO 3 Testes oculares recomendados na avaliação de sintomas e sinais de olhos secos, valores de referência para a população em geral, sensibilidade, especificidade e valores preditivos para identificação de olho seco e doença de Sjögren[8,12,13]

Teste	Valor para a população	Limites para diagnóstico	Valor na DSj	Positividade na DSj	Sensibilidade para olho seco	Sensibilidade para DSj	Especificidade para olho seco	Especificidade para DSj	Valor preditivo positivo para olho seco
OSDI	9,6±12,2	≥ 13	48,7±22,2	99%	84%	89%	100%	72%	100
Altura do menisco lacrimal (mm)	0,29±0,13								
TRFL (segundos)	7,6±10,4	< 7	3,7±3,3	84,7%		72,2%		61,6%	
Coloração da córnea com fluoresceína	0-2 (de 0 a 15)	≥ 3		51,9%		62%		71%	
Coloração da conjuntiva	0-2 (de 0 a 9)								
Teste de Schirmer (mm)	15,5±8,7	≤ 5	10,2±10,4	51,9%	56,6%	76,9%	100%	72,4%	100
Teste do fenol vermelho (mm)	29	< 15	19,2±2,2			68%		90%	

DSj: doença de Sjögren; OSDI: *Ocular Surface Disease Index*; TRFL: tempo de rotura do filme lacrimal.

tempo, retira-se a fita e observa-se a extensão do papel que ficou umedecida pela lágrima. Se o resultado obtido for menor ou igual a 5 mm, o teste é considerado positivo para olho seco (Figura 1B).[5] Existe uma variabilidade nos valores de corte para o teste de Schirmer de ≤ 5 mm a ≤ 10 mm com sensibilidade de 77% a 85% e especificidade de 70 a 83%, respectivamente.[2]

C. **Tempo de ruptura do filme lacrimal (TRFL):** o TRFL é medido pelo intervalo de tempo que decorre entre um piscar de olhos completo e a presença da primeira quebra no filme lacrimal. Após a aplicação de fluoresceína sódica a 0,5% no fundo do saco conjuntival para intensificar a visibilidade do filme lacrimal, o paciente é orientado a piscar e permanecer com os olhos abertos para análise da ruptura do filme, observado sob lâmpada de fenda com filtro azul de cobalto (Figura 1A).[3] O valor de corte da normalidade varia de 10 a 5 segundos, sendo as medidas acima de 10 segundos consideradas normais. A sensibilidade e a especificidade do TRFL são de 72,2% e 61,6%, respectivamente, em indivíduos com DSj.[15] Embora não esteja entre os requisitos do diagnóstico da DSj, segundo os critérios ACR-EULAR (2016), e não seja um teste capaz de distinguir a DSj de olhos secos por outra etiologia, o TRFL faz parte da rotina dos oftalmologistas e é largamente empregado.[12]

D. **Teste de coloração da superfície ocular:** a coloração da superfície ocular para diagnóstico da DSj é feita com a fluoresceína sódica e a lissamina verde, em dois tempos. O primeiro passo é instilar a fluoresceína na superfície ocular e realizar a avaliação do epitélio da córnea na lâmpada de fenda, usando o filtro de luz azul de cobalto. A coloração do epitélio corneano é

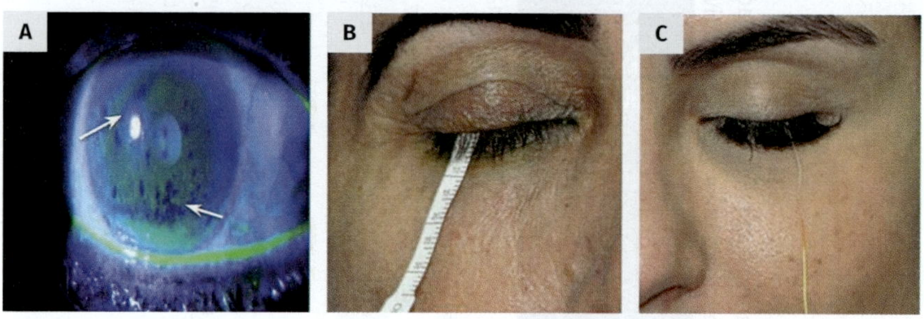

FIGURA 1 (A) Exemplos apontados de áreas de ruptura do filme lacrimal no teste TRFL (tempo de ruptura do filme lacrimal) ou TBUT *(tear film break-up time)*. (B) Teste de Schirmer mostrando o papel de filtro colocado na pálpebra inferior do olho direito. (C) O teste de fenol vermelho é feito com um barbante embebido em fenol que, ao ser umedecido com lágrima, passa à cor vermelha. A distância medida do barbante vermelho indica o fluxo lacrimal no período. Esse teste é usado como alternativa ao teste de Schirmer.

influenciada pelo tempo de contato com a fluoresceína e, por isso, deve-se aguardar aproximadamente 5 minutos após sua aplicação para completar o exame.[5] A fluoresceína é solúvel em água, penetra mal na camada lipídica do epitélio e não cora tecido sadio. Dessa forma, a superfície da córnea só é corada se houver perda da integridade de células viáveis, como na lesão das *tight junctions* ou defeito no glicocálice. O resultado é interpretado conforme a escala de van Bijsterveld ou pelo critério da *SICCA Ocular Staining Score*,[7] em que as erosões epiteliais puntatas (PEEs) são pontuadas da seguinte forma: 0 = sem PEEs; 1 ponto = 1 a 5 PEEs; 2 pontos = 6 a 30 PEEs; e 3 pontos = mais que 30 PEEs. Um ponto adicional é acrescentado se as PEEs estiverem na porção central da córnea correspondente à pupila; outro ponto, quando existem filamentos mucosos na córnea; e um terceiro ponto, quando há áreas coradas confluentes. Assim sendo, a pontuação máxima do teste de fluoresceína é de 6 para cada olho.[5]

O passo seguinte é a instilação do colírio de lissamina verde a 1%, que cora as células da conjuntiva bulbar que apresentam lesão na membrana celular.[16] O pronto exame da conjuntiva é executado na região da fenda palpebral na lâmpada de fenda com luz branca, para graduação da lesão antes da perda da coloração por difusão. Esse corante substitui o colírio de rosa Bengala, que provoca ardor persistente e tem seu uso restrito a situações especificas, como a suspeita diagnóstica de ceratite herpética. Após a aplicação, o paciente deve ser orientado a piscar várias vezes, para diminuir o acúmulo do corante nas dobras da conjuntiva bulbar. Utilizando-se o *Ocular Staining Score* (OSS), as lesões na conjuntiva são pontuadas da seguinte forma: 0 equivale a 0-9 pontos de coloração; 1 = 10-32 pontos; 2 = 33-100 pontos; e 3 = mais que 100 pontos ou qualquer área de coloração confluente. A conjuntiva bulbar nasal e a conjuntiva temporal são avaliadas separadamente, atingindo-se até 3 pontos cada. Assim, a pontuação máxima da lissamina verde é de 6 pontos em cada olho.[5]

A soma dos testes de fluoresceína e de lissamina verde geram a pontuação final do OSS (Figura 2). O valor máximo para cada olho pode chegar a 12 pontos, a saber, 6 pela coloração de lissamina verde (para conjuntiva nasal e temporal), 3 pela coloração de fluoresceína sódica e outros 3 pontos adicionais, de acordo com achados agravantes na córnea, como descrito (Figura 2). Algumas áreas da superfície ocular que coram, como as que são acometidas por pinguéculas, pterígios e artefatos causados pelas fitas do teste de Schirmer, **não devem ser levadas em consideração** na contagem de pontos.[5,17]

A escala de van Bijsterveld é precursora dos demais escores e executada com o emprego dos mesmos corantes. Além dela, outras formas de categorizar a intensidade e extensão das lesões epiteliais da superfície ocular e associar de-

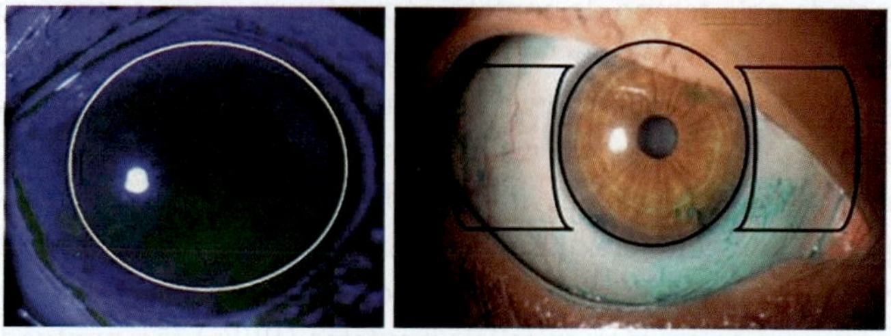

Córnea: fluoresceína sódica	Conjuntiva: lissamina verde	Critérios para pontos adicionais
Escore 0: 0 pontos	Escore 0: 0 a 9 pontos	+ 1: pontos confluentes
Escore 1: 1 a 5 pontos	Escore 1: 10 a 32 pontos	+ 1: pontos no eixo pupilar
Escore 2: 6 a 30 pontos	Escore 2: 33 a 100 pontos	+ 1: ceratite filamentar
Escore 3: > 30 pontos	Escore 3: > 100 pontos	

OD OE

3 + 3 + 3 = 9 + 3 = 12

FIGURA 2 Sistema de pontuação da coloração da córnea e da conjuntiva de acordo com o *Sjögren´s International Collaborative Clinical Alliance* (SICCA). Um resultado ≥ 3 (limite de 12 em cada olho) é considerado anormal segundo o *SICCA Ocular Staining Score*. Para o diagnóstico da doença de Sjögren, valores ≥ 5 podem ser aplicados como critério classificatório (ACR-EULAR 2016).[5]

ACR-EULAR: *American College of Rheumatology e European League Against Rheumatism*.

ficiência de lágrima com inflamação tecidual estão disponíveis. Neste capítulo demos ênfase às mais usadas para diagnóstico de DSj.[2]

E. **Outros testes:** diversos testes para avaliar anormalidades anatômicas e funcionais da superfície ocular procuram padronização e aceitação entre especialistas.[18] O objetivo é facilitar o atendimento e melhorar a correlação com o estado inflamatório e funcional ocular dos doentes. O desafio que persiste é a grande variabilidade entre pacientes com DSj, portadores de outras causas de olho seco e indivíduos saudáveis, além da discrepância entre a intensidade de sintomas e achados de exames.[12,19] Alguns exames podem identificar o excesso ou a depleção de biomarcadores na lágrima. Em condições normais, por exemplo, o ressecamento da lágrima sobre uma lâmina de vidro mostra um padrão de folha de samambaia ao microscópio óptico. O teste Ferning, baseado nesse princípio, determina que as imagens formadas na lâmina que se afastem desse padrão sejam sugestivas de alguma alteração do conteúdo da lágrima. O teste rápido de detecção de metilmetaloproteinase-9 (MMP-9) na lágrima indica inflamação da superfície ocular e, embora bastante sensível, é pouco específico e não quantitativo.[2] O teste de osmolaridade aumentada da lágrima é reconhecido internacionalmente como indicativo de olho seco.[2] Outras técnicas para medir conteúdos no fluido lacrimal ou em amostras teciduais, como a expressão de peptídeos, RNA mensageiro ou microRNA, podem ser bastante informativas, mas estão direcionadas aos estudos de fisiopatologia e mecanismos da síndrome seca na DSj e em outras afecções de glândulas exócrinas.

Vários equipamentos que capturam imagens da estrutura e microestrutura tecidual da superfície ocular foram desenvolvidos nas últimas décadas. Eles identificam, por exemplo, a morfologia das glândulas de Meibomius (meibografia); o padrão da secreção lipídica; a densidade, o tamanho e a forma de células constitutivas (como células do epitélio, ceratócitos e endotélio) ou infiltradas na córnea; a topografia corneana (ceratoscopia digital); e até a redução da trama neural no estroma corneano (microscopia confocal *in vivo*).[20] Alguns aparelhos combinam funcionalidades e são capazes de medir a altura do menisco lacrimal, o tempo de rotura da lágrima, a frequência e a regularidade do piscar.[21] Testes de sensibilidade da superfície ocular têm sido desenvolvidos e aplicados em estudos clínicos. Os mais simples medem o padrão de reação a um fiapo de algodão tocando a córnea para detectar hipoestesia e, portanto, problemas de nocicepção. Outros buscam quantificar e qualificar padrões de hiperalgesia e alodínia, incluindo correlações com achados funcionais de ressonância nuclear magnética e com a localização anatômica no sistema nervoso central da disfunção sensorial.[21,22]

CONCLUSÃO

Olho seco é uma condição muito comum na população e seu diagnóstico se dá pela persistência de sintomas acompanhados de um ou mais sinais descritos no Quadro 1. Apesar disso, a DSj é subdiagnosticada e sofre um atraso de 6 a 10 anos entre o início dos sintomas e o seu reconhecimento.[23] O apoio ao seu diagnóstico sobrevém de um conjunto de exames e parâmetros estabelecidos nos critérios de classificação, dos quais fazem parte os exames oculares objetivos (Quadro 2).

Este capítulo apresenta técnicas padronizadas de testes oculares e suas respostas normal e alterada. As formas de classificar o olho seco por gravidade, a identificação de subgrupos de pacientes e o monitoramento de eficácia terapêutica também são apoiados nestes exames. A quem faz os testes e agrupa os achados de cada doente, cabe a análise do diagnóstico de DSj e sua participação aos outros membros da equipe multidisciplinar em caso positivo. Em caso negativo, é necessário identificar se a desconformidade se dá por insuficiência de critérios ou por critérios de exclusão, diante da classificação vigente.

Até que recursos futuros sejam capazes de simplificar o diagnóstico do olho seco e de DSj, a classificação e o monitoramento periódico das manifestações oculares devem ser feitos com o questionário OSDI, o teste de Schirmer, o TRFL, a coloração da córnea pela fluoresceína e a coloração da conjuntiva com lissamina verde. Esses testes podem ser aplicados diante da suspeita de DSj no início da investigação dos sintomas, com frequência anual nos quadros estáveis ou em outros intervalos de acordo com a gravidade e necessidade de intervenção terapêutica.

REFERÊNCIAS

1. Craig JP, Nichols KK, Akpek EK, et al. TFOS DEWS II Definition and Classification Report. Ocul Surf. 2017;15(3):276-83.
2. Wolffsohn JS, Arita R, Chalmers R, et al. TFOS DEWS II Diagnostic Methodology report. Ocul Surf. 2017;15(3):539-74.
3. Lemp MA. Report of the National Eye Institute/Industry workshop on clinical trials in dry eyes. CLAO J. 1995;21(4):221-32.
4. van Bijsterveld OP. Diagnostic tests in the sicca syndrome. Arch Ophthalmol. 1969;82(1):10-4.
5. Whitcher JP, Shiboski CH, Shiboski SC, et al. A simplified quantitative method for assessing keratoconjunctivitis sicca from the Sjögren's Syndrome International Registry. Am J Ophthalmol. 2010;149(3):405-15.
6. Garcia DM, Reis de Oliveira F, Módulo CM, et al. Is Sjögren's syndrome dry eye similar to dry eye caused by other etiologies? Discriminating different diseases by dry eye tests. PLoS One. 2018;13(12):e0208420.
7. Shiboski CH, Shiboski SC, Seror R, et al. 2016 American College of Rheumatology/European League Against Rheumatism classification criteria for primary Sjögren's syndrome: a consensus and data-driven methodology involving three international patient cohorts. Ann Rheum Dis. 2017;76(1):9-16.
8. Trevisani VFM, Pasoto SG, Fernandes MLMS, et al. Recommendations from the Brazilian Society of Rheumatology for the diagnosis of Sjögren's syndrome (Part I): glandular manifestations (systematic review). Adv Rheumatol. 2019;59(1):58.
9. Vitali C, Bombardieri S, Jonsson R, et al. Classification criteria for Sjögren's syndrome: a revised version of the European criteria proposed by the American-European Consensus Group. Ann Rheum Dis. 2002;61(6):554-8.
10. Rubin P, Holt JF. Secretory sialography in diseases of the major salivary glands. Am J Roentgenol Radium Ther Nucl Med. 1957;77(4):575-98.
11. Schall GL, Anderson LG, Wolf RO, et al. Xerostomia in Sjögren's syndrome. Evaluation by sequential salivary scintigraphy. JAMA. 1971;216(13):2109-16.
12. Alves M, Reinach PS, Paula JS, et al. Comparison of diagnostic tests in distinct well-defined conditions related to dry eye disease. PLoS One. 2014;9(5):e97921.
13. de Monchy I, Gendron G, Miceli C, Pogorzalek N, Mariette X, Labetoulle M. Combination of the Schirmer I and phenol red thread tests as a rescue strategy for diagnosis of ocular dryness associated with Sjögren's syndrome. Invest Ophthalmol Vis Sci. 2011;52(8):5167-73.

14. Prigol AM, Tenório MB, Matschinske R, Gehlen ML, Skare T. Tradução e validação do índice da doença da superfície ocular para a língua portuguesa [Translation and validation of ocular surface disease index to Portuguese]. Arq Bras Oftalmol. 2012;75(1):24-8.
15. Vitali C, Moutsopoulos HM, Bombardieri S. The European Community Study Group on diagnostic criteria for Sjögren's syndrome. Sensitivity and specificity of tests for ocular and oral involvement in Sjögren's syndrome. Ann Rheum Dis. 1994;53(10):637-47.
16. Bron AJ, de Paiva CS, Chauhan SK, et al. TFOS DEWS II pathophysiology report. Ocul Surf. 2017;15(3):438-510.
17. Foulks GN. Challenges and pitfalls in clinical trials of treatments for dry eye. Ocul Surf. 2003;1(1):20-30.
18. Akpek EK, Amescua G, Farid M, et al. Dry Eye Syndrome Preferred Practice Pattern®. Ophthalmology. 2019;126(1):P286-334.
19. Sullivan BD, Crews LA, Messmer EM, et al. Correlations between commonly used objective signs and symptoms for the diagnosis of dry eye disease: clinical implications. Acta Ophthalmol. 2014;92(2):161-6.
20. Han SB, Liu YC, Mohamed-Noriega K, Tong L, Mehta JS. Objective imaging diagnostics for dry eye disease. J Ophthalmol. 2020;2020:3509064.
21. Belmonte C, Nichols JJ, Cox SM, et al. TFOS DEWS II pain and sensation report. Ocul Surf. 2017;15(3):404-37.
22. Rao Y, Xu N, Zhang Y, et al. Value of magnetic resonance imaging and sialography of the parotid gland for diagnosis of primary Sjögren syndrome. Int J Rheum Dis. 2023;26(3):454-63.
23. Kruszka P, O'Brian RJ. Diagnosis and management of Sjögren syndrome. Am Fam Physician. 2009;79(6):465-70.

6

Testes orais: sialometria, cintilografia das glândulas salivares e sialografia

Danielle Christinne Soares do Egypto
Marilena Leal Mesquita Silvestre Fernandes
Sandra Lúcia Euzébio Ribeiro
Fabíola Reis de Oliveira

PONTOS-CHAVE

- A avaliação da boca seca demanda a análise de diversos parâmetros, como as alterações da mastigação, da deglutição, do paladar, da microbiota oral, da saúde dos dentes e da mucosa bucal.
- A qualidade e a quantidade da secreção salivar são o elo central, dependente da condição das glândulas salivares serosas, mucosas e mistas.
- Os principais testes utilizados para a avaliação objetiva das glândulas salivares na doença de Sjögren (DSj) são a sialometria, a cintilografia de parótidas e, menos comumente, a sialografia.
- A sialometria é o método de mais fácil execução e baixo custo, abarcado nos atuais critérios de classificação diagnóstica do ACR/EULAR 2016 (*American College of Rheumatology and European League Against Rheumatism*) para medida quantitativa do fluxo salivar.
- A cintilografia é uma técnica minimamente invasiva de avaliação funcional e morfológica das glândulas salivares, analisando a integridade secretora (captação) e a patência dos ductos salivares (excreção).
- A sialografia é um exame radiográfico invasivo que avalia a estrutura anatômica do sistema ductal das glândulas salivares, através da cateterização e injeção retrógrada de contraste iodado no seu lúmen.

INTRODUÇÃO

A saliva é um fluido secretado predominantemente pelas glândulas salivares parótidas, submandibulares e sublinguais, além de pequenas glândulas salivares ao longo da mucosa bucal e labial, em um processo orquestrado pelo sistema nervoso autônomo. Estima-se que, em situações climáticas, ambientais, alimentares e pessoais ideais, um indivíduo produza em média 500 mL de saliva ao dia. Esse volume altera-se fisiologicamente em adaptação a estímulos variados, como o tipo de alimentação, temperatura e umidade relativa do ar, exposição a condições estressantes, ou patologicamente, em diversas doenças. Não obstante a xerostomia ser um sintoma frequente na população em geral, nem sempre é acompanhada de diminuição da taxa de secreção salivar. Nos pacientes portadores de boca seca, além do sintoma principal de xerostomia, existem relatos de sensações de ardência bucal, dificuldade para mastigar e deglutir, alterações no paladar, infecções orais e perdas dentárias, resultado da hipossalivação crônica. Nesse contexto, o papel da equipe interprofissional é essencial na avaliação dos múltiplos aspectos envolvidos no diagnóstico e no manejo dos doentes.[1]

Entre os vários elementos a serem analisados em casos de boca seca associada à doença de Sjögren (DSj), destaca-se a avaliação das condições anatômico-estruturais e funcionais das glândulas salivares, obtida com o emprego de exames de imagem e provas funcionais. Na DSj, alguns desses itens são parte constituinte dos critérios de classificação diagnóstica e do índice de dano.[1,2] Os exames de imagem, como ultrassonografia e ressonância nuclear magnética, serão abordados em capítulo específico. Os testes complementares utilizados para avaliar objetivamente a disfunção salivar na DSj são: as medidas do fluxo salivar (sialometria), a cintilografia de glândulas parótidas e submandibulares e, menos frequentemente, a sialografia.[1]

SIALOMETRIA

A medida do fluxo salivar por sialometria é o método mais utilizado no acesso à função da glândula salivar e pode ser realizada de duas maneiras, com ou sem estímulo à salivação. A sialometria não estimulada representa um pilar dos critérios de classificação diagnóstica da DSj.[2] Para avaliar o comprometimento na produção de saliva com essa finalidade, a técnica do fluxo salivar não estimulado é empregada para quantificar toda a saliva produzida pelo paciente durante um período de 15 minutos, chamada método de "*drooling*" ou escoamento passivo.[3] Essa técnica avalia principalmente a produção de saliva pelas glândulas submandibulares e sublinguais, maiores responsáveis pela produção basal de saliva. O fluido é coletado passivamente, por escoamento, em um recipiente de peso conhecido ou em um tubo milimetrado, pesado em balança de precisão e convertido em volume (0,1 g equivale a 0,1 mL de saliva) (Figura 1).

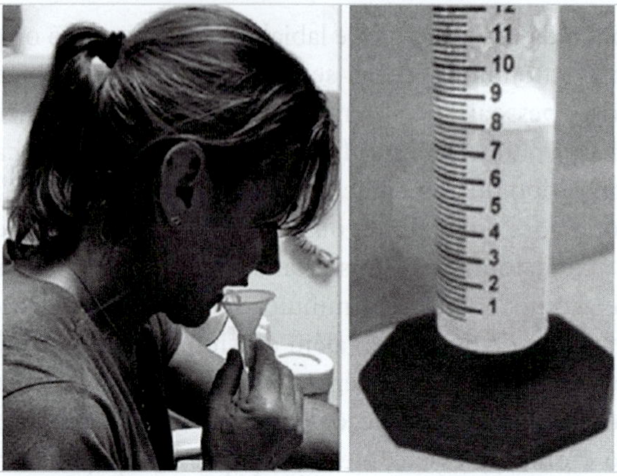

FIGURA 1 Imagem ilustrativa do exame de sialometria. Primeiramente, o fluxo não estimulado é coletado durante 15 minutos pelo método de *drooling*, ou escoamento passivo, em frasco milimetrado. Posteriormente, o frasco é pesado e se faz a conversão da medida de fluxo em mL/min. A coleta do fluxo estimulado por fator mecânico ou químico só deverá ser realizada após essa primeira etapa.
Imagem gentilmente cedida pela Dra. Ana Carolina Fragoso Motta.

O fluxo salivar não estimulado considerado normal é maior do que 0,1 mL por minuto, de acordo com as recomendações da *European League Against Rheumatism* (EULAR) para o manejo da DSj.[4,5]

A técnica de sialometria por fluxo salivar estimulado é realizada através de estímulo mecânico, produzido com uma goma de mascar sem sabor, ou por estímulo gustatório, com aplicação de ácido cítrico na borda da língua. O estímulo mecânico favorece a resposta das glândulas parótidas, enquanto o estímulo gustatório ativa parótidas, submandibulares e sublinguais. Para a coleta do fluxo estimulado, os pacientes devem mascar uma goma de parafina ou silicone durante 10 minutos, tendo nesse período o fluxo salivar coletado. A alternativa é o uso de estímulo químico (gustatório), procedendo a coleta em sequência, pelo mesmo período. É considerada hipossalivação quando o fluxo estimulado é menor que 0,7 mL/min.[4,5]

A sialometria tem a vantagem de ser um método simples, de baixo custo, rápido e de fácil execução ambulatorial. A taxa de confiabilidade das coletas feitas por um único examinador foi testada com excelente concordância e reprodutibilidade.[6] O método de medida por volume e o método de medida por pesagem foram comparados em indivíduos saudáveis, sem diferença estatística significante.[7] Entretanto, algumas peculiaridades da técnica merecem destaque:

1. A produção de saliva varia com as estações climáticas, com o ritmo circadiano, com a temperatura e a umidade relativa do ar no ambiente onde é coletada e com o tempo de duração do jejum. O exame, portanto, deve seguir uma padronização para que os resultados sejam confiáveis.
2. Recomenda-se que seja realizado após jejum aproximado de duas horas, em ambiente silencioso, com o paciente confortavelmente sentado e o seu tronco levemente inclinado para frente (Figura 1).[8] Os pacientes devem ser aconselhados a não comer, beber, fumar ou escovar os dentes antes da coleta e, sempre que possível, devem suspender o uso de medicamentos que interferem na produção regular da saliva (como antidepressivos, diuréticos, anti-histamínicos, entre outros), por um período ideal que varia de 3 a 4 meias-vidas do fármaco. Alguns dos fármacos com ação anticolinérgica, ou que produzem como efeito colateral ressecamento bucal, estão listados no Quadro 1.

QUADRO 1 Principais classes de medicamentos implicadas no efeito colateral de boca seca e a respectiva ação farmacológica envolvida no sintoma

Classe do medicamento	Ação farmacológica	Meia-vida	Drogas
Antidepressivos	Tricíclicos* e ISRSs*	Longa	Amitriptilina, sertralina, citalopram
Anti-histamínicos	Bloqueadores de receptor H1*	Intermediária	Difenidramina
Antiespasmódicos	Antimuscarínicos	Curta a intermediária	Butilescopolamina*, oxibutinina*, solifenacina, diclomina, trimebutina
Antieméticos	Antidopaminérgicos e antagonistas 5-HT3	Curta	Domperidona, ondansetrona
Anti-hipertensivos	β-bloqueador** e bloqueador de canal de cálcio**	Curta a intermediária	Atenolol, diltiazem, verapamil, nifedipina
Diuréticos	Tiazídicos, de alça**	Longa; curta	Hidroclorotiazida, furosemida
Broncodilatadores	Agonistas β2-adrenérgicos**	Curta a intermediária	Salbutamol e salmeterol**, ipratrópio*
Ansiolíticos, sedativos, indutores do sono	Benzodiazepínicos**, barbitúricos, imidazopiridinas	Longa a muito longa, curta	Clonazepam, diazepam, tiopental, fenobarbital, zopiclona

(continua)

QUADRO 1 Principais classes de medicamentos implicadas no efeito colateral de boca seca e a respectiva ação farmacológica envolvida no sintoma *(continuação)*

Classe do medicamento	Ação farmacológica	Meia-vida	Drogas
Opioides		Curta	Codeína, tramadol**
Antiparkinsonianos	Precursor de dopamina, relaxantes musculares	Curta	Levodopa, benzeramida, letriexifenidil
Antipsicóticos	Bloqueador dopaminérgico, antimuscarínicos	Longa	Clorpromazina, haloperidol, quetiapina*

5-HT3: receptor serotoninérgico; H: histamina; ISRS: inibidores seletivos de receptação da serotonina.
*Ação anticolinérgica.
**Ação simpaticomimética.

Uma coorte espanhola de DSj mostrou que 91,8% dos pacientes examinados queixavam-se de xerostomia e mais da metade apresentava hipossalivação (60,7% e 55,7% dos pacientes, fluxos não estimulado e estimulado, respectivamente).[9] Outros estudos mostraram maior prejuízo na qualidade de vida geral proporcionalmente à pior qualidade de vida oral nos pacientes com DSj.[10,11] Em contraste com a avaliação do olho seco, parece haver melhor correlação entre a intensidade da queixa de xerostomia reportada e os valores da sialometria, do que entre a gravidade dos sintomas oculares e seus respectivos testes funcionais objetivos.[12] A ausência de xerostomia, entretanto, não representa necessariamente a ausência de danos, reafirmando a relevância da realização dos exames funcionais no diagnóstico e acompanhamento da DSj.[12] Alguns autores sugerem uma relação entre a sialometria, os parâmetros clínicos e laboratoriais, caracterizando subgrupos de pacientes com DSj. Pode-se dizer, a título de exemplo, que o impacto negativo na qualidade de vida foi maior, quando comprovados a redução do fluxo salivar pela sialometria e o envolvimento glandular pela sialografia ou cintilografia de glândulas salivares.[9] Da mesma forma, pior xerostomia é observada na presença do anticorpo anticentrômero.[13]

CINTILOGRAFIA

A cintilografia é uma técnica de diagnóstico por imagem nuclear que serve como método de avaliação funcional e morfológica de distúrbios das glândulas salivares, analisando a integridade funcional e a patência dos ductos salivares. É um exame minimamente invasivo e bem tolerado, no qual o radiofármaco – tecnécio 99m pertecnetato (99mTcO4) – é administrado ao paciente por via intravenosa.[14] A leitura do traçador é realizada por uma gama câmera, com imagens adquiridas antes e depois do estímulo da produção das glândulas salivares com suco de limão. A partir disso, são ponderados dois parâmetros principais do exame, derivados da cinética de captação do radiotraçador e do *clearance* da radioatividade pelas glândulas parótidas e submandibulares, a saber, a avaliação quantitativa e a avaliação qualitativa.

1. A avaliação semiquantitativa da função glandular é dada através das medidas de captação do traçador pela glândula e do escape salivar, permitindo estimar parâmetros como a taxa de captação do radiofármaco (UR) e a fração de excreção (EF). A avaliação quantitativa distingue resultados anormais de normais, com a vantagem da obtenção de informações sobre o parênquima e a excreção de todas as glândulas salivares maiores, com o uso de apenas uma injeção endovenosa e baixa exposição à radiação (Figura 2). A desvantagem é a falta de valores de referência quantitativos precisos e de um protocolo padronizado, limitando sua capacidade para avaliações anatômicas. O exame tem duração de uma hora e os pacientes são orientados a realizar jejum de 2 horas antes do procedimento.[15]

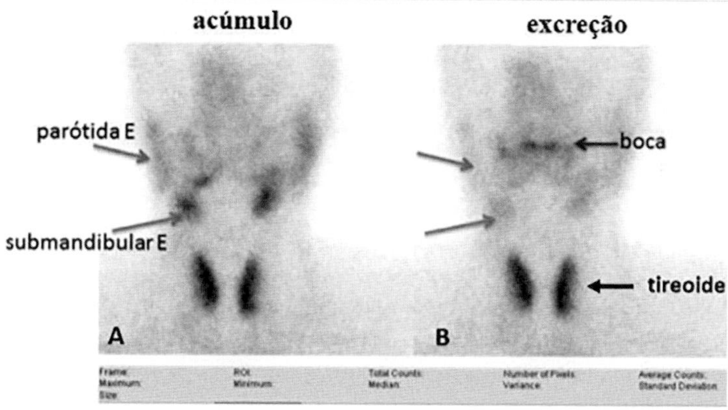

$$\text{Fração de excreção} = \frac{\text{acúmulo} - \text{excreção}}{\text{acúmulo}}$$

FIGURA 2 Imagens estáticas de cintilografia de glândulas salivares na fase de acúmulo (A) e na fase de excreção (B), após estímulo com suco de limão. Observe a excreção quase que completa do traçador pelas glândulas parótidas e submandibulares na segunda imagem (B). Glândulas salivares parótida e submandibular (setas à esquerda), cavidade oral (seta à direita) e glândula tireoide (seta à direita). A fração de excreção é inferida como a razão de acúmulo menos excreção dividida pelo acúmulo.

2. A avaliação qualitativa pela classificação de Schall é o método mais utilizado para a caracterização das glândulas salivares por cintilografia.[16] Baseada na interpretação do observador é, portanto, uma classificação subjetiva, com restrições para a detecção de disfunção glandular limítrofe nos pacientes com DSj.[17] O comprometimento funcional é pontuado em até quatro graus em cada uma das glândulas parótidas e submandibulares, dependendo da intensidade de captação glandular e da excreção do traçador 99mTcO4 na cavidade oral. A partir disso, é especificado um espectro que oscila desde a classe 1, considerada normal, caracterizada por uma rápida absorção, progressivo aumento da concentração, além de rápida excreção na cavidade oral em até 10 min; até a classe 4, representando um comprometimento muito grave, onde a captação e a eliminação do traçador estão bastante retardadas, acarretando um período maior que uma hora para a sua eliminação na cavidade oral (Quadro 2).[16]

QUADRO 2 Avaliação da função das glândulas salivares por cintilografia sequencial, segundo a classificação de Schall*

	Classe 1	Classe 2	Classe 3	Classe 4
Absorção do 99mTc pertecnetato	Rápida, em menos de 10 min	Dinâmica normal ou discretamente reduzida	Absorção atrasada, menor atividade glandular	Pequena atividade glandular
Concentração	Progressiva	Reduzida	Atrasada	Ausente
Excreção para cavidade oral	Rápida, dentro de 20 min	Reduzida	Atrasada e reduzida	Ausente
Resultado	Normal	Acometimento leve a moderado	Acometimento grave	Acometimento muito grave

*Schall GL, Anderson LG, Wolf RO, et al.[16]

A padronização de um outro teste de estimulação quantitativa com cintilografia dinâmica de glândulas salivares (qsDSGS, do inglês, *dynamic salivary glands scintigraphy*) foi realizada em 268 pacientes com suspeita diagnóstica de DSj.[18] Com base na análise do qsDSGS, o nível de captação de pico (PUL, do inglês, *peak uptake level*) e a fração de excreção de estimulação (sEF, do inglês, *stimulation excretion fraction*) de cada glândula parótida foram determinados como as principais características de imagem, com bom desempenho diagnóstico para DSj. Pela classificação de Schall modificada, os pacientes foram classificados em: classe 1 (normal; n = 44), classe 2 (comprometimento leve a moderado; n = 130), classe 3 (comprometimento grave; n = 56) e classe 4 (acometimento muito grave, ausência de função; n = 38). Usando como positividade o limiar PUL ≤ 10 contagens por segundo/pixel, a classificação de Schall modificada poderia proporcionar melhor desempenho diagnóstico com especificidade de 88,4% e sensibilidade de 71,3% para DSj.[18]

De modo geral, espera-se que, na DSj, a cintilografia revele captação atrasada, concentração reduzida e/ou excreção retardada do traçador.[19] Entretanto, não há consenso sobre quais parâmetros quantitativos são mais confiáveis para o seu diagnóstico. Enquanto alguns estudos demonstram preferência por indicadores baseados em excreção, especialmente a porcentagem de fração de excreção (EF%),[20,21] outros estudos determinaram que EF% é menos útil e que os parâmetros associados à captação do traçador são mais apropriados para diagnosticar a DSj.[22,23] Entre os estudos que compararam métodos visuais e semiquantitativos, a diminuição da captação do traçador foi mais prevalente do que a disfunção excretora, parecendo melhor parâmetro no diagnóstico de DSj.[20-23]

Apesar de não ter sido incluída nos critérios de classificação da DSj do ACR/EULAR de 2016, a cintilografia das glândulas salivares ainda é útil para a avaliação funcional[1,2,4] e auxilia na decisão terapêutica e no acompanhamento dos pacientes.[17] Huang et al., em um estudo com 165 pacientes com xerostomia avaliados pela razão de acumulação máxima, razão de secreção máxima, índice de atividade oral pré- e pós-estimulatória, concluíram que esses parâmetros cintilográficos convencionais podem ser empregados como indicadores confiáveis e sensíveis para o diagnóstico precoce da DSj e para determinação da gravidade de doença.[24] A comparação do valor diagnóstico entre métodos de avaliação visual e de avaliação quantitativa das glândulas mostra superioridade das análises visuais, de modo que o método quantitativo não parece acrescentar informações para o diagnóstico.[25,26]

Em uma coorte de 405 pacientes com DSj, aplicou-se a classificação de Schall para determinar a gravidade da disfunção das glândulas salivares por cintilografia e avaliar sua correlação com parâmetros clínicos e biomarcadores.[19] Os pacientes com comprometimento cintilográfico grave exibiram maior associação com alterações laboratoriais e imunológicas, com maior risco de manifestações sistêmicas e linfoma e menor sobrevida.[19]

Bem tolerada pelos pacientes, a cintilografia das glândulas salivares acarreta baixa exposição à radiação, o radiotraçador não interfere na fisiologia do corpo e só é contraindicada para mulheres grávidas ou com suspeita de gravidez. Os seus efeitos colaterais, como náuseas, vômitos, *rash* cutâneo, prurido, urticária, cefaleia, dor torácica, vertigens e hipertensão, são extremamente raros e quando ocorrem têm leve intensidade.

SIALOGRAFIA

A sialografia é um exame radiográfico invasivo que possibilita a avaliação das alterações anatômicas do sistema ductal das glândulas salivares por meio da cateterização dos ductos principais das glândulas parótidas (ductos de Stensen) e das glândulas submandibulares (ductos de Wharton) e da injeção retrógrada de contraste iodado no seu lúmen. A distribuição do meio de contraste no sistema ductal permite a análise da sua arquitetura e organização. Nos pacientes com DSj, o exame pode detectar ductos salivares dilatados e distorcidos, distribuição irregular do contraste e sialectasias, que são coleções do meio de contraste no local das dilatações ductais císticas, ou ainda extravasamento de material para o parênquima glandular.[27] Além da sialectasia, a esparsidade do padrão de ramificação ductal devido à obstrução do sistema por infiltração linfocítica e proliferação do epitélio ductal também pode ser encontrada.[27] Os achados sialográficos típicos da DSj são dilatação ou estenose dos ductos e retenção de contraste (sialectasia), na ausência de obstrução dos ductos maiores[27] (Figura 3).

Os resultados da sialografia são interpretados de acordo com o sistema de pontuação de Rubin e Holt, proposto em 1957, que consiste em cinco categorias

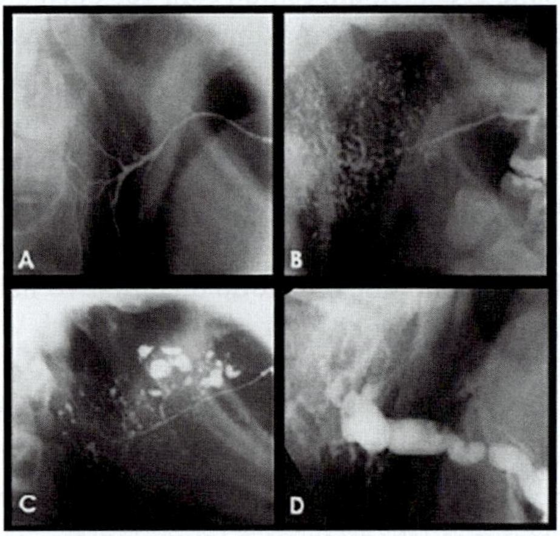

FIGURA 3 Imagens de sialografia mostrando a contrastação do ducto de Stensen da glândula parótida e da árvore ductal intraglandular. Exame normal, ductos com espessura uniforme, arquitetura geral preservada, sem retenção do contraste e sem sialectasia intraparenquimatosa (A); dilatação ductal intraglandular, sialectasia pontilhada e globular com até 2 mm de diâmetro (B); irregularidade e dilatação ductal, sialectasia globular e cavitária, extravasamento do contraste para o tecido glandular em um paciente com doença de Sjögren (C); áreas de estenose, dilatação e irregularidade da superfície ductal, dilatações acinares dispersas e destruição do tecido glandular (D).

ajustadas pela gravidade da distorção anatômica, com base nas alterações morfológicas e quantidade da coleção de contraste retido: 0) normal (nenhuma retenção de contraste); 1) puntiforme (coleções de contraste ≤ 1 mm de diâmetro); 2) globular (coleções de contraste entre 1 e 2 mm de diâmetro); 3) cavitário (coleções de contraste ≥ 2 mm de diâmetro); 4) destrutivo (destruição completa do parênquima glandular). São anormais os escores maiores ou iguais a 1[27,28] (Quadro 3).

QUADRO 3 Interpretação do resultado da radiossialografia de acordo com o sistema de escore de Rubin e Holt, 1957

Aspecto da sialectasia	Grau 0	Grau 1	Grau 2	Grau 3	Grau 4
Retenção do contraste	Nenhuma	Coleções < 1 mm	Coleção de contraste entre 1 e 2 mm de diâmetro	Coleção de contraste ≥ 2 mm de diâmetro	Destruição completa do parênquima glandular
Resultado	Normal	Puntiforme	Globular	Cavitário	Destrutivo

Por décadas, a sialografia convencional por raios X (radiossialografia) foi empregada para auxílio diagnóstico da DSj. Todavia, o método não está mais incluído como um dos testes dos critérios de classificação ACR/EULAR de 2016,[2] devido a numerosas desvantagens. Trata-se de um exame invasivo, tecnicamente demorado, desconfortável para o paciente, com exposição à radiação e diversas contraindicações.[1] Não deve ser realizado em episódios agudos de parotidite, durante infecções ou em portadores de alergia ao meio de contraste. Possíveis complicações decorrentes do procedimento incluem retenção do contraste, falência de acesso aos ductos glandulares, edema doloroso da glândula, infecções e reações alérgicas, previstas entre 2% e 10% dos pacientes durante ou após sua realização, e que corroboram o desuso do instrumento.[1]

Uma metanálise para avaliar a acurácia diagnóstica da sialografia em comparação com a ultrassonografia das glândulas salivares na DSj, envolvendo 488 pacientes e 447 controles, mostrou que os testes têm acurácias equiparáveis.[29] Técnicas sialográficas alternativas foram desenvolvidas, como sialografia por tomografia computadorizada e sialografia por ressonância nuclear magnética (sialo-RM), aumentando a resolução espacial e fornecendo imagens tridimensionais do sistema ductal ao invés das tradicionais imagens bidimensionais. A sialo-RM é mais segura, tem acurácia equivalente à sialografia convencional e pode identificar alterações nas glândulas salivares sem necessidade de injeção do meio de contraste.[30] Os achados típicos da DSj são múltiplos focos com sinal de alta intensidade, medindo entre 1-2 mm ou mais, nas imagens de RM ponderadas em T2 em comparação com o músculo circundante, que parecem surgir após vazamento de saliva dos ductos periféricos. A técnica tem maior sensibilidade e especificidade do que a sialografia convencional na demonstração de sialolitos não calcificados e sialectasias globulares, além de permitir visualizar o contraste entre o fluido intraductal e o tecido glandular.[30,31] A sialo-RM não é um exame invasivo, pode ser realizada em episódios agudos de sialoadenite, evita exposição à radiação, ao uso de cânulas e à injeção retrógrada do contraste, mas o alto custo restringe sua aplicação clínica de rotina. Aparentemente, não há correlações entre os achados da sialografia por RM e o fluxo salivar, nem outros elementos que apontem para sua superioridade sobre a ressonância magnética na avaliação de doença inicial, de modo que seu papel atual no diagnóstico da DSj é limitado.[31-34]

A avaliação da hipofunção das glândulas salivares, assim como os cuidados reparativos aos danos causados pela baixa qualidade e quantidade insuficiente de saliva têm sido negligenciados e precisam ser incorporados na prática clínica diária.

REFERÊNCIAS

1. Trevisani VFM, Pasoto SG, Fernandes MLMS, et al. Recommendations from the Brazilian Society of Rheumatology for the diagnosis of Sjögren's syndrome (Part I): glandular manifestations (systematic review). Adv Rheumatol. 2019;59(1):58.
2. Shiboski CH, Shiboski SC, Seror R, et al. 2016 American College of Rheumatology/European League Against Rheumatism classification criteria for primary Sjögren's syndrome: a consensus and data-driven methodology involving three international patient cohorts. Arthritis Rheumatol. 2017;69(1):35-45.
3. Contreras-Aguilar MD, Escribano D, Martínez-Subiela S, et al. Influence of the way of reporting alpha-amylase values in saliva in different naturalistic situations: a pilot study. PLoS One. 2017;12(6):e0180100.
4. Ramos-Casals M, Brito-Zerón P, Bombardieri S, et al. EULAR recommendations for the management of Sjögren's syndrome with topical and systemic therapies. Ann Rheum Dis. 2020;79(1):3-18.
5. Serrano J, López-Pintor RM, Fernández-Castro M, et al. Usefulness of implementing the OHIP-14 questionnaire to assess the impact of xerostomia and hyposalivation on quality of life in patients with primary Sjögren's syndrome. J Oral Pathol Med. 2022;51(9):810-7.
6. Shin JH, Kim HK, Kim ME. Comparison of objective and subjective diagnostic tests for assessing oral dryness in healthy participants. J Oral Med Pain. 2021;46(4):109-16.
7. Sacon MB, Esteves CV, Florezi GP, Gonçalves AF, Pannuti CM, Lemos-Júnior CA. Comparison of two methods for sialometry: weighing and volume techniques. Clin Lab Res Den. 2017;1-7.
8. Falcão DP, da Mota LM, Pires AL, Bezerra AC. Sialometry: aspects of clinical interest. Rev Bras Reumatol. 2013;53(6):525-31.
9. Fernández Castro M, López-Pintor RM, Serrano J, et al. Protocolised odontological assessment of patients with primary Sjögren's syndrome. Reumatol Clin (Engl Ed). 2021;17(1):25-31.
10. Enger TB, Palm Ø, Garen T, Sandvik L, Jensen JL. Oral distress in primary Sjögren's syndrome: implications for health-related quality of life. Eur J Oral Sci. 2011;119(6):474-80.

11. López-Jornet P, Camacho-Alonso F. Quality of life in patients with Sjögren's syndrome and sicca complex. J Oral Rehabil. 2008;35(12):875-81.
12. Ripsman DA, Bookman AAM. Correlation between subjective and objective severity of oral and ocular dryness in primary Sjögren syndrome. J Rheumatol. 2021;48(8):1290-4.
13. Li Y, Bookman AAM. Comparison of effect on sicca symptoms of anticentromere antibody-positive Sjögren syndrome and primary Sjögren syndrome alone. J Rheumatol. 2020;47(6):876-80.
14. Chen YC, Chen HY, Hsu CH. Recent advances in salivary scintigraphic evaluation of salivary gland function. Diagnostics (Basel). 2021;11(7):1173.
15. Wu CB, Xi H, Zhou Q, Zhang LM. The diagnostic value of technetium 99m pertechnetate salivary gland scintigraphy in patients with certain salivary gland diseases. J Oral Maxillofac Surg. 2015;73(3):443-50.
16. Schall GL, Anderson LG, Wolf RO, et al. Xerostomia in Sjögren's syndrome. Evaluation by sequential salivary scintigraphy. JAMA. 1971;216(13):2109-16.
17. Vinagre F, Santos MJ, Prata A, da Silva JC, Santos AI. Assessment of salivary gland function in Sjögren's syndrome: the role of salivary gland scintigraphy. Autoimmun Rev. 2009;8(8):672-6.
18. Zhu GW, Gao Z, Feng HB, Qiu JJ. Quantitative analysis for modified Schall's classification by stimulation test with dynamic scintigraphy in Sjögren's syndrome. Int J Rheum Dis. 2020;23(3):381-91.
19. Ramos-Casals M, Brito-Zerón P, Perez-DE-Lis M, et al. Clinical and prognostic significance of parotid scintigraphy in 405 patients with primary Sjogren's syndrome. J Rheumatol. 2010;37(3):585-90.
20. Kaldeway HP, Ter Borg EJ, van de Garde EMW, Habraken JBA, van Buul MMC. Validation of quantitative salivary gland scintigraphy in relation to the American-European concensus criteria for Sjögren's syndrome. Nucl Med Commun. 2019;40(4):343-8.
21. Aksoy T, Kiratli PO, Erbas B. Correlations between histopathologic and scintigraphic parameters of salivary glands in patients with Sjögren's syndrome. Clin Rheumatol. 2012;31(9):1365-70.
22. Infante JR, García L, Rayo JI, Serrano J, Domínguez ML, Moreno M. Diagnostic contribution of quantitative analysis of salivary scintigraphy in patients with suspected Sjögren's syndrome. Rev Esp Med Nucl Imagen Mol. 2016;35(3):145-51.
23. Nishiyama S, Miyawaki S, Yoshinaga Y. A study to standardize quantitative evaluation of parotid gland scintigraphy in patients with Sjögren's syndrome. J Rheumatol. 2006;33(12):2470-4.
24. Huang J, Wu J, Zhao L, et al. Quantitative evaluation of salivary gland scintigraphy in Sjögren's syndrome: comparison of diagnostic efficacy and relationship with pathological features of the salivary glands. Ann Nucl Med. 2020;34(4):289-98.
25. Kim HA, Yoon SH, Yoon JK, et al. Salivary gland scintigraphy in Sjögren's syndrome. Comparison of the diagnostic performance of visual and semiquantitative analysis. Nuklearmedizin. 2014;53(4):139-45.
26. Kang JY, Jang SJ, Lee WW, Jang SJ, Lee YJ, Kim SE. Evaluation of salivary gland dysfunction using salivary gland scintigraphy in Sjögren's syndrome patients and in thyroid cancer patients after radioactive iodine therapy. Nucl Med Mol Imaging. 2011;45(3):161-8.
27. Rubin P, Holt JF. Secretory sialography in diseases of the major salivary glands. Am J Roentgenol Radium Ther Nucl Med. 1957;77(4):575-98.
28. Choi JW, Lee SS, Huh KH, Yi WJ, Heo MS, Choi SC. The relationship between sialographic images and clinical symptoms of inflammatory parotid gland diseases. Oral Surg Oral Med Oral Pathol Oral Radiol Endod. 2009;107(3):e49-56.
29. Song GG, Lee YH. Diagnostic accuracies of sialography and salivary ultrasonography in Sjögren's syndrome patients: a meta-analysis. Clin Exp Rheumatol. 2014;32(4):516-22.
30. Lomas DJ, Carroll NR, Johnson G, Antoun NM, Freer CE. MR sialography. Work in progress. Radiology. 1996;200(1):129-33.

31. Kojima I, Sakamoto M, Iikubo M, et al. Diagnostic performance of MR imaging of three major salivary glands for Sjögren's syndrome. Oral Dis. 2017;23(1):84-90.
32. Świecka M, Maślińska M, Paluch Ł, Zakrzewski J, Kwiatkowska B. Imaging methods in primary Sjögren's syndrome as potential tools of disease diagnostics and monitoring. Rheumatology. 2019;57(6):336-42.
33. Baldini C, Zabotti A, Filipovic N, et al. Imaging in primary Sjögren's syndrome: the 'obsolete and the new'. Clin Exp Rheumatol. 2018;36 Suppl 112(3):215-21.
34. van Ginkel MS, Glaudemans AWJM, van der Vegt B, et al. Imaging in primary Sjögren's syndrome. J Clin Med. 2020;9(8):2492.

7

Testes objetivos orais: ultrassonografia das glândulas salivares maiores

Valéria Valim
Érica Vieira Serrano
Maria Lúcia Lemos Lopes
Virginia Fernandes Moça Trevisani
José Alexandre Mendonça

PONTOS-CHAVE

- A ultrassonografia das glândulas salivares (US-GS) é um método não invasivo que adiciona sensibilidade e especificidade aos critérios de classificação da doença de Sjögren (DSj). Também é uma ferramenta útil na avaliação do prognóstico e da resposta ao tratamento.
- A US-GS tem boa correlação com os achados histológicos, disfunção glandular, gravidade, atividade sistêmica, autoanticorpos e risco de linfoma.
- As alterações à US-GS características da DSj são: a ecogenicidade diminuída, a heterogeneidade do parênquima e a presença de áreas hipoecoicas.
- Os dois pares de glândulas, parótidas e submandibulares, devem ser examinados, sendo que as parótidas apresentam melhor reprodutibilidade interobservador e as submandibulares apresentam alterações mais precocemente.
- Recomenda-se usar o sistema de pontuação do OMERACT (*Outcome Measures in Rheumatology*), que varia de 0-3, na escala de cinza. O escore final deve considerar a pontuação mais alta em escaneamento longitudinal ou transversal nos dois pares de glândulas.
- A US-GS tem boa sensibilidade, comparável aos outros testes de função glandular.
- Os achados de US-GS (pontuação 2 ou 3) associados ao anticorpo anti-Ro/SS-A têm alta acurácia para o diagnóstico de DSj.
- Os achados de US-GS têm alto valor preditivo positivo, mas, quando negativo, o US-GS não descarta o diagnóstico de DSj.
- Atenção para os diagnósticos diferenciais que podem também causar alterações à US-GS, como linfoma, sarcoidose, amiloidose, hepatite C e infecção pelo vírus da imunodeficiência humana, entre outros.

(continua)

PONTOS-CHAVE (*continuação*)

- A elastografia é um método promissor para detectar a elasticidade das glândulas salivares e pode demonstrar o dano ecotextural pela alteração da rigidez do parênquima glandular. Pode ser realizada por duas formas, *shear wave* (SWE) e *strain*. Ainda não está validada para a prática clínica.
- A biópsia por agulha grossa (*core biopsy*) guiada por ultrassonografia tem boa segurança, facilidade de acesso e acurácia para investigação de linfoma nos pacientes com aumento persistente ou recorrente de parótida na DSj.

INTRODUÇÃO SOBRE O MÉTODO

A ultrassonografia (US) tem sido muito utilizada na prática do reumatologista, por ser um exame dinâmico, em tempo real, sem radiação ionizante e de baixo custo. A ultrassonografia das glândulas salivares (US-GS) é um instrumento assertivo na avaliação do envolvimento das glândulas salivares maiores de forma menos invasiva no diagnóstico e monitoramento na doença de Sjögren (DSj). Existem alguns sistemas de pontuação na avaliação da escala de cinza das glândulas salivares, o que torna cada vez mais usual a aplicação do método para identificar dano nessas estruturas.[1-3]

O *power Doppler* (PD) e o *Doppler* espectral (SD) são usados para avaliar a vascularização glandular. O aumento da perfusão do parênquima glandular demonstra hipervascularização e caracteriza processo inflamatório e, hemodinamicamente, o SD reflete o baixo índice de resistência intravascular, que traduz atividade inflamatória glandular. Algumas patologias devem ser lembradas no diagnóstico diferencial, pois causam também aumento da intensidade de *Doppler*, como a sarcoidose e tumores malignos de glândulas salivares que, muitas vezes, não são notados ao exame físico.[4] A US-GS é uma ferramenta que considera a avaliação por escala de cinza e pelo *Doppler*, de modo que consegue agregar valor em avaliar processo inflamatório no parênquima glandular.[5]

ANATOMIA DAS GLÂNDULAS SALIVARES MAIORES

As glândulas salivares maiores representam um grupo de fácil acesso ao exame de ultrassonografia. Na avaliação dos pacientes com DSj, são escaneadas especificamente as parótidas e submandibulares em seus eixos transversal e longitudinal, em pares, de forma que o conhecimento da anatomia regional é essencial para a prática do exame de imagem.

As glândulas parótidas são as maiores, possuem forma piramidal, ficam localizadas entre o ramo da mandíbula e o músculo esternocleidomastóideo, estendendo-se superiormente. O nervo facial divide a glândula parótida em um lobo superficial e um lobo profundo, que estão ligados por um istmo. O ducto parotídeo (ducto de Stensen) se forma dentro do lobo profundo e passa da borda anterior da glândula através do músculo masseter superficialmente, atravessa o músculo bucinador e deságua na cavidade oral através do orifício da parede bucal, que fica na altura do 2º molar superior. Ela é responsável por 25% do débito salivar.[6,7] Elas fazem relação anatômica ultrassonográfica: inferiormente, com ramo da mandíbula; posteroinferior, com a artéria carótida externa (região profunda), veia retromandibular (região superficial) e músculo esternocleidomastóideo; posterossuperior, com o trago da orelha externa; e anteriormente, com os músculos masseter e platisma.[8]

As glândulas submandibulares localizam-se abaixo do assoalho da língua, logo abaixo da borda do corpo da mandíbula em sua face interna (fossa submandibular), distribuindo-se em seu eixo longitudinal, em geral no terço médio, raramente estendendo-se até o ângulo da mandíbula. A glândula submandibular está contida em um dos triângulos anteriores do pescoço, o triângulo submandibular ou digástrico, cujos limites são: borda inferior do corpo da mandíbula, músculos digástrico posterior, estilo-hióideo e digástrico anterior. O assoalho do triângulo é formado pelos músculos hioglosso, milo-hióideo e músculo constritor médio. O teto é formado pela pele, fáscia superficial e platisma e fáscia cervical profunda. A parte da glândula submandibular localizada no triângulo submandibular é chamada de porção superficial.[6,7] As duas principais referências anatômicas na ultrassonografia são o corpo da mandíbula e o músculo milo-hióideo.[8]

A artéria facial faz os cruzamentos entre a glândula submandibular e a mandíbula, antes de emitir a artéria submentoniana, enquanto a veia facial fica normalmente superficial à glândula. A porção profunda da glândula fica na cavidade oral entre o músculo hioglosso e a mandíbula e termina na parte posterior da borda da glândula sublingual. O ducto submandibular (Wharton) situa-se ao longo da glândula sublingual e desemboca na cavidade oral na papila sublingual, abaixo da língua. São responsáveis pelo maior volume do débito salivar (em torno de 70%) e costumam ser acometidas primeiramente na DSj.[6,9]

TÉCNICA DE ULTRASSONOGRAFIA DAS GLÂNDULAS SALIVARES (US-GS)

Ao examinar as glândulas salivares, recomenda-se usar um equipamento de alta resolução e um transdutor linear (sonda 6-15 MHz). Ambas as glândulas submandibulares e parótidas devem ser examinadas. Primeiramente, o paciente é posicionado sentado ou em decúbito dorsal, com o pescoço estendido parcialmente e afastado ligeiramente do examinador.

Ao examinar a glândula parótida, a sonda deve ser colocada longitudinalmente, ligeiramente à frente da orelha, como mostrado na Figura 1A. A glândula parótida é muito maior do que a glândula submandibular e é necessário percorrer toda a glândula, para obter um exame completo (Figura 2A). Em alguns pacientes, ela estende-se um pouco abaixo da linha da mandíbula.

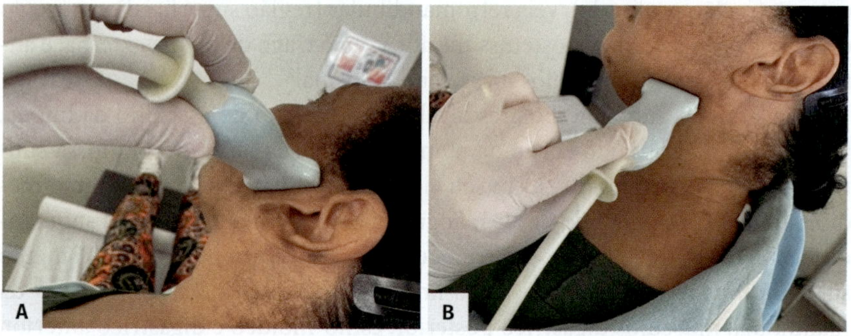

FIGURA 1 (A) Avaliação da glândula parótida pela ultrassonografia. A sonda deve ser colocada longitudinalmente, ligeiramente à frente da orelha. (B) Avaliação da glândula submandibular. A sonda é colocada sob a linha da mandíbula e deve percorrer para baixo em posição horizontal até encontrar a glândula submandibular em estreita relação com o músculo milo-hióideo. Vide texto para explicações.

Ao examinar a glândula submandibular, a sonda deve ser colocada sob a linha da mandíbula. Em seguida, deslize a sonda para baixo em uma posição horizontal até encontrar a glândula. A localização da glândula pode variar e pode ser encontrada vários centímetros abaixo da mandíbula (Figura 1B). Em alguns pacientes, a glândula pode ser grande e se estender para trás em direção ao pescoço e quase se fundir com a glândula parótida. Glândulas normais têm geralmente mais ecogenicidade que o músculo e ecogenicidade semelhante à da tireoide. No entanto, a ecogenicidade pode variar devido a alterações fisiológicas, como atrofia gordurosa. Normalmente, a glândula pode ser encontrada em relação ao músculo milo-hióideo (Figura 2B). Esse recurso pode ser utilizado para identificar glândulas gravemente afetadas pela inflamação e, de outro modo, difíceis de reconhecer.[1]

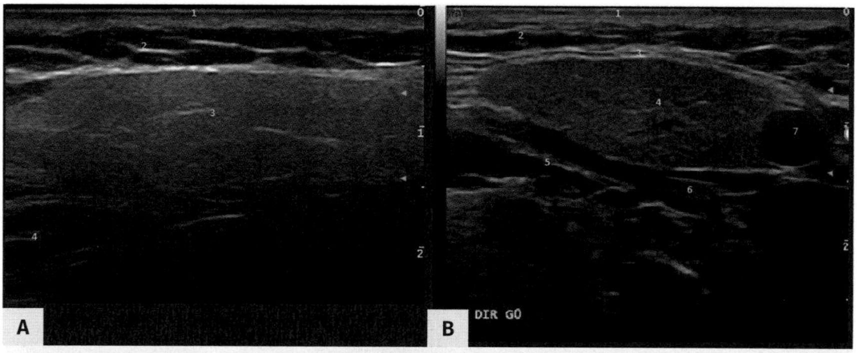

FIGURA 2 Anatomia ultrassonográfica das glândulas salivares maiores. (A) Parótida: 1. pele; 2. tecido subcutâneo; 3. glândula parótida; 4. músculo. (B) Submandibular: 1. pele abaixo do corpo da mandíbula; 2. tecido subcutâneo; 3. fáscia; 4. glândula submandibular; 5. músculo milo-hióideo; 6. porção do músculo digástrico; 7. veia facial.

As glândulas salivares têm comumente ecogenicidade maior do que os músculos e similar à da tireoide, mas podem existir alterações decorrentes da infiltração gordurosa relacionada ao envelhecimento e à obesidade.[10]

ALTERAÇÕES À US-GS NA DOENÇA DE SJÖGREN

As anormalidades à US-GS sugestivas da DSj são: ecogenicidade reduzida, heterogeneidade do parênquima e presença de áreas hipoecoicas, tendo sido propostos vários índices para quantificação desses achados.[1] Recomenda-se utilizar o sistema de pontuação semiquantitativo desenvolvido a partir de um consenso de especialistas conforme o OMERACT (*Outcome Measures in Rheumatology*),[2,3,10] no qual se estabeleceu que a ecogenicidade e a homogenicidade são os parâmetros com melhores resultados de acurácia e reprodutibilidade interobservador.[3] Os dois pares de glândulas, parótidas e submandibulares, devem ser examinados, sendo que o primeiro deles foi relacionado com melhor reprodutibilidade interobservador.[3]

Em tal consenso, foi também proposto um sistema de pontuação semiquantitativo (0-3) para a US-GS: grau 0 – parênquima normal; grau 1 – mínimas alterações (homogenicidade alterada levemente, sem áreas anecoicas ou hipoecoicas); grau 2 – moderadas alterações (homogenicidade alterada moderadamente, com áreas focais anecoicas e/ou hipoecoicas); e grau 3 – graves alterações (heterogenicidade difusa, com áreas anecoicas/hipoecoicas ocupando toda superfície glandular)[3] (Figuras 3 e 4). O escore final deve considerar a

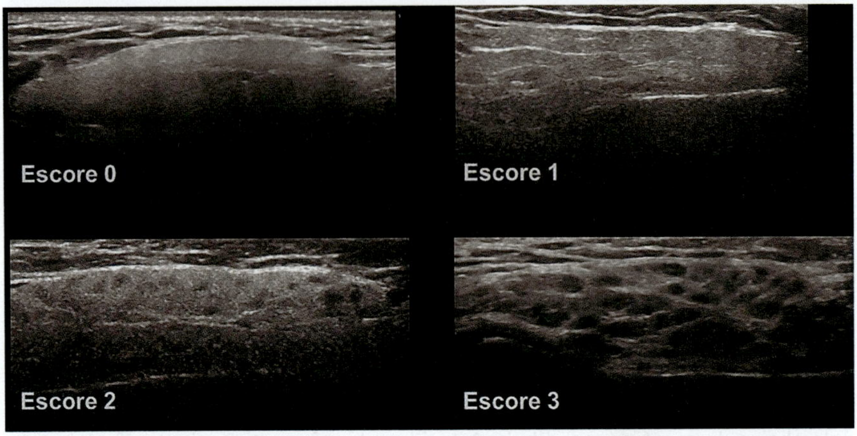

FIGURA 3 Sistema de pontuação semiquantitativo da ultrassonografia das glândulas salivares na doença de Sjögren.

Modificada de: Valim V, Hammenfors D, Jonsson MV. A ultrassonografia de glândula salivar na síndrome de Sjögren: alterações nas escalas cinza e semiquantitativa. In: Mendonça JA (ed.). Fundamentos em ultrassonografia na reumatologia. 1ª ed. São Paulo: Elsevier; 2017, p. 229-37.[1] Vide texto para explicações.

maior pontuação, em escaneamento longitudinal ou transversal, nos dois pares de glândulas.[3]

O sistema de pontuação de Hocevar tem sido utilizado em ensaios clínicos para avaliar a resposta ao tratamento.[11]

O escore de US com *Doppler* colorido para avaliação da vascularização das glândulas salivares na DSj também foi estudado pelo grupo OMERACT (Quadro 1). A pontuação semiquantitativa classifica: grau 0, sem sinais vasculares visíveis; grau 1, sinais vasculares focais e dispersos; grau 2, sinais vasculares difusos detectados em < 50% da glândula; grau 3, sinais vasculares difusos em > 50% da glândula. O escore de US com *Doppler* colorido para avaliação da vascularização das glândulas salivares na DSj mostrou boa confiabilidade, mas a aplicação clínica ainda não foi testada.[3]

UTILIDADE DA US-GS PARA DIAGNÓSTICO E ACOMPANHAMENTO NA DOENÇA DE SJÖGREN

A US-GS não está incluída nos critérios de classificação atuais da DSj. No entanto, trata-se de um método não invasivo e que adiciona sensibilidade e especificidade a tais critérios. Também é uma ferramenta útil na avaliação do prognóstico e da resposta ao tratamento.[12,13]

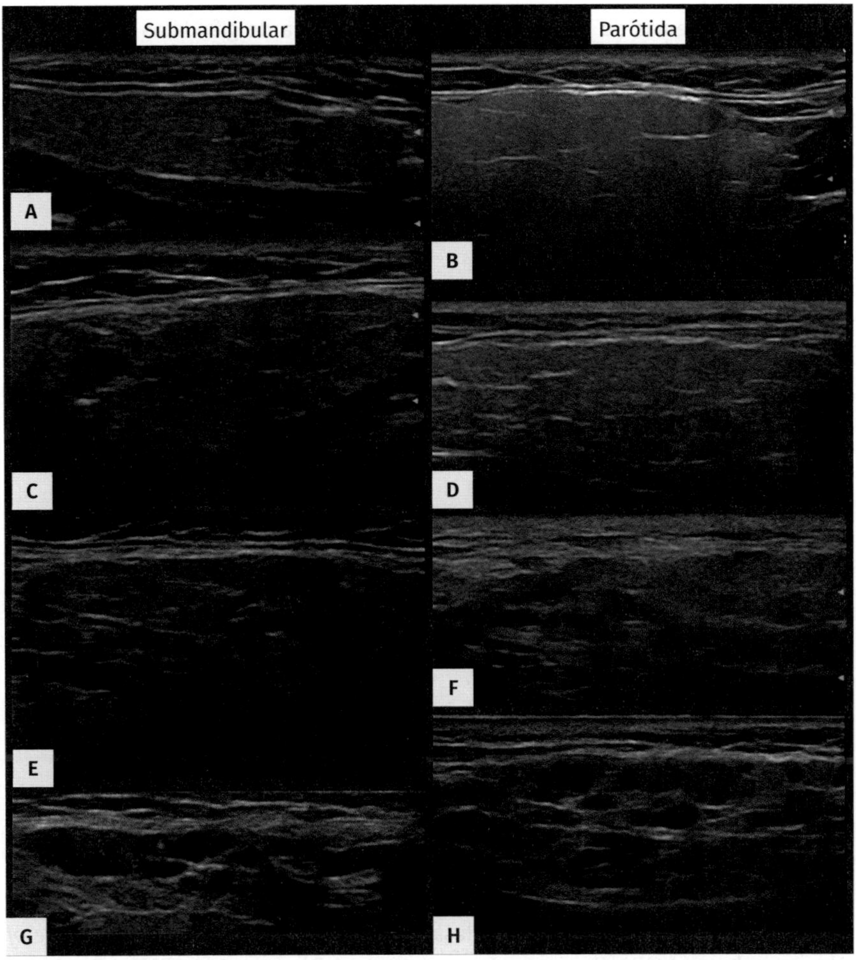

FIGURA 4 Ultrassom de submandibular e parótida com escala de cinza segundo o OMERACT. Grau 0: parênquima normal, homogêneo e hiperecoico (A, B); grau 1: alteração mínima (leve heterogeneidade sem áreas anecoicas/hipoecogênicas) (C, D); grau 2: alteração moderada (heterogeneidade moderada com áreas focais anecoicas/hipoecoicas) (E, F); grau 3: alteração severa (heterogeneidade difusa com áreas anecoicas/hipoecoicas ocupando toda a superfície glandular) (G, H).

OMERACT: *Outcome Measures in Rheumatology*.

QUADRO 1 Sistemas de pontuação na ultrassonografia de glândulas salivares na doença de Sjögren (DSj), incluindo ambas as glândulas submandibulares e parótidas

Autor, ano	Sistema de pontuação	Interpretação
Hocevar, 2005	5 parâmetros: ▪ Ecogenicidade (0 – normal, 1 – diminuída) ▪ Homogeneidade (0-3) ▪ Áreas hipoecoicas nas parótidas (0-3) ▪ Áreas hipoecoicas nas submandibulares (0-1) ▪ Visibilidade da borda (0-3)	Variação 0-48 (soma das 4 glândulas) O escore final é a soma do maior grau de todas as 4 glândulas
Jousse-Joulin (OMERACT), 2019	0: parênquima normal 1: heterogeneidade leve sem áreas anecoicas/hipoecoicas 2: heterogeneidade moderada com áreas anecoicas/hipoecoicas focais 3: heterogeneidade difusa com áreas anecoicas/hipoecoicas ocupando toda a superfície glandular	Variação 0-3: ▪ Escore 0-1: normal ou inespecífico ▪ Escore 2-3: anormal e típico da DSj Considerar o escore mais alto entre as 4 glândulas

OMERACT: *Outcome Measures in Rheumatology.*

A US-GS tem sensibilidade de 62-84% para DSj, semelhante aos testes de disfunção glandular.[13] Em um estudo de revisão sistemática e metanálise, observou-se que a US-GS na DSj, após ajuste para idade e tempo de doença, tem sensibilidade de 80% e especificidade de 90%.[2]

Com respeito aos critérios de classificação da DSj do *American College of Rheumatology* (ACR)/*European League Against Rheumatism* (EULAR), 2016, a adição da US-GS aumentou a sensibilidade de 87,4% para 91,1%, enquanto a especificidade reduziu de 95,4% para 93%.[14] A recomendação é que a US-GS possa ser incluída nos critérios do ACR/EULAR de 2016 valendo 1 ponto, semelhante aos outros testes de função glandular. No entanto, a associação da US-GS com o anticorpo anti-Ro/SS-A positivo tem alto valor preditivo positivo de 97% e valor preditivo negativo de 90%.[15]

Na prática clínica, se a US-GS revela um tecido glandular normal não descarta o diagnóstico de DSj, mas é um preditor de parênquima com melhor função glandular. Não se recomenda que a US-GS substitua a análise histológica, especialmente em casos suspeitos com anticorpos anti-Ro/SS-A ou anti-La/

SS-B negativos.[10] No entanto, nos casos em que a US-GS mostra alterações típicas de DSj, com graus 2 ou 3 de dano tecidual parenquimatoso pela escala de cinza, associado ao anti-Ro/SS-A, o diagnóstico pode ser estabelecido com certo grau de confiança.[15]

Deve-se ter cuidado com a interpretação da imagem, pois outras doenças que acometem as glândulas salivares também alteram a UG-GS, como: sarcoidose, amiloidose, síndrome de hiperIgG4, hepatite C, HIV (*human immunodeficiency virus*), linfoma (Quadro 2). A elevada especificidade descrita nos estudos foi na comparação com população normal ou com síndrome seca inespecífica. A US-GS deve ser usada como um complemento para as práticas clínicas estabelecidas e interpretada com cuidado.

A US-GS foi incluída nos novos índices compostos *Sjögren's Tool for Assessing Response* (STAR) e o *Composite of Relevant Endpoints for Sjögren's Syndrome* (CRESS).[15] Considera-se relevante para resposta a tratamentos, quando ocorre diminuição ≥ 25% do escore total de Hocevar.[11,16]

QUADRO 2 Aspectos ultrassonográficos em glândulas salivares maiores e diagnósticos diferenciais por imagem

Padrão na US-GS	Causas
Lesão cística simples	Neoplasias benignas e malignas das glândulas salivares Linfonodos em linfomas Linfonodos metastáticos Linfonodos reativos Lesões linfoepiteliais benignas em pacientes HIV positivos
Lesões hipoecoicas ou anecoicas disseminadas no parênquima	Doença de Sjögren Linfoma Inflamação (aguda ou crônica) Doença granulomatosa (p. ex., tuberculose, sarcoidose) Metástases hematogênicas Tumor inflamatório de Küttner Lesões linfoepiteliais benignas em pacientes HIV positivos
Lesões sólidas disseminadas	Tumor de Warthin (cistoadenoma linfático) Adenoma pleomórfico recorrente (tumor misto) Oncocitoma Carcinoma de células acinares Gânglios linfáticos habituais ou reacionais

HIV: *human immunodeficiency vírus*; US-GS: ultrassonografia de glândulas salivares.

DIAGNÓSTICOS DIFERENCIAIS NA US-GS

Um dos desafios do ultrassonografista durante a avaliação das glândulas salivares maiores para a DSj é identificar possíveis alterações ao US que possam ser de outras causas. As glândulas salivares normais têm ecotextura homogênea, bordas regulares e ecogenicidade semelhante à da tireoide e um pouco maior que a da musculatura ao redor.

A presença de parênquima com ecotextura heterogênea pode estar relacionada a várias causas, dentre elas: linfoma, doenças granulomatosas (sarcoidose, tuberculose), infecciosas crônicas (HIV, hanseníase), infiltrações adiposas com sialoadenose (alcoolismo, diabetes, hepatopatia, uremia, desnutrição), outras doenças inflamatórias das glândulas (colagenoses, síndrome de hiperIgG4), neoplasias benignas e malignas, linfonodos metastáticos, conforme o Quadro 2,[17] de forma que a US deve ser utilizada como ferramenta útil complementar ao raciocínio clinico.

Uma grande alteração focal hipoecoica ocupando todo ou quase todo o parênquima da glândula salivar pode ser confundido com inflamação. Mesmo mudanças focais de tamanhos consideráveis podem ter margens regulares sem qualquer crescimento, o que não descarta sua natureza maligna. Białek e colaboradores, em 2016,[17] orientaram a prestar atenção se os contornos das superfícies ósseas são regulares e esperados para sua forma anatômica à US, uma vez que podem ser lesões infiltrativas de tecidos e estruturas vizinhas, como os ossos. Neoplasias invasivas que destroem todo o parênquima podem ter bordas irregulares e difíceis de visualizar, mas, em alguns casos de inflamação crônica, o contorno das glândulas salivares também pode ser irregular. A presença de depósitos e calcificações pode sugerir benignidade, pois a sialolitíase é comum.

As neoplasias benignas e malignas das glândulas salivares não só podem mimetizar uma lesão cística, quando seu interior é preenchido com fluido e a camada de células cancerígenas está localizada apenas na periferia, mas também quando são completamente sólidas. Em alguns casos, o uso de *Doppler* colorido sensível ou PD pode auxiliar nas lesões hipervascularizadas. Entretanto, outras neoplasias das glândulas salivares podem ser pouco vascularizadas e, mesmo com o uso do PD sensível, o fluxo dentro de uma lesão sólida pode não ser visto.[8,18-19]

Em especial, os linfomas devem ser suspeitados quando houver presença de área cística ou sólida isolada, conglomerado de lesões hipoecoicas em parótidas, na presença de diversos linfonodos intraparotídeos não habituais, presença de septos e sombra acústica posterior, hipervascularização ao *Doppler* e em US com parênquima heterogêneo difuso. Deve-se investigar linfoma na presença de distorção arquitetural, inclusive com áreas císticas.[17-19]

CORRELAÇÕES CLÍNICAS E COM BIOMARCADORES DA US-GS

A US-GS tem mostrado associações com algumas manifestações clínicas e com a presença de biomarcadores (alterações sorológicas típicas), embora existam algumas diferenças entre essas associações nos diversos estudos.

Um estudo brasileiro[20] demonstrou que as maiores pontuações da US-GS foram associadas a valores menores do fluxo salivar não estimulado (FSNE) e à positividade dos anticorpos anti-Ro/SS-A e do fator reumatoide. Esse estudo, assim como vários outros, sugere que os achados típicos da DSj são também preditores de mau prognóstico e que os pacientes com tais resultados devem ser acompanhados mais atentamente.[1,10,20-23] A positividade simultânea dos anticorpos anti-Ro/SS-A e anti-La/SS-B (dupla soropositividade) já foi encontrada como fator preditivo independente para dano estrutural das glândulas salivares visualizado à US[24,25] e outros trabalhos confirmam a associação negativa do FSNE com as alterações estruturais encontradas nas glândulas salivares.[25-27]

Em um recente estudo dinamarquês,[27] os achados anormais da US-GS, usando a escala de pontuação do OMERACT, relacionaram-se com a presença de autoanticorpos [anticélulas HEp-2 (FAN), anti-Ro52, anti-Ro60 e anti-La] e com maiores títulos do FAN e do anti-Ro52, porém não houve correlação com os índices de atividade da doença [*European League Against Rheumatism (EULAR) Sjögren's Syndrome Disease Activity Index* (ESSDAI)], nem com o índice de sintomas da doença referido pelo paciente [*EULAR Sjögren's Syndrome Reported Index* (ESSPRI). A maioria dos trabalhos, no entanto, já mostrou que a US-GS correlaciona-se com doença mais severa, com sinais e sintomas de complicações sistêmicas,[22,23] com o índice de dano da doença elevado [*Sjögren's Syndrome Disease Damage Index* (SSDDI)][23] e com maior frequência dos marcadores de desenvolvimento de linfoma – como o aumento de volume das glândulas salivares, vasculite cutânea, achados histológicos da biópsia de glândulas salivares menores labiais (BGSM) e linfopenia de células T CD4+.[22] Do mesmo modo, a US-GS normal foi associada também com baixa atividade da doença (ESSDAI < 5).[28] A associação com os marcadores de linfoma permite pressupor que as alterações à US-GS estão associadas com o risco aumentado de desenvolvimento de linfoma.[1,28]

Há concordância entre os achados histológicos da BGSM e a US-GS nos pacientes com DSj. A US-GS sem alterações típicas prediz biópsia negativa, assim como a biópsia normal está associada à US-GS normal.[15,29-30] O valor preditivo positivo da US-GS é de 85%, e o valor preditivo negativo, de 96% para DSj.[29,30] Não se recomenda, no entanto, que a US-GS substitua a análise histológica das GS menores.[31]

As características clínicas e sorológicas da DSj juvenil (idade de início da doença < 18 anos) e suas correlações com os achados da US-GS foram também avaliadas em um estudo multicêntrico internacional, cujo centro coordenador foi a Universidade de Bergen (Noruega) e que teve a participação de centros brasileiros.[32] Nesse estudo, a US-GS alterada (escores 2 ou 3) mostrou associação com menores valores do FSNE e maior frequência de alterações sorológicas (anti-Ro/SS-A, anti-La/SS-B e fator reumatoide). Tais resultados mostram que a US-GS é um método útil também para o diagnóstico da DSj juvenil.[32]

Os achados à US-GS, com suas associações clínicas e sorológicas, podem auxiliar na identificação dos diferentes fenótipos clínicos da DSj, assim como podem ser preditores de prognóstico. Com a padronização da avaliação da US-GS pelo OMERACT, esses dados poderão ser mais bem avaliados e o método cada vez mais inserido na prática clínica.

ELASTOGRAFIA DAS GLÂNDULAS SALIVARES MAIORES

A elastografia por ultrassonografia é uma tecnologia de imagem que foi descrita pela primeira vez na década de 1990. A elastografia tem boa sensibilidade para avaliar a rigidez dos tecidos e foi utilizada inicialmente para o diagnóstico diferencial de tumores de pele, pulmão, tireoide, próstata e neoplasia mamária, como também para mapeamento de alterações hepáticas.[33,34]

Recentemente, a elastografia tem sido usada para detectar a elasticidade das glândulas salivares e pode demonstrar o dano ecotextural pela alteração da rigidez do parênquima glandular.[35-37] Pode ser realizada por duas formas, *shear wave* (SWE) e *strain*.[35]

A elastografia por onda de cisalhamento, denominada SWE, caracteriza uma evolução da modalidade de imagem pelo ultrassom, em que essas ondas são geradas por um transdutor especialmente produzido e usado para diferenciar medidas quantitativas de rigidez tecidual em muitos órgãos e tecidos. As ondas de cisalhamento são geradas pela força de radiação do ultrassom em tecidos com um pulso de repulsão acústica e a velocidade de propagação dessa onda gerada é medida. A velocidade da onda de cisalhamento resultante é então calculada e representa o valor médio das velocidades das ondas de cisalhamento dentro da ROI (*region of interest*). Os valores detalhados de elasticidade (em kPa) são coletados em elastogramas.[35]

Vários estudos recentes mostraram que o SWE de glândulas salivares é um parâmetro potencialmente útil para o diagnóstico da DSj.[35-37] Existe a possibilidade de comparação do sistema de pontuação da escala de cinza e os valores de velocidade de onda de cisalhamento (SWV) para o diagnóstico e classificação da DSj. Em um estudo que utilizou um valor de corte de 23,5 kPa, a SWV mostrou acurácia de 78,6% para o diagnóstico de DSj, com uma sensibilidade de 81% e especificidade de 76,2%.[35] Nesse estudo, houve boa correlação entre escala de cinza, *strain ratio* e SWV. Um aumento nos escores na escala de cinza está associado a um aumento na razão da rigidez tecidual pelo SWV e vice-versa.[35]

A elastografia por *strain*, caracterizada por deformação estrutural, aplica ondas longitudinais ou compressivas para avaliar diferenças na deformação tecidual, definida como deformação do tamanho ou forma dos tecidos, como resultado do estresse aplicado. Isso fornece dados qualitativos na forma de mapas de cores e dados semiquantitativos, calculando a taxa de tensão do tecido dentro de uma ROI em relação aos tecidos circundantes. Após o congelamento, o elastograma é codificado por cores (vermelho, verde, azul) na barra lateral da imagem e a barra exibe a deformação do tecido em tempo real, com azul indicando dureza e vermelho indicando suavidade.[36] Em um estudo, no valor de corte de 1,13, a razão de tensão mostrou precisão diagnóstica de 97,6%, com sensibilidade de 95,2% e especificidade de 100%, com área sob a curva (AUC, do inglês, *area under the curve*) de ROC (*receiver operating characteristic*) 0,954 e o intervalo de confiança foi de 0,840-0,995.[35]

A elastografia por SWE ou *strain*, juntamente com a escala de cinza, pode agregar valor na avaliação do dano ecotextural do parênquima das glândulas salivares, mas ainda há necessidade de validação em estudos com número amostral maior de pacientes e controles.[35-37]

US PARA GUIAR BIÓPSIA DE GLÂNDULA SALIVAR MAIOR POR AGULHA GROSSA

A ultrassonografia também é importante para sinalizar o melhor local de dano tecidual ecotextural do parênquima glandular, para a guiar a realização de biópsia. Nesse sentido, a biópsia por agulha grossa guiada por US (*core biopsy*) tem ganhado destaque, uma vez que possui bons resultados em tumores epiteliais, com sensibilidade de 83% a 94%, especificidade de 98% a 100%, acurácia de 97%, valor preditivo positivo de 100%, valor preditivo negativo de 96% e taxa de concordância com a biópsia cirúrgica de 97%.[38] Uma metanálise mostrou 99,3% de pacientes sem complicações,[38] indicando ser uma técnica segura. Mais recentemente, há resultados promissores na DSj,[39-40] em especial quando comparada à biópsia de agulha fina (que possui menor acurácia e adequação) e à biópsia cirúrgica a céu aberto (que possui maiores complicações e limitações no acesso ao procedimento).

A acurácia e a segurança do método nos pacientes com DSj e aumento persistente de parótidas ou submandibulares foram avaliadas em alguns estudos. Em 2021, Zabotti e colaboradores[40] publicaram um estudo caso-controle que comparou a biópsia guiada por US por agulha grossa (caso) com a biópsia cirúrgica aberta (controle), com 13 pacientes em cada grupo, obtendo resultados satisfatórios e melhores para adequação e segurança no grupo caso. No grupo de biópsia por agulha, encontraram-se 100% das amostras com material suficiente para análise patológica e 46% de complicações (seis transitórias e nenhuma persistente). Já no grupo controle, a adequação foi de 92,3% (um paciente com material inadequado) e 92,3% com complicações (duas persistentes e 14 transitórias). Os diagnósticos finais no grupo caso foram: linfoma de células B em 38,5% da amostra, outras sialoadenites (sarcoidose, IgG4, esclerosante crônica, difusa crônica) em 30,7%, lesões diversas em 23,1% e sialoadenite linfoepitelial em 7,7%.[40]

A técnica requer uma sala de procedimento não cirúrgica, equipada com aparelho de US com transdutor linear de frequência entre 12 e 18 MHz no modo B, sob técnica asséptica, e um sistema semiautomático de agulha de *core biopsy* de calibre 14 ou 18. Para a parótida, coloca-se o paciente em decúbito dorsal, hiperextensão do pescoço e cabeça ligeiramente virada para lado oposto, marca-se o ponto de entrada na borda glandular posterior, ligeiramente caudal ao lóbulo da orelha, procedendo-se à anestesia local da pele, subcutâneo e glândula. Realiza-se uma pequena incisão na pele com bisturi, seguida da introdução da agulha guiada por US em um total de quatro amostras, de 20 mm de comprimento de amostragem. O paciente deve comprimir o local da punção e permanecer em observação por 30 minutos.[40,41]

Nódulos hipoecoicos, lesões hipoecoicas confluentes e lesões com margens lobuladas, de aparência mais alta que larga e com microcalcificações devem ser escolha preferencial para biópsia. Quando possível, ao menos duas amostras do parênquima ao redor do foco da lesão devem ser obtidas. Na ausência de lesões focais, a biópsia deve ser realizada na "área de segurança", ou seja, 1-2 cm abaixo do lóbulo da orelha, onde o nervo facial corre profundamente ao parênquima da parótida, evitando-se dano ao mesmo.[18,40-41] Para a glândula submandibular, a técnica é semelhante, o paciente em posição obliqua ou decúbito lateral, preferencialmente de posteroinferior para anterossuperior e abordagem da porção superficial da glândula no trígono submandibular do pescoço.

A segurança, a viabilidade e a facilidade de acesso ao procedimento são pontos fortes que tornam a biópsia por agulha grossa guiada por US uma ferramenta muito promissora na avaliação da DSj, particularmente nos pacientes com aumento persistente glandular.

REFERÊNCIAS

1. Valim V, Hammenfors D, Jonsson MV. A ultrassonografia de glândula salivar na síndrome de Sjögren: alterações nas escalas cinza e semiquantitativa. In: Mendonça JA (ed.). Fundamentos em ultrassonografia na Reumatologia. 1ª ed. São Paulo: Elsevier; 2017. p. 229-37.
2. Ramsubeik K, Motilal S, Sanchez-Ramos L, Ramrattan LA, Kaeley GS, Singh JA. Diagnostic accuracy of salivary gland ultrasound in Sjögren's syndrome: a systematic review and meta-analysis. Ther Adv Musculoskelet Dis. 2020;12:1759720X20973560.
3. Jousse-Joulin S, D'Agostino MA, Nicolas C, et al. Video clip assessment of a salivary gland ultrasound scoring system in Sjögren's syndrome using consensual definitions: an OMERACT ultrasound working group reliability exercise. Ann Rheum Dis. 2019;78(7):967-73.
4. Mendonça JA, Franzon PGU. Síndrome Sjögren e o *Doppler* espectra. In: Mendonça JA (ed.). Fundamentos em ultrassonografia na Reumatologia. 1ª ed. São Paulo: Elsevier; 2017. p. 239-42.
5. Mendonca JA, Cavuto CC, Aoki ISDA, Caivano RDFT, Rech IC. Is the semiquantitative gray scale grading and spectral *Doppler* of salivary glands useful in primary Sjogren's syndrome? J Rheumatol Res. 2021;3(1):161-8.
6. Norton NS, Netter FH. Netter's head and neck anatomy for dentistry. 2nd ed. Philadelphia, Pennsylvania: Elsevier Saunders; 2011.
7. Netter FH. Atlas of human anatomy. 5th Ed. Philadelphia, Pennsylvania: Elsevier Saunders; 2010.
8. Bialek EJ, Jakubowski W, Zajkowski P, Szopinski KT, Osmolski A. US of the major salivary glands: anatomy and spatial relationships, pathologic conditions, and pitfalls. Radiographics. 2006;26(3):745-63.
9. De Vita S, Lorenzon G, Rossi G, Sabella M, Fossaluzza V. Salivary gland echography in primary and secondary Sjögren's syndrome. Clin Exp Rheumatol. 1992;10(4):351-6.
10. Trevisani VFM, Pasoto SG, Fernandes MLMS, et al. Recommendations from the Brazilian Society of Rheumatology for the diagnosis of Sjögren's syndrome (Part I): glandular manifestations (systematic review). Adv Rheumatol. 2019;59(1):58.
11. Hocevar A, Ambrozic A, Rozman B, Kveder T, Tomsic M. Ultrasonographic changes of major salivary glands in primary Sjogren's syndrome. Diagnostic value of a novel scoring system. Rheumatology (Oxford). 2005;44(6):768-72.
12. Lorenzon M, Spina E, Tulipano Di Franco F, Giovannini I, De Vita S, Zabotti A. Salivary gland ultrasound in primary Sjögren's syndrome: current and future perspectives. Open Access Rheumatol. 2022;14:147-60.
13. Delli K, Dijkstra PU, Stel AJ, Bootsma H, Vissink A, Spijkervet FK. Diagnostic properties of ultrasound of major salivary glands in Sjögren's syndrome: a meta-analysis. Oral Dis. 2015;21(6):792-800.
14. Le Goff M, Cornec D, Jousse-Joulin S, et al. Comparison of 2002 AECG and 2016 ACR/EULAR classification criteria and added value of salivary gland ultrasonography in a patient cohort with suspected primary Sjögren's syndrome. Arthritis Res Ther. 2017;19(1):269.
15. Mossel E, Delli K, van Nimwegen JF, et al. Ultrasonography of major salivary glands compared with parotid and labial gland biopsy and classification criteria in patients with clinically suspect primary Sjögren's syndrome. Ann Rheum Dis. 2017;76(11):1883-9.
16. Seror R, Baron G, Camus M, et al. Development and preliminary validation of the Sjögren's Tool for Assessing Response (STAR): a consensual composite score for assessing treatment effect in primary Sjögren's syndrome. Ann Rheum Dis. 2022;81(7):979-89.
17. Białek EJ, Jakubowski W. Mistakes in ultrasound examination of salivary glands. J Ultrason. 2016;16(65):191-203.
18. Yu GY, Ma DQ, Zhang Y, et al. Multiple primary tumours of the parotid gland. Int J Oral Maxillofac Surg. 2004;33(6):531-4.

19. Zandonella Callegher S, Giovannini I, Zenz S, et al. Sjögren syndrome: looking forward to the future. Ther Adv Musculoskelet Dis. 2022;14:1759720X221100295.
20. Fidelix T, Czapkowski A, Azjen S, Andriolo A, Trevisani VFM. Salivary gland ultrasonography as a preditor of clinical activity in Sjögren's syndrome. PLoS One. 2017;12(8):e0182287.
21. Baldini C, Luciano N, Tarantini G, et al. Salivary gland ultrasonography: a highly specific tool for the early diagnosis of primary Sjögren's syndrome. Arthritis Res Ther. 2015;17(1):146.
22. Theander E, Mandl T. Primary Sjögren's syndrome: diagnostic and prognostic value of salivary gland ultrasonography using a simplified scoring system. Arthritis Care Res (Hoboken). 2014;66(7):1102-7.
23. Milic V, Colic J, Cirkovic A, Stanojlovic S, Damjanov N. Disease activity and damage in patients with primary Sjögren's syndrome: prognostic value of salivary gland ultrasonography. Plos One. 2019;14(12):e0226498.
24. Wernicke D, Hess H, Gromnica-Ihle E, Krause A, Schmidt WA. Ultrasonography of salivary glands – a highly specific imaging procedure for diagnosis of Sjögren's syndrome. J Rheumatol. 2008;35(2):285-93.
25. Lee KA, Lee SH, Kim HR. Diagnostic and predictive evaluation using salivary gland ultrasonography in primary Sjögren's syndrome. Clin Exp Rheumatol. 2018;36 Suppl 112(3):165-72.
26. Inanc N, Sahinkaya Y, Mumcu G, et al. Evaluation salivatory gland ultrasonography in primary Sjögren's syndrome: does it reflect clinical activity and outcome of the disease? Clin Exp Rheumatol. 2019;37 Suppl 118(3):140-5.
27. Schmidt NS, Voss A, Nilsson AC, Terslev L, Just SA, Lindegaard HM. Salivary gland ultrasound is associated with the presence of autoantibodies in patients with Sjögren's syndrome: a Danish single-centre study. PLoS One. 2022;17(12):e0265057.
28. Zandonella Callegher S, Zabotti A, Giovannini I, Treppo E, Quartuccio L, De Vita S. Normal-appearing salivary gland ultrasonography identifies a milder phenotype of primary Sjögren's syndrome. Front Med (Lausanne). 2020;7:602354.
29. Astorri E, Sutcliffe N, Richards PS, et al. Ultrasound of the salivary glands is a strong predictor of labial gland biopsy histopathology in patients with sicca symptoms. J Oral Pathol Med. 2016;45(6):450-4.
30. Tang G, Luo Y, Mo Y, Yao J, Yang H, Hao S. Diagnostic value of ultrasound evaluation of major salivary glands for Sjögren's syndrome based on the novel OMERACT scoring system. Eur J Radiol. 2023;162:110765.
31. Valim V. Análise histológica e ultrassonográfica das glândulas salivares. In: Shinjo SK, Moreira C, Livro da Sociedade Brasileira de Reumatologia. 2ª Ed. Barueri: Manole; 2021.
32. Hammenfors DS, Valim V, Bica BERG, et al. Juvenile Sjögren's syndrome: clinical characteristics with focus on salivary gland ultrasonography. Arthritis Care Res (Hoboken). 2020;72(1):78-87.
33. Doyley MM, Parker KJ. Elastography: general principles and clincial applications. Ultrasound Clin. 2014;9(1):1-11.
34. Jeong WK, Lim HK, Lee HK, Jo JM, Kim Y. Principles and clinical application of ultrasound elastography for diffuse liver disease. Ultrasonography. 2014;33(3):149-60.
35. Elbeblawy YM, Eshaq Amer Mohamed M. Strain and shear wave ultrasound elastography in evaluation of chronic inflammatory disorders of major salivary glands. Dentomaxillofac Radiol. 2020;49(3):20190225.
36. Sezer İ, Erdem Toslak İ, Yağci B, Erbasan F, Ayan A, Karasu U. The role of real-time tissue elastography and gray-scale ultrasound histogram analysis in the diagnosis of patients with Sjögren's syndrome. Arch Rheumatol. 2019;34(4):371-9.
37. Oruk YE, Çildağ MB, Karaman CZ, Çildağ S. Effectiveness of ultrasonography and shear wave sonoelastography in Sjögren syndrome with salivary gland involvement. Ultrasonography. 2021;40(4):584-93.

38. Wan YL, Chan SC, Chen YL, et al. Ultrasonography-guided core-needle biopsy of parotid gland masses. AJNR Am J Neuroradiol. 2004;25(9):1608-12.
39. Kim HJ, Kim JS. Ultrasound-guided core needle biopsy in salivary glands: a meta-analysis. Laryngoscope. 2018;128(1):118-25.
40. Zabotti A, Zandonella Callegher S, Lorenzon M, et al. Ultrasound-guided core needle biopsy compared with open biopsy: a new diagnostic approach to salivary gland enlargement in Sjögren's syndrome? Rheumatology (Oxford). 2021;60(3):1282-90.
41. Baer AN, Grader-Beck T, Antiochos B, Birnbaum J, Fradin JM. Ultrasound-guided biopsy of suspected salivary gland lymphoma in Sjögren's syndrome. Arthritis Care Res (Hoboken). 2021;73(6):849-55.

8

Testes objetivos orais: biópsia das glândulas salivares menores

Tatiana Nayara Libório-Kimura
Maria Carmen Lopes Ferreira Silva Santos
Valéria Valim

PONTOS-CHAVE

- A análise histológica das glândulas salivares menores compatível com doença de Sjögren (DSj) é o critério de classificação com maior sensibilidade e especificidade para o diagnóstico dessa doença.
- A técnica de incisão linear para biópsia de glândulas salivares menores labiais (BGSM) é a mais usada para o diagnóstico da DSj.
- A quantidade mínima necessária de material para análise histológica é 4-6 glândulas ou 8 mm^2.
- A BGSM deve ser realizada para o diagnóstico da DSj em todos os casos suspeitos com anti-Ro/SS-A negativo.
- A BGSM é recomendável em todos os casos para avaliar o prognóstico, grau de inflamação e de cronicidade, a critério do médico assistente e decisão compartilhada com o paciente.
- O padrão histológico típico na DSj é a sialoadenite linfocítica focal com escore focal (EF) ≥ 1, ou seja, a presença de pelo menos 1 foco a cada 4 mm^2 de tecido glandular.
- O EF ≥ 3, os centros germinativos ectópicos-símile (CG-símile) e as lesões linfoepiteliais associam-se com manifestações sistêmicas, disfunção glandular e maior risco de linfoma não Hodgkin.

INTRODUÇÃO

A sialoadenite linfocítica focal (SLF) é um dos critérios de classificação mais importantes para o diagnóstico da doença de Sjögren (DSj) e, por isso, foi incluída como item em todas as classificações publicadas na literatura,[1,2] inclusive nos critérios mais atuais propostos pelo Colégio Americano de Reumatologia e Liga Europeia contra o Reumatismo (ACR/EULAR - *American College of Rheumatology/European League Against Rheumatism*).[3]

As glândulas salivares são os órgãos mais acometidos e estudados na DSj. Os achados histológicos são frequentes e refletem a gravidade e o estágio de evolução da doença. Por isso, têm utilidade no diagnóstico e prognóstico da doença.[4] Pela facilidade da técnica, a biópsia das glândulas salivares menores labiais (BGSM) é a mais utilizada. Ela deve ser realizada para o diagnóstico da DSj em todos os casos suspeitos com anti-Ro/SS-A negativo[5,6] e é recomendável em todos os casos, para avaliar o prognóstico, grau de inflamação e de cronicidade, a critério do médico assistente e decisão compartilhada com o paciente.[5]

Por outro lado, uma biópsia negativa não descarta DSj. No Registro Brasileiro de Síndrome de Sjögren (REBRASS) da Sociedade Brasileira de Reumatologia (SBR), de 1.010 pacientes estudados, 70% realizaram BGSM e, desses, 86% apresentaram biópsia com padrão histológico típico da DSj e os outros 14% apresentaram alterações inespecíficas.[7]

O tecido glandular obtido na BGSM precisa ser adequado e a avaliação histológica deve ser criteriosa e realizada por patologistas experientes. O laudo anatomopatológico precisa conter as informações necessárias para a correlação clínica, contribuindo com informações sobre o diagnóstico e o prognóstico.

Este capítulo descreverá a técnica de BGSM por incisão linear, as lesões, os padrões histológicos descritos e sua associação com o diagnóstico e prognóstico da DSj.

VALOR DIAGNÓSTICO E PROGNÓSTICO DA BGSM NA DSJ

A histologia das glândulas salivares menores labiais é o componente dos critérios de classificação da DSj que acrescenta maior sensibilidade (63,5 a 93,7%) e especificidade (61,2 a 100%) para o diagnóstico,[5-9] com valores preditivos positivo e negativo variando de 57,1 a 95% e 92,6 a 95,5%, respectivamente.[6-9] Os critérios de classificação do ACR/EULAR-2016 preconizam pontuação final igual ou superior a 4, sendo que a BGSM confere 3 pontos, quando consistente com DSj.[3]

A análise histológica tem ainda importante valor prognóstico, pois permite identificar graus de inflamação, lesões que indicam cronicidade (atrofia acinar, infiltração adiposa e dilatação ductal) e também lesões que se associam a maior risco para linfoma, como escore focal (EF) ≥ 3, os centros germinativos ectópicos-símile (CG-símile) e as lesões linfoepiteliais.[5,10]

ANÁLISE HISTOLÓGICA DA GLÂNDULA SALIVAR MENOR LABIAL E ALTERAÇÕES HISTOLÓGICAS NA DSJ

Para análise histológica das glândulas salivares menores de pacientes com suspeita de DSj, faz-se necessária a verificação da adequação (suficiência e conservação) do material obtido cirurgicamente, sendo necessários no mínimo 8 mm^2 de tecido glandular[5-13] e, idealmente, 20 mm^2.[13] A contagem da área pode ser realizada ao microscópio com régua ou papel milimetrado diretamente sobre a lâmina, com ocular milimetrada, ou morfologia de alta resolução. As imagens também podem ser escaneadas para medição posterior por morfometria. Para as medições, são utilizadas objetivas de 2x, 4x ou 5x. Para a análise dos focos linfocitários e outros elementos histológicos, pode-se utilizar objetiva de 10x ou mais.

Sialoadenite linfocítica focal (SLF) e escore focal (EF)

A SLF, padrão de inflamação que está presente na DSj, é caracterizada pela presença de um ou mais focos inflamatórios de localização perivascular e/ou periductal, adjacentes a ácinos mucosos (parênquima) preservados (Figuras 1-3). Os focos são definidos como densos agregados de 50 ou mais linfócitos (muitas vezes centenas ou mais) com raros plasmócitos (Figura 1).

Porém, não basta que haja somente a SLF. Para pontuação nos critérios de classificação, o achado histológico clássico utilizado é a SLF com EF ≥ 1, ou seja, a presença de pelo menos 1 foco por 4 mm^2 de tecido glandular (Figuras 1-3). Para o cálculo do EF, divide-se o número de focos linfocitários pela área total de superfície de tecido glandular, multiplicando o resultado por 4, a fim de se obter o número de focos por cada 4 mm^2.[5,8,13-16] Quando o EF é > 10, os focos tendem a ser confluentes, dificultando a contagem; nesses casos, pode-se atribuir escore focal igual a 12.[12,14] O grau de atividade inflamatória, introduzido por Chisholm & Mason (1968), pode ser também utilizado e classificado de acordo com a intensidade do infiltrado inflamatório, desde discreto e inespecífico (graus I e II) até presença de EF igual a 1 (grau III) e > 1 (grau IV).[16]

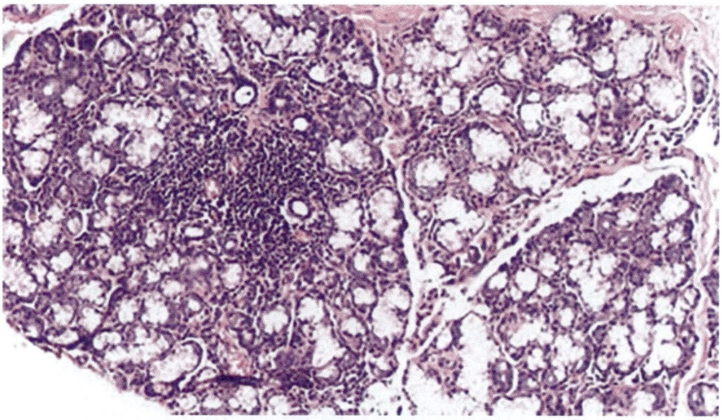

FIGURA 1 Histopatologia de glândula salivar menor exibindo foco linfocitário contendo mais de 50 linfócitos, de localização perivascular e periductal, adjacente a ácinos preservados. Hematoxilina & eosina (H&E), 100x.

Cortesia de Tatiana Nayara Libório-Kimura, Departamento de Patologia e Medicina Legal, Faculdade de Medicina da Universidade Federal do Amazonas (UFAM).

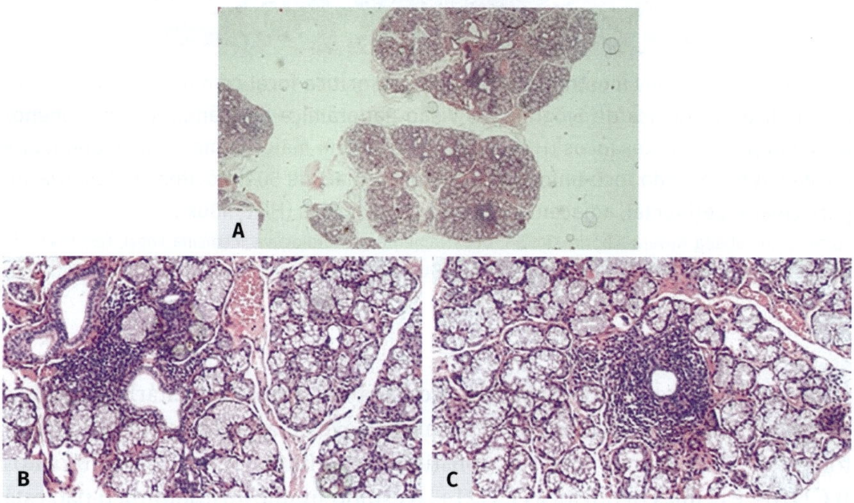

FIGURA 2 As imagens mostram sialoadenite linfocítica focal. A contagem total de focos (não exibida na imagem) conferiu um escore focal ≥ 1, compatível com o que se observa na doença de Sjögren. (A) Visão panorâmica de glândulas salivares menores exibindo padrão predominante de sialoadenite linfocítica focal, com parênquima preservado na maior parte da área ao redor (H&E, 20x). (B-C) Detalhe em maior aumento mostrando focos linfocitários contendo mais de 50 linfócitos, de localização periductal, adjacentes a ácinos preservados (H&E, 100x).

Cortesia de Tatiana Nayara Libório-Kimura, Departamento de Patologia e Medicina Legal, Faculdade de Medicina da Universidade Federal do Amazonas (UFAM).

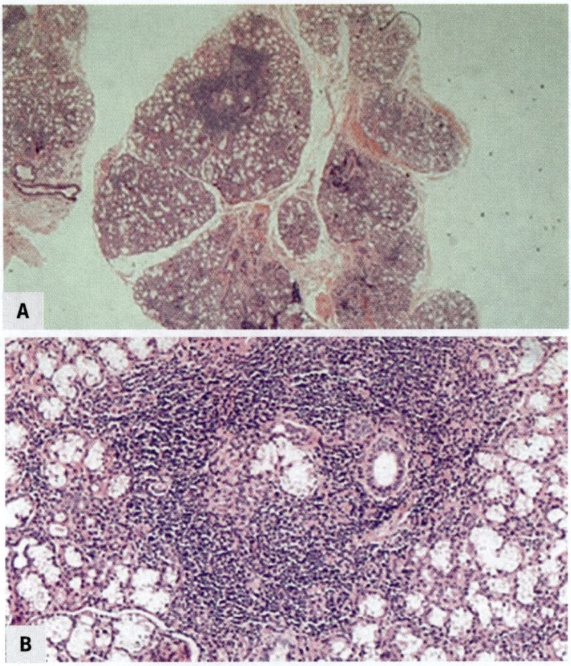

FIGURA 3 As imagens mostram sialoadenite linfocítica focal com escore focal ≥ 1 característica da doença de Sjögren. (A) Visão panorâmica de glândula salivar menor exibindo proeminentes focos (H&E, 20x). (B) Visão em maior aumento da glândula da imagem A mostrando foco linfocitário contendo mais de 50 linfócitos, de localização periacinar e periductal, adjacente a ácinos preservados (H&E, 100x).

Cortesia de Tatiana Nayara Libório-Kimura, Departamento de Patologia e Medicina Legal, Faculdade de Medicina da Universidade Federal do Amazonas (UFAM).

Quando existe dúvida quanto à presença dos focos linfocitários, pode-se aumentar a chance de detecção realizando novos e aprofundados cortes histológicos.[13,17] Embora o foco seja constituído por linfócitos T CD3+, linfócitos B CD20+ e células dendríticas CD21+, o estudo imuno-histoquímico não está indicado na rotina de análise da BGSM. Sua utilização está restrita aos casos suspeitos para linfoma, doença de IgG4 e na pesquisa científica.[18]

O EF ≥ 3, os CG-símile(s) e as lesões linfoepiteliais associam-se com manifestações sistêmicas, disfunção glandular e maior risco de linfoma não Hodgkin. Os CG-símile(s) são agregados linfoides encontrados em 17-25% das BGSM dos pacientes com DSj e se constituem em órgãos linfoides terciários (Figura 4).[5] Caracterizam-se por organização nodular contendo células T e B ativadas e rede de células dendríticas foliculares. O estudo imuno-histoquí-

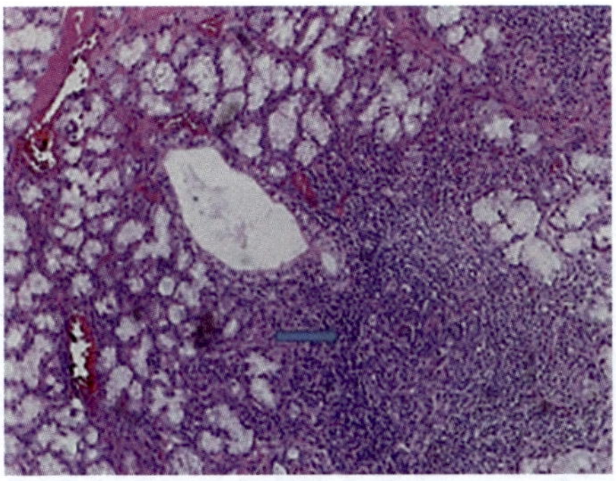

FIGURA 4 Centro germinativo símile (seta azul). H&E, 200x.
Cortesia de Maria Carmen Lopes Ferreira Silva Santos, Departamento de Patologia do Centro de Ciências da Saúde da Universidade Federal do Espírito Santo (CCS/UFES), Serviço de Anatomia Patológica do Hospital Universitário Cassiano Antônio Moraes (HUCAM-UFES/Ebserh).

mico, quando indicado, pode auxiliar na detecção dessas células, já que nem sempre são tão evidentes quanto em órgãos linfoides clássicos.[5,13]

As lesões linfoepiteliais são mais comuns na sialoadenite das glândulas parótidas, mas também podem ser encontradas nas glândulas salivares menores labiais.[5,13] Caracterizam-se pela permeação de linfócitos no epitélio ductal e hiperplasia de células basais (Figura 5). Há relatos também de infiltração linfoepitelial envolvendo a glândula salivar menor do palato.[19]

A SLF com EF $\geq$ 1, quando comparada com a SLF com EF < 1 e/ou com outros padrões histológicos de sialoadenite crônica, foi fortemente associada com disfunção salivar e lacrimal, presença de anti-Ro/SS-A, anti-La/SS-B, fator reumatoide, altos títulos de autoanticorpos anticélulas HEp-2 (FAN) e elevação de IgG, que são as principais características fenotípicas da DSj. Sendo assim, a correlação clínica mais importante é com o padrão histológico de SLF para diagnóstico de DSj em pacientes com secura ou manifestações sistêmicas.[13]

A maior intensidade do infiltrado inflamatório, medida pelo EF, associa-se com mais manifestações sistêmicas, maior gravidade de doença, maior atividade de doença, maior disfunção glandular, presença de autoanticorpos e alterações na ultrassonografia. O EF $\geq$ 3 é preditor de aumento glandular e de linfoma. O limiar de EF $\geq$ 3 tem um valor preditivo positivo de 16% para o linfoma e um valor preditivo negativo de 98%.[20]

As lesões linfoepiteliais e CG-símile(s) são mais frequentes quando o EF é alto. Associam-se com anti-Ro/SS-A e anti-La/SS-B, hipergamaglobulinemia, edema da glândula salivar, escore focal mais elevado e envolvimento extraglandular. Também se associam com maior gravidade de doença e maior risco de linfoma não Hodgkin.[21]

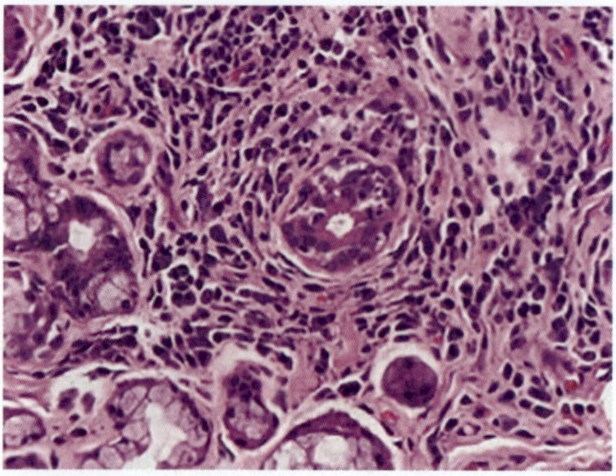

FIGURA 5 Lesão linfoepitelial. Ducto circundado por foco inflamatório, exibindo epitélio hiperplásico e infiltrado por linfócitos. H&E, 40x.

Cortesia de Maria Carmen Lopes Ferreira Silva Santos, Departamento de Patologia do Centro de Ciências da Saúde da Universidade Federal do Espírito Santo (CCS/UFES), Serviço de Anatomia Patológica do Hospital Universitário Cassiano Antônio Moraes (HUCAM-UFES/Ebserh).

Infiltração adiposa, fibrose, atrofia acinar e dilatação ductal

Há ainda outras alterações histológicas inespecíficas, como atrofia acinar, dilatação ductal, fibrose e infiltração adiposa do lóbulo glandular, que não fazem parte dos critérios de classificação, mas podem ser encontradas em pacientes com DSj (Figuras 6-8), especialmente em fases avançadas da doença ou em idosos.[13] Além do padrão de SLF com EF ≥ 1, característico da DSj, outros padrões inespecíficos foram descritos em pacientes com suspeita de DSj, podendo ser: SLF com EF < 1, sialoadenite crônica inespecífica (SCI) (Figura 6) e sialoadenite crônica esclerosante (SCE) (Figura 7).[14] Quando há predomínio de infiltração adiposa e/ou dilatação ductal, o padrão pode também ser chamado de sialoadenite atrofiante (Figura 8), de acordo com a nomenclatura de patologia geral.[22]

Diferenciar SLF de SCI pode ser um desafio até para patologistas experientes, principalmente quando presentes na mesma glândula. Porém, se o padrão SLF predomina, então o EF deve ser calculado e eventuais focos adjacentes a áreas alteradas poderão ser contabilizados no cálculo do EF, a fim de se evitar viés. No entanto, se o padrão predominante for de alterações inespecíficas e com foco linfocitário adjacente somente a áreas de atrofia, este não poderá ser considerado como SLF.[13,23]

De maneira geral, os achados de atrofia acinar, fibrose e infiltração adiposa são comuns nas biópsias de glândulas salivares menores de pacientes com queixa de xerostomia relacionada à idade e ao uso de medicações.[24] A infil-

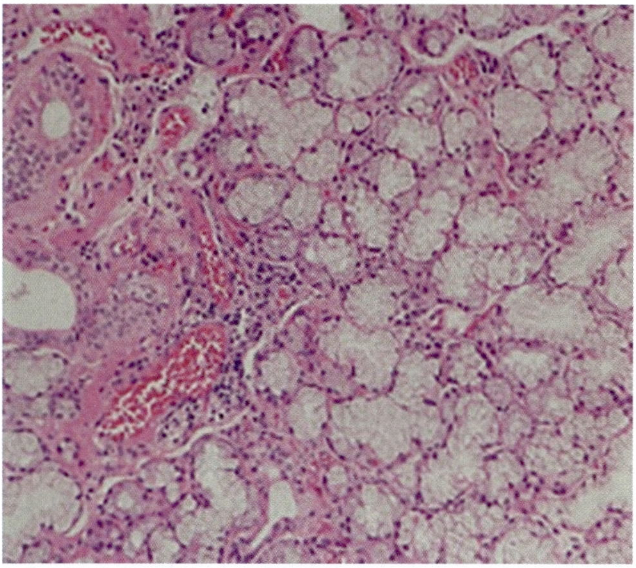

FIGURA 6 Infiltrado inflamatório perivascular e periductal discreto. Sialoadenite inespecífica. H&E, 10x.

Cortesia de Maria Carmen Lopes Ferreira Silva Santos, Departamento de Patologia do Centro de Ciências da Saúde da Universidade Federal do Espírito Santo (CCS/UFES), Serviço de Anatomia Patológica do Hospital Universitário Cassiano Antônio Moraes (HUCAM-UFES/Ebserh).

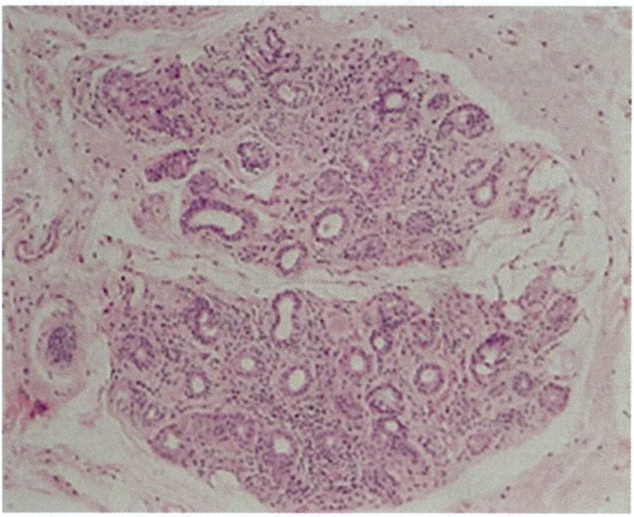

FIGURA 7 Sialoadenite esclerosante, 10x, H&E.

Cortesia de Maria Carmen Lopes Ferreira Silva Santos, Departamento de Patologia do Centro de Ciências da Saúde da Universidade Federal do Espírito Santo (CCS/UFES), Serviço de Anatomia Patológica do Hospital Universitário Cassiano Antônio Moraes (HUCAM-UFES/Ebserh).

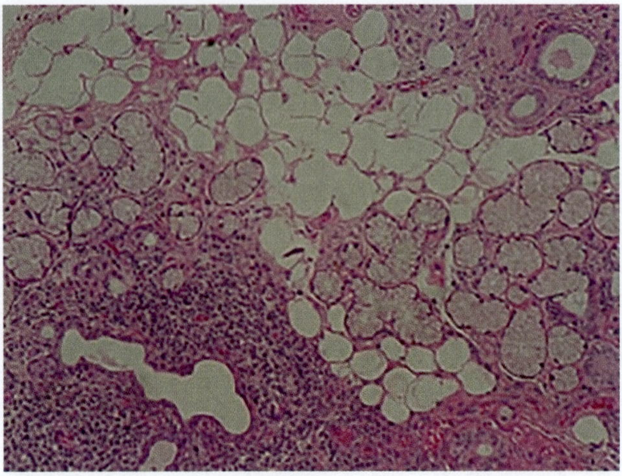

FIGURA 8 Infiltração adiposa, 20x, H&E.
Cortesia de Maria Carmen Lopes Ferreira Silva Santos, Departamento de Patologia do Centro de Ciências da Saúde da Universidade Federal do Espírito Santo (CCS/UFES), Serviço de Anatomia Patológica do Hospital Universitário Cassiano Antônio Moraes (HUCAM-UFES/Ebserh).

tração de adipócitos parece ser mais proeminente nas glândulas salivares de pacientes com DSj. Se isso se deve à progressão da doença ou ao processo de reparo, ainda precisa ser melhor investigado. A glândula salivar na DSj tem maior expressão gênica de vias de sinalização que levam ao desenvolvimento proeminente do tecido adiposo e redução da betaoxidação de ácidos graxos mitocondriais: ARID5B (*AT-rich interactive domain-containing protein 5B*), OXCT1 [*succinyl-CoA:3-ketoacid coenzyme A transferase 1 (mitochondrial)*], BDH1 [*d-beta-hydroxybutyrate dehydrogenase (mitochondrial)*], SOX8 (*transcription factor SOX-8*), HMGCS2 [*hydroxymethylglutaryl-CoA synthase (mitochondrial)*], FTO (*alpha-ketoglutarate-dependent dioxygenase FTO*), ECHS1 [*enoyl-CoA hydratase (mitochondrial)*], PCCA [*propionyl-CoA carboxylase alpha chain (mitocondrial)*], ACADL [*long-chain specific acyl-CoA dehydrogenase (mitocondrial)*] e ACADVL [*very long-chain specific acyl-CoA dehydrogenase (mitocondrial)*]. Na DSj, os adipócitos distribuem-se em áreas ricas em interleucina-6 (IL-6). Além disso, células IL-17 positivas foram detectadas principalmente ao redor dos adipócitos e também dentro dos infiltrados focais.[25]

Em uma coorte brasileira, 79,7% dos pacientes com DSj apresentaram padrão de SLF. A maioria apresentava atrofia acinar (70,4%) e infiltração adiposa (51,2%). Indivíduos com infiltração adiposa eram mais velhos, apresentavam maior frequência de disfunção glandular e maiores níveis de quinureninas. O teste de Schirmer ≤ 5 mm/5 min foi encontrado em 69,2% dos indivíduos com infiltração adiposa em comparação com 41% e o fluxo salivar total não estimulado reduzido foi encontrado em 87,2% em comparação com 70% sem infiltração adiposa. Esse estudo mostra que as quinureninas são biomarcadores de maior infiltração adiposa na BGSM e disfunção glandular, sugerindo que a ativação da via do interferon-γ está envolvida no dano das glândulas salivares e lacrimais.[26]

PADRONIZAÇÃO DO LAUDO DE ANÁLISE HISTOLÓGICA E LIMITAÇÕES DA TÉCNICA

O laudo anatomopatológico deve conter obrigatoriamente os três elementos seguintes: 1. adequação do material (área da amostra em mm^2); 2. número de focos linfocitários; e 3. EF (consequência dos dois anteriores) para que possa gerar um resultado de biópsia "positiva" ($EF \geq 1$) ou "negativa" ($EF < 1$ ou sialoadenite inespecífica). Outros achados histológicos que devem ser incluídos no laudo anatomopatológico, quando presentes, são: o grau de inflamação (de acordo com Chisholm & Mason, 1968), o grau de fibrose, de atrofia acinar, de dilatação ductal e de infiltração adiposa. Para fins de prognóstico, é necessário ainda informar a presença de centro germinativo e de lesão linfoepitelial.

A análise histológica da BGSM tem limitações biológicas e técnicas. As de ordem biológica estão relacionadas com a fase e gravidade da doença no momento da biópsia, podendo gerar resultados negativos, quando realizadas nos seus dois extremos, ou seja, em doença leve ou fora de atividade sem envolvimento glandular suficiente ou ainda em estágios mais avançados com destruição do parênquima e sobreposição com alterações histológicas inerentes da senilidade. Já as limitações de ordem técnica incluem coleta de material insuficiente para a análise, o que pode levar à sub ou superestimação do escore focal; interpretação inadequada e/ou definição incorreta do foco linfocitário (sobretudo em casos limítrofes que são os mais difíceis e passíveis de subjetividade); a não realização do cálculo do escore focal. A impossibilidade de obtenção de amostras repetidas é uma limitação importante da BGSM para seguimento.

Em relação à confiabilidade da análise, pode ocorrer variação na concordância entre patologistas, sobretudo em relação à presença e quantidade de focos linfocitários. De maneira geral, amostras com infiltrado inflamatório extenso geram variabilidade na contagem total de focos entre os diferentes observadores, pois, nesses casos, o grau de interpretação subjetiva na definição do limite espacial de cada foco inflamatório é maior.[27-29] Para facilitar a análise histológica e estimular uma padronização dos laudos anatomopatológicos, em 2017, foi proposta uma padronização para análise histológica da glândula salivar labial com vistas a ensaios clínicos, porém com excelente aplicabilidade também na rotina diagnóstica.[13] As recomendações de consenso para processamento e análise histológica de glândulas salivares menores labiais para o diagnóstico da DSj estão descritas no Quadro 1.

QUADRO 1 Consenso para processamento e análise histológica de glândulas salivares menores labiais para o diagnóstico de doença de Sjögren e nível de evidência (entre parênteses) para cada recomendação[13]

1.	Sugere-se que o número mínimo de glândulas salivares menores seja quatro (seis se pequenas), devendo ser separadas cirurgicamente (D).
2.	A área de superfície mínima deve ser de 8 mm^2 (D).
3.	Se o primeiro nível de corte for inconclusivo, ou no contexto de um ensaio clínico, deve-se considerar a inclusão de dois níveis de corte adicionais em intervalos de 200 µm (o diâmetro típico do foco é < 50 µm), para aumentar a área de superfície (C/D).
4.	Deve-se ter cuidado com a preparação dos blocos de parafina, com glândulas menores colocadas mais alto para permitir a amostragem do meio da amostra durante o corte (D).
5.	A análise histológica deve indicar se há sialoadenite linfocítica focal (SLF) presente. A atribuição de SLF, ou possível SLF, deve ser seguida do cálculo do escore focal (B).
6.	A quantidade (ausente, discreta, moderada ou acentuada) de atrofia, fibrose, dilatação ductal e sialoadenite crônica inespecífica, além da presença ou ausência de SLF, devem ser relatadas (C).
7.	O cálculo do escore focal deve incluir toda a área da superfície glandular no denominador, para evitar a introdução de viés (D).
8.	A presença ou ausência de estruturas semelhantes a centros germinativos e lesões linfoepiteliais deve ser relatada (C).
9.	O escore focal deve ser registrado e a área dos focos individuais também deve ser somada e dividida pela área glandular, para dar uma indicação mais quantitativa da extensão da infiltração glandular (C).
10.	Uma vez confirmada a SLF, todos os focos devem ser incluídos no escore focal e nos cálculos da área dos focos, mesmo quando adjacentes a ácinos ou ductos anormais, para evitar a introdução de viés (D).
11.	A coloração para CD3, CD20 e CD21 pode ser utilizada, para identificar a presença de estruturas semelhantes a centros germinativos. Deve ser relatada como a proporção de focos com segregação de células T/B e redes de células dendríticas foliculares. Deve-se considerar relatar a proporção média de células B/T em focos (C/D).
12.	O tempo ideal para rebiopsiar não está estabelecido (D).

ALTERAÇÕES HISTOLÓGICAS DA GLÂNDULA SALIVAR EM OUTRAS DOENÇAS

Algumas doenças sistêmicas podem acometer as glândulas salivares e são critérios de exclusão, como: sarcoidose, hepatite C, síndrome da imunodeficiência adquirida (SIDA), infecção pelo HTLV (*human T-cell lymphotropic virus type 1*), linfoma e doença de hiper IgG4. A BGSM tem limitação para fazer diagnóstico diferencial, porque a sensibilidade pode ser baixa para algumas doenças (como a sarcoidose e o linfoma) ou por apresentar padrão semelhante, como na infecção pelo vírus da hepatite C.

Outras doenças do colágeno podem também acometer a glândula salivar, como a esclerose sistêmica (ES) e o lúpus eritematoso sistêmico (LES). Nesses casos, a BGSM é essencial para definir o diagnóstico diferencial ou se há associação de doenças.

A frequência de sintomas de secura é alta nos pacientes com LES. Cerca de 70% deles têm sintomas de secura, 50%, disfunção salivar e/ou lacrimal. Entre aqueles com disfunção glandular ou anti-Ro/SS-A positivo, 50% têm alguma alteração histológica e 17%, SLF, caracterizando diagnóstico diferencial ou sobreposição com a DSj. As principais alterações histológicas encontradas são: infiltrado inflamatório inespecífico, sialoadenite linfocítica focal, atrofia acinar, dilatação ductal, infiltração adiposa e lesão linfoepitelial.[30]

A ES apresenta sobreposição com a DSj em 30% dos casos. Em uma coorte de 102 pacientes, observou-se fibrose nas glândulas salivares em 80% e sialoadenite linfocítica focal em 45%.[31]

Os linfomas não Hodgkin surgem em 5-10% dos pacientes com DSj. A maioria desses linfomas são originados no tecido linfoide associado à mucosa (linfoma MALT, *mucosa associated lymphoid tissue*), que se desenvolvem preferencialmente nas glândulas parótidas. Uma característica dos linfomas MALT de glândulas salivares é sua associação com lesão linfoepitelial. Considera-se que os linfomas MALT surgem como consequência da estimulação crônica dos linfócitos B. Evidências disponíveis indicam que o epitélio da glândula salivar é capaz de promover hiperatividade dos linfócitos B na DSj e forma um nicho para produção de autoanticorpos. A hiperatividade crônica dos linfócitos B nas glândulas salivares é demonstrada, entre outros achados, pela ocorrência frequente de estruturas linfoides terciárias no tecido glandular, que podem conter CG-símile. Portanto, a presença de lesão linfoepitelial e estruturas linfoides terciárias com CG-símile pode ser considerada preditora para o surgimento de linfoma não Hodgkin nos pacientes com DSj.[32]

As três principais características histológicas da doença relacionada à IgG4 são: a presença de densos infiltrados linfoplasmocitários, fibrose (disposta pelo menos focalmente em um padrão estoriforme) e flebite oclusiva. O infiltrado inflamatório é composto principalmente por linfócito T e agregados de células B, com uma proporção de plasmócitos IgG4+/IgG+ > 40%, critério obrigatório para diagnóstico histológico da doença relacionada à IgG4.[33] Na sarcoidose, geralmente estão presentes as lesões granulomatosas não caseosas, com células epitelioides, sem a evidência de organismos ou partículas. Já na amiloidose, a presença de material amiloide na glândula salivar é fundamental para o diagnóstico,[4] podendo ser evidenciada por coloração especial de vermelho Congo.

Outras causas que causam aumento crônico bilateral de glândulas salivares, principalmente das parótidas, são desnutrição crônica, obesidade, alcoolismo, diabetes, doença hepática, uremia e desordens alimentares. Alterações inespecíficas como infiltrado inflamatório inespecífico, atrofia e infiltração adiposa podem ser descritas.

DESCRIÇÃO DA TÉCNICA DE BIÓPSIA DE GLÂNDULA SALIVAR MENOR LABIAL POR INCISÃO LINEAR

A técnica por incisão linear, descrita por Greenspan em 1974 e posteriormente por Daniels em 1984, é a mais recomendada por ser minimamente invasiva e com raras complicações relatadas em menos de 1% dos casos, sendo a principal complicação a lesão de ramos do nervo mentoniano com consequente parestesia no mento. A descrição detalhada das seis etapas para realização da biópsia de glândulas salivares menores labiais por meio da técnica de incisão linear,[13,34] adaptada pela experiência dos autores e utilizada no Serviço de Reumatologia do Hospital Universitário Cassiano Antônio Moraes (HUCAM-UFES/Ebserh), está ilustrada nas Figuras 9 a 14. A lista de materiais necessários e os cuidados pré-operatórios e pós-operatórios estão ilustrados nas Figuras 15 e 16.

As glândulas são submucosas, estão logo acima da camada muscular e separadas da mucosa oral por uma fina camada de tecido conjuntivo, longe do suprimento sanguíneo, que se encontra profundo. Essa anatomia facilita o acesso e justifica a baixa frequência de complicações (Figura 9).[11,12]

Para a realização da BGSM, procede-se inicialmente à anestesia (geralmente lidocaína 2% com vasoconstritor) na mucosa labial íntegra por infiltração local ou bloqueio do nervo mentoniano,[9] utilizando-se idealmente uma seringa Carpule de 1 mL com refluxo e agulha gengival ou seringa comum de 1 mL com agulha hipodérmica (Figura 10).

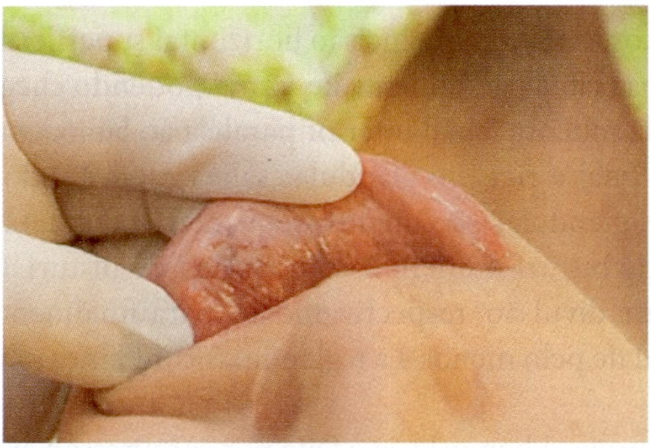

FIGURA 9 Etapa 1: palpar o lábio bimanualmente, lateralmente à linha média, para encontrar área com maior número de glândulas. Everter o lábio e escolher área sem lesões.

Cortesia de Valéria Valim, Departamento de Clínica Médica e Pós-graduação em Saúde Coletiva da Universidade Federal do Espírito Santo (UFES), Serviço de Reumatologia do Hospital Universitário Cassiano Antônio Moraes (HUCAM-UFES/Ebserh).

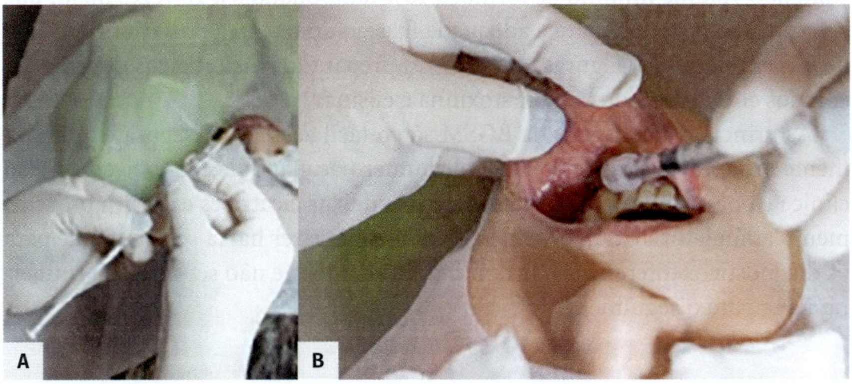

FIGURA 10 Etapa 2: anestesiar o local da incisão ou proceder ao bloqueio anestésico no forame mentoniano, com lidocaína 2% com vasoconstrictor 1 mL, usando seringa de Carpule ou seringa com rosca de 1 mL. Utilizar agulha subcutânea com bisel direcionado para o forame mentoniano (A). Injetar o anestésico lentamente, fazendo movimentos circulares, para difundir o anestésico e reduzir a percepção de dor (B). Para aumentar o conforto do paciente, pode-se aplicar uma pomada anestésica no local da incisão e da injeção anestésica.

Cortesia de Valéria Valim, Departamento de Clínica Médica e Pós-graduação em Saúde Coletiva da Universidade Federal do Espírito Santo (UFES), Serviço de Reumatologia do Hospital Universitário Cassiano Antônio Moraes (HUCAM-UFES/Ebserh).

Essa técnica consiste em uma incisão horizontal superficial do epitélio, sem retirada de mucosa labial, geralmente de 1 cm,[4] podendo chegar a 1,5 a 2 cm,[12] na face interna da mucosa labial inferior paralela ao lábio, entre a linha média e a comissura, a qual é rica em glândulas salivares, evitando-se a região mediana onde essas glândulas são menos frequentes (Figura 11). Para tal, pode ser usado cabo de bisturi número 3 com lâmina de bisturi 15C, seguida por dissecção romba e divulsão, respectivamente, para finalmente proceder à remoção individual de pelo menos 4 a 6 glândulas com pinça anatômica delicada (Figura 12).[5,13]

Durante a cirurgia, a hemostasia é feita por compressão externa e com gaze estéril, mantendo a visualização e o cuidado com as glândulas, nervos e vasos durante a manipulação (Figura 13). O reposicionamento da mucosa é feito utilizando-se porta agulha pequeno com fio *categut* (Figuras 14 e 15). É recomendável posteriormente uma compressa de gelo na superfície externa do lábio, por 20 minutos (Figura 16).

As amostras de tecido devem ser acondicionadas em frasco de boca larga contendo volume mínimo de formol a 10% tamponado 6 a 10 vezes maior que o volume do espécime para a adequada fixação do tecido e posterior processamento em parafina (Figuras 15 e 16). Os preparados histológicos deverão ser corados com o método da hematoxilina e eosina.[13-15]

As principais vantagens da BGSM são o fácil acesso, ser segura e minimamente invasiva, permitir obter grande número de glândulas, ter boa correlação clínica e boa aceitação pelos pacientes, não deixar cicatrizes e ser um procedimento ambulatorial. Sua principal desvantagem é ter baixa sensibilidade para os diagnósticos diferenciais de linfoma e sarcoidose e não ser repetida rotineiramente para o seguimento.

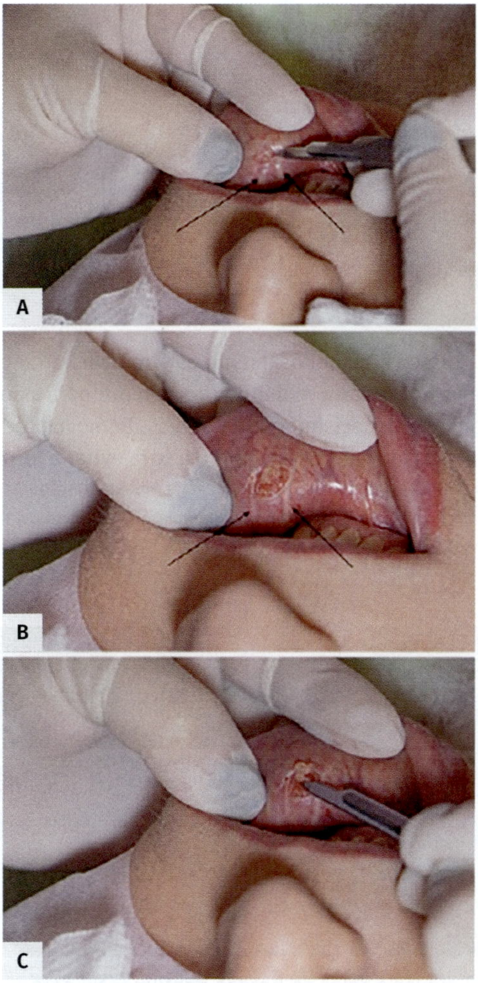

FIGURA 11 Etapa 3: realizar a incisão reta da mucosa, horizontal e paralela à gengiva (1-2 cm), do menor tamanho possível, o suficiente para visualizar e dissecar a glândula do feixe vasculonervoso com segurança. A incisão é horizontal, paralela à gengiva, do menor tamanho possível (1-2 cm), preferencialmente menor que 1,5 cm, mas suficiente para visualizar o feixe vasculonervoso contíguo à glândula (A). A incisão é bem superficial, apenas através do epitélio, para evitar danos dos nervos, vasos e das glândulas (B). Enquanto se procede a incisão e retirada das glândulas, o lábio deve ser comprimido externamente com o dedo médio, facilitando a exposição da glândula e a hemostasia. Observe na figura os feixes de nervo (setas). A incisão da mucosa não pode ser profunda, para preservá-los. Observe que o terceiro dedo da mão esquerda oferece uma compressão hemostática eficiente externamente, mantendo o campo cirúrgico sem sangramento (C).
Cortesia de Valéria Valim, Departamento de Clínica Médica e Pós-graduação em Saúde Coletiva da Universidade Federal do Espírito Santo (UFES), Serviço de Reumatologia do Hospital Universitário Cassiano Antônio Moraes (HUCAM-UFES/Ebserh).

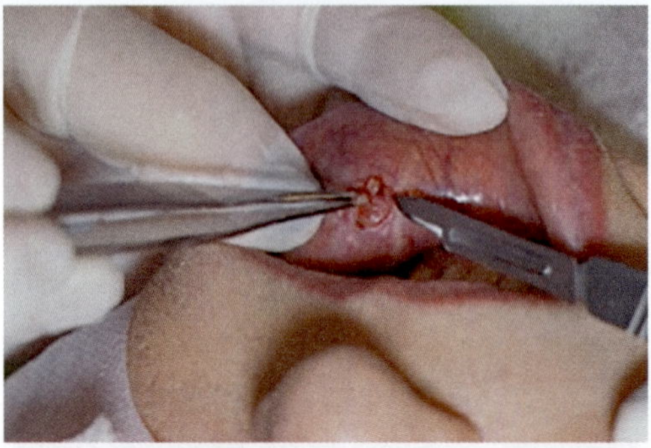

FIGURA 12 Etapa 5: dissecar cuidadosamente as glândulas do tecido conjuntivo, vasos e nervos circunjacentes, com manipulação mínima para não amassar o tecido glandular e não danificar especialmente os nervos. Remover cada glândula em sua totalidade, não deixar tecido glandular na borda, para evitar a formação de mucocele.
Cortesia de Valéria Valim, Departamento de Clínica Médica e Pós-graduação em Saúde Coletiva da Universidade Federal do Espírito Santo (UFES), Serviço de Reumatologia do Hospital Universitário Cassiano Antônio Moraes (HUCAM-UFES/Ebserh).

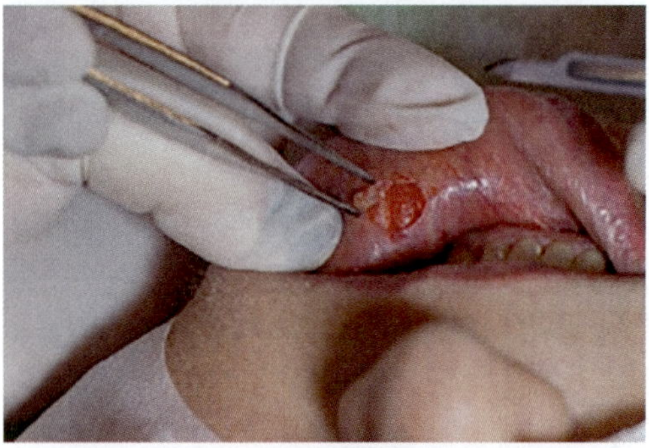

FIGURA 13 Etapa 4: mover e rolar as bordas gentilmente, para expor melhor todo o bloco de glândula ou glândulas próximas. Se as glândulas forem pequenas e insuficientes, pode-se aumentar a periferia da incisão.
Cortesia de Valéria Valim, Departamento de Clínica Médica e Pós-graduação em Saúde Coletiva da Universidade Federal do Espírito Santo (UFES), Serviço de Reumatologia do Hospital Universitário Cassiano Antônio Moraes (HUCAM-UFES/Ebserh).

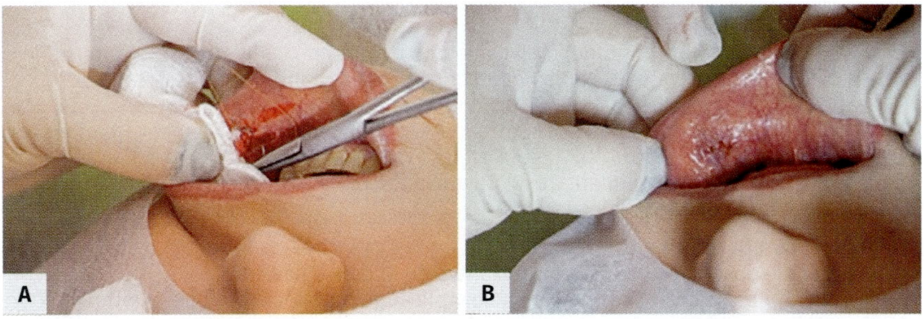

FIGURA 14 Etapa 6: proceder à sutura com fio absorvível ou de seda (A). Durante a sutura, não prender glândulas na incisão; evitar atravessar vasos e nervos; evitar pontos frouxos ou muito apertados (só aproximar as bordas); evitar deixar pontas de fios muito longas (B).

Cortesia de Valéria Valim, Departamento de Clínica Médica e Pós-graduação em Saúde Coletiva da Universidade Federal do Espírito Santo (UFES), Serviço de Reumatologia do Hospital Universitário Cassiano Antônio Moraes (HUCAM-UFES/Ebserh).

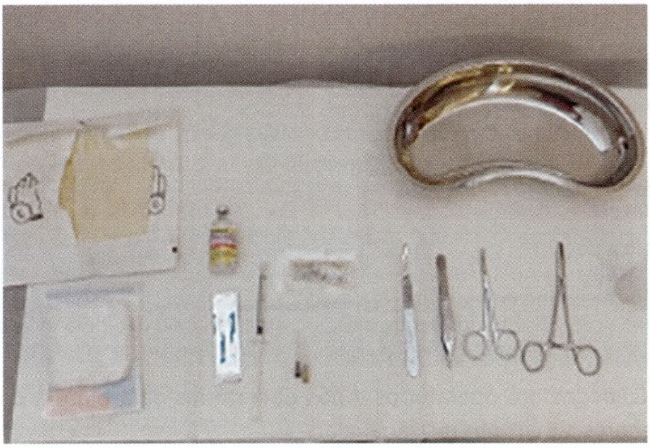

FIGURA 15 Materiais utilizados na biópsia de glândula salivar labial para realização da técnica de biópsia excisional de glândulas salivares menores labiais por incisão linear[12] e adaptada pelo Serviço de Reumatologia do HUCAM-UFES/Ebserh. Instrumentais: cabo de bisturi nº 3, pinça anatômica delicada, tesoura reta pequena, porta agulha pequeno. Insumos: campo cirúrgico fenestrado (pequena cirurgia), lâmina de bisturi nº 15, fio *catgut* ou seda nº 5,0, anestésico local (xilocaína 2%) com vasoconstritor, agulhas descartáveis [13 x 0,3 (30G) e 40 x 12 mm], seringa descartável 1 mL com rosca ou seringa de Carpule, gaze estéril, luvas cirúrgicas de procedimento, máscara cirúrgica, avental, tubos com formol a 10% para fixação do material e envio para patologia, rótulo para identificação do material.

Modificada de: Valim V, Libório-Kimura TN, Santos MCLFS, Mendonça JA. Histologia das glândulas salivares. In: Shinjo SK, Moreira C. Livro da Sociedade Brasileira de Reumatologia. 3ª ed. Santana de Parnaíba: Manole; 2023. p. 788.34. Cortesia de Valéria Valim, Departamento de Clínica Médica e Pós-graduação em Saúde Coletiva da Universidade Federal do Espírito Santo (UFES), Serviço de Reumatologia do Hospital Universitário Cassiano Antônio Moraes (HUCAM-UFES/Ebserh).

Cuidados pré-operatórios

1. Avaliar estado geral de saúde, medicamentos e riscos de sangramento. Manter todos os medicamentos em uso. Não é necessário suspender antiagregantes plaquetários e anticoagulantes.
2. Recomenda-se acompanhante, especialmente para menores de 18 anos e maiores de 60 anos.
3. Informar as restrições alimentares e de atividade física no pós-operatório.
4. Remover próteses e aparelhos.

Cuidados pós-operatórios

1. Repouso e observação de 15 minutos antes de liberar o paciente.
2. Fazer compressa local externa com gelo. Aplicar gelo no local durante as primeiras 24 horas. O gelo deverá estar acondicionado em bolsa própria ou em envoltório plástico. A aplicação deverá ser feita pelo lado externo, protegendo-se a pele e os lábios. Após 48 horas, fazer compressas com água morna em caso de inchaço importante.
3. Evitar esforços físicos e a permanência ao sol.
4. Ao deitar, utilizar apoio ou travesseiros, para manter a cabeça elevada.
5. Os pontos foram realizados com fio absorvível, não é preciso retirá-los. Eles caem ou dissolvem-se com o passar dos dias, à medida que o local cicatriza entre 7 e 10 dias.
6. Não fazer bochechos nas primeiras 24 horas após a cirurgia.
7. Higienizar a boca normalmente através da escovação dentária, apenas com cuidado para não bater com a escova no local dos pontos.
8. Preferir dieta líquido-pastosa e fria no primeiro dia. Após o segundo dia, a dieta poderá ser morna, se quiser, evitando mastigar do lado operado.
9. É normal sentir leve dormência no local nos primeiros dias devido à anestesia local e isso desaparece no decorrer dos dias.
10. Evitar atividade física e esportes por uma semana.
11. Em caso de sangramento, lavar a boca com água gelada e comprimir o local operado com gaze ou algodão. Trocar a compressa de 15 em 15 minutos.
12. Em caso de dúvidas ou complicações, procurar o médico ou o dentista que realizou o procedimento.

Cuidados com a peça

1. O material deve ser identificado e conservado em formol tamponado a 10% com volume 6 a 10x o volume do material.
2. Preencher a requisição informando sintomas, presença ou não de anticorpos, durante a evolução e hipóteses diagnósticas (a informação deve ser completa e sucinta)

FIGURA 16 Cuidados pré-operatórios e pós-operatórios para biópsia das glândulas salivares menores labiais por incisão linear.

Modificado de: Valim V, Libório-Kimura TN, Santos MCLFS, Mendonça JA. Histologia das glândulas salivares. In: Shinjo SK, Moreira C. Livro da Sociedade Brasileira de Reumatologia. 3ª ed. Santana de Parnaíba: Manole; 2023,. p. 788.34]. Cortesia de Valéria Valim, Departamento de Clínica Médica e Pós-graduação em Saúde Coletiva da Universidade Federal do Espírito Santo (UFES), Serviço de Reumatologia do Hospital Universitário Cassiano Antônio Moraes (HUCAM-UFES/Ebserh).

REFERÊNCIAS

1. Vitali C, Bombardieri S, Jonsson R, et al. Classification criteria for Sjögren's syndrome: a revised version of the European criteria proposed by the American-European Consensus Group. Ann Rheum Dis. 2002;61(6):554-8.
2. Shiboski SC, Shiboski CH, Criswell LA, et al. American College of Rheumatology classification criteria for Sjögren's syndrome: a data-driven, expert consensus approach in the Sjögren's International Collaborative Clinical Alliance Cohort. Arthritis Care Res (Hoboken). 2012;64(4):47587.

3. Shiboski CH, Shiboski SC, Seror R, et al. 2016 American College of Rheumatology/European League Against Rheumatism classification criteria for primary Sjögren's syndrome. Ann Rheum Dis. 2017;76(1):9-16.
4. Liao R, Yang HT, Li H, et al. Recent advances of salivary gland biopsy in Sjögren's syndrome. Front Med (Lausanne). 2022;8:792593.
5. Trevisani VFM, Pasoto SG, Fernandes MLMS, et al. Recommendations from the Brazilian Society of Rheumatology for the diagnosis of Sjögren's syndrome (Part I): glandular manifestations (systematic review). Adv Rheumatol. 2019;59(1):58.
6. Wicheta S, Van der Groen T, Faquin WC, August M. Minor salivary gland biopsy- an important contributor to the diagnosis of Sjögren syndrome. J Oral Maxillofac Surg. 2017;75(12):2573-8.
7. Valim V, Miyamoto ST, Lemos Lopes ML, et al. Brazilian Sjögren´s Syndrome Registry (BRASS): A large Brazilian multicentric cohort of primary Sjögren´s syndrome. In: Annual European Congress of Rheumatology, EULAR (European League Against Rheumatism) 2019, Madrid, Spain, June 2019. Poster Presentations [THU0694]. Ann Rheum Dis. 2019;78:644-5.
8. Guellec D, Cornec D, Jousse-Joulin S, et al. Diagnostic value of labial minor salivary gland biopsy for Sjögren's syndrome: a systematic review. Autoimmun Rev. 2013;12(3):416-20.
9. Giovelli RA, Santos MC, Serrano ÉV, Valim V. Clinical characteristics and biopsy accuracy in suspected cases of Sjögren's syndrome referred to labial salivary gland biopsy. BMC Musculoskelet Disord. 2015;16(1):30.
10. Nishishinya MB, Pereda CA, Muñoz-Fernández S, et al. Identification of lymphoma predictors in patients with primary Sjögren's syndrome: a systematic literature review and meta-analysis. Rheumatol Int. 2015;35(1):17-26.
11. Greenspan JS, Daniels TE, Talal N, Sylvester RA. The histopathology of Sjögren's syndrome in labial salivary gland biopsies. Oral Surgery, Oral Med Oral Pathol. 1974;37(2):217-29.
12. Daniels TE. Labial salivary gland biopsy in Sjögren's syndrome. Arthritis Rheum. 1984;27(2):147-56.
13. Fisher BA, Jonsson R, Daniels T, et al. Standardisation of labial salivary gland histopathology in clinical trials in primary Sjögren's syndrome. Ann Rheum Dis. 2017;76(7):1161-8.
14. Daniels TE, Cox D, Shiboski CH, et al. Associations between salivary gland histopathologic diagnoses and phenotypic features of Sjögren's syndrome among 1,726 registry participants. Arthritis Rheum. 2011;63(7):2021-30.
15. Varela-Centelles P, Seoane-Romero JM, Sánchez-Sánchez M, González-Mosquera A, Diz-Dios P, Seoane J. Minor salivary gland biopsy in Sjögren's syndrome: a review and introduction of a new tool to ease the procedure. Med Oral Patol Oral Cir Bucal. 2014;19(1):e20-3.
16. Chisholm DM, Mason DK. Labial salivary gland biopsy in Sjögren's disease. J Clin Pathol. 1968;21(5):656-60.
17. Bredahl SK, Reibel J, Pedersen AML. Value of multilevel sectioning of labial salivary gland biopsies in the diagnosis of Sjögren's syndrome. Oral Surg Oral Med Oral Pathol Oral Radiol. 2021;131(1):85-91.
18. Trivedi A, Cornejo KM, O'Donnell P, Dresser K, Deng A. Employing immunohistochemical staining to labial minor salivary gland biopsies from patients with Sjogren's syndrome increases diagnostic certainty. J Oral Pathol Med. 2021;50(1):98-102.
19. Medeiros Jr R, de Almeida OP, Leão JC, Gueiros LA. Lymphoepithelial infiltrate of palatal minor salivary glands: implications for diagnostic work-up. Int J Oral Maxillofac Surg. 2016;45(12):1626-9.
20. Risselada AP, Hair Md, Kruize AA, Bijlsma JW, van Roon JA. Lymphocytic focus score as a prognostic tool. Ann Rheum Dis. 2015;74(4):e31.
21. Theander E, Vasaitis L, Baecklund E, et al. Lymphoid organisation in labial salivary gland biopsies is a possible predictor for the development of malignant lymphoma in primary Sjögren's syndrome. Ann Rheum Dis. 2011;70(8):1363-8.

22. Bogliolo L, Pereira FEL. Inflamação. In: Patologia geral básica. Agressão, defesa, adaptação, doença. Rio de Janeiro: Guanabara Koogan; 1978.
23. Costa S, Quintin-Roué I, Lesourd A, et al. Reliability of histopathological salivary gland biopsy assessment in Sjögren's syndrome: a multicentre cohort study. Rheumatology (Oxford). 2015;54(6):1056-64.
24. Klein A, Klein J, Chacham M, et al. Acinar atrophy, fibrosis and fatty changes are significantly more common than Sjogren's syndrome in minor salivary gland biopsies. Medicina (Kaunas). 2022;58(2):175.
25. Aqrawi LA, Jensen JL, Øijordsbakken G, et al. Signalling pathways identified in salivary glands from primary Sjögren's syndrome patients reveal enhanced adipose tissue development. Autoimmunity. 2018;51(3):135-46.
26. Sardenberg WM, Santos MCLFS, Skarstein K, et al. Acinar adipose tissue infiltration in salivary gland biopsy is associated with kynurenines-Interferon-γ pathway inflammation biomarkers. Clin Exp Rheumatol. 2020;38 Suppl 126(4):27-33.
27. Edelstein R, Kilipiris GE, Machalekova K, Mouzalini E, Slobodianuk A, Javorka V. Accuracy of minor salivary gland biopsy in the diagnosis of Sjögren syndrome. Bratisl Lek Listy. 2021;122(7):454-60.
28. Stewart CM, Bhattacharyya I, Berg K, et al. Labial salivary gland biopsies in Sjögren's syndrome: still the gold standard? Oral Surg Oral Med Oral Pathol Oral Radiol Endod. 2008;106(3):392-402.
29. Lucchesi D, Pontarini E, Donati V, et al. The use of digital image analysis in the histological assessment of Sjögren's syndrome salivary glands improves inter-rater agreement and facilitates multicentre data harmonisation. Clin Exp Rheumatol. 2020;38 Suppl 126(4):180-8.
30. Gianordoli APE, Laguardia RVRB, Santos MCFS, et al. Prevalence of Sjögren's syndrome according to 2016 ACR-EULAR classification criteria in patients with systemic lupus erythematosus. Adv Rheumatol. 2023;63(1):11.
31. Can G, Sarıoğlu S, Birlik M, et al. The prevalence of Sjögren's syndrome and sicca symptoms in patients with systemic sclerosis and alpha-smooth muscle actin expression in biopsy specimens from minor salivary glands. Turk J Med Sci. 2021;51(4):1875-82.
32. Verstappen GM, Pringle S, Bootsma H, Kroese FGM. Epithelial-immune cell interplay in primary Sjögren syndrome salivary gland pathogenesis. Nat Rev Rheumatol. 2021;17(6):333-48.
33. Deshpande V, Zen Y, Chan JK, et al. Consensus statement on the pathology of IgG4-related disease. Mod Pathol. 2012;25(9):1181-92.
34. Valim V, Libório-Kimura TN, Santos MCLFS, Mendonça JA. Histologia das glândulas salivares. In: Shinjo SK, Moreira C. Livro da Sociedade Brasileira de Reumatologia. 3ª ed. Santana de Parnaíba: Manole; 2023. p. 788.

9

Autoanticorpos tradicionais e novos anticorpos candidatos

Sandra Gofinet Pasoto
Eloisa Bonfá

PONTOS-CHAVE

- Na doença de Sjögren (DSj), ocorre uma estimulação muito acentuada dos linfócitos B, os quais produzem múltiplos autoanticorpos, principalmente anti-Ro/SS-A e anti-La/SS-B.
- Ao diagnóstico da DSj, os principais autoanticorpos são: anticorpos anticélulas HEp-2 (FAN) – 79,3%; anti-Ro/SS-A – 73,2%; fator reumatoide (FR) – 48,6%; anti-La/SS-B – 45,1%; e crioglobulinas – 7,3%. A redução dos níveis séricos das frações C3 e C4 do complemento pode ser observada em 13,4% e 14,5% dos pacientes, respectivamente.
- Além do apoio ao diagnóstico, os anticorpos anti-Ro/SS-A e anti-La/SS-B são muito úteis na prática clínica, pois estão associados a um fenótipo mais grave da doença, com maior intensidade do infiltrado inflamatório linfocítico nas glândulas salivares, além de envolvimento sistêmico mais grave.
- O FR está associado aos envolvimentos glandular e sistêmico mais graves, além de ser um fator preditivo para linfoma na DSj.
- A crioglobulinemia em especial e a diminuição do C4 estão fortemente associadas à atividade sistêmica e são fatores preditivos para linfoma na DSj.
- Em casos de suspeita clínica de DSj e com resultado negativo para anti-Ro/SS-A pelos métodos convencionais, está indicada a determinação de anti-Ro52/TRIM21 e anti-Ro60 separadamente.
- Entre os novos anticorpos candidatos a um papel na prática clínica, destacam-se os anticorpos *anti-salivary gland protein 1* (anti-SP-1), *anti-carbonic anhydrase 6* (anti-CA6) e *anti-parotid secretory protein* (anti-PSP). Entretanto, estudos longitudinais são necessários, para avaliar se eles realmente auxiliariam no diagnóstico mais precoce da DSj.
- Outros anticorpos, como antifosfolípides, antitireoperoxidase, anticélulas parietais gástricas, antimitocôndria, antimúsculo liso e antiendomísio, são marcadores de doenças autoimunes associadas à DSj.

INTRODUÇÃO

Como discutido em detalhes no Capítulo "Etiologia e fisiopatologia", na doença de Sjögren (DSj) ocorre um importante desequilíbrio do sistema imunológico envolvendo componentes da resposta imune inata, como as células dendríticas plasmocitoides (pDCs) e os macrófagos,[1] e também da resposta imune adaptativa, linfócitos B[2] e linfócitos T *helper* (Th), Th1, Th2, Th17, T reguladores (Treg) e $CD8^+$.[3] Além disso, foi descrita nessa doença uma acentuada ativação dos genes reguladores do interferon (IFN) nas células do sangue periférico e das glândulas salivares (*IFN-induced gene signature*). Consequentemente, há um aumento da produção de citocinas pró-inflamatórias pelas pDCs dos pacientes com DSj, incluindo o IFN tipo I.[4] Por sua vez, o IFN-α estimula a produção do *B-cell activating factor* (BAFF), cujas concentrações elevam-se no soro, nas glândulas salivares e na saliva dos pacientes com DSj, culminando por conseguinte em uma estimulação muito acentuada dos linfócitos B, os quais produzem múltiplos autoanticorpos, principalmente anti-Ro/SS-A e anti-La/SS-B.[5]

Neste capítulo, abordaremos os principais autoanticorpos conhecidos na DSj, com ênfase na sua contribuição para a prática clínica. Também discutiremos sobre novos anticorpos "candidatos" a um possível papel no diagnóstico e no seguimento clínico dos pacientes com DSj.

PRINCIPAIS AUTOANTICORPOS TRADICIONAIS NA DSJ PARA A PRÁTICA CLÍNICA – PREVALÊNCIA

Autoanticorpos anticélulas HEp-2 por imunofluorescência indireta (FAN)

Os autoanticorpos circulantes anticélulas HEp-2 (FAN) pelo método de imunofluorescência indireta (IFI) podem ser detectados em mais de 70% dos pacientes com DSj e o padrão mais frequentemente observado é o nuclear pontilhado fino (AC-4) (AC: *anti-cell*), que está associado aos autoanticorpos anti-Ro/SS-A e anti-La/SS-B.[6,7] Vale ressaltar que, recentemente, conforme o *International Consensus on ANA Patterns* (ICAP)[8] e o *VI Brazilian Consensus Guidelines for Detection of Anti-Cell Autoantibodies on HEp-2 Cells*,[9] esse padrão de IFI/HEp-2 foi reclassificado em dois diferentes padrões: nuclear pontilhado fino de pontos distintos (AC-4a) (Figura 1A) e nuclear pontilhado fino simples (AC-4b) (Figura 1B). O padrão AC-4a apresenta uma forte associação com os anticorpos anti-Ro/SS-A e anti-La/SS-B e pode ser encontrado nos soros de pacientes com DSj, lúpus eritematoso sistémico (LES), LE subagudo, lúpus neonatal (LN), esclerose sistémica (ES), miopatias inflamatórias idiopáticas (MII), artrite reumatoide (AR), colangite biliar primária (CBP) e hepatite autoimune (HA).[8,9] Por sua vez, o padrão AC4-b está associado ao anti-Ro/SS-A e anti-La/SS-B, ainda que em menor proporção do que o AC-4a, além de outras reatividades características das MII (anti-Mi-2, anti-TIF1γ e anti-Ku) e pode também ser detectado em pacientes com DSj, LES, LE subagudo, LN, ES, MII, AR e CBP.[8,9] Todavia, é importante lembrar que mais de 10% dos soros positivos para o anti-Ro/SS-A podem apresentar o teste de IFI/HEp-2 negativo.[10]

Na DSj, outros padrões de IFI/HEp-2 podem ser menos comumente encontrados, como nuclear centromérico (AC-3), NuMA-símile (AC-26) (NuMA: *nuclear mitotic apparatus*),[6] citoplasmático Golgi-símile ou polar (AC-22) e CENP-F-símile (AC-14) (CENP: *centromere-associated protein*).[7]

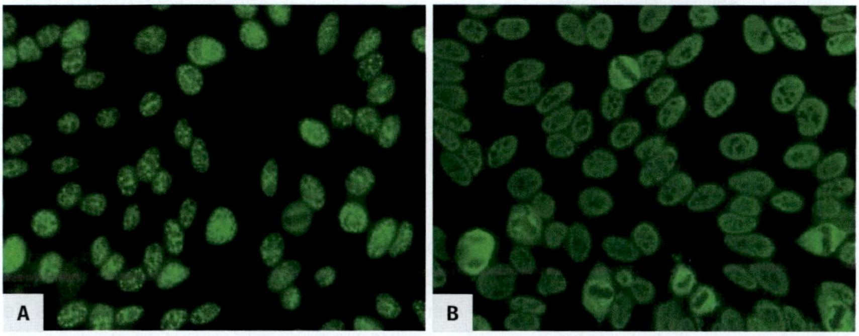

FIGURA 1 Anticorpos anticélulas HEp-2 (FAN) pelo método de imunofluorescência indireta (IFI). (A) Padrão nuclear pontilhado fino de pontos distintos (AC-4a). (B) Padrão nuclear pontilhado fino simples (AC-4b). Aumento 400x. AC: *anti-cell*.

Fonte: Divisão de Laboratório Central (DLC) e Laboratório de Investigação Médica-17 (LIM/17) do Hospital das Clínicas da Faculdade de Medicina da Universidade de São Paulo (USP).

Anticorpos anti-Ro/SS-A e anti-La/SS-B

Os autoanticorpos anti-Ro/SS-A e anti-La/SS-B foram identificados pela primeira vez em 1961 por Anderson et al., que descreveram dois anticorpos precipitantes reativos com antígenos presentes nos extratos das glândulas salivares e lacrimais dos pacientes com DSj, sendo então denominados anti-SjD e anti-SjT, respectivamente. No final dos anos 60, Clark, Reichlin et al. identificaram dois anticorpos circulantes nos pacientes com LES, anti-Ro e anti-La (denominados conforme as iniciais dos pacientes em que foram detectados), dirigidos a ribonucleoproteínas presentes nos extratos de baço humano e de coelho. No mesmo período, Alspaugh e Tan detectaram duas reatividades nos soros dos pacientes com DSj, as quais denominaram anti-SS-A e anti-SS-B e, em 1979, foi verificado por Alspaugh e Maddison que as proteínas Ro e La eram idênticas aos antígenos SS-A e SS-B, propondo-se assim a denominação dos anticorpos anti-Ro/SS-A e anti-La/SSB (Figura 2A).[11]

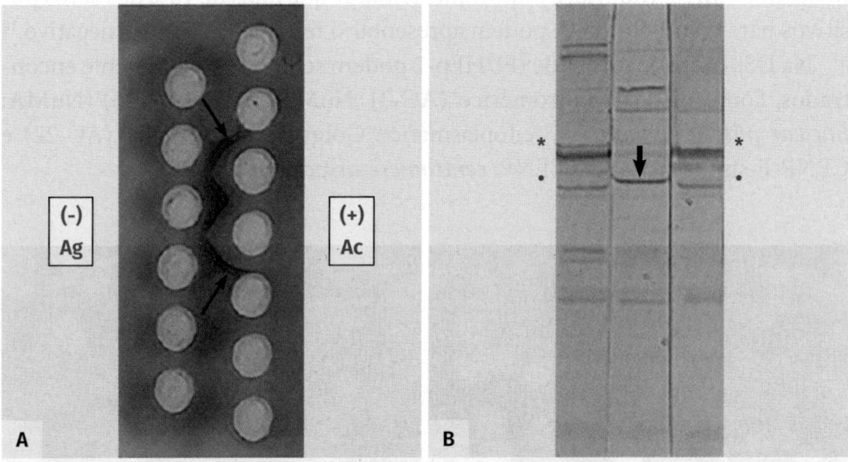

FIGURA 2 Métodos de detecção dos anticorpos anti-Ro/SS-A e anti-La/SS-B. (A) Contraimunoeletroforese (CIE) com duas amostras de soro positivas para anti-Ro/SS-A e anti-La/SS-B, mostrando as linhas de identidade (setas). Vide texto de métodos de detecção neste capítulo. (B) *Western blotting* (Wb), mostrando a reatividade dos anticorpos anti-Ro60 (*), anti-Ro52/TRIM21 (🡓) e anti-La (•). (-)Ag: polo negativo-antígeno; (+)Ac: polo positivo-anticorpo.

Fonte: Laboratório de Investigação Médica-17 (LIM/17) do Hospital das Clínicas da Faculdade de Medicina da Universidade de São Paulo (USP).

Os antígenos-alvo desses anticorpos, as frações proteicas Ro de 52 kDa (Ro52/TRIM21), codificada pelo *gene tripartite motif-containing 21* – TRIM21, e de 60 kDa (Ro60) e La compõem em conjunto com quatro moléculas de RNA (*small RNAs*) um complexo ribonucleico localizado no núcleo e no citoplasma de diferentes células, altamente conservado e com funções ainda não bem conhecidas, mas que parecem estar relacionadas aos mecanismos de proliferação celular (Figura 2B). A fração Ro52/TRIM21 está envolvida no processo de ubiquitinação, que tem a função de regulação das proteínas celulares. Por sua vez, a proteína Ro60 é codificada pelo gene *telomerase, Ro and Vault* (TROVE2) e parece participar do processamento do RNA anômalo.[12,13]

Esses autoanticorpos são muito frequentes na DSj, 50 a 90% e 25 a 60%, respectivamente, sendo essa variabilidade atribuída em parte aos diferentes métodos utilizados para a sua detecção.[6,14] Além disso, essas reatividades constituem-se em um dos componentes cardinais dos critérios de classificação da DSj, de forma equivalente ao achado de sialoadenite focal linfocítica na análise histológica das glândulas salivares labiais,[15,16] ainda que não sejam marcadores diagnósticos específicos da DSj.[12,13]

Vale ressaltar a forte associação entre os anticorpos anti-Ro/SS-A e anti-La/SS-B circulantes, já que o primeiro pode ser detectado de forma isolada (ou seja, sem o anti-La/SS-B), enquanto o anti-La/SS-B isolado é raramente observado. Essa associação entre as duas reatividades pode ser explicada pelo perfil genético dos pacientes. Nesse aspecto, existem evidências de que o HLA-DR3 associa-se com ambos os anticorpos, enquanto o HLA-DR2, com o anti-Ro/SS-A. Além disso, o haplótipo DR2/DQ1 é geralmente encontrado nos pacientes com anti-Ro/SS-A positivo, enquanto o haplótipo DR3/DQ2 é mais prevalente nos pacientes que apresentam ambos os anticorpos.[6,17]

O anticorpo anti-La/SS-B não foi incluído nos critérios de classificação da DSj de 2016 propostos pelo *American College of Rheumatology* (ACR) e pela *European League Against Rheumatism* (EULAR),[16] devido ao fato de que esse anticorpo, quando presente de forma isolada (ou seja, sem o anti-Ro/SS-A), não apresentou associação com o fenótipo da DSj.[18] Entretanto, um estudo recente que incluiu uma população muito grande de pacientes com DSj (n = 12.084) mostrou que o anti-La/SS-B isolado pode ser encontrado em uma pequena parte dessa população (2% dos casos) e que foi associado à expressão clínica da DSj.[19]

Outro aspecto muito interessante é que os autoanticorpos anti-Ro/SS-A e anti-La/SS-B podem ser detectados nos soros dos pacientes com a DSj até 20 anos antes do diagnóstico, como mostrado em estudos de seguimento de mães de crianças com LN,[20] ou em estudos populacionais com amostras biológicas armazenadas longitudinalmente em biorrepositórios,[21,22] demonstrando a existência de uma fase pré-clínica da doença. De fato, as mães que carreiam os anticorpos anti-Ro/SS-A e anti-La/SS-B podem ser assintomáticas quando do diagnóstico de LN, que pode ser realizado durante a gestação ou após o nascimento do concepto e que é decorrente principalmente da transferência placentária passiva desses autoanticorpos. Anos mais tarde, essas mulheres podem desenvolver quadro clínico de LES ou DSj,[20] o que será discutido mais detalhadamente no Capítulo "Manifestações sistêmicas: lúpus neonatal".

Além disso, esses dois anticorpos apresentam uma forte associação com a expressão fenotípica mais grave da doença, como abordaremos mais adiante.

Fator reumatoide (FR), crioglobulinas e diminuição das frações C3 e C4 do complemento

Um estudo de registro multicêntrico internacional recentemente publicado, *The Big Data Sjögren Project*, que contou com a participação de centros de 22 países de todos os continentes, inclusive centros brasileiros, incluiu uma grande população de pacientes com a DSj, conforme critérios de classificação amplamente aceitos,[15,16] e permitiu a determinação da prevalência dos principais autoanticorpos no momento do diagnóstico da doença.[23] Foram incluídos 10.500 pacientes com DSj, sendo a maioria deles (93%) do sexo feminino, com idade média ao diagnóstico de 53 anos e preponderância da raça branca (78%). No momento do diagnóstico, as frequências dos principais autoanticorpos foram: FAN – 79,3%; anti-Ro/SS-A – 73,2%; fator reumatoide (FR) – 48,6%; anti-La/SS-B – 45,1%; e crioglobulinas – 7,3%. Além disso, a redução dos níveis séricos das frações C3 e C4 do sistema complemento foi observada em 13,4% e 14,5% dos casos, respectivamente.[23]

PRINCIPAIS AUTOANTICORPOS TRADICIONAIS NA DSJ PARA A PRÁTICA CLÍNICA – ASSOCIAÇÕES CLÍNICAS (CARACTERIZAÇÃO DE FENÓTIPOS)

Além do apoio ao diagnóstico, os anticorpos anti-Ro/SS-A e anti-La/SS-B são muito úteis para o manejo e o seguimento clínico dos pacientes com a DSj, pois permitem a caracterização de um fenótipo mais grave da doença subjacente. De fato, esses autoanticorpos associam-se a maior intensidade do infiltrado inflamatório línfocítico nas glândulas salivares,[24] além de um envolvimento sistêmico mais grave. Nesse aspecto, foram descritas várias associações clínico-laboratoriais dos anticorpos anti-Ro/SS-A e anti-La/SS-B na DSj: aumento persistente das glândulas parótidas, infiltrado inflamatório nas glândulas salivares mais acentuado, fenômeno de Raynaud, vasculite, artrite, linfonodomegalias, esplenomegalia, doença intersticial pulmonar, acidose tubular renal, polineuropatia periférica, citopenias (anemia, leucopenia, neutropenia e trombocitopenia), bem como o início mais precoce da doença.[14,25-32] O anti-Ro/SS-A e especialmente a fração anti-Ro60 foram também associados ao envolvimento do sistema nervoso central na DSj.[33]

O FR (Figura 3A), que pode ser detectado em 36-74% dos pacientes com DSj, está também associado ao envolvimento glandular mais grave,[6,14,23,30] bem como às manifestações sistêmicas, destacando-se vasculite e artrite,[23,25-29,30] além de ser um fator preditivo para o desenvolvimento de linfoma na DSj.[34]

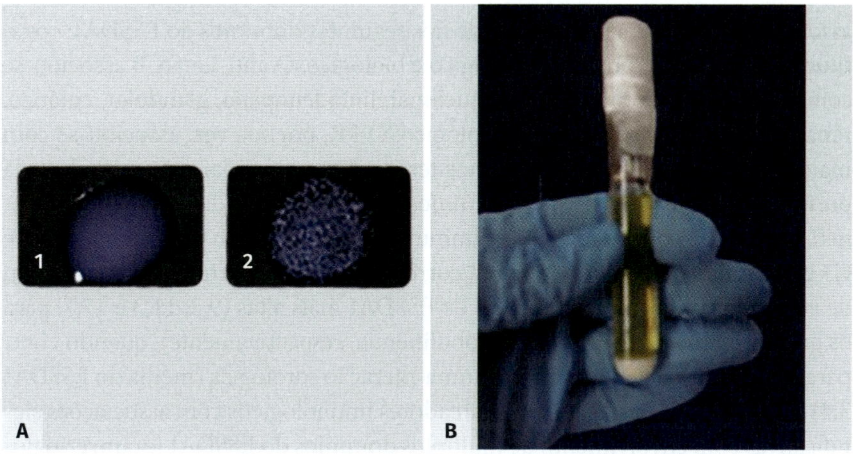

FIGURA 3 Teste de aglutinação do látex para o fator reumatoide (FR) (A) e método de crioprecipitação para crioglobulinas (B).

1: FR negativo; 2: FR positivo.

Fonte: Laboratório de Investigação Médica-17 (LIM/17) do Hospital das Clínicas da Faculdade de Medicina da Universidade de São Paulo (USP).

A crioglobulinemia (Figura 3B) pode ser encontrada em até 20% dos pacientes com a DSj e está associada a um comprometimento sistêmico mais grave, especialmente vasculite, glomerulonefrite, mononeurite múltipla, hipocomplementemia, além de elevado risco para o desenvolvimento de linfoma.[29,34-36] Na DSj, são encontradas mais frequentemente a crioglobulinemia mista tipo II [imunoglobulinas (Ig) monoclonais – IgM, IgG ou IgA – geralmente com atividade de FR, associadas à IgG policlonal] e a crioglobulinemia mista tipo III (Ig policlonais, geralmente uma delas com atividade de FR).

A concentração sérica reduzida da fração C4 do complemento associa-se também a infiltrado inflamatório mais proeminente nas glândulas salivares (com pontuações mais altas do escore focal nas amostras de glândulas salivares labiais)[30] e maior risco para linfoma.[34,35]

O estudo de registro internacional anteriormente citado, *The Big Data Sjögren Project*, possibilitou a avaliação das principais associações clínicas dos autoanticorpos na DSj ao diagnóstico.[23] Para tanto, foram compilados os resultados da biópsia de glândulas salivares labiais, bem como a atividade sistêmica da doença foi avaliada retrospectivamente através do *EULAR Sjögren's Syndrome Disease Acivity Index* (ESSDAI)[37] ao diagnóstico. Esse estudo revelou correlações positivas entre a presença do FAN, anti-Ro/SS-A e anti-La/SS-B com a positividade da biópsia de glândulas salivares labiais.[23] Além disso, o anticorpo anti-Ro/SS-A associou-se à ocorrência de atividade nos seguintes domínios do ESSDAI: constitucional, cutâneo, renal, hematológico e biológico. O anti-La/SS-B associou-se com os seguintes domínios: constitucional, linfadenopatia, glandular, cutâneo, renal, muscular, hematológico e biológico. O FR, por sua vez, associou-se com maiores frequências de alterações nos testes objetivos oculares e orais, além da presença de atividade em vários domínios do ESSDAI: glandular, articular, cutâneo, hematológico e biológico. A diminuição das frações do complemento C4 e C3 e, sobretudo, a crioglobulinemia correlacionaram-se fortemente com o grau de atividade sistêmica, com médias de ESSDAI mais altas (9,2, 11,3 e 17,7, para os grupos com $\downarrow$C4, $\downarrow$C3 e crioglobulinemia, respectivamente), quando comparados com os pacientes sem nenhuma alteração sorológica (média do ESSDAI 3,4). Reforçando esse achado, os marcadores imunológicos com associações significativas com envolvimento de múltiplos domínios do ESSDAI foram: crioglobulinas (nove domínios), C3 baixo (oito domínios), anti-La/SS-B (7 domínios) e C4 baixo (seis domínios).[23] Quando avaliados em conjunto, esses achados demonstram a forte associação dos marcadores imunológicos com a expressão fenotípica da DSj e a sua contribuição para a prática clínica (Tabela 1).[23,38]

TABELA 1 Associações (ao diagnóstico da doença de Sjögren) dos principais autoanticorpos e da redução das frações C3 e C4 com os domínios do ESSDAI[23]

ESSDAI – domínios	Alterações sorológicas					
	Anti-Ro/ SS-A	Anti-La/ SS-B	FR	Crioglobulinas	↓C3	↓C4
Constitucional	X	X		X	X	X
Linfadenomegalia		X		X	X	X
Glandular		X	X	X		
Articular			X			
Cutâneo	X	X	X	X	X	X
Respiratório					X	
Renal	X	X		X	X	X
Muscular		X		X		
Sistema nervoso periférico				X	X	X
Sistema nervoso central				X	X	
Hematológico	X	X	X	X	X	X
Biológico	X	X	X	X	X	X

C3/C4: frações C3 e C4 do complemento; ESSDAI: *European League Against Rheumatism (EULAR) Sjögren's Syndrome Disease Activity Index.*

Nesse aspecto, outro estudo recentemente publicado analisou comparativamente as características dos pacientes com DSj e anti-Ro/SS-A negativo (com resultado positivo da biópsia de glândulas salivares labiais) (n = 29) e aqueles com DSj e anti-Ro/SS-A positivo (n = 326).[39] O primeiro grupo, negativo para o anti-Ro/SS-A, apresentou frequências menores de FR positivo ($p < 0{,}001$), leucopenia ($p = 0{,}003$) e hipergamaglobulinemia ($p < 0{,}001$), bem como menores concentrações de β2-microglobulina ($p = 0{,}034$), em relação aos pacientes positivos para anti-Ro/SS-A. Por outro lado, os pacientes com anti-Ro/SS-A negativo apresentaram maior frequência do anticorpo anticentrômero ($p < 0{,}001$) e do envolvimento do domínio do sistema nervoso periférico do ESSDAI ($p = 0{,}021$), maior pontuação no domínio de secura do *EULAR Sjögren's Syndrome Reported Index* (ESSPRI)[40] ($p = 0{,}048$), além de maior frequência de perda dentária ($p = 0{,}041$), em comparação aos doentes com anti-Ro/SS-A positivo.[39] Esses resultados reforçam a indicação da biópsia das glândulas salivares labiais nos pacientes com suspeita clínica de DSj e negativos para o anticorpo anti-Ro/SS-A.[39]

PRINCIPAIS AUTOANTICORPOS TRADICIONAIS NA DOENÇA DE SJÖGREN PARA A PRÁTICA CLÍNICA – IMPLICAÇÕES PROGNÓSTICAS

Como exposto, os autoanticorpos têm uma forte associação com o fenótipo da DSj e essa associação reflete-se anos mais tarde na sobrevida dos pacientes, como corroborado por estudos recentes que analisaram a mortalidade na DSj.

Nesse contexto, um estudo de revisão sistemática e metanálise compilou os dados de um grande número de pacientes com DSj (14.584) oriundos de artigos europeus, estadunidenses e asiáticos e confirmou que esses doentes têm um risco de morte aumentado em relação à população geral, cerca de 1,46 vez maior.[41] As doenças cardiovascular e cerebrovascular, as neoplasias (notadamente o linfoma) e as infecções foram as causas mais frequentes de morte.[41] O prognóstico em termos de mortalidade foi pior nos pacientes com: idade avançada, sexo masculino, vasculite, doença pulmonar intersticial, anticorpo anti-La/SS-B positivo, baixas concentrações de C3/C4 e crioglobulinemia.[41]

Além disso, no estudo de registro multicêntrico internacional *The Big Data Sjögren Registry*, muito recente e que incluiu 11.372 pacientes com a DSj, os principais fatores de risco (ao diagnóstico) de mortalidade em um período de seguimento médio de 8,6 anos foram teste de crioglobulinas positivo e uma alta atividade sistêmica classificada conforme o ESSDAI.[42]

MÉTODOS DE DETECÇÃO DOS ANTICORPOS ANTI-Ro/SS-A E ANTI-La/SS-B

Alguns conhecimentos sobre os métodos de detecção dos autoanticorpos com certeza contribuem para a interpretação dos resultados na prática clínica. Os anticorpos anti-Ro/SS-A e anti-La/SS-B vêm sendo detectados por meio de diferentes métodos laboratoriais, sendo que a precipitação do RNA, considerada como "padrão-ouro", é geralmente empregada como ensaio de referência devido às dificuldades para sua implantação na rotina laboratorial. A descrição dessas reatividades foi realizada, de forma específica e qualitativa, através da técnica de imunodifusão dupla (ID) (técnica Ouchterlony) com extratos salinos de baço e timo de bezerro como substratos antigênicos.[17] Similarmente à ID, na técnica de contraimunoeletroforese (CIE), antígeno e anticorpo difundem-se um em direção ao outro através de um gel de agarose. Adicionalmente, a CIE baseia-se no fenômeno da eletroendosmose, pelo qual, no pH 8,4, as imunoglobulinas aplicadas aos orifícios do gel de agarose difundem-se em direção ao polo negativo do campo elétrico, enquanto os antígenos, em direção ao polo positivo (Figura 2A). Finalmente, quando as moléculas de anticorpo e antígeno encontram-se em proporções ideais, ocorre a formação de uma linha de precipitação (Figura 2A). A CIE, assim como a ID, fornece um resultado qualitativo, porém é mais sensível, possibilita resultados mais rápidos e tem especificidade de cerca de 100% para o anticorpo anti-Ro/SS-A. Todavia, podem ocorrer resultados falso-negativos para anti-La/SS-B.[17]

Já o método de ELISA (*Enzyme Linked Immuno Sorbent Assay*) com a utilização de antígenos purificados, recombinantes ou sintéticos fornece resultados quantitativos de forma rápida, sensível e específica e com a possibilidade de automação, proporcionando maior segurança ao paciente. Porém, é crucial a utilização de antígenos altamente purificados, para reduzir a ocorrência de resultados falso-positivos especialmente em concentrações baixas, que é uma conhecida limitação desse método.[6,17,43]

O método de *Western blot* (Wb) (Figura 2B), por sua vez, é considerado bastante específico, entretanto tem baixa sensibilidade para o anticorpo anti-Ro/SS-A, bem como certa complexidade para implantação na rotina laboratorial e maior custo.[6,17,43,44]

Outros métodos totalmente automatizados vêm sendo utilizados na rotina laboratorial para a detecção dos anticorpos anti-Ro/SS-A e anti-La/SS-B, como quimioluminescência, imunoensaio fluoroenzimático e ensaio multiplex.[43,44]

NOVOS ANTICORPOS CANDIDATOS

Nos últimos anos, com o objetivo de aprimorar o apoio ao diagnóstico da DSj, foi estudado o papel da pesquisa específica das frações anti-Ro52/TRIM21 e anti-Ro60, bem como foram descritas novas reatividades, que, no entanto, não têm um papel bem definido na prática clínica atualmente. Abordaremos a seguir os principais autoanticorpos candidatos.

Anticorpos anti-Ro52/TRIM21 e anti-Ro60

As frações anti-Ro52/TRIM21 e anti-Ro60 apresentam peculiaridades quanto às conformações dos epítopos localizados nos respectivos antígenos-alvo. O anticorpo anti-Ro52/TRIM21 é dirigido principalmente a epítopos lineares na proteína desnaturada. Diferentemente, o anti-Ro60 reconhece epítopos conformacionais expressos na proteína nativa. Consequentemente, os ensaios de precipitação ou de ELISA com moléculas nativas de Ro/SS-A não são capazes de detectar a presença do anti-Ro52/TRIM21.[12,44] Adicionalmente, observou-se que cerca de 20% das amostras soropositivas para anti-Ro52/TRIM21 ou anti-Ro60 podem não ser detectadas pelos testes que utilizam as duas proteínas combinadas.[13] Assim sendo, alguns autores recomendam que os anticorpos anti-Ro52/TRIM21e anti-Ro60 sejam pesquisados separadamente, sendo o ELISA o método mais comumente empregado.[12,13,44]

Nesse aspecto, em um recente estudo de corte transversal que avaliou a presença de anti-Ro52/TRIM21 e anti-Ro60 em diferentes doenças autoimunes sistêmicas, a DSj foi a condição com maior frequência de pacientes com testes positivos para ambos os anticorpos (67,1%) e apenas 15,8% dos doentes com DSj apresentaram o perfil anti-Ro52/TRIM21 (+) e anti-Ro60 (-).[45]

Além disso, um estudo realizado com dados do registro de DSj de Malmö e de três biorrepositórios do Sistema de Saúde da Suécia, nos quais as amostras de soro foram armazenadas longitudinalmente por anos, revelou resultados interessantes sobre o anti-Ro52/TRIM21 na DSJ.[22] Esse estudo demonstrou que os anticorpos anti-Ro/SS-A e anti-La/SS-B podem ser detectados nos soros dos pacientes com DSj até pelo menos 20 anos antes do diagnóstico e que as frações anti-Ro52/TRIM21 e anti-Ro60 têm valores preditivos positivos para o desenvolvimento de DSj de 100% e 25%, respectivamente.[22] Dessa forma, a nossa opinião é de que, em casos de suspeita clínica de DSj e com resultado negativo para anti-Ro/SS-A pelos métodos convencionais, está indicada a determinação dos anticorpos anti-Ro52/TRIM21 e anti-Ro60 separadamente.

Essa recomendação é fortalecida pela observação recente de que especialmente a fração anti-Ro52/TRIM21 está associada a um fenótipo mais grave da DSj.[46]

Anticorpos anti-α-fodrina

A α-fodrina é uma proteína do citoesqueleto e participa dos mecanismos de secreção exócrina. Os anticorpos anti-α-fodrina podem ser detectados em cerca de 38-42% dos pacientes com DSj, porém não são biomarcadores específicos dela, tendo sido encontrados também nos soros dos doentes com LES e AR com ou sem DSj associada.[47] Um estudo demonstrou que os anticorpos anti-α-fodrina das classes IgG e IgA, positivos em 31% e 32% dos pacientes com DSj, respectivamente, não foram superiores em relação ao anti-Ro/SS-A e ao anti-La/SS-B para o diagnóstico dessa doença.[48] Um estudo de metanálise demonstrou para o anti-α-fodrina IgG sensibilidade de 38% e especificidade de 83,1%, as quais foram similares para o anti-α-fodrina IgA, 41,9% e 82,8%, respectivamente.[49] Em contrapartida, para os anticorpos anti-Ro-52/TRIM21, anti-Ro-60 e anti-La/SS-B os valores de sensibilidade descritos são de 60%, 42% e 32%, e de especificidade, 92%, 93% e 97%, respectivamente.[48]

Já os perfis sorológicos combinados de anti-α-fodrina IgA e FR ou de anti-α-fodrina IgA e FAN (no título > 1:320), ou a presença de pelo menos dois desses três anticorpos podem favorecer o diagnóstico da DSj nos pacientes com anti-Ro/SS-A e anti-La/SS-B negativos.[50]

Anticorpos dirigidos aos receptores muscarínicos do tipo 3 (anti-MR3)

Os receptores muscarínicos do tipo 3 (MR3), sob a ação da acetilcolina, estimulam a secreção exócrina. Muitos estudos avaliaram a presença dos anticorpos anti-MR3 nos soros dos pacientes com DSj, porém por uma grande variedade de métodos, como IFI, ELISA, *Immnoblot*, radioimunoensaio, muitas vezes com implantação bastante complexa na rotina laboratorial.[51,52] Uma metanálise na DSj mostrou alta especificidade, 0,95 [IC (intervalo de confiança 95%) 0,91-0,97], mas baixa sensibilidade (0,43, IC 95% 0,28-0,58).[51] Os anticorpos anti-MR3 foram associados com redução do fluxo salivar e maior pontuação do escore focal na biópsia de glândulas salivares labiais.[52]

Anticorpos antiaquaporina-5 (anti-AQP5)

As aquaporinas (AQPs) são uma família de proteínas responsáveis pelo transporte de água e solutos através das membranas celulares. A AQP5 normalmente ocorre na membrana apical das células acinares. Um estudo analisou o anticorpo anti-AQP5 nos soros dos pacientes do registro *Sjögren's International Collaborative Clinical Alliance* (SICCA), além de controles sem DSj.[53] O anti-AQP5 foi detectado por citoquímica de imunofluorescência baseada em células e ELISA. O anti-AQP5 IgG direcionado ao epítopo E1 foi a reatividade mais importante para a diferenciação entre DSj e controles, com sensibilidade de 61% e especificidade de 77%.[53] Entretanto, a relevância clínica desse anticorpo precisa ser melhor avaliada em estudos futuros.

Anticorpos *anti-salivary gland protein 1* (anti-SP-1), *anti-carbonic anhydrase 6* (anti-CA6) e *anti-parotid secretory protein* (anti-PSP)

Em um modelo experimental da DSj [camundongo transgênico para interleucina-14α (IL14αTG)], na fase precoce da doença, foram descritos três novos autoanticorpos: antiproteína 1 da glândula salivar (*anti-salivary gland protein 1*, anti-SP-1), antianidrase carbônica 6 (*anticarbonic anhydrase 6*, anti-CA6) e antiproteína secretora da parótida (*anti-parotid secretory protein*, anti-PSP) pelos métodos de Wb e ELISA.[54] Adicionalmente, esses autoanticorpos foram detectados nos soros dos pacientes com DSj (anti-SP-1 – 54%, anti-CA6 – 54% e anti-PSP – 18%).[54] Essas frequências foram significativamente maiores para anti-SP-1 e anti-CA6 comparativamente a controles saudáveis pareados por sexo e idade.[54] Foram ainda avaliados pacientes com síndrome *sicca* idiopática e 76% deles foram positivos para anti-SP-1 ou anti-CA6, levantando a hipótese de que poderiam estar presentes em uma fase precoce da DSj ou em doentes com DSj "incompleta". Posteriormente, a presença desses anticorpos nos pacientes com DSj foi confirmada em outros estudos,[55] contudo eles foram detectados também nos pacientes com outras condições autoimunes, como o LES, com ou sem DSj associada.[56]

Nesse aspecto, um estudo de corte transversal recentemente publicado demonstrou que o anti-CA6 pode ser encontrado em pacientes com olho seco decorrente de deficiência aquosa grave, mas sem preencher os critérios de classificação da DSj.[57] Estudos longitudinais são necessários para avaliar se esses pacientes estariam em um estágio inicial da DSj, ou se teriam outra doença autoimune comprometendo a superfície ocular.[57]

Anticorpos antiendonuclease desoxirribonuclease I (anti-DNase I)

O nosso grupo avaliou os anticorpos circulantes dirigidos à endonuclease desoxirribonuclease I (DNase I) nos pacientes com a DSj,[58] já que a deficiência de atividade dessa enzima parece estar envolvida na produção exacerbada de autoanticorpos nas doenças reumáticas autoimunes sistêmicas. Além disso, foi observada a redução de sua atividade no sangue periférico dos doentes com DSj, o que comprometeria o *clearance* de debris celulares resultantes da apoptose, com a consequente estimulação crônica do sistema imune.[59] Avaliamos em um estudo de corte transversal 85 pacientes com DSj, 50 pacientes com AR sem síndrome *sicca* e 88 controles saudáveis, sendo esses grupos comparáveis quanto a idade e sexo.[58] O anti-DNase I IgG foi detectado por ELISA e Wb em 43,5% dos pacientes com DSj. Em contraposição, todos os pacientes com AR foram negativos para esse anticorpo (p = 0,0001), sugerindo que ele possa ser útil no diagnóstico diferencial entre a DSj e a AR.[58]

Além disso, é possível que esses anticorpos prejudiquem a atividade enzimática da DNase I. Nesse aspecto, foi descrito que a redução da atividade da DNase I na lágrima em pacientes com olho seco associou-se ao acúmulo de DNA extracelular e de infiltrado inflamatório neutrofílico na superfície ocular[60] e, posteriormente, o mesmo grupo demonstrou que o uso da DNase na forma de colírio resultou na diminuição da inflamação da superfície ocular, levando a uma melhora dos sintomas e sinais do olho seco desses pacientes.[61]

Anticorpos anticofilina-1, antialfa-enolase e *anti-Rho GDP dissociation inhibitor* (anti-RGI2)

Os anticorpos anticofilina-1, antialfa-enolase e *anti-Rho GDP dissociation inhibitor* (anti-RGI2) foram descritos recentemente na saliva dos pacientes com DSj e são biomarcadores potenciais do linfoma MALT (do inglês, *mucosa-associated lymphoid tissue*) nesses doentes.[62] De forma interessante, os três antígenos-alvo estão associados à carcinogênese.[62]

OUTROS AUTOANTICORPOS

Os anticorpos antifosfolípides (aFLs) e a síndrome antifosfolípide (SAF) foram reportados na DSj, porém com resultados conflitantes quanto à sua prevalência.[63] Nosso grupo avaliou a presença dos anticorpos anticardiolipina (aCL) IgG/IgM, antibeta2-glicoproteína-I (aβ2GPI) IgG/IgM e anticoagulante lúpico (LAC) em um grupo de 100 pacientes com DSj e 89 controles saudáveis com características demográficas comparáveis.[64] Os aFLs foram encontrados em 16% dos pacientes com DSj e em 5,6% dos controles (p = 0,035). O aFL mais frequente nos pacientes com DSj foi o LAC (9%), seguido pelo aβ2GPI (5%) e aCL (4%). Três pacientes (3%) preencheram os critérios de Sydney para

SAF, com acidente vascular cerebral isquêmico ou trombose venosa profunda e foram positivos somente para LAC.[64]

Os anticorpos antitireoperoxidase (anti-TPO), anticélulas parietais gástricas, antimitocôndria, antimúsculo liso e antiendomísio são marcadores sorológicos de doenças autoimunes associadas à DSj, tireoidite, anemia perniciosa, colangite biliar primária, hepatite autoimune e doença celíaca, respectivamente.[65,66]

REFERÊNCIAS

1. Chivasso C, Sarrand J, Perret J, Delporte C, Soyfoo MS. The involvement of innate and adaptive immunity in the initiation and perpetuation of Sjögren's syndrome. Int J Mol Sci. 2021;22(2):658.
2. Mielle J, Tison A, Cornec D, Le Pottier L, Daien C, Pers JO. B cells in Sjögren's syndrome: from pathophysiology to therapeutic target. Rheumatology (Oxford). 2019 Feb 15:key332.
3. Yao Y, Ma JF, Chang C, et al. Immunobiology of T cells in Sjögren's syndrome. Clin Rev Allergy Immunol. 2021;60(1):111-31.
4. Hillen MR, Pandit A, Blokland SLM, et al. Plasmacytoid DCs from patients with Sjögren's syndrome are transcriptionally primed for enhanced pro-inflammatory cytokine production. Front Immunol. 2019;10:2096.
5. Ittah M, Miceli-Richard C, Eric Gottenberg J, et al. B cell-activating factor of the tumor necrosis factor family (BAFF) is expressed under stimulation by interferon in salivary gland epithelial cells in primary Sjögren's syndrome. Arthritis Res Ther. 2006;8(2):R51.
6. Routsias JG, Tzioufas AG. Sjögren's syndrome – study of autoantigens and autoantibodies. Clin Rev Allergy Immunol. 2007;32(3):238-51.
7. Damoiseaux J, Andrade LEC, Carballo OG, et al. Clinical relevance of HEp-2 indirect immunofluorescent patterns: the International Consensus on ANA patterns (ICAP) perspective. Ann Rheum Dis. 2019;78(7):879-89.
8. Chan EKL, von Mühlen CA, Fritzler MJ, et al. The International Consensus on ANA Patterns (ICAP) in 2021 – the 6th Workshop and current perspectives. J Appl Lab Med. 2022;7(1):322-30.
9. Cruvinel WM, Andrade LEC, Dellavance A, et al. VI Brazilian consensus guidelines for detection of anti-cell autoantibodies on HEp-2 cells. Adv Rheumatol. 2022;62(1):34.
10. Langguth DM, Morris S, Clifford L, et al. Specific testing for "isolated" anti-52 kDa SSA/Ro antibodies during standard anti-extractable nuclear antigen testing is of limited clinical value. J Clin Pathol. 2007;60(6):670-3.
11. Pasoto SG. Contribuição para o estudo da síndrome de Sjögren primária [tese livre-docência]. São Paulo: Faculdade de Medicina, Universidade de São Paulo; 2021.
12. Lee AYS. A review of the role and clinical utility of anti-Ro52/TRIM21 in systemic autoimmunity. Rheumatol Int. 2017;37(8):1323-33.
13. Schulte-Pelkum J, Fritzler M, Mahler M. Latest update on the Ro/SS-A autoantibody system. Autoimmun Rev. 2009;8(7):632-7.
14. Fayyaz A, Kurien BT, Scofield RH. Autoantibodies in Sjögren's syndrome. Rheum Dis Clin North Am. 2016;42(3):419-34.
15. Vitali C, Bombardieri S, Jonsson R, et al. Classification criteria for Sjögren's syndrome: a revised version of the European criteria proposed by the American-European Consensus Group. Ann Rheum Dis. 2002;61(6):554-8.
16. Shiboski CH, Shiboski SC, Seror R, et al. 2016 American College of Rheumatology/European League Against Rheumatism classification criteria for primary Sjögren's syndrome: a consensus

and data-driven methodology involving three international patient cohorts. Ann Rheum Dis. 2017;76(1):9-16.

17. Franceschini F, Cavazzana I. Anti-Ro/SSA and La/SSB antibodies. Autoimmunity. 2005;38(1):55-63.
18. Baer AN, McAdams DeMarco M, Shiboski SC, et al. The SSB-positive/SSA-negative antibody profile is not associated with key phenotypic features of Sjögren's syndrome. Ann Rheum Dis. 2015;74(8):1557-61.
19. Acar-Denizli N, Horváth IF, Mandl T, et al. Systemic phenotype related to primary Sjögren's syndrome in 279 patients carrying isolated anti-La/SSB antibodies. Clin Exp Rheumatol. 2020;38 Suppl 126(4):85-94.
20. Rivera TL, Izmirly PM, Birnbaum BK, et al. Disease progression in mothers of children enrolled in the Research Registry for Neonatal Lupus. Ann Rheum Dis. 2009;68(6):828-35.
21. Jonsson R, Theander E, Sjöström B, Brokstad K, Henriksson G. Autoantibodies present before symptom onset in primary Sjögren syndrome. JAMA. 2013;310(17):1854-5.
22. Theander E, Jonsson R, Sjöström B, Brokstad K, Olsson P, Henriksson G. Prediction of Sjögren's syndrome years before diagnosis and identification of patients with early onset and severe disease course by autoantibody profiling. Arthritis Rheumatol. 2015;67(9):2427-36.
23. Brito-Zerón P, Acar-Denizli N, Ng WF, et al. How immunological profile drives clinical phenotype of primary Sjögren's syndrome at diagnosis: analysis of 10,500 patients (Sjögren Big Data Project). Clin Exp Rheumatol. 2018;36 Suppl 112(3):102-12.
24. Harley JB, Alexander EL, Bias WB, et al. Anti-Ro (SS-A) and anti-La (SS-B) in patients with Sjögren's syndrome. Arthritis Rheum. 1986;29(2):196-206.
25. García-Carrasco M, Ramos-Casals M, Rosas J, et al. Primary Sjögren syndrome: clinical and immunologic disease patterns in a cohort of 400 patients. Medicine (Baltimore). 2002;81(4):270-80.
26. Ramos-Casals M, Anaya JM, García-Carrasco M, et al. Cutaneous vasculitis in primary Sjögren syndrome: classification and clinical significance of 52 patients. Medicine (Baltimore). 2004;83(2):96-106.
27. Ramos-Casals M, Solans R, Rosas J, et al. Primary Sjögren syndrome in Spain: clinical and immunologic expression in 1010 patients. Medicine (Baltimore). 2008;87(4):210-9.
28. Fauchais AL, Ouattara B, Gondran G, et al. Articular manifestations in primary Sjögren's syndrome: clinical significance and prognosis of 188 patients. Rheumatology (Oxford). 2010;49(6):1164-72.
29. Bournia VK, Vlachoyiannopoulos PG. Subgroups of Sjögren syndrome patients according to serological profiles. J Autoimmun. 2012;39(1-2):15-26.
30. Malladi AS, Sack KE, Shiboski SC, et al. Primary Sjögren's syndrome as a systemic disease: a study of participants enrolled in an international Sjögren's syndrome registry. Arthritis Care Res (Hoboken). 2012;64(6):911-8.
31. Zhao Y, Li Y, Wang L, et al. Primary Sjögren syndrome in Han Chinese: clinical and immunological characteristics of 483 patients. Medicine (Baltimore). 2015;94(16):e667.
32. Luo J, Xu S, Lv Y, et al. Clinical features and potential relevant factors of renal involvement in primary Sjögren's syndrome. Int J Rheum Dis. 2019;22(2):182-90.
33. Alexander EL, Ranzenbach MR, Kumar AJ, et al. Anti-Ro(SS-A) autoantibodies in central nervous system disease associated with Sjögren's syndrome (CNS-SS): clinical, neuroimaging, and angiographic correlates. Neurology. 1994;44(5):899-908.
34. Nocturne G, Virone A, Ng WF, et al. Rheumatoid factor and disease activity are independent predictors of lymphoma in primary Sjögren's syndrome. Arthritis Rheumatol. 2016;68(4):977-85.
35. Baimpa E, Dahabreh IJ, Voulgarelis M, Moutsopoulos HM. Hematologic manifestations and predictors of lymphoma development in primary Sjögren syndrome: clinical and pathophysiologic aspects. Medicine (Baltimore). 2009;88(5):284-93.

36. Goules AV, Tatouli IP, Moutsopoulos HM, Tzioufas AG. Clinically significant renal involvement in primary Sjögren's syndrome: clinical presentation and outcome. Arthritis Rheum. 2013;65(11):2945-53.
37. Seror R, Ravaud P, Bowman SJ, et al. EULAR Sjogren's syndrome disease activity index: development of a consensus systemic disease activity index for primary Sjogren's syndrome. Ann Rheum Dis. 2010;69(6):1103-9.
38. Flores-Chávez A, Kostov B, Solans R, et al. Severe, life-threatening phenotype of primary Sjögren's syndrome: clinical characterisation and outcomes in 1580 patients (GEAS-SS Registry). Clin Exp Rheumatol. 2018;36 Suppl 112(3):121-9.
39. Park Y, Lee J, Koh JH, et al. Distinct clinical characteristics of anti-Ro/SSA-negative primary Sjögren's syndrome: data from a nationwide cohort for Sjögren's syndrome in Korea. Clin Exp Rheumatol. 2019;37 Suppl 118(3):107-13.
40. Seror R, Ravaud P, Mariette X, et al. EULAR Sjogren's Syndrome Patient Reported Index (ESSPRI): development of a consensus patient index for primary Sjogren's syndrome. Ann Rheum Dis. 2011;70(6):968-72.
41. Huang H, Xie W, Geng Y, Fan Y, Zhang Z. Mortality in patients with primary Sjögren's syndrome: a systematic review and meta-analysis. Rheumatology (Oxford). 2021;60(9):4029-38.
42. Brito-Zerón P, Flores-Chávez A, Horváth IF, et al. Mortality risk factors in primary Sjögren syndrome: a real-world, retrospective, cohort study. EClinicalMedicine. 2023;61:102062.
43. Aggarwal A. Role of autoantibody testing. Best Pract Res Clin Rheumatol. 2014;28(6):907-20.
44. Chan EKL. Anti-Ro52 autoantibody is common in systemic autoimmune rheumatic diseases and correlating with worse outcome when associated with interstitial lung disease in systemic sclerosis and autoimmune myositis. Clin Rev Allergy Immunol. 2022;63(2):178-93.
45. Robbins A, Hentzien M, Toquet S, et al. Diagnostic utility of separate anti-Ro60 and anti-Ro52/TRIM21 antibody detection in autoimmune diseases. Front Immunol. 2019;10:444.
46. Deroo L, Achten H, De Boeck K, et al. The value of separate detection of anti-Ro52, anti-Ro60 and anti-SSB/La reactivities in relation to diagnosis and phenotypes in primary Sjögren's syndrome. Clin Exp Rheumatol. 2022;40(12):2310-17.
47. Shen L, Suresh L. Autoantibodies, detection methods and panels for diagnosis of Sjögren's syndrome. Clin Immunol. 2017;182:24-9.
48. Locht H, Pelck R, Manthorpe R. Diagnostic and prognostic significance of measuring antibodies to alpha-fodrin compared to anti-Ro-52, anti-Ro-60, and anti-La in primary Sjögren's syndrome. J Rheumatol. 2008;35(5):845-9.
49. Hu Q, Wang D, Chen W. The accuracy of the anti-α-fodrin antibody test for diagnosis of Sjögren's syndrome: a meta-analysis. Clin Biochem. 2013;46(15):1372-6.
50. Hernández-Molina G, Nuñez-Alvarez C, Avila-Casado C, et al. Usefulness of IgA anti-α-fodrin antibodies in combination with rheumatoid factor and/or antinuclear antibodies as substitute immunological criterion in Sjögren syndrome with negative anti-SSA/SSB antibodies. J Rheumatol. 2016;43(10):1852-7.
51. Deng C, Hu C, Chen S, et al. Meta-analysis of anti-muscarinic receptor type 3 antibodies for the diagnosis of Sjögren syndrome. PLoS One. 2015;10(1):e0116744.
52. He J, Jiang J, Baumgart K. Candidate autoantibodies for primary Sjögren's syndrome: where are they now? Clin Exp Rheumatol. 2022;40(12):2387-94.
53. Jeon S, Lee J, Park SH, Kim HD, Choi Y. Associations of anti-aquaporin 5 autoantibodies with serologic and histopathological features of Sjögren's syndrome. J Clin Med. 2019;8(11):1863.
54. Shen L, Suresh L, Lindemann M, et al. Novel autoantibodies in Sjogren's syndrome. Clin Immunol. 2012;145(3):251-5.
55. Martín-Nares E, Hernández-Molina G. Novel autoantibodies in Sjögren's syndrome: a comprehensive review. Autoimmun Rev. 2019;18(2):192-8.

56. De Langhe E, Bossuyt X, Shen L, Malyavantham K, Ambrus JL, Suresh L. Evaluation of autoantibodies in patients with primary and secondary Sjogren's syndrome. Open Rheumatol J. 2017;11:10-5.
57. Karakus S, Baer AN, Akpek EK. Clinical correlations of novel autoantibodies in patients with dry eye. J Immunol Res. 2019;2019:7935451.
58. Griffo P, Viana VVST, Pasoto SG, Leon EP, Bonfa E. Anti-DNase I antibody: a new serological reactivity in primary Sjögren syndrome. J Clin Rheumatol. 2020;26(1):19-23.
59. Fragoulis GE, Vakrakou AG, Papadopoulou A, et al. Impaired degradation and aberrant phagocytosis of necrotic cell debris in the peripheral blood of patients with primary Sjögren's syndrome. J Autoimmun. 2015;56:12-2.
60. Sonawane S, Khanolkar V, Namavari A, et al. Ocular surface extracellular DNA and nuclease activity imbalance: a new paradigm for inflammation in dry eye disease. Invest Ophthalmol Vis Sci. 2012;53(13):8253-63.
61. Tibrewal S, Sarkar J, Jassim SH, et al. Tear fluid extracellular DNA: diagnostic and therapeutic implications in dry eye disease. Invest Ophthalmol Vis Sci. 2013;54(13):8051-61.
62. Cui L, Elzakra N, Xu S, Xiao GG, Yang Y, Hu S. Investigation of three potential autoantibodies in Sjogren's syndrome and associated MALT lymphoma. Oncotarget. 2017;8(18):30039-49.
63. Fauchais AL, Lambert M, Launay D, et al. Antiphospholipid antibodies in primary Sjögren's syndrome: prevalence and clinical significance in a series of 74 patients. Lupus. 2004;13(4):245-8.
64. Pasoto SG, Chakkour HP, Natalino RR, et al. Lupus anticoagulant: a marker for stroke and venous thrombosis in primary Sjögren's syndrome. Clin Rheumatol. 2012;31(9):1331-8.
65. Nardi N, Brito-Zerón P, Ramos-Casals M, et al. Circulating auto-antibodies against nuclear and non-nuclear antigens in primary Sjögren's syndrome: prevalence and clinical significance in 335 patients. Clin Rheumatol. 2006;25(3):341-6.
66. Iltanen S, Collin P, Korpela M, et al. Celiac disease and markers of celiac disease latency in patients with primary Sjögren's syndrome. Am J Gastroenterol. 1999;94(4):1042-6.

10

Manifestações hematológicas e outros exames laboratoriais

Alisson Pugliesi
Roberta de Almeida Pernambuco
Erika Rodrigues de Senna Batista
Karina Gatz Capobianco
Sandra Gofinet Pasoto
Virginia Fernandes Moça Trevisani

PONTOS-CHAVE

- Os pacientes com doença de Sjögren (DSj) podem apresentar diversas anormalidades hematológicas. Anemia normocítica, leucopenia e trombocitopenia são as citopenias mais frequentes e podem anteceder as manifestações clínicas da doença.
- A hipergamaglobulinemia policlonal é frequente e associada à atividade da doença, por outro lado, a hipergamaglobulinemia monoclonal deve ser investigada quanto à possibilidade de mieloma múltiplo e linfoma.
- As dosagens do complemento hemolítico total e das frações C3 e C4 e de crioglobulinas fazem parte do seguimento dos pacientes com DSj pela associação com atividade sistêmica (como as atividades cutânea, renal e neurológica) e por serem consideradas fatores preditores para o desenvolvimento de linfoma.
- Vários são os exames utilizados para diagnóstico e acompanhamento dos pacientes com DSj, devendo o reumatologista estar apto a saber aqueles úteis para diagnóstico, caracterização de fenótipos, avaliação da atividade sistêmica, vigilância farmacológica e rastreio de comorbidades.

INTRODUÇÃO

A doença de Sjögren (DSj) é uma doença imunomediada caracterizada pela disfunção glandular exócrina secundária à infiltração de linfócitos preferencialmente ao redor do epitélio das glândulas, causando a síndrome seca.[1] Porém, cerca de 40% a 50% dos pacientes apresentam manifestações extraglandulares e em torno de 5% a 10% desenvolvem linfoma de células B.[2] Os pacientes com

DSj apresentam uma diversidade de autoanticorpos e anormalidades laboratoriais, sendo que esses achados podem anteceder as manifestações clínicas da doença e apresentar correlação com a presença de manifestações sistêmicas e desenvolvimento de linfoma.[3,4] Os autoanticorpos e o linfoma são abordados detalhadamente nos capítulos específicos; no presente, discutiremos as manifestações hematológicas da DSj e outros exames laboratoriais.

MANIFESTAÇÕES HEMATOLÓGICAS

Citopenias

As citopenias nas séries vermelha, branca e plaquetária podem ocorrer nos pacientes com DSj em frequências e com relevância clínica variáveis. A anemia normocítica, a leucopenia e a trombocitopenia são as citopenias mais frequentes e, geralmente, são encontradas em associação com a presença de outros biomarcadores, como hipergamaglobulinemia e presença de autoanticorpos.[5]

Quando as citopenias são consideradas de natureza imune, pontuam como índice de atividade no domínio hematológico do *European League Against Rheumatism (EULAR) Sjögren´s Syndrome Disease Activity Index* (ESSDAI), a depender de sua magnitude.[6] Após afastadas outras causas, como efeito adverso de agentes imunossupressores, níveis inferiores a 8 g/dL de hemoglobina (anemia com teste de Coombs positivo e aumento na contagem de reticulócitos), 500/mm^3 de neutrófilos e 50.000/mm^3 de plaquetas são considerados como correspondentes a alta atividade da doença pelo ESSDAI.[6]

A anemia na DSj é multifatorial e é considerada a manifestação hematológica mais prevalente, chegando a estar presente em 45% dos pacientes.[7] Em estudo transversal para avaliar as causas de anemia nos pacientes com DSj, 69% dos casos foram diagnosticados como anemia de doença crônica; 18%, como anemia hemolítica autoimune (AHAI); 9%, como anemia por deficiência de ferro; e 4%, por outras causas.[7] A anemia está associada à presença de autoanticorpos, como anti-Ro/SS-A e anti-La/SS-B, anticorpos anticélulas HEp-2 (FAN) e fator reumatoide (FR), e às manifestações clínicas, como púrpura palpável, linfoadenomegalia e neuropatia periférica.[5] Apesar de menos frequente, a AHAI pode ser a primeira manifestação da DSj. A sua etiopatogênese não está totalmente elucidada, sendo atribuída à presença de anticorpos dirigidos a hemácias ou à expressão dos antígenos Ro/SS-A e La/SS-B na membrana celular, contribuindo para a hemólise.[8-11] A anemia aplástica é raramente descrita nos pacientes com DSj[12] e pode estar associada à neoplasia.[13] A anemia perniciosa secundária à atrofia da mucosa gástrica é também um achado pouco frequente nos pacientes com DSj.[5]

A leucopenia é a segunda manifestação hematológica mais frequente na DSj, presente em torno de 12% a 32% dos pacientes.[14] Apresenta associação com a presença dos autoanticorpos anti-Ro/SS-A e anti-La/SS-B. A neutropenia < 1000/mm³ está associada a um aumento de internações hospitalares devido a infecções nos pacientes com DSj.[14] A anormalidade celular mais observada no diferencial celular é a linfopenia.[5] A depleção dos linfócitos CD4+ é descrita nos pacientes com DSj e, assim como a linfopenia e a neutropenia, foi identificada como um fator preditor independente para o desenvolvimento de linfoma nos pacientes com DSj.[5,15,16]

A plaquetopenia é observada em torno de 3-14%[5,6,17] e, geralmente, é leve; níveis abaixo de 50.000/mm³ são raramente observados nos pacientes com DSj.[5,8,18] Assim como as outras citopenias, a plaquetopenia está associada à presença dos anticorpos anti-Ro/SS-A e anti-La/SS-B.[18]

Redução do complemento total e frações e crioglobulinemia

A ativação do sistema complemento nas doenças imunomediadas ocorre geralmente pela via clássica e é avaliada pela quantificação das frações C3 e C4. A hipocomplementemia é relativamente frequente na DSj e sua presença permite a classificação como atividade da doença no domínio biológico do ESSDAI.[6] Encontra-se redução da fração C3 em 2 a 25% e de C4, em 5 a 37,2% dos pacientes com DSj.[19,20] Dados do *Big Data Sjögren Project Consortium*, com a inclusão de 10.500 pacientes com DSj, encontraram forte associação dos níveis diminuídos das frações C3 e C4 do complemento com o grau de atividade da doença ao diagnóstico medido através do ESSDAI, bem como com as manifestações clínicas de oito e seis dos 12 domínios do ESSDAI, respectivamente.[21] A concentração sérica reduzida da fração C4 do complemento associa-se também a infiltrado inflamatório mais proeminente nas glândulas salivares (com pontuações mais altas do escore focal nas amostras de glândulas salivares labiais)[22] e maior risco para linfoma.[5,23] Ressalta-se ainda que, em um estudo de revisão sistemática e metanálise recentemente publicado, a diminuição das frações C3/C4 foi um dos fatores de risco associados a maior mortalidade.[24]

De forma importante, existe uma clara associação entre níveis reduzidos das frações C3/C4 do complemento, presença de crioglobulinas, envolvimento sistêmico e risco aumentado para o desenvolvimento de linfoma na DSj.[5,15,16,21,23,25] A prevalência de crioglobulinemia nos pacientes com DSj é de 3,6-28%, sendo a crioglobulinemia do tipo 2 [imunoglobulina G (IgG) policlonal e IgM monoclonal] a forma mais comumente observada.[19,21,25] A presença de crioglobulinas é a alteração sorológica mais fortemente associada à alta atividade de doença avaliada através do ESSDAI.[21] A crioglobulinemia é ainda um fator de risco para maior mortalidade, como bem demonstrado por um recente estudo de revisão sistemática e metanálise,[24] além dos dados obtidos do registro multicêntrico internacional *Big Data Sjögren Project Consortium*, também recentemente publicados.[26] Devido então à sua grande importância com relação à gravidade e ao prognóstico, a pesquisa de crioglobulinas deve fazer parte do seguimento dos pacientes com DSj, pelo menos naqueles doentes com manifestações clínicas sugestivas, tais como vasculite, mononeurite múltipla e glomerulonefrite.[27]

Hipergamaglobulinemia

Uma das manifestações hematológicas mais relevantes na DSj é a hipergamaglobulinemia policlonal, resultado da ativação das células B, que desempenham importante papel na patogênese da doença[28] (Figura 1). A hipergamaglobulinemia está presente em torno de 50% dos pacientes com DSj.[29-31] Assim como a presença de crioglobulinas e a diminuição nas frações do complemento, as concentrações de IgG e a hipergamaglobulinemia ou a hipogamaglobulinemia fazem parte do domínio biológico do ESSDAI, pontuando com relação à atividade de leve a moderada, de acordo com os valores encontrados (vide Capítulo "Monitorização clínica, índices de atividade, sintomas e dano").[6]

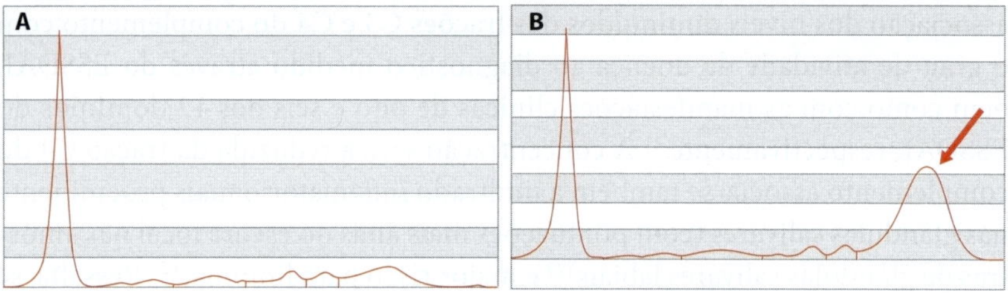

FIGURA 1 Imagens de eletroforese de proteínas (capilar). (A) Traçado eletroforético normal. (B) Traçado eletroforético de paciente com doença de Sjögren mostrando hipergamaglobulinemia policlonal (seta).

Fonte: Ambulatório de Doença de Sjögren do Hospital das Clínicas da Faculdade de Medicina da Universidade de São Paulo (HCFMUSP).

Em um estudo restrospectivo que incluiu 536 pacientes com DSj, a anemia de doença crônica e a hipergamaglobulinemia foram as manifestações hematológicas mais prevalentes ao diagnóstico e no curso evolutivo da DSj.[5] A hipergamaglobulinemia foi associada de forma significativa com a presença de sintomas constitucionais, púrpura palpável, linfadenopatia, esplenomegalia, envolvimento do sistema nervoso periférico, FAN, FR, anti-Ro/SS-A e anti-La/SS-B.[5] Por sua vez, a hipogamaglobulinemia associou-se à púrpura palpável e esplenomegalia.[5] A hipergamaglobulinemia persistente foi também associada à presença de dano nas glândulas salivares (com redução do fluxo salivar) e sistêmico.[29] A hipogamaglobulinemia está presente em 6-15% dos pacientes com DSj e tem sido pouco estudada, assim seu verdadeiro significado é ainda incerto, porém foi observada em 50% dos pacientes que desenvolveram linfoma em uma avaliação retrospectiva de 380 doentes com DSj.[32]

A presença de imunoglobulinas monoclonais na DSj é considerada uma expressão da atividade das células B e pode estar associada à ocorrência de mieloma múltiplo, linfoma e gamopatias monoclonais de significado indeterminado.[33-35] Sua prevalência é em torno de 8% a 25%[33,34] e os subtipos mais frequentes são as imunoglobulinas monoclonais G e M.[34] As proteínas de cadeia leve estão também presentes tanto no sangue como na urina dos pacientes com DSj e são fatores preditores de transformação linfomatosa.[35,36]

Beta-2-microglobulina (β2M), encontrada normalmente em baixas concentrações na circulação, é uma proteína presente nas superfícies das células, sendo um dos constituintes do sistema HLA (*human leukocyte antigen*) de classe I, que são expressos em células apresentadoras de antígeno. Concentrações elevadas de β2M são encontradas no sangue dos pacientes com DSj, sendo associadas à transformação linfomatosa, e também na saliva, onde apresentam correlação com atividade da doença glandular e com alterações histopatológicas das glândulas salivares menores.[35-38]

OUTROS EXAMES LABORATORIAIS

Além dos já citados, vários outros exames laboratoriais podem ser úteis na suspeita clínica da DSj, na caracterização de fenótipos, no seguimento para avaliação da atividade sistêmica, no rastreio de comorbidades e na vigilância farmacológica, os quais são apresentados no Quadro 1.[1,5,23] Não existe consenso sobre a periodicidade de repetição dos exames úteis para o seguimento, devendo-se atentar para as peculiaridades de cada paciente.

QUADRO 1 Exames complementares e alterações laboratoriais na doença de Sjögren (DSj)

Exame	Diagnóstico	Avaliação de atividade	Vigilância farmacológica	Comorbidades	Comentários
Hemograma*	X	X	X	X	Citopenias são frequentes na DSj Anemia de doença crônica: 15-45% Anemia hemolítica: 1% Anemias perniciosa, aplástica e mielodisplásica: mais raras Leucopenia: 10-25% Neutropenia: 5-30% (fator preditivo para linfoma) Linfopenia: 10% (fator preditivo para linfoma) Plaquetopenia: 5-13%: ▪ < 100.000 plaquetas/mm³: 3% ▪ < 50.000 plaquetas/mm³: 0,4%
VHS	X	X		X	Aumento da VHS: 20% (VHS > 100 mm/h: 4%) Pode ser influenciada pela hipergamaglobulinemia
PCR	X	X		X	Aumento: atividade de doença, neoplasias e infecções
EFP*, IgG*	X	X	X	X	Hipergamaglobulinemia: 20-50% Gamopatia monoclonal: 10-20% (fator preditivo para linfoma) Hipogamaglobulinemia: 5-15% (fator preditivo para linfoma)
FAN	X				Indicativo de fenótipo mais grave Vide Capítulo "Autoanticorpos tradicionais e novos anticorpos candidatos"
Anti-Ro/SS-A	X				Indicativo de fenótipo mais grave Vide Capítulo "Autoanticorpos tradicionais e novos anticorpos candidatos"
Anti-La/SS-B	X				Indicativo de fenótipo mais grave Vide Capítulo "Autoanticorpos tradicionais e novos anticorpos candidatos"

(continua)

QUADRO 1 Exames complementares e alterações laboratoriais na doença de Sjögren (DSj) *(continuação)*

Exame	Diagnóstico	Avaliação de atividade	Vigilância farmacológica	Comorbidades	Comentários
FR	X				Indicativo de fenótipo mais grave Vide Capítulo "Autoanticorpos tradicionais e novos anticorpos candidatos"
Crioglobulinas*	X	X			Tipo 2 é o mais frequente (IgG policlonal e IgM monoclonal) Fator preditivo para linfoma Vide Capítulo "Autoanticorpos tradicionais e novos anticorpos candidatos"
C3* **C4***	X	X			Diminuição: 10-15% Diminuição: 20% (fator preditivo para linfoma) Vide Capítulo "Autoanticorpos tradicionais e novos anticorpos candidatos"
Anti-dsDNA	X				Diagnóstico diferencial com LES
Anti-Sm	X				Diagnóstico diferencial com LES
Anti-CCP	X				Diagnóstico diferencial com AR
Ureia/ creatinina*	X	X	X	X	Avaliação do envolvimento e atividade do domínio renal
Gasometria venosa*	X	X		X	Avaliação do envolvimento e atividade do domínio renal
Na/K/Cl	X	X		X	Avaliação do envolvimento e atividade do domínio renal
Ca/P				X	Metabolismo ósseo, osteoporose e osteopenia
TGO/TGP/GGT/ FA/BTF			X	X	Avaliação de hepatotoxicidade medicamentosa Avaliação da associação com CBP e HA
CPK*	X	X	X	X	Avaliação de atividade do domínio muscular
Glicose				X	Avaliação de comorbidade
Colesterol total e frações				X	Avaliação de comorbidade
T4 livre/TSH				X	As tireoidites são comuns na DSj

(continua)

QUADRO 1 Exames complementares e alterações laboratoriais na doença de Sjögren (DSj) *(continuação)*

Exame	Diagnóstico	Avaliação de atividade	Vigilância farmacológica	Comorbidades	Comentários
Anti-TPO				X	As tireoidites são comuns na DSj
Sorologias (hepatite B, C, HIV)	X			X	Diagnósticos de exclusão e avaliação de comorbidades
Urina 1*	X	X		X	Avaliação do envolvimento e atividade do domínio renal
Proteinúria de 24 horas*	X	X			Avaliação do envolvimento e atividade do domínio renal
Relacão proteinúria/ creatinúria*	X	X			Avaliação do envolvimento e atividade do domínio renal

*Exame incluído no *European League Against Rheumatism (EULAR) Sjögren's Syndrome Disease Activity Index* (ESSDAI).

Anti-CCP: anticorpo antipeptídeo citrulinado cíclico; anti-dsDNA: anticorpo anti-DNA de dupla hélice; anti-Sm: anti-Smith; anti-TPO: anticorpo antitireoperoxidase; AR: artrite reumatoide; BTF: bilirrubinas totais e frações; C3/C4: frações C3 e C4 do complemento; Ca: cálcio; CBP: colangite biliar primária; Cl: cloro; CPK: creatinofosfoquinase; Cr: creatinina; DSj: doença de Sjögren; EFP: eletroforese de proteínas; FA: fosfatase alcalina; FAN: anticorpos anticélulas HEp-2 (FAN); FR: fator reumatoide; GGT: gamaglutamiltransferase; HA: hepatite autoimune; HIV: vírus da imunodeficiência humana; IgG: imunoglobulina G; K: potássio; LES: lúpus eritematoso sistêmico; Na: sódio; P: fósforo; PCR: proteína C-reativa; T4 livre: tiroxina livre; TGO: transaminase oxalacética; TGP: transaminase pirúvica; TSH: hormônio tireoestimulante; U: ureia; VHS: velocidade de hemossedimentação.

Adaptado de: Pasoto SG.[39]

REFERÊNCIAS

1. Vivino FB, Bunya VY, Massaro-Giordano G, et al. Sjogren's syndrome: an update on disease pathogenesis, clinical manifestations and treatment. Clin Immunol. 2019;203:81-121.
2. Mariette X, Criswell LA. Primary Sjögren's syndrome. N Engl J Med. 2018;378(10):931-9.
3. Fayyaz A, Kurien BT, Scofield RH. Autoantibodies in Sjögren's syndrome. Rheum Dis Clin North Am. 2016;42(3):419-34.
4. Theander E, Jonsson R, Sjöström B, Brokstad K, Olsson P, Henriksson G. Prediction of Sjögren's syndrome years before diagnosis and identification of patients with early onset and severe disease course by autoantibody profiling. Arthritis Rheumatol. 2015;67(9):2427-36.

5. Baimpa E, Dahabreh IJ, Voulgarelis M, Moutsopoulos HM. Hematologic manifestations and predictors of lymphoma development in primary Sjögren syndrome: clinical and pathophysiologic aspects. Medicine (Baltimore). 2009;88(5):284-93.
6. Seror R, Ravaud P, Bowman SJ, et al. EULAR Sjogren's syndrome disease activity index: development of a consensus systemic disease activity index for primary Sjogren's syndrome. Ann Rheum Dis. 2010;69(6):1103-9.
7. Zhou JG, Qing YF, Jiang L, Yang QB, Luo WF. Clinical analysis of primary Sjögren's syndrome complicating anemia. Clin Rheumatol. 2010;29(5):525-9.
8. Ramakrishna R, Chaudhuri K, Sturgess A, Manoharan A. Haematological manifestations of primary Sjögren's syndrome: a clinicopathological study. Q J Med. 1992;83(303):547-54.
9. Okada J. Autoimmune hemolytic anemia in primary Sjögrens syndrome. Intern Med. 2006;45(10):669-70.
10. Boling EP, Wen J, Reveille JD, Bias WB, Chused TM, Arnett FC. Primary Sjogren's syndrome and autoimmune hemolytic anemia in sisters. A family study. Am J Med. 1983;74(6):1066-71.
11. Schattner A, Shtalrid M, Berrebi A. Autoimmune hemolytic anemia preceding Sjögren's syndrome. J Rheumatol. 1983;10(3):482-4.
12. Matsumoto N, Kagawa H, Ichiyoshi H, et al. Aplastic anemia complicating Sjögren's syndrome. Intern Med. 1997;36(5):371-4.
13. Ergas D, Tsimanis A, Shtalrid M, Duskin C, Berrebi A. T-gamma large granular lymphocyte leukemia associated with amegakaryocytic thrombocytopenic purpura, Sjögren's syndrome, and polyglandular autoimmune syndrome type II, with subsequent development of pure red cell aplasia. Am J Hematol. 2002;69(2):132-4.
14. Brito-Zerón P, Soria N, Muñoz S, et al. Prevalence and clinical relevance of autoimmune neutropenia in patients with primary Sjögren's syndrome. Semin Arthritis Rheum. 2009;38(5):389-95.
15. Nishishinya MB, Pereda CA, Muñoz-Fernández S, et al. Identification of lymphoma predictors in patients with primary Sjögren's syndrome: a systematic literature review and meta-analysis. Rheumatol Int. 2015;35(1):17-26.
16. Retamozo S, Brito-Zerón P, Ramos-Casals M. Prognostic markers of lymphoma development in primary Sjögren syndrome. Lupus. 2019;28(8):923-36.
17. Friedman JA, Miller EB, Green L, Huszar M, Schattner A. A community-based cohort of 201 consecutive patients with primary Sjögren's syndrome in Israel: Ashkenazi patients compared with those of Sephardic descent. Clin Exp Rheumatol. 2006;24(3):274-80.
18. Ramos-Casals M, Solans R, Rosas J, et al. Primary Sjögren syndrome in Spain: clinical and immunologic expression in 1010 patients. Medicine (Baltimore). 2008;87(4):210-9.
19. Skopouli FN, Dafni U, Ioannidis JP, Moutsopoulos HM. Clinical evolution, and morbidity and mortality of primary Sjögren's syndrome. Semin Arthritis Rheum. 2000;29(5):296-304.
20. Theander E, Manthorpe R, Jacobsson LT. Mortality and causes of death in primary Sjögren's syndrome: a prospective cohort study. Arthritis Rheum. 2004;50(4):1262-9.
21. Brito-Zerón P, Acar-Denizli N, Ng WF, et al. How immunological profile drives clinical phenotype of primary Sjögren's syndrome at diagnosis: analysis of 10,500 patients (Sjögren Big Data Project). Clin Exp Rheumatol. 2018;36 Suppl 112(3):102-12.
22. Malladi AS, Sack KE, Shiboski SC, et al. Primary Sjögren's syndrome as a systemic disease: a study of participants enrolled in an international Sjögren's syndrome registry. Arthritis Care Res (Hoboken). 2012;64(6):911-8.
23. Nocturne G, Virone A, Ng WF, et al. Rheumatoid factor and disease activity are independent predictors of lymphoma in primary Sjögren's syndrome. Arthritis Rheumatol. 2016;68(4):977-85.
24. Huang H, Xie W, Geng Y, Fan Y, Zhang Z. Mortality in patients with primary Sjögren's syndrome: a systematic review and meta-analysis. Rheumatology (Oxford). 2021;60(9):4029-38.

25. Tzioufas AG, Boumba DS, Skopouli FN, Moutsopoulos HM. Mixed monoclonal cryoglobulinemia and monoclonal rheumatoid factor cross-reactive idiotypes as predictive factors for the development of lymphoma in primary Sjögren's syndrome. Arthritis Rheum. 1996;39(5):767-72.
26. Brito-Zerón P, Flores-Chávez A, Horváth IF, et al. Mortality risk factors in primary Sjögren syndrome: a real-world, retrospective, cohort study. EClinicalMedicine. 2023;61:102062.
27. Trevisani VFM, Pasoto SG, Fernandes MLMS, et al. Recommendations from the Brazilian Society of Rheumatology for the diagnosis of Sjögren's syndrome (Part I): glandular manifestations (systematic review). Adv Rheumatol. 2019;59(1):58.
28. Nocturne G, Mariette X. B cells in the pathogenesis of primary Sjögren syndrome. Nat Rev Rheumatol. 2018;14(3):133-45.
29. Koh JH, Park Y, Lee J, Park SH, Kwok SK. Hypergammaglobulinaemia predicts glandular and extra-glandular damage in primary Sjögren's syndrome: results from the KISS cohort study. Clin Exp Rheumatol. 2021;39 Suppl 133(6):114-22.
30. Pertovaara M, Pukkala E, Laippala P, Miettinen A, Pasternack A. A longitudinal cohort study of Finnish patients with primary Sjögren's syndrome: clinical, immunological, and epidemiological aspects. Ann Rheum Dis. 2001;60(5):467-72.
31. Alamanos Y, Tsifetaki N, Voulgari PV, Venetsanopoulou AI, Siozos C, Drosos AA. Epidemiology of primary Sjögren's syndrome in north-west Greece, 1982-2003. Rheumatology (Oxford). 2006;45(2):187-91.
32. Ramos-Casals M, Font J, Garcia-Carrasco M, et al. Primary Sjögren syndrome: hematologic patterns of disease expression. Medicine (Baltimore). 2002;81(4):281-92.
33. Brito-Zerón P, Ramos-Casals M, Nardi N, et al. Circulating monoclonal immunoglobulins in Sjögren syndrome: prevalence and clinical significance in 237 patients. Medicine (Baltimore). 2005;84(2):90-7.
34. Mofors J, Björk A, Smedby KE, et al. Increased risk of multiple myeloma in primary Sjögren's syndrome is limited to individuals with Ro/SSA and La/SSB autoantibodies. Ann Rheum Dis. 2020;79(2):307-8.
35. Moutsopoulos HM, Steinberg AD, Fauci AS, Lane HC, Papadopoulos NM. High incidence of free monoclonal lambda light chains in the sera of patients with Sjogren's syndrome. J Immunol. 1983;130(6):2663-5.
36. De Vita S, Gandolfo S. Predicting lymphoma development in patients with Sjögren's syndrome. Expert Rev Clin Immunol. 2019;15(9):929-38.
37. Baldini C, Giusti L, Ciregia F, et al. Proteomic analysis of saliva: a unique tool to distinguish primary Sjögren's syndrome from secondary Sjögren's syndrome and other sicca syndromes. Arthritis Res Ther. 2011;13(6):R194.
38. Ambatipudi KS, Swatkoski S, Moresco JJ, et al. Quantitative proteomics of parotid saliva in primary Sjögren's syndrome. Proteomics. 2012;12(19-20):3113-20.
39. Pasoto SG. Contribuição para o estudo da síndrome de Sjögren primária [tese livre-docência]. São Paulo: Faculdade de Medicina, Universidade de São Paulo; 2021.

Seção III

Quadro Clínico

11

Espectro clínico em diferentes casuísticas

Sonia Cristina de Magalhães Souza Fialho
Erika Rodrigues de Senna Batista
Carolina Yume Arazawa
Sandra Gofinet Pasoto

PONTOS-CHAVE

- Na doença de Sjögren (DSj), há um predomínio das manifestações glandulares, principalmente da xeroftalmia e da xerostomia, que podem atingir frequências de mais de 90% dos casos.
- Todavia, o envolvimento sistêmico não é infrequente, sendo descrito em aproximadamente 40% dos casos e podendo ser potencialmente grave, daí a importância da adequada caracterização fenotípica dos pacientes com DSj.
- As frequências, em diferentes momentos do curso evolutivo da doença, dos envolvimentos orgânicos ativos definidos conforme o *European League Against Rheumatism* (EULAR) *Sjögren's Syndrome Disease Activity Index* (ESSDAI), em uma coorte europeia de DSj, foram: domínio constitucional: 11,7%; linfadenopatia: 10,2%; glandular: 33,9%; articular: 55,9%; cutâneo: 13,4%; pulmonar: 15%; renal: 4,3%; muscular: 1,4%; sistema nervoso periférico: 10,4%; e sistema nervoso central: 2,7%.

INTRODUÇÃO

A doença de Sjögren (DSj) é um distúrbio autoimune sistêmico crônico caracterizado especialmente por inflamação das glândulas exócrinas, sobretudo das glândulas salivares e lacrimais. Contudo, um vasto espectro de manifestações extraglandulares pode ser observado, incluindo desde sintomas gerais mais inespecíficos (como fadiga, perda de peso, mialgias difusas e poliartralgia) até acometimentos potencialmente mais graves, atingindo órgãos tão importantes quanto os pulmões, rins ou sistema nervoso central e periférico.[1-4] Esse envolvimento sistêmico não é infrequente, sendo descrito em cerca de 40% dos casos.[5]

O ESPECTRO DAS MANIFESTAÇÕES CLÍNICAS GLANDULARES E SISTÊMICAS NA DOENÇA DE SJÖGREN

Na Tabela 1, são apresentados os dados relacionados às características demográficas e às manifestações clínicas em diversas casuísticas, considerando-se estudos publicados nos últimos 10 anos.[6-18] Vale ressaltar que a variação das frequências observadas nas coortes pode se dever em grande parte à heterogeneidade no emprego de vários critérios distintos tanto para o diagnóstico da DSj como para as definições dos diversos envolvimentos glandulares e sistêmicos (p. ex., se a definição é baseada somente em parâmetros clínicos ou na utilização de exames complementares com sensibilidades e especificidades inerentes aos métodos utilizados). Ademais, temos que considerar as características dos centros envolvidos nas pesquisas, pois o estudo que envolve um único centro tende a refletir a realidade étnica e social local ou, no caso de centros de atendimentos terciários e quaternários, os pacientes em seguimento tendem a apresentar manifestações mais graves da doença.[6-18]

Como podemos observar na Tabela 1, em relação ao sexo, percebe-se um nítido predomínio do feminino, com uma relação mulheres:homens podendo variar de 5:1[14] até 33:1[11]. Já no que diz respeito à faixa etária, observa-se alguma variação, porém a maioria dos estudos demonstra uma média de idade entre a quinta e a sexta décadas de vida.

Conforme esperado, os sintomas de secura ocular e oral estiveram presentes na grande maioria dos pacientes. Já com relação à parotidite, observou-se uma frequência variando entre 14%[6] e 68%[11] nos estudos que incluíram essa avaliação.

Os sintomas constitucionais, tais como fadiga, febre e adenomegalias, ocorreram entre 5%[12] e 15%[17] dos casos. Embora a fadiga nem sempre guarde correlação com a gravidade da doença, sua importância reside no fato de que pode prejudicar sobremaneira a qualidade de vida dos doentes.[19]

Com relação aos estudos que avaliaram o comprometimento musculoesquelético, observou-se que a artralgia foi o achado mais frequente, estando presente entre 26%[17] e 82%[12] dos pacientes. Já a artrite foi observada entre 6,9%[14] e 53,5%[16]. A miosite foi o acometimento mais raro, sendo que sua prevalência variou de 0,3%[14] a 5,2%[17].

Das manifestações cutâneas avaliadas nas casuísticas, temos que o fenômeno de Raynaud ocorreu entre 21%[7,9] e 31%[6] dos pacientes. A vasculite foi observada em 10%[8] até 29%[10].

TABELA 1 Frequências dos diversos acometimentos glandulares e sistêmicos na doença de Sjögren

Características	Abrol et al. 2014[6]	Baldini et al. 2014[7]	Zhao et al. 2015[8]	Bartolini et al. 2015[9]	Carvajal Alegria et al. 2016[10]	Jain et al. 2018[11]	Mirouse et al. 2019[12]	Retamozo et al. 2019[13]	Xu et al. 2019[14]	Guedes et al. 2020[15]	Lyne et al. 2020[16]	Afzali et al. 2023[17]
Critérios-classificação	GCAE	ECSG/ GCAE	GCAE	GCAE	GCAE	GCAE	GCAE	GCAE	GCAE/ ACR/ EULAR	GCAE	ACR/ EULAR	ACR/ EULAR
Mulheres:homens	11:1	22:1	17:1	22:1	15:1	33:1	20:1	14:1	5:1	18:1	9:1	7,2:1
Idade média (anos)	–	57,5	42	57	61	39	–	52,4	46,3	51,0	56,8	55,5
País	Inglaterra	Itália	China	Itália	França	Índia	França	24 países*	China	Brasil	Austrália	Alemanha
Glandulares												
Xerostomia	–	93%	77%	89%	–	92%	95%	93,2%	86,5%	99%	99,4%	89,6%
Xeroftalmia	–	95%	61%	94%	–	77%	91%	94,1%	68,5%	95%	97,1%	84,9%
Parotidite	14%	–	20%	30%	–	68%	29%	–	19,2%	56%	48,8%	28,1%
Sistêmicas												
Constitucionais												
▪ Fadiga	–	–	13%	–	–	–	–	–	–	–	–	–
▪ Febre	–	–	13%	–	–	–	–	–	–	–	–	–
▪ Adenomegalia	9%	–	–	–	–	–	5%	11,5%	–	–	8,7%	15%
Musculoesqueléticas												
▪ Artralgia	–	61%	–	62%	–	60%	82%	–	–	–	53,5%	26%

(continua)

TABELA 1 Frequências dos diversos acometimentos glandulares e sistêmicos na doença de Sjögren *(continuação)*

Características	Abrol et al. 2014[6]	Baldini et al. 2014[7]	Zhao et al. 2015[8]	Bartolini et al. 2015[9]	Carvajal Alegria et al. 2016[10]	Jain et al. 2018[11]	Mirouse et al. 2019[12]	Retamozo et al. 2019[13]	Xu et al. 2019[14]	Guedes et al. 2020[15]	Lyne et al. 2020[16]	Afzali et al. 2023[17]
▪ Artrite	20%	11%	18%	–	–	–	33%	–	6,9%	47%	53,5%	26%
▪ Mialgia	–	–	–	–	–	–	–	–	–	–	0,6%	–
▪ Miosite	–	–	–	–	–	–	2%	–	0,3%	–	0,6%	5,2%
Cutâneas												
▪ Fenômeno de Raynaud	31%	21%	–	21%	–	–	–	–	–	29%	–	–
▪ Vasculite	–	–	10%	–	29%	–	–	–	–	18%	–	–
Pulmonares	7%	5%	30%	–	–	–	5%	11,5%	13,6%	21%	11,6%	4,6%
Renais	6,5%	–	8%	–	–	50%	0,6%	4,9%	3,7%	5%	4,1%	6,4%
Neuropatia periférica	9%	5%	–	–	–	–	8%	6,1%	–	8%	5,2%	12%
SNC	9%	–	–	–	–	–	1%	1,8%	–	3%	0%	10,9%
Linfoma	11%	5%	–	–	–	–	0,6%	–	0,3%	3%	–	–

ACR/EULAR: *American College of Rheumatology/European League Against Rheumatism* (2016); ECSG: *European Community Study Group* (1993); GCAE: Grupo do Consenso Americano-Europeu (2002); SNC: sistema nervoso central.

*Países que participam do *The Big Data Sjögren Consortium*.

Adaptada de: Pasoto SG.[18]

Com relação aos acometimentos orgânicos potencialmente mais graves, temos que o acometimento pulmonar teve sua prevalência descrita entre 4,6%[17] e 30% dos pacientes[8].

Já as manifestações renais, especialmente incluindo a nefrite túbulo-intersticial e a doença glomerular, foram menos frequentes. Todavia, esse quadro é bem diferente quando o acometimento renal é ativamente investigado por meio de exames complementares, como a função renal, eletrólitos, gasometria venosa, urina I, proteinúria e ultrassonografia dos rins, entre outros. Nesse contexto, em um estudo prospectivo na Índia cujo objetivo foi avaliar o envolvimento renal subclínico e clínico dos 70 pacientes que tinham DSj, observou-se que, em algum momento da doença, 50% dos indivíduos apresentaram comprometimento renal.[11]

No caso do acometimento do sistema neurológico, as casuísticas revelam em geral maior envolvimento do sistema nervoso periférico, cujas prevalências variam de 5%[7] até 12%[17], enquanto, no caso do sistema nervoso central, os números variam de 0%[16] até a 10,9%[17].

Por fim, com relação ao desenvolvimento de linfoma, os estudos mostram uma ocorrência que varia entre 0,3%[14] e 11%[6].

As frequências, em diferentes momentos do curso evolutivo da doença, dos envolvimentos orgânicos ativos definidos conforme o *European League Against Rheumatism* (EULAR) *Sjögren's Syndrome Disease Activity Index* (ESSDAI)[20] (Capítulo "Monitorização clínica, índices de atividade, sintomas e dano"), em uma coorte europeia de 921 pacientes com DSj, foram: domínio constitucional: 11,7%; linfadenopatia: 10,2%; glandular: 33,9%; articular: 55,9%; cutâneo: 13,4%; pulmonar: 15%; renal: 4,3%; muscular: 1,4%; sistema nervoso periférico: 10,4%; e sistema nervoso central: 2,7%[21].

Nos capítulos subsequentes, cada um desses envolvimentos orgânicos será detalhadamente abordado.

REFERÊNCIAS

1. Fox RI. Sjögren's syndrome. Lancet. 2005;366(9482):321-31.
2. Ienopoli S, Carsons SE. Extraglandular manifestations of primary Sjögren's syndrome. Oral Maxillofac. Surg Clin North Am. 2014;26(1):91-9.
3. Mavragani CP, Moutsopoulos HM. Sjögren syndrome. CMAJ. 2014;186(15):E579-86.
4. Vivino FB, Bunya VY, Massaro-Giordano G, et al. Sjogren's syndrome: an update on disease pathogenesis, clinical manifestations and treatment. Clin Immunol. 2019;203:81-121.
5. Mariette X, Criswell LA. Primary Sjögren's syndrome. N Engl J Med. 2018;378(10):931-9.
6. Abrol E, González-Pulido C, Praena-Fernández JM, Isenberg DA. A retrospective study of long-term outcomes in 152 patients with primary Sjogren's syndrome: 25-year experience. Clin Med (LOND). 2014;14(2):157-64.

7. Baldini C, Pepe P, Quartuccio L, et al. Primary Sjogren's syndrome as a multi-organ disease: impact of the serological profile on the clinical presentation of the disease in a large cohort of Italian patients. Rheumatology (Oxford). 2014;53(5):839-44.
8. Zhao Y, Li Y, Wang L, et al. Primary Sjögren syndrome in Han Chinese: clinical and immunological characteristics of 483 patients. Medicine (Baltimore). 2015;94(16):e667.
9. Bartoloni E, Baldini C, Schillaci G, et al. Cardiovascular disease risk burden in primary Sjögren's syndrome: results of a population-based multicentre cohort study. J Intern Med. 2015;278(2):185-92.
10. Carvajal Alegria G, Guellec D, Mariette X, et al. Epidemiology of neurological manifestations in Sjögren's syndrome: data from the French ASSESS Cohort. RMD Open. 2016;2(1):e000179.
11. Jain A, Srinivas BH, Emmanuel D, Jain VK, Parameshwaran S, Negi VS. Renal involvement in primary Sjogren's syndrome: a prospective cohort study. Rheumatol Int. 2018;38(12):2251-62.
12. Mirouse A, Seror R, Vicaut E, et al. Arthritis in primary Sjögren's syndrome: characteristics, outcome and treatment from French multicenter retrospective study. Autoimmun Rev. 2019;18(1):9-14.
13. Retamozo S, Acar-Denizli N, Rasmussen A, et al. Systemic manifestations of primary Sjögren's syndrome out of the ESSDAI classification: prevalence and clinical relevance in a large international, multi-ethnic cohort of patients. Clin Exp Rheumatol. 2019;37 Suppl 118(3):97-106.
14. Xu D, Zhao S, Li Q, et al. Characteristics of Chinese patients with primary Sjögren's syndrome: preliminary report of a multi-centre registration study. Lupus. 2020;29(1):45-51.
15. Guedes LKN, Leon EP, Bocate TS, et al. Characterizing hand and wrist ultrasound pattern in primary Sjögren's syndrome: a case-control study. Clin Rheumatol. 2020;39(6):1907-18.
16. Lyne SA, Downie-Doyle S, Lester SE, et al. Primary Sjögren's syndrome in South Australia. Clin Exp Rheumatol. 2020;38 Suppl 126(4):57-63.
17. Afzali AM, Moog P, Kalluri SR, et al. CNS demyelinating events in primary Sjögren's syndrome: a single-center case series on the clinical phenotype. Front Neurol. 2023 Feb 16;14:1128315.
18. Pasoto SG. Contribuição para o estudo da síndrome de Sjögren primária [tese livre-docência]. São Paulo: Faculdade de Medicina, Universidade de São Paulo; 2021.
19. Segal B, Bowman SJ, Fox PC, et al. Primary Sjögren's syndrome: health experiences and predictors of health quality among patients in the United States. Health Qual Life Outcomes. 2009;7:46.
20. Seror R, Ravaud P, Bowman SJ, et al. EULAR Sjogren's syndrome disease activity index: development of a consensus systemic disease activity index for primary Sjogren's syndrome. Ann Rheum Dis. 2010;69(6):1103-9.
21. Ramos-Casals M, Brito-Zerón P, Solans R, et al. Systemic involvement in primary Sjogren's syndrome evaluated by the EULAR-SS disease activity index: analysis of 921 Spanish patients (GEAS-SS Registry). Rheumatology (Oxford). 2014;53(2):321-31.

12

Manifestações glandulares

Laura Caldas dos Santos
Eduardo Melani Rocha
Ana Carolina Fragoso Motta
Tatiana Nayara Libório-Kimura
Sandra Gofinet Pasoto

PONTOS-CHAVE

- Os sintomas de olho e boca secos são muito prevalentes nos pacientes com a doença de Sjögren (DSj) e podem impactar a sua qualidade de vida.
- Pode ocorrer uma dissociação clínica entre os sintomas e os sinais de olho seco nos pacientes com DSj.
- O *Ocular Surface Disease Index* (OSDI) é um instrumento destinado à avaliação clínica da gravidade do olho seco e seu uso tem sido recomendado para a prática clínica dos pacientes com DSj.
- O olho seco pode evoluir com complicações nos pacientes com DSj, como a conjuntivite crônica pelo aumento da inflamação, assim como a perfuração ou o *melting* corneano (ceratólise progressiva).
- Inflamações de outras estruturas oculares além daquelas que estão em sua superfície, como uveíte, esclerite, vasculite retiniana e neuromielite óptica, são relatadas em associação com a DSj.
- A parotidite nos pacientes com DSj constitui-se em um fator de risco importante para o desenvolvimento do linfoma não Hodgkin de células B. Assim, os pacientes com aumentos persistentes das glândulas parótidas e/ou submandibulares, ou cujas glândulas apresentem consistência endurecida ou textura nodular devem ser submetidos a exames de imagem e/ou biópsia glandular para a adequada investigação da hipótese de linfoma.
- As complicações decorrentes das alterações quantitativas e qualitativas da saliva na DSj são principalmente o desenvolvimento de múltiplas lesões cariosas, inclusive nas regiões cervicais dos dentes e até mesmo nas superfícies radiculares, perdas dentárias e candidíase oral.
- O *European League Against Rheumatism (EULAR) Sjögren's Syndrome Patient Reported Index* (ESSPRI) é um instrumento composto por três escalas analógicas (de secura ocular e oral, fadiga e dor) e a sua utilização tem sido recomendada para a prática clínica dos pacientes com DSj.
- As consultas regulares com oftalmologista e cirurgião-dentista são de fundamental importância na prática clínica dos pacientes com DSj.

INTRODUÇÃO

A secura da lágrima e a inflamação ocular foram provavelmente os primeiros sinais que chamaram a atenção de Henrik Samuel C. Sjögren, nos anos de 1930, para a doença que foi objeto de sua tese de doutorado acadêmico, a qual ele denominou de queratoconjuntivite *sicca* e ainda a associou aos achados de secura oral e poliartrite, para propor a existência dessa nova condição clínica. Sua tese foi reprovada e ele abandonou a carreira acadêmica. Porém, com a ajuda da tradução dessa tese para o inglês, pelo médico australiano J. Bruce Hamilton, houve nos anos de 1960 renovado interesse na doença, que passou a receber o seu nome, consagrando esse epônimo de síndrome de Sjögren, vez por outra revisado na literatura médica.[1]

Estudos da fisiopatologia e propostas de tratamento foram intensificados nos Estados Unidos, dentro do ou financiados pelo *National Institute of Health* (NIH) e em centros médicos na Europa e Japão. Um grande impulso na compreensão da doença ocorreu a partir dos anos 2000, com a ampla aceitação dos critérios de classificação conhecidos como Consenso Americano Europeu – AECG (do inglês, *American-European Consensus Group*),[2] envolvendo tanto parâmetros subjetivos (sintomas oculares e orais) quanto objetivos. Em 2012, o *American College of Rheumatology* (ACR) validou novos critérios incluindo apenas parâmetros objetivos,[3] tendo subsequente revisão em 2016 pelo ACR e *European League Against Rheumatism* (EULAR).[4]

Uma melhor compreensão dos aspectos epidemiológicos, clínicos e fisiopatológicos vem da identificação de biomarcadores, padronização clínica e diagnóstica, além de reconhecimento dos diferenciais e peculiaridades dentro do grupo de pacientes com a atualmente denominada doença de Sjögren (DSj).[5-7] Em relação à DSj, as principais manifestações envolvem as glândulas lacrimais e salivares, pois a xerostomia e a xeroftalmia são referidas por cerca de 90 a 98% e 93 a 95% dos pacientes, respectivamente.[8,9] Neste capítulo, abordaremos os principais elementos envolvidos na fisiopatologia do olho e boca secos, bem como suas complicações e diagnóstico diferencial, a fim de facilitar o reconhecimento e o adequado manejo dessas manifestações glandulares de extrema relevância na DSj.

OLHO SECO NA DOENÇA DE SJÖGREN

Prevalência e apresentação clínica

Olho seco, ceratoconjuntivite seca e xeroftalmia podem ser usados como sinônimos na disfunção lacrimal da DSj, mas, em geral, o termo clássico ceratoconjuntivite seca é pouco usado; xeroftalmia é mais utilizado para a disfunção lacrimal atribuída à hipovitaminose A e olho seco, traduzido do popular "*dry eye*", é reconhecidamente um termo limitado para o entendimento do problema, apesar de ser o mais usado.

Por causa da bem conhecida dissociação entre sintomas e sinais de olho seco nos pacientes e pela falta de um marcador diagnóstico com bom valor preditivo e de um critério amplamente aceito, temos que a prevalência dos sintomas de olho seco na população geral pode variar de 5 a 50% e entre os pacientes com DSj chega a 97%. A caracterização clínica da doença olho seco se dá por uma bateria de exames, em que, considerados os limiares arbitrariamente colocados pela literatura médica, a presença do incômodo ocular crônico e consistente com olho seco e pelo menos um teste alterado permite fechar o diagnóstico. Nesse sentido, a doença olho seco está presente em pelo menos 85% das pessoas com DSj (os testes objetivos oculares e orais são apresentados detalhadamente nos Capítulos 5, 6, 7 e 8).[10]

Filme lacrimal e superfície ocular

A fração aquosa do filme lacrimal é produzida pelas células acinares das glândulas lacrimais principais e acessórias por meio da síntese local e filtração de elementos obtidos da circulação sanguínea. O conteúdo dessa fração do filme lacrimal tem uma porção constitutiva, que não muda substancialmente e acaba por caracterizar a lágrima como tal, e uma porção regulada, que procura atender a demandas variáveis de defesa, nutrição e reparação tecidual da superfície ocular. Essa fração aquosa é coletada em ductos cada vez maiores que acabam por drenar na superfície ocular com o auxílio de células mioepiteliais. A secreção basal é estimulada pelo sistema nervoso autônomo parassimpático, carreada pelo nervo lacrimal e mediada pela ação da acetilcolina sobre os receptores muscarínicos. A secreção aquosa basal ocorre em um fluxo médio de 1 μL/min; e esse volume pode aumentar de maneira reflexa, em resposta a estímulos emocionais vindos do sistema nervoso central ou inflamatórios e dolorosos da superfície ocular. O tecido da glândula lacrimal e a mucosa da superfície ocular possuem tecido linfoide associado à mucosa. Esse tecido com capacidade germinativa e proliferativa responde a desafios inflamatórios e infecciosos, mas também é suscetível a doenças autoimunes, como a DSj, e neoplasias linfoides. É interessante observar que o infiltrado focal e periductal típico nas glândulas exócrinas acometidas pela DSj, ainda que comprometendo setores pequenos e parciais do tecido, prejudica a secreção basal e reflexa em toda a extensão dessas glândulas. A explicação pode estar no efeito parácrino inibitório de mediadores inflamatórios e antagonistas parassimpáticos[11] (Figura 1).

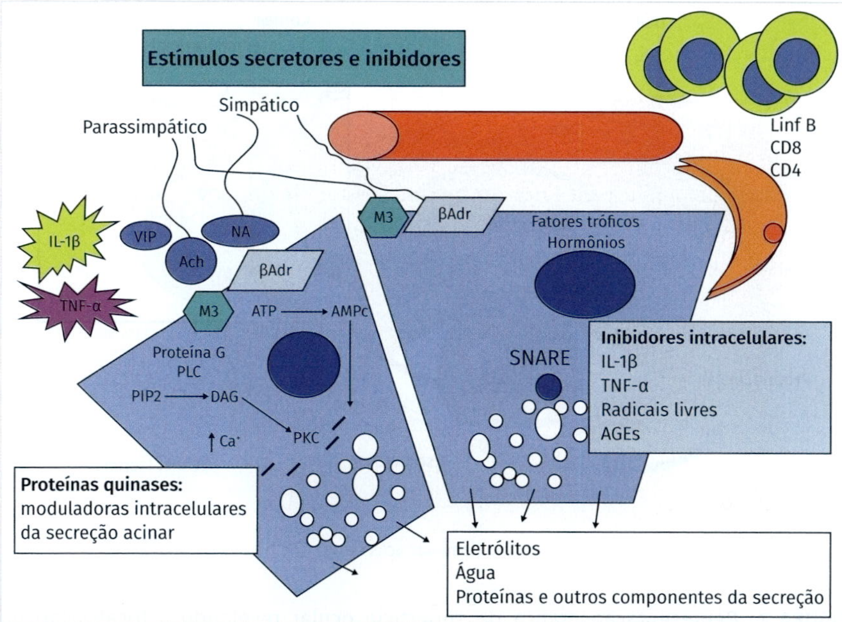

FIGURA 1 Representação esquemática de duas células acinares de glândula exócrina, dos estímulos autonômicos colinérgicos e adrenérgicos, da interação com o sistema circulatório e células sanguíneas, de onde são obtidos elementos por filtração e também estímulos pró- e anti-inflamatórios, endócrinos e parácrinos (citocinas e hormônios). O esquema mostra também os sinalizadores intracelulares que coordenam a produção de elementos constitutivos e regulados nas organelas citoplasmáticas e a produção das vesículas e sua liberação para o espaço ductal (SNARE, da sigla em inglês: *soluble NSF attachment receptor*).

Ach: acetilcolina; AGEs: *advanced glycated end products* (produtos de glicosilação avançada); AMPc: monofosfato cíclico de adenosina; ATP: adenosina trifosfato; DAG: diacilglicerol; IL-1β: interleucina-1β; M3: receptor muscarínico do tipo 3; NA: noradrenalina; PIP2: inibidor seletivo das tirosina quinases; PKC: proteína quinase C; PLC: fosfolipase C; TNF-α: fator de necrose tumoral- α; VIP: peptídeo vasointestinal.

O filme lacrimal recebe essa fração aquosa na superfície ocular, que é constituída pela mucosa palpebral, conjuntiva, córnea e glândulas acessórias. Essa mucosa produz o glicocálice, o qual, embebido na fração aquosa, apresenta um gradiente aquoso mais denso sobre a camada epitelial e que fica mais fluido em direção à superfície e acaba revestido por uma película lipídica produzida pelas glândulas meibomianas. Esse filme lacrimal, que, em condições normais, apresenta um volume de cerca de 10 μL e uma espessura média de 7 μm, possui entre seus ingredientes diferentes tipos e quantidades de eletrólitos, carboidratos, lipídios, proteínas e aminoácidos, entre outros, em uma variedade que pode chegar a 7.000 diferentes itens (Figura 2).

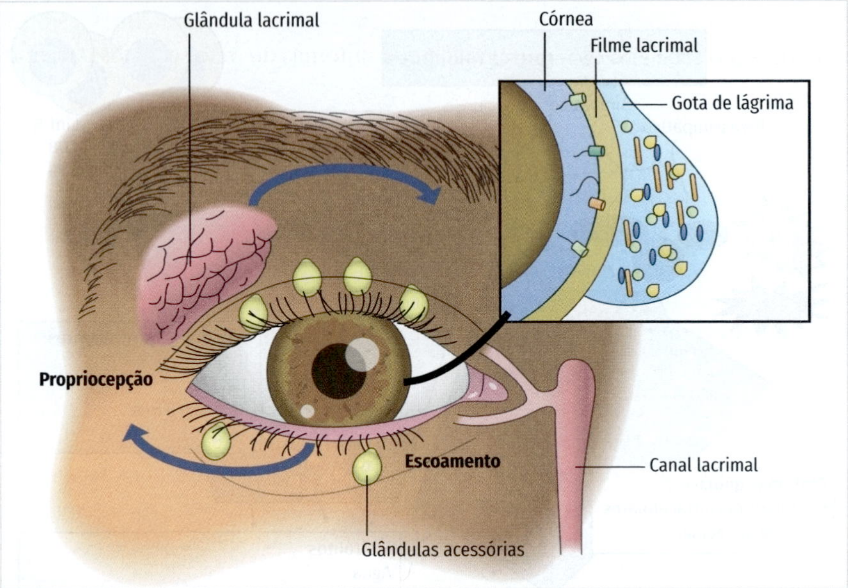

FIGURA 2 Representação gráfica da superfície ocular revelando a localização da glândula lacrimal principal e acessórias, os receptores neurossensoriais na superfície da córnea (TRPV-1, TRMs, CBD e outros), o filme lacrimal com seu gradiente de concentração mais denso na parte posterior, em contato com a córnea e uma gota de lágrima com seus inúmeros componentes.

CBD: receptor de canabidiol; TRMs: receptor de potencial transitório melastatina; TRPV-1: receptor de potencial transitório vaniloide-1.

ALTERAÇÕES DOS OLHOS NA DOENÇA DE SJÖGREN

Os pacientes com DSj podem apresentar sintomas oculares como sensação de areia, secura, cansaço visual, embaçamento recorrente ou persistente e dor ocular. Esses sintomas podem ser medidos por questionários estruturados e validados em diversos idiomas, inclusive o português, como o *Ocular Surface Disease Index* (OSDI), que permite uma análise semiquantitativa e comparações entre diferentes momentos da doença e entre grupos submetidos a diferentes intervenções ambientais e terapêuticas.[12]

O OSDI é um instrumento destinado à avaliação clínica da gravidade do olho seco e é composto por um questionário dirigido a três características: os sintomas oculares na última semana, a influência dos fatores ambientais sobre o desconforto ocular e as mudanças nas atividades diárias em decorrência do olho seco. As respostas aos itens do questionário recebem pontuações, as quais, somadas, gerarão o escore final, que é assim interpretado: 0 a 12 pontos (normal);

13 a 22 pontos (olho seco leve); 23 a 32 pontos (olho seco moderado); e 33 a 100 pontos (olho seco grave).[13] A gravidade dos sintomas do olho seco nos pacientes com DSj avaliada pelo OSDI é maior comparativamente a pacientes com outras causas de olho seco.[14] É importante notar que o OSDI foi recomendado para a avaliação na prática clínica da gravidade do olho seco na DSj pelas recomendações da Liga Europeia contra o Reumatismo recentemente publicadas.[15]

Os achados oculares vão desde hiperemia persistente, secreção mucosa aparente, edema das pálpebras, diminuição da secreção lacrimal, ausência de lacrimejamento reflexo ou com o choro, ceratite ponteada difusa observada com o colírio de fluoresceína e a coloração conjuntival com um dos corantes vitais usados para esse propósito, sendo a lissamina verde a mais recomendada (Capítulo 5) (Tabela 1).[16-18]

TABELA 1 Frequência dos sintomas e diagnóstico de olho seco e boca seca entre pacientes com doença de Sjögren em diferentes estudos, brasileiro[16], *Sicca Registry*[17] e asiático[18]

	Estudo brasileiro	*SICCA Registry* (estudo multicêntrico internacional)	Estudo asiático
Sintomas de olho seco	96,5% (191/198)	85% (1.338/1.578)	89% (295/332)
Sintomas de boca seca	97,9% (192/197)	90% (1.415/1.578)	94,3% (313/332)
TRFL diminuído	84,7% (132/157)	93% (1.459/1.578)	–
Teste de Schirmer ≤ 5 mm	51,9% (96/185)	43% (669/1.578)	90% (281/311)
Ceratite > 3	51,9% (92/179)	88% (1.382/1.578)	–
FSNE ≤ 0,1 mL/min	69,8% (120/172)	62% (971/1.578)	–

FSNE: fluxo salivar não estimulado; SICCA: *Sjögren's International Collaborative Clinical Alliance Registry*; TRFL: tempo de rompimento do filme lacrimal.

FISIOPATOLOGIA DAS ALTERAÇÕES DO FILME LACRIMAL E DA SUPERFÍCIE OCULAR NA DOENÇA DE SJÖGREN

Ainda que seja difícil identificar alterações qualitativas capazes de distinguir o filme lacrimal de pessoas com DSj do filme lacrimal da população saudável e, paradoxalmente, os sintomas de olho seco não se correlacionem com os resultados quantitativos dos exames do filme lacrimal[19], alguns estudos identificaram elementos que podem estar relacionados ao mecanismo da doença de acordo com algumas hipóteses. No filme lacrimal dos pacientes com DSj, foram observados aumentos nas concentrações de proteínas CPNE-1 (*calcium-dependent phospholipid-binding protein-1*), que são ativadoras do fator de necrose tumoral-α (TNF-α); houve aumento também da PRDX3 (*peroxiredoxin 3*), que está relacionada a uma maior sobrevida das células B e maior concentração de lipocalina associada à gelatinase de neutrófilos. Além disso, substâncias que influenciam a regulação das vias imunológicas celulares inata e adaptativa e a expressão excessiva de proteínas também podem ser encontradas em maior concentração. Moléculas relacionadas à autofagia estão presentes em maior número do que o esperado, assim como as metaloproteinases de matriz, MMP-2 e MMP-9. Mas ocorrem níveis reduzidos de lactoferrina, lisossomas, lipocalina, IgA e fosfolipase, que são importantes para a manutenção da barreira contra infecções.[20]

As células epiteliais das glândulas exócrinas (lacrimais, salivares, glândulas de Meibomius), assim como as células epiteliais da mucosa (conjuntiva), são reguladoras da resposta autoimune ao funcionarem como células apresentadoras de antígenos e têm relação com a autofagia. Nesses epitélios, estão presentes os autoantígenos que levam a um aumento da atividade das células T autorreativas. A ativação dessa resposta intrínseca do epitélio pode provocar a destruição da glândula exócrina antes que ocorra a infiltração por linfócitos. O aumento e a perda do controle da autofagia e da apoptose ocorrem nas células epiteliais das glândulas exócrinas em pacientes com DSj. Na conjuntiva desses pacientes, foram encontrados marcadores inflamatórios no epitélio, os quais sugerem uma resposta imune funcional, como a molécula de adesão intercelular ICAM-1 (*intercellular adhesion molecule-1*), o antígeno leucocitário humano (do inglês, *human leukocyte antigen*, HLA-DR) e a interleucina-6 (IL-6). A expressão de autoantígenos é um dos principais fatores desencadeantes da epitelite autoimune na DSj, similar ao que ocorre em outras doenças exócrinas por infecções virais, como pelo vírus da hepatite C (HCV), vírus da imunodeficiência adquirida (HIV), vírus linfotrópico da célula humana (HTLV) e possivelmente na doença pelo coronavírus 2019 (COVID-19), provocando o processo inflamatório no epitélio acinar das glândulas mencionadas e no epitélio secretor da superfície ocular e, em consequência, levando à disfunção da secreção do fluido lacrimal, da mucina e da fração lipídica (glândula de Meibomius). Além disso, as proteínas transmembrana e as relacionadas ao movimento de vesículas secretoras como VAMP (*vesicle associated membrane proteins*), Rab, aquaporina, Ro e La, das porções apicais para as regiões intracitoplasmáticas, perdem sua função reguladora da secreção.[20]

COMPLICAÇÕES OCULARES NA DOENÇA DE SJÖGREN

O olho seco relacionado à DSj é uma doença progressiva, que causa piora da qualidade de vida pela persistência de seus sintomas e acomete a qualidade da visão e a produção do trabalho. A flutuação da visão e o aumento do piscar são sintomas frequentes. Visão borrada, cansaço ocular e dificuldade na leitura podem ocorrer mesmo em pacientes com acuidade visual preservada. É interessante observar que, com certa frequência, aqueles pacientes nos quais encontramos alterações importantes dos corantes vitais da superfície ocular não apresentam queixa de dor proporcional à alteração da superfície. Isso talvez se deva à redução da sensibilidade corneana nos pacientes com aumento da secura e da inflamação na superfície ocular. Como complicações oculares extraglandulares nos pacientes com DSj, é possível observar conjuntivite crônica pelo aumento da inflamação, assim como a perfuração ou o *melting* corneano (ceratólise progressiva). Inflamações de outras estruturas oculares além daquelas que estão em sua superfície, como uveíte, esclerite, vasculite retiniana e neuromielite óptica, são relatadas em associação com a DSj ou como manifestações cuja investigação leva ao diagnóstico da DSj em estudos de casos. Essas manifestações, cujas causas geralmente não são claras, podem ser importantes indícios de risco de complicações sistêmicas e que, muitas vezes, levam os oftalmologistas a referenciarem os pacientes aos reumatologistas, para que o tratamento sistêmico seja direcionado e, assim, evitar complicações que coloquem em risco a vida dos pacientes (Quadro 1).[21]

QUADRO 1 Complicações oculares na doença de Sjögren, com suas manifestações clínicas e sintomas mais frequentes e os exames oculares que confirmam o diagnóstico

Diagnóstico	Manifestação clínica	Exame diagnóstico
Úlcera de córnea	Dor e embaçamento visual persistente	Identificação da lesão com o colírio de fluoresceína no exame à lâmpada de fenda
Esclerite	Dor intensa e hiperemia ocular moderada ou grave	Identificação de vasodilatação focal ou difusa no tecido subconjuntival e afilamento escleral no exame à lâmpada de fenda
Uveíte	Dor e embaçamento visual leve, hiperemia leve a moderada pericorneal	Observação de pontos ou precipitados turvando o humor aquoso ou vítreo no exame à lâmpada de fenda
Vasculite retiniana	Turvação visual persistente de leve a grave	Observação da tortuosidade vascular à fundoscopia
Neurite ou neuromielite óptica	Turvação visual moderada ou grave persistente e súbita, associada à perda de campo visual e diplopia	Alteração do nervo óptico à fundoscopia, escotoma na campimetria, na eletrofisiologia das vias ópticas e na imagem do nervo óptico na ressonância nuclear magnética

DIAGNÓSTICO DIFERENCIAL DO OLHO SECO NA DOENÇA DE SJÖGREN

A DSj é uma doença comumente usada como exemplo do olho seco por deficiência aquosa, que é uma das classificações empregadas pelo TFOS DEWS II de 2017 para o olho seco[22]. Ela se contrapõe ao exemplo de olho seco evaporativo. Esse *workshop* sugeriu um esquema de classificação, que tenta apontar a etiologia predominante para o desenvolvimento do olho seco, mas que também relata a grande frequência de sobreposição das etiologias na prática clínica, na qual, com a evolução da doença, é possível perceber tanto o componente de deficiência aquosa da lágrima quanto o aumento de sua evaporação. Essa diferenciação a partir da etiologia do olho seco tenta guiar o tratamento, que visa restaurar o filme lacrimal e a homeostase da superfície ocular.[22]

O olho seco por deficiência aquosa pode ser dividido em olho seco com DSj e olho seco sem DSj. As duas formas apresentam sinais e sintomas semelhantes: visão borrada, desconforto ocular, instabilidade do filme lacrimal, alteração nos corantes da superfície ocular, perda de células caliciformes e metaplasia epitelial. Os pacientes com olho seco por deficiência aquosa com DSj costumam ser mais jovens e com sintomas mais graves, sugerindo uma progressão mais rápida da patologia e com maior risco de perda de visão. Também apresentam uma maior associação ao olho seco evaporativo por disfunção das glândulas de Meibomius. O olho seco por deficiência aquosa sem DSj apresenta as formas congênita e adquirida. Elas não apresentam o componente autoimune da DSj, exceto na DSj associada a outras doenças autoimunes sistêmicas, mas podem ter características inflamatórias no caso de doenças infecciosas que acometem a superfície ocular. Essas doenças incluem: doença do olho seco relacionada à idade, alacrimia congênita e disautonomia familiar (Quadro 2).[22,23]

QUADRO 2 Diagnósticos diferenciais de síndrome *sicca* considerados na doença de Sjögren

- Ambiental (distúrbio alimentar, ambiente de trabalho inóspito, problemas no uso de cosméticos e tratamentos eletivos)
- *Diabetes mellitus*
- Neurogênica (paralisia periférica do nervo facial, lesão do ramo oftálmico do nervo trigêmeo, entre outras)
- Inflamação da glândula lacrimal:
  - ▷ Sarcoidose, granulomatose com poliangeíte (antiga granulomatose de Wegener)

(continua)

QUADRO 2 Diagnósticos diferenciais de síndrome *sicca* considerados na doença de Sjögren *(continuação)*

- Infiltração da glândula lacrimal:
  - ▷ Linfoma ou outras neoplasias malignas
- Infecção viral:
  - ▷ Hepatite C
  - ▷ HIV
  - ▷ HTLV-1
- Destruição e obstrução da glândula lacrimal:
  - ▷ Conjuntivite cicatricial: síndrome de Stevens-Johnson e suas variantes
  - ▷ Penfigoide ocular cicatricial
  - ▷ Sequela de tracoma
- Radioterapia de cabeça e pescoço
- Medicação:
  - ▷ Anticolinérgicos
  - ▷ Anti-histamínicos
  - ▷ Antidepressivos tricíclicos
  - ▷ Diuréticos
  - ▷ Betabloqueadores
  - ▷ Terapia de reposição hormonal
  - ▷ Neurolépticos
  - ▷ Benzodiazepínicos
  - ▷ Outros antidepressivos
- Disfunção dos hormônios sexuais ou dos hormônios da hipófise ou da tireoide
- Malformações congênitas das glândulas exócrinas e anexos oculares (alacrimia, blefarofimose, disautonomia familiar)
- Envelhecimento
- Idiopática

HIV: vírus da imunodeficiência adquirida; HTLV: vírus linfotrópico da célula humana.

XEROSTOMIA

Xerostomia/hipossalivação na doença de Sjögren: prevalência e apresentação clínica

A xerostomia é definida como a sensação subjetiva de boca seca e corresponde a um dos sintomas frequentemente associados à DSJ. Pode ser resultado da hipossalivação (alteração objetiva), que é a diminuição acentuada na secreção de saliva.[24] Sob a ótica da frequência da DSJ em pacientes com xerostomia, um estudo húngaro revelou que 17,5% de um total de 1.076 pacientes examinados com xerostomia foram diagnosticados com DSj, dentre os quais 72% eram de DSj e 28%, de DSj associada a outras doenças autoimunes.[24] Por outro lado, sob a ótica da frequência de xerostomia em pacientes com DSj, os relatos têm sido significativamente elevados.[25] Um estudo de registro internacional com 12.753 pacientes com DSj mostrou uma frequência de xerostomia de 93,2%, com aumento consistente nessa frequência de acordo com a idade ao diagnóstico, chegando a mais de 95% naqueles diagnosticados com idades mais avançadas.[26] Em um recente estudo brasileiro, os sintomas de boca seca foram observados em 97,9% da população estudada[16]. Dados objetivos de hipossalivação (fluxo salivar total não estimulado ≤ 0,1 mL/min) na DSj mostram frequência variando de 62% a 69,8% (Tabela 1).[16]

O aspecto clínico da mucosa oral em pacientes com hipossalivação é bem característico e a falta de saliva pode produzir diversas alterações na cavidade bucal, com importantes consequências para a saúde oral.[25,27] Além da dificuldade ao deglutir (disfagia), aderência dos alimentos durante a mastigação e trauma na mucosa com o consumo de alimentos fibrosos, podem ser observadas saliva espumosa, mucosa com aparência vítrea (especialmente no palato) e ausência de acúmulo de saliva nas regiões normalmente observadas, como na região sublingual. Ademais, os pacientes podem apresentar atrofia das papilas filiformes e língua lobulada/fissurada (Figura 3).[25,27]

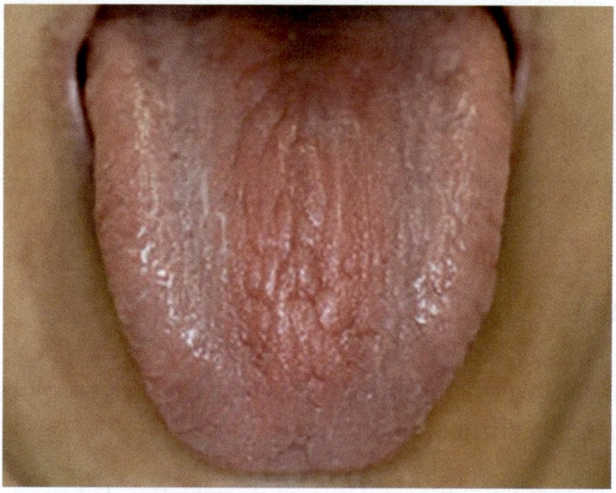

FIGURA 3 Aspecto clínico de língua lobulada em paciente com doença de Sjögren.
Paciente em atendimento na Faculdade de Odontologia de Ribeirão Preto da Universidade de São Paulo (FORP-USP), sob responsabilidade da Profa. Ana Carolina F. Motta.

AUMENTO DAS GLÂNDULAS SALIVARES NA DOENÇA DE SJÖGREN: PREVALÊNCIA E APRESENTAÇÃO CLÍNICA

Os pacientes com DSj podem também apresentar aumento das glândulas parótidas (parotidite) e/ou submandibulares em frequências que variam de 18 a 50% dos casos. Esse aumento das glândulas salivares pode se desenvolver de maneira aguda, intermitente ou crônica persistente e ser uni ou bilateral (pode começar unilateralmente, mas torna-se frequentemente bilateral)[8,28,29] (Figura 4).

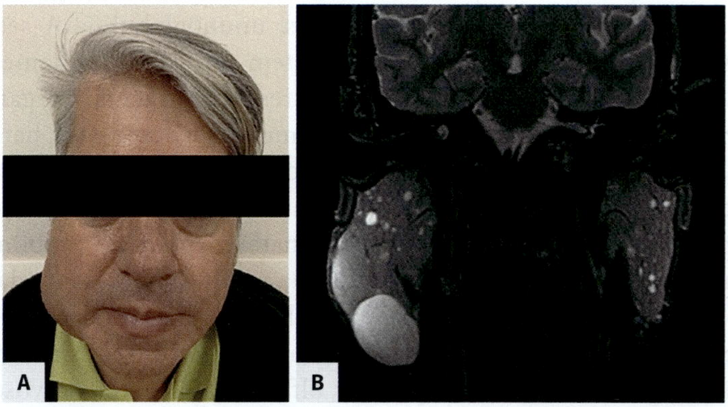

FIGURA 4 Paciente com doença de Sjögren e linfoma MALT na glândula parótida direita. (A) Aumento da glândula parótida direita ao exame clínico. (B) Imagem de RNM (corte coronal, técnica de *fast spin-eco* pesada em T2) mostrando: glândulas parótidas com aumento de suas dimensões, com intensidade de sinal heterogênea às custas de formações císticas, a maior no segmento inferior da parótida direita.

MALT: *mucosa-associated lymphoid tissue*; RNM: ressonância nuclear magnética. Fonte: Ambulatório de Doença de Sjögren do Hospital das Clínicas da Faculdade de Medicina da Universidade de São Paulo (HCFMUSP).

O aumento das glândulas salivares maiores (parótidas e submandibulares) constitui-se em um dos doze domínios avaliados pelo *EULAR Sjögren's Syndrome Disease Activity Index* (ESSDAI),[30] que é um índice destinado à avaliação da atividade sistêmica da DSj. Esse escore, que tem sido recomendado para a prática clínica dos pacientes com DSj,[15] é discutido no Capítulo "Monitorização clínica, índices de atividade, sintomas e dano". A parotidite nos pacientes com DSj constitui-se em um fator de risco importante para o desenvolvimento do linfoma não Hodgkin (LNH) de células B. Assim, os pacientes com DSj com aumentos persistentes das glândulas parótidas e/

ou submandibulares, ou cujas glândulas apresentem consistência endurecida ou textura nodular, devem ser submetidos a exames de imagem e/ou biópsia glandular para a adequada investigação da hipótese de linfoma.[28] O Capítulo 20 é dedicado ao linfoma na DSj.

NOÇÕES SOBRE A PRODUÇÃO E A FISIOLOGIA DA SALIVA

Para entendermos melhor as repercussões da xerostomia e da hipossalivação, é preciso ter noções sobre a produção e a fisiologia da saliva. A saliva tem uma composição complexa, incluindo principalmente água (99%) e 1% de diversas substâncias, proteínas, sais, imunoglobulina A secretora, lipídios e hormônios.[31] Essas substâncias têm um papel fundamental na preservação da saúde oral, na inibição do crescimento de microrganismos, na lubrificação e na proteção da língua, da mucosa e dos dentes, bem como na facilitação da mastigação, da deglutição, do paladar e da digestão dos carboidratos.[32] A produção diária de saliva é de 500 mL a 1,5 L e cerca de 93% é produzida pelas glândulas salivares maiores (parótidas, sublinguais e submandibulares), ficando o restante da sua produção por conta das glândulas salivares menores (labiais, palatinas, linguais e da mucosa jugal).[25] A produção e a secreção da saliva são controladas por mecanismos neurais, os quais integram os estímulos (paladar, olfato etc.), sistema nervoso e mecanismo secretor (via parassimpática e simpática). Esse processo ocorre por meio da ligação dos neurotransmissores (acetilcolina e noradrenalina) a receptores (muscarínicos e adrenérgicos) nas células secretoras, seguida de ativação enzimática.

ALTERAÇÕES QUANTITATIVAS E QUALITATIVAS DA SALIVA NA DOENÇA DE SJÖGREN E SUAS COMPLICAÇÕES

Os pacientes com DSj podem apresentar redução do fluxo salivar, do pH e da capacidade de tamponamento da saliva, além de alterações da composição salivar, com aumento das concentrações de sódio e cloro, em comparação a indivíduos saudáveis pareados pela idade.[33] Nesse aspecto, as complicações orais associadas à hipossalivação estão presentes em pacientes com DSj em uma frequência dez vezes maior do que na população geral.[25]

As alterações quantitativas e qualitativas da saliva podem ocasionar: disgeusia, disfagia alta para alimentos sólidos, ardência bucal, erosões/úlceras traumáticas e aumento do risco de cárie, podendo resultar em perda dentária e candidíase oral.[28,34] A cárie pode ocorrer nas faces oclusais e proximais dos dentes e também nas regiões cervicais (Figura 5) e até mesmo na superfície radicular.[34] Além disso, o risco de cárie é maior nos pacientes com DSj comparativamente a indivíduos com outras causas de hipossalivação; e esse risco foi associado com o escore focal > 1 na biópsia das glândulas salivares labiais.[35]

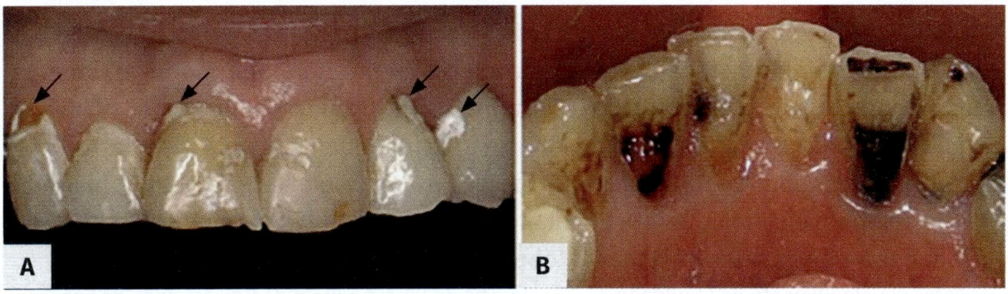

FIGURA 5 Imagens ilustrativas de um paciente com doença de Sjögren com múltiplas lesões de cárie. (A) Cavidades de cárie cervicais, algumas seladas com material restaurador provisório (*setas*). (B) Lesões de cárie em face lingual dos dentes anteriores inferiores.

Paciente em atendimento na Faculdade de Odontologia de Ribeirão Preto da Universidade de São Paulo (FORP-USP), sob responsabilidade da Profa. Ana Carolina F. Motta.

A candidíase oral é outra complicação frequente da DSj e que pode inclusive ser a razão do início da investigação da DSj. A forma clínica mais comumente observada é a candidíase eritematosa, a qual se apresenta como máculas ou placas vermelhas em qualquer local da mucosa oral (Figura 6A). Alguns pacientes podem desenvolver a forma pseudomembranosa, a qual é caracterizada por placas brancas facilmente raspáveis, que podem estar associadas a áreas eritematosas, ocorrendo na mucosa jugal, na língua e no palato (Figura 6B). Os sintomas costumam ser leves, podendo ocorrer discreta ardência e intolerância a alimentos ácidos ou picantes.[34] A queilite angular costuma ser uma manifestação da candidíase na comissura labial, embora alguns casos possam estar associados à infecção bacteriana. É caracterizada por erosões e fissuras na comissura labial, uni ou bilateralmente, que costumam ser intensamente dolorosas (Figura 6C). A *Candida albicans* é a espécie mais comumente isolada, mas outras espécies, como *C. tropicalis*, *C. glabrata*, *C. parapsilosis* e *C. krusei*, isoladamente ou em combinação, podem também causar a candidíase oral nos pacientes com DSj.[36]

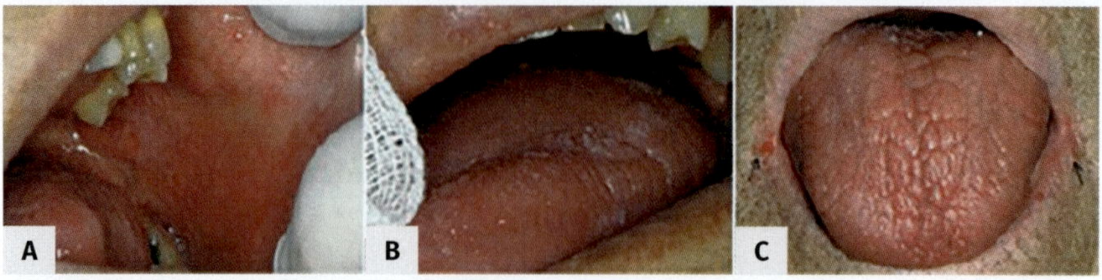

FIGURA 6 Imagens ilustrativas de candidíase oral em pacientes com doença de Sjögren. (A) Máculas vermelhas associadas a placas brancas na mucosa jugal, lado esquerdo, compatíveis com candidíase eritematosa e pseudomembranosa. (B) Placas brancas na borda lateral da língua na mesma paciente da imagem A, compatível com candidíase pseudomembranosa. (C) Erosões na comissura labial (*setas*), bilateralmente, compatíveis com queilite angular, além de intenso ressecamento do dorso da língua, que se encontra com aspecto lobulado.

Pacientes em atendimento na Faculdade de Odontologia de Ribeirão Preto da Universidade de São Paulo (FORP-USP), sob responsabilidade da Profa. Ana Carolina F. Motta.

Já com relação à doença periodontal na DSj, os dados na literatura são conflitantes. Alguns estudos mostram maior índice de biofilme dental e frequência aumentada de periodontite crônica nos pacientes com DSj,[37] o que poderia ser decorrente de uma pior resposta desses pacientes à infecção por patógenos do biofilme subgengival. Além disso, seria possível que o estado inflamatório sistêmico dos pacientes com DSj influenciasse a resposta inflamatória local da periodontite.[38] Todavia, estudos recentes de metanálise não mostraram evidências de uma maior frequência de periodontite na DSj[39,40] e confirmaram o maior risco desses pacientes para o desenvolvimento de lesões cariosas.[40] Em um estudo prospectivo realizado no Hospital das Clínicas da Faculdade de Medicina da Universidade de São Paulo (HC-FMUSP) e recentemente publicado, foram incluídos 52 pacientes com DSj e 52 indivíduos controle sem doenças autoimunes (pareados por sexo e idade e comparáveis quanto à classificação econômica) para a avaliação dos parâmetros da saúde oral e do impacto do tratamento odontológico de atenção primária.[41] O Índice de Dentes Cariados, Perdidos e Obturados (CPOD) foi maior nos pacientes com DSj do que no grupo controle (13,3 ± 8,2 *vs.* 8,6 ± 6,2, $p = 0,002$), enquanto os parâmetros periodontais foram comparáveis em ambos os grupos ($p > 0,05$). O tratamento odontológico de atenção primária promoveu melhora das taxas de fluxo salivar não estimulado e estimulado nos pacientes com DSj. Esse novo achado reforça a recomendação dessa estratégia na prática clínica.[41]

INSTRUMENTOS DE AVALIAÇÃO CLÍNICA DA XEROSTOMIA

A avaliação da secura oral no contexto da DSj pode ser feita por meio de uma série de instrumentos, que permitem a análise objetiva e subjetiva das alterações das glândulas salivares. A avaliação objetiva visa determinar a presença de sinais clínicos de secura oral, alterações na função glandular e danos às glândulas salivares, podendo ser realizada por meio de: sialometria (Capítulo 6), exames de imagem das glândulas salivares (ultrassonografia, tomografia computadorizada, ressonância magnética e cintilografia), sialoendoscopia e escalas visuais. Em relação às escalas visuais, a análise pode ser feita pela presença ou ausência de sinais de secura da mucosa oral em locais específicos, como dorso da língua e palato. Essa análise objetiva também pode ser feita pela observação de múltiplos sinais de secura bucal, como proposto pela *Challacombe Scale of Clinical Oral Dryness*,[42] que permite identificar se o paciente possui esses sinais de boca seca, além de quantificá-los por meio de um sistema de pontuação. Além disso, essa escala possibilita determinar a evolução do paciente e definir opções terapêuticas mais adequadas.

A avaliação subjetiva é determinada a partir do relato do paciente, em geral, sobre a presença, a frequência e a gravidade dos sintomas secos e, para tal, existem diferentes instrumentos, como: perguntas diretas sobre secura bucal (com respostas sim/não), escalas categóricas verbais, escalas de classificação numérica, escalas visuais analógicas e diferentes questionários que avaliam não só a existência da secura, mas também o impacto da xerostomia na qualidade de vida.[43] Alguns exemplos são: o Inventário de Xerostomia[44] e o "*Oral Health Impact Profile* – 14".[45] Especificamente para a DSj, o *EULAR Sjögren's Syndrome Patient Reported Index* (ESSPRI) é um dos mais utilizados[30] e tem sido recomendado para a prática clínica.[15] O ESSPRI é composto por três escalas analógicas (secura ocular e oral, fadiga e dor) e o escore final é obtido pela média aritmética dessas três escalas.[30] Embora muitas dessas ferramentas possam detectar e/ou predizer hipossalivação e/ou xerostomia, ainda não seguem um padrão que permita a obtenção de dados de maneira homogênea, principalmente no contexto de estudos clínicos.

Com o intuito de minimizar essa heterogeneidade, recentemente o *World Workshop of Oral Medicine* propôs a criação de *Core Outcomes Set (COS) for Dry Mouth*, que consiste em um conjunto mínimo de desfechos que devem ser mensurados em estudos clínicos. Por meio de duas revisões sistemáticas da literatura[43,46] e um estudo qualitativo das perspectivas dos pacientes sobre a boca seca,[47] foi proposto um COS incluindo doze domínios: a) duração da xerostomia; b) impacto econômico da boca seca; c) impacto da hipossalivação na saúde geral; d) impacto no funcionamento físico; e) impacto nas atividades sociais; f) umidificação da mucosa; g) impacto geral da xerostomia; h) satisfação do paciente; i) qualidade de vida; j) fluxo salivar; k) gravidade da xerostomia; e l) sinais de hipossalivação.[48]

DIAGNÓSTICO DIFERENCIAL DA XEROSTOMIA E DO AUMENTO DAS GLÂNDULAS SALIVARES

A xerostomia está relacionada com um amplo espectro de situações. O diagnóstico diferencial da xerostomia na DSj deve incluir: a) xerostomia secundária a medicamentos com efeito anticolinérgico, que são aqueles que bloqueiam a ação do neurotransmissor acetilcolina nos receptores muscarínicos do sistema nervoso central e periférico, muito usados para uma variedade de condições como depressão, alergias, doença de Parkinson, distúrbios gastrointestinais e urinários, entre outros; b) outras doenças inflamatórias e autoimunes, como lúpus eritematoso sistêmico, esclerose sistêmica, sarcoidose e doença do enxerto *versus* hospedeiro; c) *diabetes mellitus*; d) transtornos mentais, como depressão e ansiedade; e) doenças infecciosas com tropismo pelas glândulas salivares, como infecção pelo HIV e HCV; f) desidratação;[49] g) radioterapia de cabeça e pescoço (doses acima de 30 Grays já podem afetar o fluxo salivar) e iodoterapia (doses do iodo radioativo (I-131) de 100 mCi podem alterar a função salivar)[50] (Quadro 2).

O aumento episódico das glândulas salivares maiores é altamente específico da DSj, porém existem outras causas que devem ser descartadas[29]: infecções virais (caxumba, HIV, HCV); parotidite crônica recorrente; tumor mesenquimal benigno (p. ex., hemangioma, histiocitoma fibroso, xantogranuloma); neoplasias malignas das glândulas salivares (p. ex., adenoma salivar pleomórfico, linfomas); desnutrição; alcoolismo; *diabetes mellitus*; bulimia; aumento induzido por drogas; hiperlipidemias (tipo IV e V); sialoadenite esclerosante (doença relacionada à IgG4); sarcoidose; amiloidose.

- **Outras manifestações da síndrome *sicca*:** as glândulas exócrinas estão distribuídas por todo o organismo; assim, as manifestações da síndrome *sicca* são muito abrangentes: xerodermia, prurido generalizado, secura nasal, epistaxe, secura e prurido nas orelhas, garganta seca, rouquidão, xerotraqueia, tosse, vaginite *sicca* e dispareunia[28]; que são abordadas nos capítulos correspondentes.

REFERÊNCIAS

1. Murube J. The first definition of Sjögren's syndrome. Ocular surface. Elsevier; 2010. p. 101-10.
2. Vitali C, Bombardieri S, Jonsson R, et al. Classification criteria for Sjogren's syndrome: a revised version of the European criteria proposed by the American-European Consensus Group. Ann Rheum Dis. 2002;61(6):554-8.
3. Shiboski SC, Shiboski CH, Criswell LA, et al. American College of Rheumatology classification criteria for Sjögren's syndrome: a data-driven, expert consensus approach in the Sjögren's International Collaborative Clinical Alliance Cohort. Arthritis Care Res (Hoboken). 2012;64(4):475-87.
4. Shiboski CH, Shiboski SC, Seror R, et al. 2016 American College of Rheumatology/European League Against Rheumatism classification criteria for primary Sjögren's syndrome. Ann Rheum Dis. 2017;76(1):9-16.
5. Goules AV, Tzioufas AG. Primary Sjögren's syndrome: clinical phenotypes, outcome and the development of biomarkers. Autoimmun Rev. 2016;15(7):695-703.
6. Smiyan S, Shchipskiy A, Venger O, et al. "All that glitters is not gold": sialomegaly, xerostomia, and dry eye is not always Sjögren's syndrome. Rheumatology. 2021;59(5):346-52.
7. Soret P, Le Dantec C, Desvaux E, et al. A new molecular classification to drive precision treatment strategies in primary Sjögren's syndrome. Nat Commun. 2021;12(1):3523.
8. García-Carrasco M, Ramos-Casals M, Rosas J, et al. Primary Sjögren syndrome: clinical and immunologic disease patterns in a cohort of 400 patients. Medicine (Baltimore). 2002;81(4):270-80.
9. Pasoto SG, Augusto KL, Alvarenga JC, et al. Cortical bone density and thickness alterations by high-resolution peripheral quantitative computed tomography: association with vertebral fractures in primary Sjögren's syndrome. Rheumatology. 2016;55(12):2200-11.
10. Wolffsohn JS, Arita R, Chalmers R, et al. TFOS DEWS II diagnostic methodology report. Ocul Surf. 2017;15(3):539-74.
11. Adler FH. Adler's physiology of the eye: clinical application. Mosby; 1987.
12. Santo RM, Ribeiro-Ferreira F, Alves MR, Epstein J, Novaes P. Enhancing the cross-cultural adaptation and validation process: linguistic and psychometric testing of the Brazilian-Portuguese version of a self-report measure for dry eye. J Clin Epidemiol. 2015;68(4):370-8.
13. Schiffman RM. Reliability and validity of the Ocular Surface Disease Index. Arch Ophthalmol. 2000;118(5):615.
14. Ben-Eli H, Aframian DJ, Ben-Chetrit E, et al. Shared medical and environmental risk factors in dry eye syndrome, Sjogren's syndrome, and B-cell non-Hodgkin lymphoma: a case-control study. J Immunol Res. 2019;2019:1-9.
15. Ramos-Casals M, Brito-Zerón P, Bombardieri S, et al. EULAR recommendations for the management of Sjögren's syndrome with topical and systemic therapies. Ann Rheum Dis. 2020;79(1):3-18.
16. de Oliveira FR, Motta ACF, Módulo CM, et al. Clinical and laboratory evaluation of sicca complaints: distinctive aspects of primary, secondary and non-Sjogren syndrome. Adv Rheumatol. 2022;62(1):23.
17. Shiboski CH, Baer AN, Shiboski SC, et al. Natural history and predictors of progression to Sjögren's syndrome among participants of the Sjögren's International Collaborative Clinical Alliance Registry. Arthritis Care Res (Hoboken). 2018;70(2):284-94.
18. Sandhya P, Jeyaseelan L, Scofield RH, Danda D. Clinical characteristics and outcome of primary Sjogren's syndrome: a large Asian Indian cohort. Open Rheumatol J. 2015;9(1):36-45.
19. Alunno A, Bartoloni E, Valentini V, et al. Discrepancy between subjective symptoms, objective measures and disease activity indexes: the lesson of primary Sjögren's syndrome. Clin Exp Rheumatol. 2018;36 Suppl 112(3):210-4.
20. Ogawa Y, Takeuchi T, Tsubota K. Autoimmune epithelitis and chronic inflammation in Sjögren's syndrome-related dry eye disease. Int J Mol Sci. 2021;22(21):11820.

21. Mathews PM, Robinson SA, Gire A, Baer AN, Akpek EK. Extraglandular ocular involvement and morbidity and mortality in primary Sjögren's Syndrome. PLoS One. 2020;15(9):e0239769.
22. Craig JP, Nichols KK, Akpek EK, et al. TFOS DEWS II definition and classification report. Ocul Surf. 2017;15(3):276-83.
23. Bron AJ, de Paiva CS, Chauhan SK, et al. TFOS DEWS II pathophysiology report. Ocul Surf. 2017;15(3):438-510.
24. Dézsi AJ, Erdei C, Demeter T, et al. Prevalence of Sjögren's syndrome in patients with dry mouth in the region of Central Hungary. Oral Dis. 2022 May 25. Epub ahead of print.
25. Reyes Jaraba CA, Pájaro Galvis NE, Vergara Serpa OV, et al. Sjögren's syndrome: epidemiology and clinical manifestations. Rev Colomb Reumatol (English Ed). 2022;29(4):310-24.
26. Retamozo S, Acar-Denizli N, Horváth IF, et al. Influence of the age at diagnosis in the disease expression of primary Sjögren syndrome. Analysis of 12,753 patients from the Sjögren Big Data Consortium. Clin Exp Rheumatol. 2021;39 Suppl 133(6):166-74.
27. Pedersen AML, Sørensen CE, Proctor GB, Carpenter GH, Ekström J. Salivary secretion in health and disease. J Oral Rehabil. 2018;45(9):730-46.
28. Vivino FB, Bunya VY, Massaro-Giordano G, et al. Sjogren's syndrome: an update on disease pathogenesis, clinical manifestations and treatment. Clin Immunol. 2019;203:81-121.
29. Sisó-Almirall A, Meijer JM, Brito-Zerón P, et al. Practical guidelines for the early diagnosis of Sjögren's syndrome in primary healthcare. Clin Exp Rheumatol. 2021;39 Suppl 133(6):197-205.
30. Seror R, Theander E, Brun JG, et al. Validation of EULAR primary Sjögren's syndrome disease activity (ESSDAI) and patient indexes (ESSPRI). Ann Rheum Dis. 2015;74(5):859-66.
31. Loo JA, Yan W, Ramachandran P, Wong DT. Comparative human salivary and plasma proteomes. J Dent Res. 2010;89(10):1016-23.
32. Atkinson JC, Grisius M, Massey W. Salivary hypofunction and xerostomia: diagnosis and treatment. Dent Clin North Am. 2005;49(2):309-26.
33. Pedersen AML, Bardow A, Nauntofte B. Salivary changes and dental caries as potential oral markers of autoimmune salivary gland dysfunction in primary Sjögren's syndrome. BMC Clin Pathol. 2005;5(1):4.
34. Mathews SA, Kurien BT, Scofield RH. Oral manifestations of Sjögren's syndrome. J Dent Res. 2008;87(4):308-18.
35. Berman N, Vivino F, Baker J, Dunham J, Pinto A. Risk factors for caries development in primary Sjogren syndrome. Oral Surg Oral Med Oral Pathol Oral Radiol. 2019;128(2):117-22.
36. Yan Z, Young AL, Hua H, Xu Y. Multiple oral Candida infections in patients with Sjögren's syndrome – prevalence and clinical and drug susceptibility profiles. J Rheumatol. 2011;38(11):2428-31.
37. Scardina GA, Ruggieri A, Messina P. Periodontal disease and Sjögren syndrome: a possible correlation? Angiology. 2010;61(3):289-93.
38. Lugonja B, Yeo L, Milward MR, et al. Periodontitis prevalence and serum antibody reactivity to periodontal bacteria in primary Sjögren's syndrome: a pilot study. J Clin Periodontol. 2016;43(1):26-33.
39. de Goés Soares L, Rocha RL, Bagordakis E, Galvão EL, Douglas-de-Oliveira DW, Falci SGM. Relationship between Sjögren syndrome and periodontal status: a systematic review. Oral Surg Oral Med Oral Pathol Oral Radiol. 2018;125(3):223-31.
40. Maarse F, Jager DHJ, Alterch S, et al. Sjögren's syndrome is not a risk factor for periodontal disease: a systematic review. Clin Exp Rheumatol. 2019;37 Suppl 118(3):225-33.
41. Martins VAO, Floriano TF, Leon EP, et al. Primary dental care treatment in primary Sjögren's syndrome: a possible role in improving salivary flow rate. Clin Exp Rheumatol. 2022;40(12):2258-67.
42. Challacombe SJ, Osailan SM, Proctor GB. Clinical scoring scales for assessment of dry mouth. In: Dry Mouth. Berlin, Heidelberg: Springer Berlin Heidelberg; 2015. p. 119-32.

43. Wiriyakijja P, Niklander SE, Santos-Silva AR, et al. World Workshop on Oral Medicine VIII: development of a core outcome set for dry mouth: a systematic review of outcome domains for xerostomia. Oral Surg Oral Med Oral Pathol Oral Radiol. 2023;135(6):827-75.
44. da Mata A, da Silva Marques DN, Freitas F, et al. Translation, validation, and construct reliability of a Portuguese version of the Xerostomia Inventory. Oral Dis. 2012;18(3):293-8.
45. Almeida AM, Loureiro CA, Araújo VE. Um estudo transcultural de valores de saúde bucal utilizando o instrumento OHIP-14 (Oral Health Impact Profile) na forma simplificada. Parte I: Adaptação cultural e linguística. UFES Rev Odontol. 2004;6(1):6-15.
46. Simms ML, Kuten-Shorrer M, Wiriyakijja P, et al. World Workshop on Oral Medicine VIII: development of a core outcome set for dry mouth: a systematic review of outcome domains for salivary hypofunction. Oral Surg Oral Med Oral Pathol Oral Radiol. 2023;135(6):804-26.
47. Santos-Silva AR, Villa A, Kerr AR, et al. World Workshop on Oral Medicine VIII: development of a core outcome set for dry mouth: the patient perspective. Oral Surg Oral Med Oral Pathol Oral Radiol. 2023;135(6):876-84.
48. Niklander SE, Simms ML, Wiriyakijja P, et al. World Workshop on Oral Medicine VIII: development of a core outcome set for dry mouth: a consensus study. Oral Surg Oral Med Oral Pathol Oral Radiol. 2023;135(6):885-92.
49. Villa A, Abati S. Risk factors and symptoms associated with xerostomia: a cross-sectional study. Aust Dent J. 2011;56(3):290-5.
50. Saleh J, Figueiredo MAZ, Cherubini K, Salum FG. Salivary hypofunction: an update on aetiology, diagnosis and therapeutics. Arch Oral Biol. 2015;60(2):242-55.

13

Manifestações sistêmicas: manifestações constitucionais e fadiga

Samira Tatiyama Miyamoto
Danielle Christinne Soares do Egypto
Valéria Valim
Virginia Fernandes Moça Trevisani

PONTOS-CHAVE

- Manifestações constitucionais, como febre, sudorese noturna e emagrecimento, são sintomas de atividade de doença que fazem parte do domínio constitucional do *European League Against Rheumatism* (EULAR) *Sjögren's Syndrome Disease Activity Index* (ESSDAI) e também são sinais de alerta para a presença de linfoma.
- A febre pode estar presente tanto no início dos sintomas quanto na evolução da doença de Sjögren (DSj), especialmente nos casos mais graves e com manifestação neurológica ou pulmonar, sendo mais prevalente em crianças e adolescentes do que em adultos com DSj.
- A fadiga ocorre em até dois terços dos pacientes com DSj, sendo um importante preditor de uma qualidade de vida ruim.
- A fadiga na DSj é multidimensional e está associada a componentes neurocognitivos, neuroendócrinos, ambientais e comportamentais, mas não está associada à atividade da doença sistêmica.
- Estudos genéticos e proteicos demonstram que a fadiga na DSj é um fenômeno biológico cerebral relacionado ao modelo de "resposta comportamental à doença (*sickness behavior*)", bem como à proteção e à defesa celular.
- O *Profile of Fatigue and Discomfort – Sicca Symptoms Inventory* (PROFAD-SSI) e o *EULAR Sjögren's Syndrome Patients Reported Index* (ESSPRI) são instrumentos de avaliação da percepção subjetiva da fadiga específicos na DSj.
- O *Functional Assessment of Cancer Therapy Scale – fatigue* (FACIT-F) também foi validado para ser utilizado nessa população.

INTRODUÇÃO

Febre, sudorese noturna e emagrecimento são sintomas de atividade de doença que fazem parte do domínio constitucional do *European League Against Rheumatism* (EULAR) *Sjögren's Syndrome Disease Activity Index* (ESSDAI), sendo que também são sinais de alerta para a presença de linfoma.[1]

A febre pode apresentar-se como uma das manifestações constitucionais em pacientes com doença de Sjögren (DSj) em 6% a 41% dos casos[2-4] e pode estar presente tanto em pacientes com início da doença mais jovem (< 35 anos) quanto com evolução mais longa (> 10 anos).[2,5] A febre também pode ser um dos sintomas iniciais da DSj, junto com xerostomia e xeroftalmia, artralgia e artrite e aumento das glândulas parótidas.[3,4] Além disso, a febre está presente na doença mais grave, especialmente com manifestações neurológicas[6] e doença pulmonar intersticial,[7] bem como associada a comorbidades como neoplasias e infecções.

Estudos com crianças e adolescentes com DSj mostraram que a expressão clínica e imunológica difere em vários aspectos da doença em pacientes adultos, havendo maior frequência de manifestações clínicas específicas, tais como parotidite recorrente, febre e autoanticorpos positivos. Em um estudo, a febre foi observada em 30% dos pacientes pediátricos, em comparação com 3% dos pacientes adultos.[8]

Nos últimos anos, tem sido relatada a associação da DSj com a síndrome TAFRO (do inglês, *Thrombocytopenia, Anasarca [oedema, pleural effusion, and ascites], Fever, Reticulin Fibrosis, Renal insufficiency and Organomegaly*), uma doença inflamatória sistêmica de causa desconhecida, caracterizada por trombocitopenia, anasarca, febre, fibrose pulmonar, disfunção renal e organomegalia. Associa-se com maior frequência à presença dos anticorpos anti-Ro/SS-A e ao sexo masculino, levantando a hipótese de vias inflamatórias comuns.[9]

FADIGA NA DOENÇA DE SJÖGREN – RELEVÂNCIA E FISIOPATOLOGIA

A fadiga na DSj é referida pelos pacientes como uma falta de vitalidade sempre presente, flutuante e irreversível, a qual está além do controle do próprio indivíduo.[10] A utilização de diferentes instrumentos de avaliação e de pontuação de corte leva a uma grande variação na prevalência da fadiga na DSj. No entanto, a fadiga é considerada como o sintoma mais frequente da DSj – depois dos sintomas de secura ocular e oral – e ocorre em cerca de 24%[11] a 88%[12] dos pacientes, sendo por eles relatada como o maior problema e o sintoma mais difícil de lidar.[13] A fadiga é o sintoma que mais compromete as atividades diárias na DSj, sendo o "exercício físico" a atividade mais impactada, seguida por "jardinagem ou compras" e "realização de tarefas domésticas"; porém, à medida que o tempo de doença aumenta, o paciente se torna capaz de adaptar suas expectativas e seu estilo de vida.[14] Fadiga e dor são os principais preditores de uma qualidade de vida ruim em pacientes com DSj, independentemente da atividade da doença, idade, escolaridade, estado civil, incapacidade para o trabalho e fibromialgia.[15]

Embora a DSj seja uma doença inflamatória autoimune, a fadiga não está associada à atividade da doença sistêmica[15,16] e há uma correlação inversa com citocinas pró-inflamatórias, tais como a proteína 10 (IP-10) induzida por interferon-γ (IFN-γ), fator de necrose tumoral-α (TNF-α), linfotoxina-α (LT-α) e IFN-α,[17,18] sugerindo que uma resposta imune potencialmente desadaptativa pode contribuir para a manutenção da fadiga persistente em um estado inflamatório crônico.[18-20] Um estudo apontou que dor, depressão e citocinas pró-inflamatórias mais baixas demonstraram ser os principais preditores de fadiga na DSj, identificando os níveis de fadiga com 85% de precisão.[18] Além disso, não há associação da fadiga com a presença dos autoanticorpos anti-Ro/SS-A e anti-La/SS-B,[17,21,22] nem com níveis aumentados do *B-cell activating factor* (BAFF), anticorpos anti-21-hidroxilase ou com a expressão de *IFN-induced gene indoleamine 2,3-dioxygenase* (IDO-1) nas células do sangue periférico.[23] Quanto ao fator genético, foi demonstrado que os genes envolvidos na regulação da imunidade inata e adaptativa são metilados diferencialmente em indivíduos com DSj com alta ou baixa fadiga.[24]

Uma teoria interessante sobre a fadiga na DSj é o modelo de "resposta comportamental à doença (*sickness behavior*)", que é um comportamento protetor para aumentar as chances de sobrevivência durante a doença aguda. De fato, a fadiga é uma resposta fisiológica e faz parte do comportamento da doença, associada à letargia, à anedonia, à apatia, à redução da atividade, ao isolamento social e à depressão.[25] No entanto, esse comportamento torna-se inconveniente em estados de inflamação crônica, tornando a fadiga persistente. Em seres humanos, há aumento da atividade da IL-1β (interleucina-1β), que é a via final para sinalizar a fadiga ao cérebro em condições inflamatórias crônicas e autoimunes, bem como a depressão. O aumento da ativação do sistema IL-1, detectado pelos níveis elevados do antagonista do receptor da interleucina-1 (IL-1Ra) no líquido cefalorraquidiano (LCR), está associado a mais fadiga na DSj.[26] Um importante regulador do sono, a hipocretina-1, também está aumentada na DSj e pode influenciar a fadiga por um mecanismo independente da IL-1β.[27] Outro estudo também encontrou no LCR de 20 pacientes com DSj um predomínio de proteínas associadas à depressão grave (hemopexina, fator derivado do epitélio pigmentar, apolipoproteína-A4 e secretogranina-3) e perda de apetite (polipoproteína-A4, secretogranina-3 e proteína de ligação ao selênio-1), que são achados no *sickness behavior*, bem como proteínas com papéis importantes na regulação da imunidade inata, como as que atuam na regulação negativa da inflamação e na defesa do estresse celular (hemopexina, fator derivado do epitélio pigmentar, proteína de ligação ao selênio-1, clusterina e osteopontina).[27]

As principais variantes de genes associadas à fadiga – RTP4/MASP1 (*Receptor transporter protein 4/Mannan binding lectin serine peptidase 1*), ERN1 (*Endoplasmic reticulum to nucleus signalling 1*) e PRDM1 (*PR/SET domain 1*) – estão localizadas em genes relacionados a funções e fenótipos relevantes que se encaixam bem no conceito de *sickness behavior* com fadiga como elemento principal.[28,29] RTP4/MASP1 são genes induzidos por IFN e o MASP1 codifica uma serina protease importante para a via da lectina de ativação do complemento, sugerindo a ligação entre inflamação e fadiga. ERN1 codifica a *serine/threonine-protein kinase/endoribonuclease inositol-requiring enzyme 1* (IRE1a), uma proteína da transmembrana do retículo endoplasmático importante para detectar sinais de estresse celular, sendo que há uma interação complexa entre IRE1a e a variante induzida por estresse de HSP90a, que se liga ao *toll-like receptor 4* (TLR4) na micróglia, induzindo fadiga por meio do aumento da produção de IL-1β. PRDM1 codifica um fator de transcrição expresso por células T e B envolvidas na regulação negativa de respostas imunes e repressão na expressão do gene do IFN-β. A função do PDRM1 se encaixa bem com a hipótese de que os mecanismos de regulação negativa da inflamação podem estar associados à fadiga.[28,29]

Na tentativa de identificar uma "assinatura de fadiga", um estudo demonstrou que as três proteínas que se apresentavam com suprarregulação são: a proteína neuroativa associada ao sinaptossoma 25 (SNAP-25), responsável pela liberação de neurotransmissor; a alfa-enolase (ENO1), que atua como um autoantígeno em várias doenças autoimunes; e a ubiquitina carboxil-terminal hidrolase isoenzima L1 (UCHL1), que tem a função do sistema ubiquitina-proteassoma em neurônios. Já o mediador pró-inflamatório IL-36α, já descrito em vários distúrbios neurológicos, cognitivos e psicológicos, apresentou-se infrarregulado em pacientes fatigados em comparação com pacientes não fatigados com DSj.[30]

O papel dos interferons tipo II (IFN-γ) na DSj está surgindo em um subconjunto de pacientes caracterizados por dor generalizada, fadiga e depressão.[31] O IFN-γ é o principal indutor da indoleamina 2,3 dioxigenase (IDO) em muitos tipos de células, incluindo fibroblastos, células endoteliais, células tumorais, macrófagos derivados de monócitos, células estromais mesenquimais e células dendríticas. A degradação do triptofano por IDO1 produz uma série de catabólitos conhecidos coletivamente como quinureninas, cujo principal efeito no sistema imunológico é induzir a resposta TReg e reduzir a resposta hiperinflamatória. Postulou-se que a ativação de IDO1 pode ser responsável por manifestações como hiperalgesia, dor e depressão. Isso é apoiado pela evidência de que a ativação da via IDO1, medida pelo aumento da relação quinurenina/triptofano no sangue periférico, foi observada em outras condições caracterizadas por dor crônica e pode ser uma via interessante para explicar a fadiga na DSj.[32,33]

Tomadas em conjunto, as vias de sinalização da fadiga parecem estar mais associadas à proteção e à defesa celular do que às vias pró-inflamatórias e citocinas. Um estudo demonstrou que os níveis séricos de triptofano no grupo de fadiga grave (*EULAR Sjögren's Syndrome Patients Reported Index* [ESSPRI] – ESSPRI fadiga ≥ 5) foram significativamente menores, enquanto os de quinurenina foram maiores.[34] Os níveis séricos de IFN-γ, IDO1 e ácido quinolínico foram mais altos no grupo com menos fadiga. As proporções quinurenina/triptofano foram nitidamente maiores no grupo de fadiga severa do que nos grupos controle saudável e com menos fadiga. Essa razão mostrou um forte grau de correlação positiva ($r = 0,624$, $p < 0,001$) com a gravidade da fadiga na DSj, enquanto os outros marcadores mostraram graus razoáveis de correlação.[34]

A literatura mostra associação da fadiga com diversos aspectos, tais como depressão, fibromialgia e traço de personalidade de neuroticismo,[23] distúrbio do sono,[35,36] qualidade do sono[37] e disfunção autonômica.[38] Um estudo prospectivo demonstrou que a idade menor (pacientes mais jovens e na pré-menopausa), o grau de boca seca e dor foram correlacionados de maneira significativa com a gravidade da fadiga após ajuste para depressão, ansiedade, pontuações do *Ocular Surface Disease Index* (OSDI) e com a fibromialgia.[39] Em outro estudo, dor, depressão e sonolência diurna foram intimamente associados à fadiga física e mental na DSj, com efeitos observados mesmo após o ajuste para comorbidades associadas à fadiga ou medicamentos associados à sonolência.[40]

Quanto ao aspecto físico, a fadiga está associada a menor capacidade aeróbica,[41] níveis mais baixos de atividade física[42,43] e reduzida ativação muscular voluntária e função muscular contrátil.[44] O comprometimento funcional também está associado à fadiga física na DSj, com pacientes apresentando incapacidade funcional significativa em comparação com controles saudáveis da mesma idade.[45]

INSTRUMENTOS DE AVALIAÇÃO DA FADIGA NA DSJ

Ainda não há um consenso sobre o melhor instrumento subjetivo de percepção da fadiga na DSj e não há na literatura estudos que tenham utilizado instrumentos objetivos.

O *Profile of Fatigue and Discomfort-Sicca Symptoms Inventory* (PROFAD--SSI) – cujo componente de fadiga (Perfil de Fadiga – Prof-F) mede a fadiga somática (ProF-S) e mental (ProF-M)[46] – e o ESSPRI[47] – que usa escalas numéricas de 0 a 10 para avaliar os domínios de secura, fadiga e dor musculoesquelética – são dois instrumentos de percepção subjetiva da fadiga específicos da DSj e validados na língua portuguesa brasileira. Recentemente, o *Functional Assessment of Cancer Therapy Scale – fatigue* (*FACIT-fatigue*), um instrumento de 13 itens amplamente utilizado em ensaios clínicos e na prática clínica para avaliar a fadiga em diferentes condições de saúde, foi validado para pacientes com DSj.[48]

A escala visual analógica (VAS) de fadiga de 10 cm fornece uma pontuação de fadiga global em que uma pontuação mais alta representa maior gravidade ou intensidade de fadiga. O VAS é frequentemente usado na pesquisa da DSj provavelmente devido à sua simplicidade. No entanto, uma avaliação multidimensional pode fornecer um quadro mais completo, melhorando a compreensão das associações clínicas da fadiga e tratamento potencial. Estudos sobre a DSj também usaram muitos questionários não específicos para a doença,[49,50] que seriam mais recomendados quando um dos objetivos do estudo é comparar a fadiga entre doenças (Tabela 1). O uso de diferentes instrumentos influencia a análise da prevalência da fadiga na DSj (Tabela 2).

TABELA 1 Instrumentos de avaliação da fadiga

Sigla	Nome
Instrumentos específicos na doença de Sjögren (DSj)	
PROFAD-SSI	*Profile of Fatigue and Discomfort – Sicca Symptoms Inventory*
ESSPRI	*EULAR Sjögren's Syndrome Patient Reported Index*
FACIT-F*	*Functional Assessment of Cancer Therapy Scale – fatigue*
Instrumento de item simples não específico	
VAS	*Escala visual analógica*
Questionários multi-itens não específicos	
FSS	*Fatigue Severity Scale*
MFI	*Multidimensional Fatigue Inventory*
FIS	*Fatigue Impact Scale*
CFS	*Chalder Fatigue Scale*
SF-36 VT	*Medical Outcomes Study Short-Form* (Domínio: Vitalidade)

EULAR: *European League Against Rheumatism.* *Validado para ser utilizado na doença de Sjögren.

TABELA 2 Prevalência da fadiga na doença de Sjögren (DSj)

Autor	Ano	Instrumento de avaliação	DSj, N	Fadiga geral, N (%)	Fadiga mental, N (%)
Giles et al.[51]	2000	Presença de fadiga	74	50 (68%)	
Tensing et al.[52]	2001	Presença de fadiga	90	67 (74%)	
Kvarnström et al.[53]	2015	Presença de fadiga	185	111 (60%)	
Barendregt et al.[54]	1998	MFI	49	28 (57%)	
Hartkamp et al.[55]	2004	MFI	60	45 (75%)	31 (52%)
D'Elia et al.[56]	2008	MFI	48	41 (85%)	
Ibn Yacoub et al.[12]	2012	EVA ≥ 50 mm	57	50 (88%)	
Norheim et al.[57]	2014	EVA ≥ 50 mm	193	140 (73%)	
Koh et al.[39]	2017	*ESSPRI fatigue* > 5	257	112 (44%)	
Theander et al.[21]	2010	EVA ≥ 65 mm	72	28 (39%)	
James et al.[11]	2015	EVA > 75 mm	133	38 (29%)	
James et al.[11]	2015	*ESSPRI fatigue* > 7	133	36 (27%)	
Brække Norheim et al.[24]	2016	EVA > 72 mm	124	24 (19%)	
Karageorgas et al.[23]	2016	*FACIT-fatigue* < 30	106	32 (30%)	
James et al.[11]	2015	PROFAD > 5	133	32 (24%)	
Howard et al.[17]	2016	PROFAD ≥ 4	159	91 (57%)	
Dardin et al.[37]	2020	PROFAD > 2	50	37 (75%)	32 (65%)
Overman et al.[58]	2016	Vitalidade (SF-36) ≤ 35	567	230 (57%)	
Segal et al.[59]	2008	FSS ≥ 4	94	63 (67%)	
Haldorsen et al.[22]	2011	FSS > 4	141	100 (71%)	
Chung et al.[60]	2019	FSS ≥ 4	115	49 (43%)	

N: número de pacientes.
ESSPRI fatigue: EULAR (*European League Against Rheumatism*) *Sjögren's Syndrome Patient Reported Index* (variação 0-10); EVA: escala visual analógica (variação 0-100 mm); *FACIT-fatigue*: *Functional Assessment of Chronic Illness Therapy* (variação 0-52); FSS: *Fatigue Severity Scale* (variação 0-7); MFI: *Multidimensional Fatigue Instrument* (variação 4-20); PROFAD: *Profile of Fatigue and Discomfort* (variação 0-7); SF-36: *Medical Outcomes Study Short-Form* (variação 0-100).

REFERÊNCIAS

1. Vivino FB, Bunya VY, Massaro-Giordano G, et al. Sjogren's syndrome: an update on disease pathogenesis, clinical manifestations and treatment. Clin Immunol. 2019;203:81-121.
2. García-Carrasco M, Ramos-Casals M, Rosas J, et al. Primary Sjögren syndrome: clinical and immunologic disease patterns in a cohort of 400 patients. Medicine (Baltimore). 2002;81(4):270-80.

3. Lin DF, Yan SM, Zhao Y, et al. Clinical and prognostic characteristics of 573 cases of primary Sjögren's syndrome. Chin Med J (Engl). 2010;123(22):3252-7.
4. Zhao Y, Li Y, Wang L, et al. Primary Sjögren syndrome in Han Chinese: clinical and immunological characteristics of 483 patients. Medicine (Baltimore). 2015;94(16):e667.
5. Skopouli FN, Dafni U, Ioannidis JP, Moutsopoulos HM. Clinical evolution, and morbidity and mortality of primary Sjögren's syndrome. Semin Arthritis Rheum. 2000;29(5):296-304.
6. Wang HC, Chang K, Lin CY, Chen YH, Lu PL. Periodic fever as the manifestation of primary Sjogren's syndrome: a case report and literature review. Clin Rheumatol. 2012;31(10):1517-9.
7. Zhang T, Yuan F, Xu L, Sun W, Liu L, Xue J. Characteristics of patients with primary Sjögren's syndrome associated interstitial lung disease and relevant features of disease progression. Clin Rheumatol. 2020;39(5):1561-8.
8. Legger GE, Erdtsieck MB, de Wolff L, et al. Differences in presentation between paediatric- and adult-onset primary Sjögren's syndrome patients. Clin Exp Rheumatol. 2021;39 Suppl 133(6):85-92.
9. Grange L, Chalayer E, Boutboul D, et al. TAFRO syndrome: a severe manifestation of Sjogren's syndrome? A systematic review. Autoimmun Rev. 2022;21(8):103137.
10. Mengshoel AM, Norheim KB, Omdal R. Primary Sjögren's syndrome: fatigue is an ever-present, fluctuating, and uncontrollable lack of energy. Arthritis Care Res (Hoboken). 2014;66(8):1227-32.
11. James K, Al-Ali S, Tarn J, et al. A transcriptional signature of fatigue derived from patients with primary Sjögren's syndrome. PLoS One. 2015;10(12):e0143970.
12. Ibn Yacoub Y, Rostom S, Laatiris A, Hajjaj-Hassouni N. Primary Sjögren's syndrome in Moroccan patients: characteristics, fatigue and quality of life. Rheumatol Int. 2012;32(9):2637-43.
13. Seror R, Ravaud P, Mariette X, et al. EULAR Sjögren's Syndrome Patient Reported Index (ESSPRI): development of a consensus patient index for primary Sjogren's syndrome. Ann Rheum Dis. 2011;70(6):968-72.
14. Schoon H, Slack E, Pearce M, Ng WF, Hackett KL. Activity interference in patients with Sjögren's syndrome: a cross-sectional study of 149 patients in the UK. Rheumatology (Oxford). 2022;61(10):4065-75.
15. Dias LH, Miyamoto ST, Giovelli RA, de Magalhães CIM, Valim V. Pain and fatigue are predictors of quality of life in primary Sjögren's syndrome. Adv Rheumatol. 2021;61(1):28.
16. Lendrem D, Mitchell S, McMeekin P, et al. Do the EULAR Sjögren's Syndrome Outcome Measures correlate with health status in primary Sjögren's syndrome? Rheumatol (Oxford). 2015;54(4):655-9.
17. Howard Tripp N, Tarn J, Natasari A, et al. Fatigue in primary Sjögren's syndrome is associated with lower levels of proinflammatory cytokines. RMD Open. 2016;2(2):e000282.
18. Davies K, Mirza K, Tarn J, et al. Fatigue in primary Sjögren's syndrome (pSS) is associated with lower levels of proinflammatory cytokines: a validation study. Rheumatol Int. 2019;39(11):1867-73.
19. Omdal R, Mellgren SI, Norheim KB. Pain and fatigue in primary Sjögren's syndrome. Rheumatology (Oxford). 2021;60(7):3099-106.
20. Norheim KB, Harboe E, Gøransson LG, Omdal R. Interleukin-1 inhibition and fatigue in primary Sjögren's syndrome – a double blind, randomised clinical trial. PLoS One. 2012;7(1):e30123.
21. Theander L, Strömbeck B, Mandl T, Theander E. Sleepiness or fatigue? Can we detect treatable causes of tiredness in primary Sjögren's syndrome? Rheumatology (Oxford). 2010;49(6):1177-83.
22. Haldorsen K, Bjelland I, Bolstad AI, Jonsson R, Brun JG. A five-year prospective study of fatigue in primary Sjögren's syndrome. Arthritis Res Ther. 2011;13(5):R167.
23. Karageorgas T, Fragioudaki S, Nezos A, Karaiskos D, Moutsopoulos HM, Mavragani CP. Fatigue in primary Sjögren's syndrome: clinical, laboratory, psychometric, and biologic associations. Arthritis Care Res (Hoboken). 2016;68(1):123-31.

24. Brække Norheim K, Imgenberg-Kreuz J, Jonsdottir K, et al. Epigenome-wide DNA methylation patterns associated with fatigue in primary Sjögren's syndrome. Rheumatology (Oxford). 2016;55(6):1074-82.
25. Dantzer R, O'Connor JC, Freund GG, Johnson RW, Kelley KW. From inflammation to sickness and depression: when the immune system subjugates the brain. Nat Rev Neurosci. 2008;9(1):46-56.
26. Harboe E, Tjensvoll AB, Vefring HK, Gøransson LG, Kvaløy JT, Omdal R. Fatigue in primary Sjögren's syndrome – a link to sickness behaviour in animals? Brain Behav Immun. 2009;23(8):1104-8.
27. Larssen E, Brede C, Hjelle A, et al. Fatigue in primary Sjögren's syndrome: a proteomic pilot study of cerebrospinal fluid. SAGE Open Med. 2019;7:2050312119850390.
28. Bårdsen K, Nilsen MM, Kvaløy JT, Norheim KB, Jonsson G, Omdal R. Heat shock proteins and chronic fatigue in primary Sjögren's syndrome. Innate Immun. 2016;22(3):162-7.
29. Norheim KB, Imgenberg-Kreuz J, Alexsson A, et al. Genetic variants at the RTP4/MASP1 locus are associated with fatigue in Scandinavian patients with primary Sjögren's syndrome. RMD Open. 2021;7(3):e001832.
30. Bodewes ILA, van der Spek PJ, Leon LG, et al. Fatigue in Sjögren's syndrome: a search for biomarkers and treatment targets. Front Immunol. 2019;10:312.
31. Del Papa N, Minniti A, Lorini M, et al. The role of interferons in the pathogenesis of Sjögren's syndrome and future therapeutic perspectives. Biomolecules. 2021;11(2):251.
32. de Oliveira FR, Fantucci MZ, Adriano L, et al. Neurological and inflammatory manifestations in Sjögren's syndrome: the role of the kynurenine metabolic pathway. Int J Mol Sci. 2018;19(12):3953.
33. Sardenberg WM, Santos MCLFS, Skarstein K, et al. Acinar adipose tissue infiltration in salivary gland biopsy is associated with kynurenines-interferon-γ pathway inflammation biomarkers. Clin Exp Rheumatol. 2020;38 Suppl 126(4):27-33.
34. Park Y, Lee JJ, Koh JH, Kim MJ, Park SH, Kwok SK. Kynurenine pathway can be a potential biomarker of fatigue in primary Sjögren's syndrome. Clin Exp Rheumatol. 2023 Feb 17.
35. Priori R, Minniti A, Antonazzo B, Fusconi M, Valesini G, Curcio G. Sleep quality in patients with primary Sjögren's syndrome. Clin Exp Rheumatol. 2016;34(3):373-9.
36. Hackett KL, Deary V, Deane KH, Newton JL, Ng WF, Rapley T. Experience of sleep disruption in primary Sjögren's syndrome: a focus group study. Br J Occup Ther. 2018;81(4):218-26.
37. Dardin LP, Garcia ABA, Gazoni FM, Santos FCD, Mello MT, Trevisani VFM. Correlation of sleep quality with fatigue and disease activity among patients with primary Sjögren's syndrome: a cross-sectional study. Sao Paulo Med J. 2020;138(2):146-51.
38. Davies K, Ng WF. Autonomic nervous system dysfunction in primary Sjögren's syndrome. Front Immunol. 2021;12:702505.
39. Koh JH, Kwok SK, Lee J, et al. Pain, xerostomia, and younger age are major determinants of fatigue in Korean patients with primary Sjögren's syndrome: a cohort study. Scand J Rheumatol. 2017;46(1):49-55.
40. Hackett KL, Davies K, Tarn J, et al. Pain and depression are associated with both physical and mental fatigue independently of comorbidities and medications in primary Sjögren's syndrome. RMD Open. 2019;5(1):e000885.
41. Strömbeck B, Ekdahl C, Manthorpe R, Jacobsson LT. Physical capacity in women with primary Sjögren's syndrome: a controlled study. Arthritis Rheum. 2003;49(5):681-8.
42. Ng WF, Miller A, Bowman SJ, et al. Physical activity but not sedentary activity is reduced in primary Sjögren's syndrome. Rheumatol Int. 2017;37(4):623-31.
43. Dassouki T, Benatti FB, Pinto AJ, et al. Objectively measured physical activity and its influence on physical capacity and clinical parameters in patients with primary Sjögren's syndrome. Lupus. 2017;26(7):690-7.

44. Prak RF, Arends S, Verstappen GM, et al. Fatigue in primary Sjögren's syndrome is associated with an objective decline in physical performance, pain and depression. Clin Exp Rheumatol. 2022;40(12):2318-28.
45. Hackett KL, Newton JL, Frith J, et al. Impaired functional status in primary Sjögren's syndrome. Arthritis Care Res (Hoboken). 2012;64(11):1760-4.
46. Miyamoto ST, Paganotti MA, Serrano ÉV, Giovelli RA, Valim V. Assessment of fatigue and dryness in primary Sjögren's syndrome: Brazilian version of "Profile of Fatigue and Discomfort – Sicca Symptoms Inventory (short form) (PROFAD-SSI-SF)". Rev Bras Reumatol. 2015;55(2):113-22.
47. Paganotti MA, Valim V, Serrano ÉV, Miyamoto ST, Giovelli RA, Santos MC. Validation and psychometric properties of the EULAR Sjögren's Syndrome Patient Reported Index (ESSPRI) into Brazilian Portuguese. Rev Bras Reumatol. 2015;55(5):439-45. English, Portuguese.
48. Griffiths N, Wratten S, Flynn J, et al. Content validity of Sjögren's Syndrome Symptom Diary and Functional Assessment of Chronic Illness Therapy-Fatigue in patients with Sjögren's. Rheumatol Ther. 2022;9(6):1559-74.
49. Hewlett S, Dures E, Almeida C. Measures of fatigue: Bristol Rheumatoid Arthritis Fatigue Multi-Dimensional Questionnaire (BRAF MDQ), Bristol Rheumatoid Arthritis Fatigue Numerical Rating Scales (BRAF NRS) for severity, effect, and coping, Chalder Fatigue Questionnaire (CFQ), Checklist Individual Strength (CIS20R and CIS8R), Fatigue Severity Scale (FSS), Functional Assessment Chronic Illness Therapy (Fatigue) (FACIT-F), Multi-Dimensional Assessment of Fatigue (MAF), Multi-Dimensional Fatigue Inventory (MFI), Pediatric Quality Of Life (PedsQL) Multi-Dimensional Fatigue Scale, Profile of Fatigue (ProF), Short Form 36 Vitality Subscale (SF-36 VT), and Visual Analog Scales (VAS). Arthritis Care Res (Hoboken). 2011;63 Suppl 11:S263-86.
50. Miyamoto ST, Lendrem DW, Ng WF, Hackett KL, Valim V. Managing fatigue in patients with primary Sjögren's syndrome: challenges and solutions. Open Access Rheumatol. 2019;11:77-88.
51. Giles I, Isenberg D. Fatigue in primary Sjögren's syndrome: is there a link with the fibromyalgia syndrome? Ann Rheum Dis. 2000;59(11):875-8.
52. Tensing EK, Solovieva SA, Tervahartiala T, et al. Fatigue and health profile in sicca syndrome of Sjögren's and non-Sjögren's syndrome origin. Clin Exp Rheumatol. 2001;19(3):313-6.
53. Kvarnström M, Ottosson V, Nordmark B, Wahren-Herlenius M. Incident cases of primary Sjögren's syndrome during a 5-year period in Stockholm County: a descriptive study of the patients and their characteristics. Scand J Rheumatol. 2015;44(2):135-42.
54. Barendregt PJ, Visser MR, Smets EM, et al. Fatigue in primary Sjögren's syndrome. Ann Rheum Dis. 1998;57(5):291-5.
55. Hartkamp A, Geenen R, Bijl M, Kruize AA, Godaert GL, Derksen RH. Serum cytokine levels related to multiple dimensions of fatigue in patients with primary Sjogren's syndrome. Ann Rheum Dis. 2004;63(10):1335-7.
56. d'Elia HF, Rehnberg E, Kvist G, Ericsson A, Konttinen Y, Mannerkorpi K. Fatigue and blood pressure in primary Sjogren's syndrome. Scand J Rheumatol. 2008;37(4):284-92.
57. Norheim KB, Le Hellard S, Nordmark G, et al. A possible genetic association with chronic fatigue in primary Sjögren's syndrome: a candidate gene study. Rheumatol Int. 2014;34(2):191-7.
58. Overman CL, Kool MB, Da Silva JA, Geenen R. The prevalence of severe fatigue in rheumatic diseases: an international study. Clin Rheumatol. 2016;35(2):409-15.
59. Segal B, Thomas W, Rogers T, et al. Prevalence, severity, and predictors of fatigue in subjects with primary Sjögren's syndrome. Arthritis Rheum. 2008;59(12):1780-7.
60. Chung SW, Hur J, Ha YJ, et al. Impact of sleep quality on clinical features of primary Sjögren's syndrome. Korean J Intern Med. 2019;34(5):1154-64.

14

Manifestações sistêmicas: manifestações musculoesqueléticas

Samira Tatiyama Miyamoto
Érica Vieira Serrano
Sandra Gofinet Pasoto

PONTOS-CHAVE

- As manifestações musculoesqueléticas são bastante prevalentes na doença de Sjögren (DSj) e podem preceder os sintomas de síndrome *sicca*.
- Mialgia ocorre em até 70% dos pacientes com DSj, podendo estar associada à fibromialgia (10-30%), enquanto a miosite é rara (2%) e geralmente de leve intensidade.
- Cerca de 59% dos pacientes com DSj apresentam artralgia, sendo que a artrite acomete 19%.
- O comprometimento poliarticular, simétrico e não erosivo é o padrão mais comum de artrite e as articulações das mãos e dos punhos são as mais afetadas.
- Os pacientes com DSj positivos para o anticorpo anti-Ro/SS-A apresentam maior atividade articular ao diagnóstico, assim como aqueles com fator reumatoide (FR) positivo.
- O anticorpo anti-CCP pode estar presente em até 33% dos pacientes com DSj e é considerado um fator de risco para o desenvolvimento de artrite reumatoide (AR).
- A ultrassonografia (USG) de alta resolução de mãos e punhos pode revelar a presença de tenossinovites, sinovites e erosões ósseas nos pacientes com DSj, sendo as erosões ósseas principalmente de tamanho pequeno (em contraste com o tamanho moderado/grande observado nos pacientes com AR); e o achado de sinovite com *power Doppler* positivo predomina nos pacientes com AR.
- A ressonância nuclear magnética (RNM) de mãos e punhos também pode auxiliar no diagnóstico diferencial entre a DSj e a AR.

INTRODUÇÃO – PREVALÊNCIA E CARACTERIZAÇÃO CLÍNICA DAS MANIFESTAÇÕES MUSCULOESQUELÉTICAS

O comprometimento extraglandular mais frequente na doença de Sjögren (DSj) é o musculoesquelético, o qual pode levar à mialgia difusa, artralgia e artrite.[1]

Aproximadamente 60 a 70% dos pacientes com a DSj apresentam mialgias,[2,3] o que pode estar relacionado a comorbidades associadas (fibromialgia, sobreposição com outras doenças do colágeno, hipotireoidismo) ou à própria DSj. As mialgias são frequentemente difusas e se manifestam isoladamente ou, raramente, associadas à fraqueza muscular objetiva e miosite. Além do quadro pouco frequente de miosite, a fraqueza muscular pode ocorrer de maneira grave nos pacientes que apresentam acidose tubular renal, como resultado da hipocalemia, a exemplo da rara paralisia periódica hipocalêmica associada à DSj.[2,3]

Apesar de a miosite ter sido incluída no *European League Against Rheumatism (EULAR) Sjögren's Syndrome Disease Activity Index* (ESSDAI), especificamente no domínio muscular,[4] a frequência de miosite é baixa, entre 1 e 2%, e deve suscitar o diagnóstico diferencial com as miopatias inflamatórias idiopáticas (MII).[3,5] O padrão de acometimento é inespecífico, variando de assintomático à presença de mialgia e leve fraqueza, sem predomínio de grupos musculares e tipicamente com elevação de creatinofosfoquinase (CPK) menor do que nas MII.[3,5] Aumentos moderados a altos dos níveis de CPK são sugestivos de sobreposição com as MIIs, mais frequentemente com a polimiosite e a miosite por corpúsculos de inclusão (MCI).[6] A presença de miosite grave também sugere associação com miosite necrotizante[7] mediada por partícula de reconhecimento de sinal (SRP). Não há um marcador específico para as miosites na DSj; no entanto, alguns autores encontraram uma correlação entre a presença dos anticorpos anti-RNP (anti-ribonucleoproteína) e maior frequência de manifestações musculares.[8] O anticorpo *anti-cytosolic 5'-nucleotidase 1A* (anti-cN1A) pode ser encontrado em pacientes com miosites, em especial naqueles com MCI.[9] Há relatos de padrão histológico semelhante a centros germinativos em biópsias musculares de pacientes com miosite por DSj.[10]

Conceitualmente, artralgia é um sintoma caracterizado por dor articular sem sinais inflamatórios; e artrite é a inflamação de uma ou mais articulações, caracterizada por dor, calor, vermelhidão e/ou edema articular ao exame físico (Figura 1). No curso evolutivo da DSj, os sintomas articulares ocorrem geralmente de maneira concomitante aos da síndrome *sicca* (em 50% dos pacientes), todavia podem preceder (20%), ou aparecer posteriormente às queixas de xeroftalmia/xerostomia em cerca de 30% dos casos.[11]

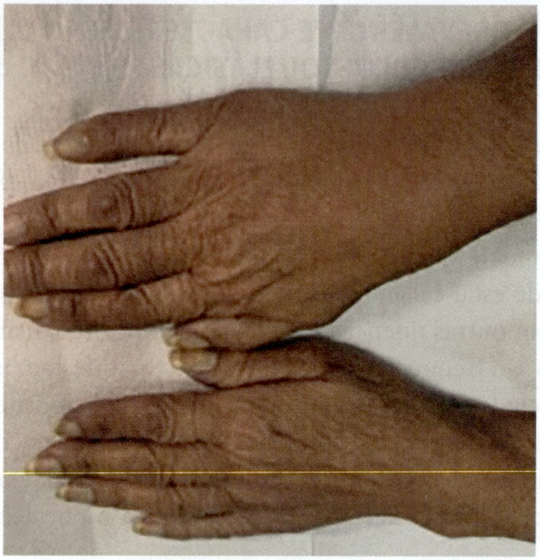

FIGURA 1 Artrite de punho, aumento de volume articular no punho direito, com perda do pregueamento cutâneo dorsal e leve eritema cutâneo, observada em uma paciente com doença de Sjögren (DSj) com anticorpo anti-Ro/SS-A positivo. O fator reumatoide (FR) e o anticorpo anti-CCP foram negativos.

O ESSDAI é um instrumento utilizado para a avaliação da atividade sistêmica da DSj, composto por doze domínios orgânicos, entre os quais o articular.[4,12] A presença de artralgia nas mãos, nos punhos, nos tornozelos e nos pés, acompanhada de rigidez matinal (> 30 minutos), é classificada como baixa atividade. A classificação da atividade da artrite pelo ESSDAI é realizada de acordo com o número de articulações envolvidas (moderada, uma a cinco articulações; alta, seis ou mais articulações).[4,12]

Uma metanálise mostrou uma prevalência de comprometimento articular na DSj de 59% (IC [intervalo de confiança] 95% 48-69%), com artrite afetando 19% dos pacientes com DSj (IC 95% 15-23%).[13] O padrão do envolvimento articular é mais comumente poliarticular, simétrico e não erosivo, sendo esse acometimento a manifestação inicial em 17% dos pacientes com DSj.[11] Um estudo demonstrou que pacientes com envolvimento articular simétrico (57%) tiveram um tempo significativamente menor entre o diagnóstico de DSj e o início dos sintomas articulares, quando comparados àqueles com acometimento assimétrico (43%).[14] As articulações que mais comumente são acometidas pelo quadro de artrite são: interfalângicas proximais (IFP) (22 a 91%),[15] metacarpofalângicas (MTC) (22 a 59%)[16,17] e punhos (28 a 45%)[15,16] (Tabela 1).

TABELA 1 Localização da artrite em pacientes com doença de Sjögren

	Haga e Peen, 2007[15] n = 18	Fauchais et al., 2010[11] n = 66	Malladi et al., 2012[16] n = 78	Ter Borg e Kelder, 2016[17] n = 22	Eren et al., 2018[18] n = 85
Método de avaliação	Clínica e RX	Clínica, RX e RNM	Clínica	Clínica e RX	Clínica e RX
Poliarticular	-	165 (88)	-	22 (100)	-
Oligoarticular	-	23 (12)	-	-	-
Simétrica	-	50 (27)	-	-	-
Interfalângica proximal	4 (22)	31 (47)	22 (28)	20 (91)	-
Metacarpofalângica	6 (33)	34 (51)	17 (22)	13 (59)	-
Punho	5 (28)	21 (32)	23 (30)	10 (45)	-
Cotovelo	2 (11)	7 (11)	16 (20)	4 (18)	-
Joelho	2 (11)	15 (23)	-	5 (23)	-
Metatarsofalângica	6 (33)	2 (3)	-	18 (82)	-
Tornozelo	7 (39)	9 (14)	-	9 (41)	-
Ombro	6 (33)	3 (4)	-	0	-
Interfalângica distal	0	5 (8)	-	0	-
Quadril	0	0	-	0	-
Sacroilíaca	-	5 (8)	-	0	21 (25)

Dados expressos em número (%).
RNM: ressonância nuclear magnética; RX: radiografia.

PERFIL SOROLÓGICO

De acordo com os dados do *Sjögren Big Data Consortium*, estudo de registro multicêntrico internacional sobre a DSj, do total de 10.007 pacientes, 3.541 mulheres e 231 homens (37,7%) apresentaram comprometimento articular definido conforme o ESSDAI ao diagnóstico.[19]

A presença dos anticorpos anti-Ro/SS-A e anti-La/SS-B, segundo os dados de 12.084 pacientes do *Sjögren Big Data Consortium*, foi claramente associada a um fenótipo sistêmico mais ativo, especialmente quando os pacientes apresentavam dupla positividade.[20] O grupo de pacientes com anti-La/SS-B isolado (ou seja, sem o anti-Ro/SS-A) (n = 279, 2,3%) apresentou menor frequência de pacientes ativos no domínio articular em comparação com os outros fenótipos imunológicos.[21]

O fator reumatoide (FR) pode ser detectado em 36 a 74% dos pacientes com DSj e está associado a acometimentos glandular e sistêmicos mais severos.[22] Os dados de 10.500 pacientes do *Big Data Sjögren Project Consortium* mostraram que os pacientes com FR positivo apresentaram pontuação média mais alta no ESSDAI e maior frequência de atividade no domínio articular desse escore em comparação com os pacientes negativos para o FR ao diagnóstico.[20]

DIAGNÓSTICO DIFERENCIAL COM A ARTRITE REUMATOIDE E O PAPEL DA ULTRASSONOGRAFIA ARTICULAR

O diagnóstico diferencial entre a DSj e a artrite reumatoide (AR) pode ser bastante desafiador, em decorrência das similaridades clínicas e da presença do FR em ambas as doenças.[23] Por outro lado, os pacientes com AR podem também apresentar síndrome *sicca*, já que aproximadamente 19,5% deles são acometidos pela DSj associada à AR.[24] As características mais relevantes para esse diagnóstico diferencial são a presença de erosões ósseas nas radiografias de mãos e punhos, bem como os anticorpos séricos antipeptídeos citrulinados cíclicos (anti-CCP), os quais são altamente específicos para a AR.[25] Contudo, esses anticorpos podem também ser detectados em pacientes com outras doenças reumáticas autoimunes sistêmicas, como a DSj.[26] O anti-CCP pode ser encontrado em até 33% dos pacientes com DSj[27] e o antivimentina citrulinada mutada (anti-MCV), em 14% deles.[28] Estudos de revisão sistemática e metanálise sugerem que o anticorpo anti-CCP positivo nos pacientes com DSj é um fator de risco para o desenvolvimento de AR.[29,30]

A ultrassonografia (USG) pode ser útil na avaliação do comprometimento articular nos pacientes com DSj. Estudos com USG mostraram a presença de sinovite nos joelhos (76%)[31], punhos (37 a 76%)[31,32] (Figura 2) e articulações das mãos (25%)[32]. Além disso, em torno de 13% dos pacientes com DSj podem apresentar erosões ósseas à USG de mãos e punhos.[33]

Recentemente, um estudo realizado em nosso meio avaliou o significado clínico do anticorpo anti-CCP, bem como o papel da USG de alta resolução de mãos e punhos na avaliação do quadro articular nos pacientes com DSj e no diagnóstico diferencial com a AR.[34] O USG identificou frequências significativas de tenossinovites (36,1 *vs.* 3,8%, $p < 0,001$), sinovite grau 3 (9,3 *vs.* 0%, $p = 0,004$) e erosões ósseas (27,8 *vs.* 7,5%, $p = 0,001$) nas mãos e nos punhos nos pacientes com DSj em comparação com indivíduos controle saudáveis similares quanto a sexo, idade e raça, respectivamente. Os números de sinovites e tenossinovites à USG foram correlacionados positivamente com os valores do ESSDAI, ou seja, com o escore de atividade sistêmica da doença. À USG, as erosões ósseas nas mãos e punhos foram observadas em cerca de 27,8% dos

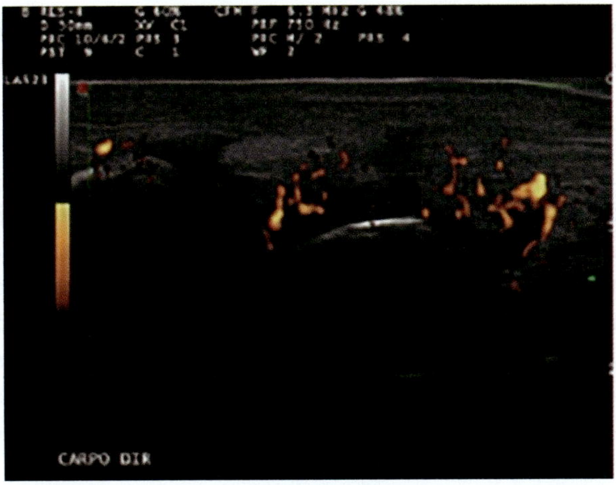

FIGURA 2 A paciente da Figura 1 foi avaliada por meio da ultrassonografia de alta resolução, que mostrou a presença de sinovite com áreas hipoecoicas na região mediocarpal dorsal com moderada atividade ao *power Doppler* no punho direito.

pacientes com DSj e em apenas 7,5% dos indivíduos controle saudáveis comparáveis quanto a sexo, idade e etnia (p = 0.001). A USG identificou 9,3 vezes mais erosões nas mãos e nos punhos do que a radiografia nos pacientes com DSj. A maioria dos pacientes com DSj com erosões à USG (81,5%) apresentou anti-CCP negativo. Todavia, o anticorpo anti-CCP em altos títulos (três vezes o limite superior de referência) foi associado à presença de erosões ósseas nas mãos e nos punhos, sugerindo a possível caracterização de um subgrupo de pacientes com DSj com artrite mais grave. Esse estudo demonstrou ainda que as erosões ósseas observadas à USG na DSj foram principalmente de tamanho pequeno, contrastando com o tamanho moderado/grande observado nos pacientes com AR (p < 0,001) e que o achado de sinovite com *power Doppler* positivo predominou nos pacientes com AR (p < 0,001).[34] Portanto, tais características podem ser relevantes para o diagnóstico diferencial entre a DSj e a AR. Além disso, foi recentemente observado que a presença de sinovite à USG das mãos e dos punhos nos pacientes com DSj associou-se com provas inflamatórias alteradas, velocidade de hemossedimentação (VHS) e proteína C-reativa (PCR), bem como maiores níveis de imunoglobulina G (IgG) e FR.[35]

À ressonância nuclear magnética (RNM) das mãos e dos punhos, em cinco pacientes com DSj e poliartrite grave, foram demonstradas lesões erosivas moderadas em apenas dois pacientes, havendo evolução para AR em um deles.[11] Em outro estudo, de 20 pacientes com DSj, apenas um (5%) apresentou erosão óssea à RNM.[36] Comparativamente, a prevalência das anormalidades detectadas por RNM (intervalo de 14 a 66%) foi maior do que aquelas detectadas por USG (intervalo de 8 a 29%) em 163 pacientes.[14]

DIAGNÓSTICO DIFERENCIAL COM A FIBROMIALGIA

O diagnóstico diferencial das manifestações articulares na DSj inclui também a fibromialgia (FM). A FM é relatada em 10 a 30% dos pacientes com DSj,[2,37-39] uma frequência mais alta do que em outras doenças imunomediadas, como o lúpus eritematoso sistêmico (LES) e a AR. Em sintonia com esse dado, a queixa de secura pode estar presente em um terço dos pacientes com fibromialgia.[39] Nesses casos, a identificação da origem da fadiga, secura e mialgia difusa é um desafio para o reumatologista, uma vez que são sintomas muito comuns das duas doenças.

A presença da FM na DSj foi relacionada com maior pontuação do *EULAR Sjögren's Syndrome Patient Reported Index* (ESSPRI), depressão mais grave e níveis séricos mais baixos de vitamina D,[37] porém dados sobre sua possível interferência no ESSDAI são ainda conflitantes.[38,39] Na coorte espanhola, a presença de fadiga, artralgia, sintomas constitucionais e dislipidemia foi mais prevalente em pacientes com DSj e FM do que naqueles com DSj sem FM.[38] A FM é um fator de má resposta ao tratamento reumático, particularmente na AR e nas espondiloartrites, porém ainda não há dados na literatura para essas correlações na DSj.

REFERÊNCIAS

1. Mariette X, Criswell LA. Primary Sjögren's syndrome. N Engl J Med. 2018;378(10):931-9.
2. Vivino FB, Bunya VY, Massaro-Giordano G, et al. Sjogren's syndrome: an update on disease pathogenesis, clinical manifestations and treatment. Clin Immunol. 2019;203:81.
3. Colafrancesco S, Priori R, Gattamelata A, et al. Myositis in primary Sjögren's syndrome: data from a multicentre cohort. Clin Exp Rheumatol. 2015;33(4):457-64.
4. Serrano EV, Valim V, Miyamoto ST, Giovelli RA, Paganotti MA, Cadê NV. Transcultural adaptation of the "EULAR Sjögren's Syndrome Disease Activity Index (ESSDAI)" into Brazilian Portuguese. Rev Bras Reumatol. 2013;53(6):483-93.
5. Felten R, Giannini M, Nespola B, et al. Refining myositis associated with primary Sjögren's syndrome: data from the prospective cohort ASSESS. Rheumatology (Oxford). 2021;60(2):675-81.
6. Migkos MP, Sarmas I, Somarakis GA, Voulgari PV, Tsamis KI, Drosos AA. Sjögren syndrome associated with inflammatory muscle diseases. Mediterr J Rheumatol. 2018;29(2):92-6.
7. Xu L, Yang MG, Hu L, Gao H, Ji S. Anti-signal recognition particle positive necrotizing myopathy-sjogren's syndrome overlap syndrome: a descriptive study on clinical and myopathology features. BMC Musculoskelet Disord. 2023;24(1):219.
8. Abbara S, Seror R, Henry J, et al. Anti-RNP positivity in primary Sjögren's syndrome is associated with a more active disease and a more frequent muscular and pulmonary involvement. RMD Open. 2019;5(2):e001033.

9. Levy D, Nespola B, Giannini M, et al. Significance of Sjögren's syndrome and anti-cN1A antibody in myositis patients. Rheumatology (Oxford). 2022;61(2):756-63.
10. Espitia-Thibault A, Masseau A, Néel A, et al. Sjögren's syndrome-associated myositis with germinal centre-like structures. Autoimmun Rev. 2017;16(2):154-8.
11. Fauchais AL, Ouattara B, Gondran G, et al. Articular manifestations in primary Sjögren's syndrome: clinical significance and prognosis of 188 patients. Rheumatology (Oxford). 2010;49(6):1164-72.
12. Seror R, Bowman SJ, Brito-Zeron P, et al. EULAR Sjögren's syndrome disease activity index (ESSDAI): a user guide. RMD Open. 2015;1(1):e000022.
13. Trevisani VFM, Pugliesi A, Pasoto SG, et al. Recommendations for evaluation and diagnosis of extra-glandular manifestations of primary Sjögren syndrome: results of an epidemiologic systematic review/meta-analysis and a consensus guideline from the Brazilian Society of Rheumatology (articular, pulmonary and renal). Adv Rheumatol. 2022;62(1):18.
14. Carubbi F, Alunno A, Conforti A, et al. Characterisation of articular manifestations in primary Sjögren's syndrome: clinical and imaging features. Clin Exp Rheumatol. 2020;38 Suppl 126(4):166-73.
15. Haga HJ, Peen E. A study of the arthritis pattern in primary Sjögren's syndrome. Clin Exp Rheumatol. 2007;25(1):88-91.
16. Malladi AS, Sack KE, Shiboski SC, et al. Primary Sjögren's syndrome as a systemic disease: a study of participants enrolled in an international Sjögren's syndrome registry. Arthritis Care Res (Hoboken). 2012;64(6):911-8.
17. Ter Borg EJ, Kelder JC. Polyarthritis in primary Sjögren's syndrome represents a distinct subset with less pronounced B cell proliferation a Dutch cohort with long-term follow-up. Clin Rheumatol. 2016;35(3):649-55.
18. Eren R, Can M, Alibaz-Öner F, et al. Prevalence of inflammatory back pain and radiologic sacroiliitis is increased in patients with primary Sjögren's syndrome. Pan Afr Med J. 2018;30:98.
19. Brito-Zerón P, Acar-Denizli N, Ng WF, et al. Sjögren Big Data Consortium. Epidemiological profile and north-south gradient driving baseline systemic involvement of primary Sjögren's syndrome. Rheumatology (Oxford). 2020;1;59(9):2350-9.
20. Brito-Zerón P, Acar-Denizli N, Ng WF, et al. How immunological profile drives clinical phenotype of primary Sjögren's syndrome at diagnosis: analysis of 10,500 patients (Sjögren Big Data Project). Clin Exp Rheumatol. 2018;36 Suppl 112(3):102-12.
21. Acar-Denizli N, Horváth IF, Mandl T, et al. Systemic phenotype related to primary Sjögren's syndrome in 279 patients carrying isolated anti-La/SSB antibodies. Clin Exp Rheumatol. 2020; Suppl 126(4):85-94.
22. Fayyaz A, Kurien BT, Scofield RH. Autoantibodies in Sjögren's syndrome. Rheum Dis Clin N Am. 2016;42(3):419-34.
23. Kamali S, Polat NG, Kasapoglu E, et al. Anti-CCP and antikeratin antibodies in rheumatoid arthritis, primary Sjögren's syndrome, and Wegener's granulomatosis. Clin Rheumatol. 2005;24(6):673-6.
24. Alani H, Henty JR, Thompson NL, Jury E, Ciurtin C. Systematic review and meta-analysis of the epidemiology of polyautoimmunity in Sjögren's syndrome (secondary Sjögren's syndrome) focusing on autoimmune rheumatic diseases. Scand J Rheumatol. 2018;47(2):141-54.
25. Mathsson Alm L, Fountain DL, Cadwell KK, Madrigal AM, Gallo G, Poorafshar M. The performance of anti-cyclic citrullinated peptide assays in diagnosing rheumatoid arthritis: a systematic review and meta-analysis. Clin Exp Rheumatol. 2018;36(1):144-52.
26. Harich R, Roger C, Garnier L, Bienvenu J, Fabien N. Comparison of anti-CCP autoantibodies measurement by ELISA and a bead-based assay in a large patient cohort. Clin Biochem. 2014;47(6):485-8.

27. Payet J, Goulvestre C, Bialé L, et al. Anticyclic citrullinated peptide antibodies in rheumatoid and nonrheumatoid rheumatic disorders: experience with 1162 patients. J Rheumatol. 2014;41(12):2395-402.
28. Poulsom H, Charles PJ. Antibodies to citrullinated vimentin are a specific and sensitive marker for the diagnosis of rheumatoid arthritis. Clin Rev Allergy Immunol. 2008;34(1):4-10.
29. Ryu YS, Park SH, Lee J, et al. Follow-up of primary Sjogren's syndrome patients presenting positive anti-cyclic citrullinated peptides antibody. Rheumatol Int. 2013;33(6):1443-6.
30. Molano-González N, Olivares-Martínez E, Anaya JM, Hernández-Molina G. Anti-citrullinated protein antibodies and arthritis in Sjögren's syndrome: a systematic review and meta-analysis. Scand J Rheumatol. 2019;48(2):157-63.
31. Amezcua-Guerra LM, Hofmann F, Vargas A, et al. Joint involvement in primary Sjögren's syndrome: an ultrasound "target area approach to arthritis". Biomed Res Int. 2013;2013:640265.
32. Iagnocco A, Modesti M, Priori R, et al. Subclinical synovitis in primary Sjögren's syndrome: an ultrasonographic study. Rheumatology (Oxford). 2010;49(6):1153-7.
33. Riente L, Scirè CA, Delle Sedie A, et al. Ultrasound imaging for the rheumatologist. XXIII. Sonographic evaluation of hand joint involvement in primary Sjögren's syndrome. Clin Exp Rheumatol. 2009;27(5):747-50.
34. Guedes LKN, Leon EP, Bocate TS, et al. Characterizing hand and wrist ultrasound pattern in primary Sjögren's syndrome: a case-control study. Clin Rheumatol. 2020;39(6):1907-18.
35. Wang S, Shao Q. Ultrasonographic features of arthritis in patients with primary Sjögren's syndrome and its clinical significance. Med Clin (Barc). 2021;157(11):507-12.
36. Iwamoto N, Kawakami A, Tamai M, et al. Magnetic resonance imaging of wrist and finger joints distinguishes secondary Sjögren's syndrome with rheumatoid arthritis from primary Sjögren's syndrome with articular manifestations. Clin Exp Rheumatol. 2011;29(6):1062-3.
37. Choi BY, Oh HJ, Lee YJ, Song YW. Prevalence and clinical impact of fibromyalgia in patients with primary Sjögren's syndrome. Clin Exp Rheumatol. 2016;34(2 Suppl 96):S9-13.
38. Torrente-Segarra V, Corominas H, Sánchez-Piedra C, et al. Fibromyalgia prevalence and associated factors in primary Sjögren's syndrome patients in a large cohort from the Spanish Society of Rheumatology registry (SJOGRENSER). Clin Exp Rheumatol. 2017;35 Suppl. 105(3):28-34.
39. Dubost JJ, Couderc M, Pereira B, et al. Concomitant fibromyalgia in primary Sjögren's syndrome in the French ASSESS cohort: comparison of the ACR 1990 and ACR 2016 criteria, FIRST questionnaire and physician's opinion. Clin Exp Rheumatol. 2021;39 Suppl 133(6):140-5.

15

Manifestações sistêmicas: manifestações dermatológicas

Danielle Christinne Soares do Egypto
Virginia Fernandes Moça Trevisani

PONTOS-CHAVE

- O envolvimento cutâneo na doença de Sjögren (DSj) é relativamente comum, chegando a estar presente em aproximadamente metade dos pacientes, e pode preceder os sintomas da síndrome *sicca*.
- Ocorrem diversos tipos de lesões cutâneas na DSj (xerodermia, dermatite palpebral, eritema anular, queilite angular, vasculite, fenômeno de Raynaud, livedo reticular, paniculite, granuloma anular, amiloidose cutânea nodular localizada e papulomatose linfomatoide).
- A manifestação cutânea com maior importância clínica e prognóstica associada à DSj é a vasculite, especialmente se associada à presença de crioglobulinemia, a qual está relacionada à doença mais grave, com envolvimento sistêmico e linfoma.

INTRODUÇÃO

O envolvimento cutâneo na doença de Sjögren (DSj) é relativamente comum, chegando a estar presente em aproximadamente metade dos pacientes e pode preceder os sintomas da síndrome *sicca*.[1] Várias manifestações podem ser encontradas e reduzir significativamente a qualidade de vida dos pacientes por causarem algumas vezes sintomas irritantes, como prurido e dor. O mecanismo fisiopatológico das lesões mucocutâneas na DSj não está totalmente esclarecido, sendo geralmente identificada reação imunoinflamatória nas lesões.[2,3]

O ESPECTRO DAS MANIFESTAÇÕES CUTÂNEAS NA DOENÇA DE SJÖGREN

A classificação da atividade cutânea no *European League Against Rheumatism (EULAR) Sjögren's Syndrome Disease Activity Index* (ESSDAI)[4] (Capítulo "Monitorização clínica, índices de atividade, sintomas e dano") é realizada de acordo com a presença de determinados tipos de lesões de pele e tem peso três (ausência de lesões cutâneas ativas = 0; eritema multiforme = 1 [atividade leve]; vasculite cutânea limitada, incluindo vasculite urticariforme ou púrpura limitada aos pés e tornozelos, ou lesões de lúpus cutâneo subagudo = 2 [atividade moderada]; e vasculite cutânea difusa, incluindo vasculite urticariforme ou púrpura difusas ou úlceras relacionadas à vasculite = 3 [alta atividade]).[4]

A manifestação cutânea com maior importância clínica e prognóstica associada à DSj é a vasculite, podendo os pacientes apresentarem também uma grande variedade de lesões não vasculíticas. Entre as manifestações dermatológicas mais comuns na DSj identificamos xerodermia (cerca de 50%), fenômeno de Raynaud (16-51%), dermatite palpebral, eritema anular (10%), queilite angular e vasculite (4-18%); e entre as menos prevalentes: púrpura não palpável, livedo reticular, urticária, paniculite, granuloma anular, amiloidose cutânea nodular localizada e papulomatose linfomatoide.[1,2,5] Na DSj, a isquemia digital consequente ao fenômeno de Raynaud é rara e sugestiva da associação com a esclerose sistêmica.[1]

Retamozo et al., em uma coorte de 6.331 pacientes, ao analisarem a frequência e características das manifestações sistêmicas na DSj não contempladas na classificação do ESSDAI,[4] observaram que mais de um quarto dos pacientes apresentavam manifestações não incluídas nessa classificação e, entre estes, 55 (0,9%) pacientes tinham manifestações cutâneas nas seguintes frequências: eritema nodoso 23 (0,4%), paniculite 10 (0,2%), amiloidose 12 (0,2%) e granuloma anular 10 (0,2%).[6]

A xerose é uma condição comum, caracterizada por pele áspera, descamativa, com elasticidade reduzida e que leva quase sempre a prurido e ardor. É a mais frequente manifestação cutânea da DSj, com estudos mostrando a sua ocorrência entre 23% e 67% dos casos.[7-9] A etiologia da xerodermia não está totalmente esclarecida. Pensava-se ser secundária a uma redução do suor devido à inflamação crônica das glândulas exócrinas, mas o estudo de Bernacchi et al. não mostrou atrofia inflamatória crônica das glândulas sudoríparas ou redução da taxa de suor, indicando ser secundária a alterações nas propriedades bioquímicas da epiderme (aumento da proliferação epidermal e perturbação da diferenciação epidermal).[8,10,11] Os pacientes com xerose quase sempre desenvolvem complicações do prurido, como arranhaduras na pele e hiperpigmentação secundária.[2,7,12]

A dermatite palpebral pode ser identificada em cerca de 40% dos pacientes, não sendo uma manifestação cutânea específica da DSj.[13,14] Ela é frequentemente secundária à fricção ocular decorrente do ardor e do prurido que ocorrem como consequência da xeroftalmia.[7,14]

O eritema anular acomete preferencialmente os asiáticos, sendo mais raramente identificado nos pacientes de raça branca; é considerado equivalente às lesões do lúpus cutâneo subagudo.[15,16] Aparece como lesões semelhantes ao eritema multiforme, ou seja, lesões eritematosas, frequentemente fotossensíveis, com borda elevada geográfica e centro claro[17,18] e, na histopatologia, evidencia-se em 100% dos casos infiltração linfocítica perivascular.[19] Ocorre mais comumente na face ou de maneira disseminada e principalmente associado à positividade dos anticorpos anti-Ro/SS-A e anti-La/SS-B.[19,20] Está incluído no domínio cutâneo do ESSDAI[4], sendo classificado como uma manifestação de moderada atividade.[21,22]

A queilite angular manifesta-se como um eritema com fissuras e feridas dolorosas ou indolores nos cantos da boca, podendo ocorrer secundária a anemia ou como uma manifestação de infecção fúngica ou bacteriana. Foi identificada como a segunda lesão mais frequente da mucosa oral nos pacientes com DSj.[23]

O fenômeno de Raynaud ocorre em média em 20% a 35% dos pacientes com DSj, com uma alta incidência naqueles com vasculite cutânea.[13]

A vasculite cutânea é uma manifestação de grande importância em relação ao prognóstico, estando associada à doença mais grave e com comorbidades sistêmicas.[7] É relatada em até 30% dos casos de DSj, podendo os pacientes ter um único episódio ou desenvolver um curso recorrente.[13,14] A apresentação clínica mais encontrada é a da púrpura palpável ou não palpável de extremidades inferiores (Figura 1),[24] seguida por vasculite urticariforme e, entre outras lesões menos frequentes, encontramos máculas e pápulas eritematosas, úlceras e/ou isquemias (Figura 2).[25] Envolve predominantemente os pequenos vasos, com raros relatos de comprometimento de médios vasos e com o exame histopatológico mostrando vasculite leucocitoclástica em 90% dos casos.[7,13,19,24-26] Ramos-Casals et al. encontraram uma associação entre baixos níveis de C4 e alta incidência de vasculite cutânea.[27] A hipergamaglobulinemia benigna de Waldenström é uma manifestação vasculítica relativamente comum na DSj, sendo caracterizada por púrpura palpável, marcada hipergamaglobulinemia policlonal e altos títulos de fator reumatoide e de anticorpos anti-Ro/SS-A e anti-La/SS-B.[12,24] Normalmente, não está associada à doença sistêmica grave; no entanto, associa-se à neuropatia periférica sensitiva.[28] A presença de crioglobulinemia com púrpura palpável determinada por ela foi associada a uma maior prevalência de doença extraglandular e linfoma, com alta morbidade e mortalidade nesses pacientes, recomendando-se um seguimento a intervalos mais curtos de tempo e com maior atenção nesses casos.[27,29,30] A crioglobulinemia está associada à vasculite leucocitoclástica na DSj em aproximadamente 30% dos casos.[25] A realização da biópsia cutânea não é obrigatória para o diagnóstico da vasculite associada à DSj,[19] sendo recomendada a sua realização em casos em que não se tem certeza do diagnóstico. Na DSj, o ESSDAI[4] classifica a presença de vasculite como moderada ou alta atividade, de acordo com a extensão do comprometimento cutâneo (< 18% ou > 18% da superfície corpórea envolvida, respectivamente) e com a presença de úlceras (alta atividade).

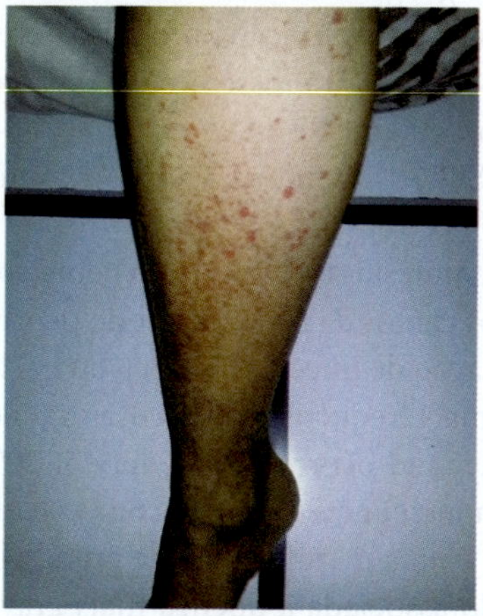

FIGURA 1 Púrpura palpável em paciente com doença de Sjögren.

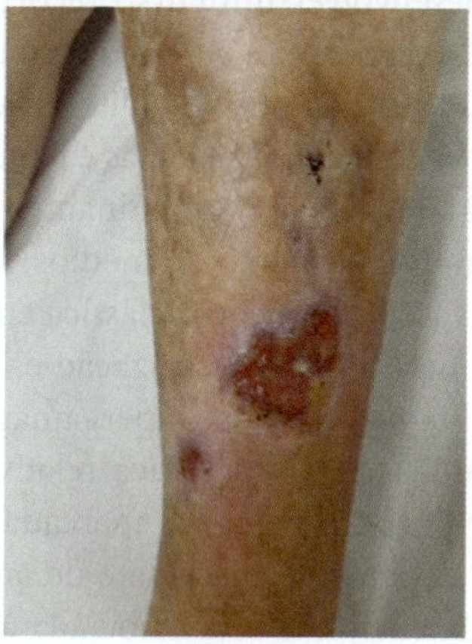

FIGURA 2 Úlcera de membro inferior em paciente com doença de Sjögren, com presença de crioglobulinas e diminuição de C4.

Existem muitos relatos de amiloidose cutânea nodular na DSj.[31] Outras manifestações cutâneas linfoproliferativas associadas à DSj são a papulomatose linfomatoide e o linfoma cutâneo, sendo a primeira uma condição benigna, que – em 5% a 10% dos casos – pode evoluir para linfoma maligno.[32] Entre outras manifestações cutâneas identificadas na DSj, estão: vitiligo, alopecia, líquen plano ulcerado, eritema multiforme-símile, eritema nodoso-símile, síndrome de Sweet, paniculite granulomatosa e dermatose pustular subcorneal; entretanto, são relatos isolados, de significância não esclarecida.[12,33-35]

Na Tabela 1, podemos observar a prevalência do acometimento cutâneo em diferentes coortes de DSj.

TABELA 1 Prevalência do acometimento cutâneo na doença de Sjögren

Autor	Ano	DSj, N	Acometimento cutâneo, N (%)
Ramos-Casals et al.[36]	1997	80	16 (20%)
Pertovaara et al.[37]	2001	110	22 (20%)
García-Carrasco et al.[38]	2002	400	47 (12%)
García-Carrasco et al.[39]	2002	320	40 (13%)
Ramos-Casals et al.[25]	2004	52	37 (73%)
Alamanos et al.[40]	2006	422	20 (4,7%)
Ramos-Casals et al.[41]	2008	1.010	91 (9%)
Martel et al.[42]	2011	445	70 (16%)
Malladi et al.[43]	2012	1.927	161 (18%)
Baldini et al.[44]	2014	1.115	106 (9,5%)
Ramos-Casals et al.[45]	2014	921	123 (13,4%)
Brito-Zerón et al.[17]	2014	377	66 (17,5%)
Ramos-Casals et al.[19]	2015	6.935	665 (9,5%)
Xuan et al.[3]	2017	874	181 (20,7%)
Brito-Zerón et al.[46]	2018	7.749	852 (11%)
Flores-Chávez et al.[47]	2018	1.580	19 (9%)
Retamozo et al.[6]	2019	6.331	55 (0,9%)
Kam et al.[48]	2021	102	28 (27,5%)
Villon et al.[49]	2021	685	108 (15,8%)
Total		**31.435**	**2.771 (8,8%)**

N: número de pacientes.

REFERÊNCIAS

1. Jhorar P, Torre K, Lu J. Cutaneous features and diagnosis of primary Sjögren syndrome: an update and review. J Am Acad Dermatol. 2018;79(4):736-45.
2. Generali E, Costanzo A, Mainetti C, Selmi C. Cutaneous and mucosal manifestations of Sjögren's syndrome. Clin Rev Allergy Immunol. 2017;53(3):357-70.
3. Xuan L, Zhang YD, Li L, et al. Clinical profile and significance of mucocutaneous lesions of primary Sjögren's syndrome: a large cross-sectional study with 874 patients. Chin Med J (Engl). 2017;130(20):2423-8.
4. Seror R, Ravaud P, Bowman SJ, et al. EULAR Sjogren's syndrome disease activity index: development of a consensus systemic disease activity index for primary Sjogren's syndrome. Ann Rheum Dis. 2010;69(6):1103-9.
5. Walling HW, Sontheimer RD. Non-vasculitic cutaneous involvement. In: Ramos-Casals M, Stone J, Moutsopoulos H (eds.). Sjögren's syndrome: Diagnosis and therapeutics. London: Springer-Verlag; 2012. p.157-72.
6. Retamozo S, Acar-Denizli N, Rasmussen A, et al. Systemic manifestations of primary Sjögren's syndrome out of the ESSDAI classification: prevalence and clinical relevance in a large international, multi-ethnic cohort of patients. Clin Exp Rheumatol. 2019;37 Suppl 118(3):97-106.
7. Kittridge A, Routhouska SB, Korman NJ. Dermatologic manifestations of Sjögren syndrome. J Cutan Med Surg. 2011;15(1):8-14.
8. Bernacchi E, Bianchi B, Amato L, et al. Xerosis in primary Sjögren syndrome: immunohistochemical and functional investigations. J Dermatol Sci. 2005;39(1):53-5.
9. Ueki H, Inagaki Y, Hamasaki Y, Ono M. Dermatologische manifestationen des Sjögren-syndroms [Dermatological manifestations of Sjögren's syndrome]. Hautarzt. 1991;42(12):741-7. German.
10. Katayama I, Yokozeki H, Nishioka K. Impaired sweating as an exocrine manifestation in Sjögren's syndrome. Br J Dermatol. 1995;133(5):716-20.
11. Engelke M, Jensen JM, Ekanayake-Mudiyanselage S, Proksch E. Effects of xerosis and ageing on epidermal proliferation and differentiation. Br J Dermatol. 1997;137(2):219-25.
12. Provost TT, Watson R. Cutaneous manifestations of Sjögren's syndrome. Rheum Dis Clin N Am. 1992;18(3):609-16.
13. Bernacchi E, Amato L, Parodi A, et al. Sjögren's syndrome: a retrospective review of the cutaneous features of 93 patients by the Italian group of immunodermatology. Clin Exp Rheumatol. 2004;22(1):55-62.
14. Katayama I, Koyano T, Nishioka K. Prevalence of eyelid dermatites in primary Sjögren's syndrome. Int J Dermatol. 1994;33(6):421-4.
15. Katayama I, Teramoto N, Arai H, Nishioka K, Nishiyama S. Annular erythema. A comparative study of Sjögren syndrome with subacute cutaneous lupus erythematosus. Int J Dermatol. 1991;30(9):635-9.
16. Haimowitz JE, McCauliffe DP, Seykora J, Werth VP. Annular erythema of Sjögren's syndrome in a white woman. J Am Acad Dermatol. 2000;42(6):1069-72.
17. Brito-Zerón P, Retamozo S, Akasbi M, et al. Annular erythema in primary Sjogren's syndrome: description of 43 non-Asian cases. Lupus. 2014;23(2):166-75.
18. Hsu S, Le EH, Khoshevis MR. Differential diagnosis of annular lesions. Am Fam Physician. 2001;64(2):289-96.
19. Ramos-Casals M, Brito-Zerón P, Seror R, et al. Characterization of systemic disease in primary Sjögren's syndrome: EULAR-SS Task Force recommendations for articular, cutaneous, pulmonary and renal involvements. Rheumatology (Oxford). 2015;54(12):2230-8.

20. Ramos-Casals M, Brito-Zéron P, Bové A, Sisó-Almirall A. Sjögren's syndrome: beyond sicca involvement. In: Khamasha MA, Ramos-Casals M (eds.). Autoimmune diseases: Acute and complex situations. London: Springer-Verlag; 2011. p.45-66.
21. Seror R, Ravaud P, Mariette X, et al. EULAR Sjogren's Syndrome Patient Reported Index (ESSPRI): development of a consensus patient index for primary Sjogren's syndrome. Ann Rheum Dis. 2011;70(6):968-72.
22. Seror R, Theander E, Bootsma H, et al. Outcome measures for primary Sjögren's syndrome: a comprehensive review. J Autoimmun. 2014;51:51-6.
23. Błochowiak K, Olewicz-Gawlik A, Polańska A, et al. Oral mucosal manifestations in primary and secondary Sjögren syndrome and dry mouth syndrome. Postepy Dermatol Alergol. 2016;33(1):23-7.
24. Alexander EL, Provost TT. Cutaneous manifestations of primary Sjögren's syndrome: a reflection of vasculitis and association with anti-Ro(SSA) antibodies. J Invest Dermatol. 1983;80(5):386-91.
25. Ramos-Casals M, Anaya JM, García-Carrasco M, et al. Cutaneous vasculitis in primary Sjögren syndrome: classification and clinical significance of 52 patients. Medicine (Baltimore). 2004;83(2):96-106.
26. Demirkesen C. Approach to cutaneous vasculitides with special emphasis on small vessel vasculitis: histopathology and direct immunofluorescence. Curr Opin Rheumatol. 2017;29(1):39-44.
27. Ramos-Casals M, Brito-Zerón P, Yagüe J, et al. Hypocomplementaemia as an immunological marker of morbidity and mortality in patients with primary Sjogren's syndrome. Rheumatology (Oxford). 2005;44(1):89-94.
28. Gemignani F, Marbini A, Pavesi G, et al. Peripheral neuropathy associated with primary Sjögren's syndrome. J Neurol Neurosurg Psychiatry. 1994;57(8):983-6.
29. Voulgarelis M, Tzioufas AG, Moutsopoulos HM. Mortality in Sjögren's syndrome. Clin Exp Rheumatol. 2008;26(51):S66-71.
30. Tzioufas AG, Boumba DS, Skopouli FN, Moutsopoulos HM. Mixed monoclonal cryoglobulinemia and monoclonal rheumatoid factor cross-reactive idiotypes as predictive factors for the development of lymphoma in primary Sjögren's syndrome. Arthritis Rheum. 1996;39(5):767-72.
31. Meijer JM, Schonland SO, Palladini G, et al. Sjögren's syndrome and localized nodular cutaneous amyloidosis: coincidence or a distinct clinical entity? Arthritis Rheum. 2008;58(7):1992-9.
32. Yamamoto T, Ohi M, Nishioka K. Lymphomatoid papulosis associated with Sjögren's syndrome. J Dermatol. 2002;29(3):174-7.
33. Tsuboi H, Katsuoka K. Ulcerative lichen planus associated with Sjögren's syndrome. J Dermatol. 2007;34(2):131-4.
34. Tait CP, Yu LL, Rohr J. Sjögren's syndrome and granulomatous panniculitis. Australas J Dermatol. 2000;41(3):187-9.
35. Tsuruta D, Matsumura-Oura A, Ishii M. Subcorneal pustular dermatosis and Sjögren's syndrome. Int J Dermatol. 2005;44(11):955-7.
36. Ramos M, Cervera R, García-Carrasco M, et al. Síndrome de Sjögren primario: estudio clínico e immunológico de 80 pacientes [Primary Sjögren's syndrome: clinical and immunologic study of 80 patients]. Med Clin (Barc). 1997;108(17):652-7. Spanish.
37. Pertovaara M, Pukkala E, Laippala P, Miettinen A, Pasternack A. A longitudinal cohort study of Finnish patients with primary Sjögren's syndrome: clinical, immunological, and epidemiological aspects. Ann Rheum Dis. 2001;60(5):467-72.
38. García-Carrasco M, Ramos-Casals M, Rosas J, et al. Primary Sjögren syndrome: clinical and immunologic disease patterns in a cohort of 400 patients. Medicine (Baltimore). 2002;81(4):270-80.
39. García-Carrasco M, Sisó A, Ramos-Casals M, et al. Raynaud's phenomenon in primary Sjögren's syndrome. Prevalence and clinical characteristics in a series of 320 patients. J Rheumatol. 2002;29(4):726-30.

40. Alamanos Y, Tsifetaki N, Voulgari PV, Venetsanopoulou AI, Siozos C, Drosos AA. Epidemiology of primary Sjögren's syndrome in north-west Greece, 1982-2003. Rheumatology (Oxford). 2006;45(2):187-91.
41. Ramos-Casals M, Solans R, Rosas J, et al. Primary Sjögren syndrome in Spain: clinical and immunologic expression in 1010 patients. Medicine (Baltimore). 2008;87(4):210-9.
42. Martel C, Gondran G, Launay D, et al. Active immunological profile is associated with systemic Sjögren's syndrome. J Clin Immunol. 2011;31(5):840-7.
43. Malladi AS, Sack KE, Shiboski SC, et al. Primary Sjögren's syndrome as a systemic disease: a study of participants enrolled in an international Sjögren's syndrome registry. Arthritis Care Res (Hoboken). 2012;64(6):911-8.
44. Baldini C, Pepe P, Quartuccio L, et al. Primary Sjogren's syndrome as a multi-organ disease: impact of the serological profile on the clinical presentation of the disease in a large cohort of Italian patients. Rheumatology (Oxford). 2014;53(5):839-44.
45. Ramos-Casals M, Brito-Zerón P, Solans R, et al. Systemic involvement in primary Sjogren's syndrome evaluated by the EULAR-SS disease activity index: analysis of 921 Spanish patients (GEAS-SS Registry). Rheumatology (Oxford). 2014;53(2):321-31.
46. Brito-Zerón P, Acar-Denizli N, Ng WF, et al. How immunological profile drives clinical phenotype of primary Sjögren's syndrome at diagnosis: analysis of 10,500 patients (Sjögren Big Data Project). Clin Exp Rheumatol. 2018; 36(Suppl.112):S102-12.
47. Flores-Chávez A, Kostov B, Solans R, et al. Severe, life-threatening phenotype of primary Sjögren's syndrome: clinical characterisation and outcomes in 1580 patients (the GEAS-SS Registry). Clin Ex Rheumatol. 2018;36(Suppl. 112):S121-9.
48. Kam JK, Charan N, Leong RW, Loh ZW, Thong BY. Clinical features and outcomes from the Singapore Sjögren's syndrome study. Lupus. 2021;30(2):248-55.
49. Villon C, Orgeolet L, Roguedas AM, et al. Epidemiology of cutaneous involvement in Sjögren syndrome: data from three French pSS populations (TEARS, ASSESS, diapSS). Joint Bone Spine. 2021;88(4):105162.

16

Envolvimento pulmonar

Luis Renato Alves
Valéria Valim
Sandra Gofinet Pasoto

PONTOS-CHAVE

- A doença de Sjögren (DSj) pode comprometer todo o trato respiratório, sendo que os acometimentos mais frequentes são a doença das vias aéreas, incluindo a xerotraqueia, e a doença intersticial pulmonar (DIP).
- Esse envolvimento pode evoluir de forma assintomática, sendo detectado apenas pela presença de anormalidades na prova de função pulmonar (PFP) e/ou nos exames de imagem, como a tomografia computadorizada de tórax de alta resolução (TCAR), ou pode levar a sintomas respiratórios, mais frequentemente tosse e dispneia.
- A tosse crônica pode prejudicar a qualidade de vida dos pacientes e a DIP é um fator independentemente associado a maior mortalidade nos pacientes com DSj.
- A DIP ocorre cerca de 5-10 anos após o diagnóstico da DSj, embora possa preceder outras manifestações clínicas da doença, como a xerostomia, em 10 a 25% dos casos.
- A forma de DIP mais comum na DSj é a pneumonia intersticial não específica (PINE), seguida pela pneumonia intersticial usual (PIU). A pneumonia intersticial linfocítica (PIL), embora muito associada à DSj, é menos frequente que as anteriores e, de forma importante, está associada ao desenvolvimento de linfoma. Outras formas de acometimento intersticial pulmonar, como a pneumonia em organização (PO) e a amiloidose nodular, podem também ocorrer, mas em uma incidência menor.
- Os sintomas e sinais respiratórios devem ser sempre avaliados ao diagnóstico e nas consultas de seguimento. Se esses sintomas/sinais estiverem presentes, o envolvimento pulmonar deve ser investigado através da TCAR e da PFP completa.
- Considerando-se ainda que o envolvimento pulmonar pode cursar assintomático, recomenda-se que todos os pacientes com a DSj sejam submetidos a esses exames pelo menos uma vez durante a sua evolução, especialmente se fatores de risco para esse acometimento estiverem presentes [sexo masculino, idade avançada, história de tabagismo, fenômeno de Raynaud, artrite, linfopenia, hipergamaglobulinemia, fator reumatoide positivo, teste de anticorpos anticélulas HEp-2 (FAN) positivo, anti-Ro/SS-A e anti-La/SS-B positivos, envolvimento gastrointestinal e escore focal ≥ 4 na biópsia de glândulas salivares labiais].

INTRODUÇÃO – ABRANGÊNCIA DO ENVOLVIMENTO PULMONAR E PREVALÊNCIA DOS SINTOMAS RESPIRATÓRIOS

A doença de Sjögren (DSj) pode comprometer todo o trato respiratório, sendo que os acometimentos mais frequentes são a doença das vias aéreas, incluindo a xerotraqueia, e a doença intersticial pulmonar (DIP). Esse envolvimento pode evoluir de forma assintomática, sendo detectado apenas pela presença de anormalidades na prova de função pulmonar e/ou nos exames de imagem, ou pode levar a sintomas respiratórios, mais frequentemente tosse e dispneia.[1]

A tosse crônica, geralmente não produtiva, pode ser observada em até 60% dos pacientes com DSj, em decorrência de xerotraqueia, hiper-responsividade das vias aéreas, bronquiolopatias e bronquiectasias, DIP, mas também devido às comorbidades associadas, como o refluxo gastroesofágico.[1-3] É importante ressaltar que essa queixa pode prejudicar a qualidade de vida dos pacientes.[1] Além disso, estudos recentemente publicados com grandes populações de pacientes com a DSj demonstraram que a DIP é um fator independentemente associado à maior mortalidade desses doentes.[4,5]

Um estudo recente de corte transversal trouxe informações importantes sobre a prevalência das manifestações pulmonares na DSj.[2] Foram incluídos 414 pacientes com DSj, os quais foram interrogados quanto aos sintomas de tosse e dispneia, sendo então os sintomáticos investigados através da prova de função pulmonar (PFP) e da tomografia computadorizada de tórax de alta resolução (TCAR). Os sintomas respiratórios atribuíveis à doença subjacente (e não às comorbidades associadas) foram encontrados em 15% dos pacientes com DSj; a doença das pequenas vias aéreas foi o acometimento mais comumente observado nesses pacientes sintomáticos (51,3%), seguida pela xerotraqueia (30,7%) e, então, pela DIP (18%).[2]

Entretanto, é importante lembrar que os acometimentos da DSj no trato respiratório são bastante abrangentes, como mostrado no Quadro 1,[1-3,6] e com frequências variáveis dependendo da população avaliada, da presença ou ausência de sintomas e dos diferentes métodos utilizados para a sua detecção.[6] Os estudos nos quais a TCAR foi realizada nos pacientes com a DSj, mesmo quando assintomáticos do ponto de vista respiratório, evidenciaram o envolvimento pulmonar em 42 a 65% dos pacientes.[6]

Neste capítulo, abordaremos as diferentes formas do envolvimento pulmonar na DSj, com ênfase às características fisiopatológicas, histológicas, de apresentação clínica e exames complementares para o seu diagnóstico preciso e precoce. Além disso, abordaremos os fatores de risco para o desenvolvimento do acometimento pulmonar na DSj, bem como as indicações e os métodos para o rastreio desse envolvimento. As questões de tratamento são abordadas na Seção "Tratamento" deste livro.

QUADRO 1 Manifestações pulmonares da doença de Sjögren

Doença das vias aéreas
- Xerotraqueia
- Xerobronquite
- Bronquiectasias
- Bronquiolite:
  - folicular
  - obliterante
  - crônica

Doença intersticial pulmonar
- Pneumonia intersticial não específica
- Pneumonia intersticial usual
- Pneumonia intersticial linfocítica
- Pneumonia em organização

Outras formas de acometimento pulmonar
- Linfoma
- Pseudolinfoma
- Amiloidose pulmonar
- Pleurite
- Tromboembolismo
- Hipertensão pulmonar

DOENÇA DAS VIAS AÉREAS

A DSj pode afetar o trato respiratório superior, assim como as grandes e as pequenas vias aéreas. O acometimento das glândulas exócrinas nas vias aéreas superiores pode levar ao ressecamento e à inflamação da região nasal, laringe e faringe, ocasionando sintomas de irritabilidade nasal, tosse seca persistente, disfagia e disfonia. Estima-se que de 50 a 70% dos pacientes com a DSj possam ter esse tipo de manifestação, a qual, frequentemente, é confundida com asma e faringite crônica, especialmente quando o paciente ainda não apresenta outros sintomas característicos da doença de base.[7]

A infiltração linfocítica das glândulas submucosas da nasofaringe, laringe, traqueia e brônquios leva ao ressecamento da mucosa da árvore respiratória, alteração da viscosidade do muco e comprometimento da depuração mucociliar, resultando em tosse seca persistente, rouquidão, ressecamento nasal, dispneia e crises de broncoespasmo recorrentes.[8] Estudos de biópsia transbrônquica nos pacientes com a DSj mostram com frequência um aumento na presença de linfócitos CD4 na parede e alterações estruturais compatíveis com xerotraqueia e xerobronquite.[8,9] Essas alterações também aumentam o risco de infecções respiratórias, especialmente nas vias aéreas inferiores.

A base patológica para a doença das vias aéreas na DSj foi amplamente estudada pela análise do material de biópsia pulmonar dos pacientes com DIP sintomática. A bronquiolite é a principal lesão das vias aéreas, incluindo as formas folicular, crônica e obliterante.[10] A bronquiolite folicular é a forma mais comum de acometimento das pequenas vias aéreas nos pacientes com a DSj e caracteriza-se pela formação de folículos linfoides hiperplásicos nas paredes bronquiolares, levando à obstrução de seu lúmen. Na bronquiolite constritiva, o achado consiste na formação de tecido fibroso peribrônquico e na submucosa, levando à distorção da luz do bronquíolo. Ambas as condições levam à obstrução das pequenas vias aéreas e podem ocasionar sintomas de dispneia, tosse seca e sibilância torácica.[1,9] Do ponto de vista radiológico, ambas as condições caracterizam-se pela presença de nódulos centrolobulares em vidro fosco, bronquioloectasias e áreas de atenuação em mosaico (*air trapping*). A avaliação funcional pulmonar pode mostrar distúrbio ventilatório obstrutivo ou misto (obstrutivo e restritivo) dependendo da extensão do acometimento pulmonar.[11]

Bronquiectasias podem ser secundárias ao acometimento das grandes vias aéreas pela DSj e ocorrem em torno de 25% dos pacientes, em especial naqueles com maior tempo de doença.[12] Tosse produtiva, aumento da expectoração e maior frequência de infecções respiratórias são os sintomas característicos dessa forma de acometimento pulmonar.

DOENÇA INTERSTICIAL PULMONAR (DIP)

A DIP é uma das formas de acometimento pulmonar mais comuns na DSj e, dentre elas, é aquela que está associada a uma maior morbimortalidade.[4,5,13] A sua prevalência na DSj varia de 3 a 21%, dependendo da população avaliada, e é mais comum nas mulheres em torno da 6ª década de vida.[1,3,6,14]

O acometimento intersticial pulmonar afeta em geral os pacientes com a DSj com início das manifestações cerca de 5-10 anos após o diagnóstico da DSj, embora a doença pulmonar possa até preceder outras manifestações clínicas da doença, como a xerostomia, em cerca de 10 a 25% dos casos.[6,15,16] Os sintomas clínicos das manifestações intersticiais na DSj mais comuns são dispneia, tosse seca e dor torácica. Febre, embora rara, pode acontecer em algumas situações. A intensidade dos sintomas depende do grau de acometimento pulmonar e não é incomum que os pacientes nas fases iniciais desse envolvimento sejam assintomáticos. O baqueteamento digital é incomum. A ausculta pulmonar é variável, podendo ser normal ou com estertores crepitantes nas regiões basais pulmonares, quando a doença pulmonar está associada à fibrose no parênquima. A gravidade das manifestações e a extensão do acometimento intersticial pulmonar em geral não têm relação com as manifestações extrapulmonares da doença.[9]

O diagnóstico se dá através dos exames radiológicos, como o raio X de tórax, que, habitualmente, mostra um infiltrado de aspecto intersticial de predomínio basal; mas, principalmente pela TCAR, a qual evidencia com melhor sensibilidade os achados intersticiais que variam de acordo com a forma de acometimento. Na DSj, várias anormalidades tomográficas podem ser encontradas, como opacidades em vidro fosco, reticulações, cistos, consolidações e alterações das vias aéreas, dependendo da forma de acometimento histopatológico.[17]

A forma de acometimento intersticial pulmonar mais comum na DSj é a pneumonia intersticial não específica (PINE), com uma incidência estimada de 25 a 41% dos casos em que há acometimento intersticial, seguida pela pneumonia intersticial usual (PIU) em 11 a 14%. A pneumonia intersticial linfocítica (PIL), embora muito associada à DSj, é menos frequente do que as anteriores, com uma prevalência estimada de 8-9%.[18,19] Outras formas de acometimento intersticial pulmonar, como a pneumonia em organização (PO) e a amiloidose nodular, podem também ocorrer, mas em uma incidência menor.[18]

A PINE é caracterizada do ponto de vista histopatológico como um processo inflamatório e fibrosante com homogeneidade temporal. Pode haver variabilidade na predominância entre inflamação e fibrose, mas, quase sempre, as duas condições estão associadas. Presença de focos fibroblásticos, caracterizando fibrose "jovem", alternando com fibrose mais densa, inflamação e áreas de pulmão normal, caracterizando uma heterogeneidade temporal e distorção arquitetural, geralmente estão ausentes, sendo mais comuns esses achados na PIU.[20] Do ponto de vista radiológico, a PINE caracteriza-se por um infiltrado em vidro fosco alternando com áreas de reticulações, espessamento de septos interlobulares e bronquiectasias de tração com predomínio nos lobos inferiores na região subpleural. Pequenas áreas de faveolamento podem ocorrer[21] (Figura 1A).

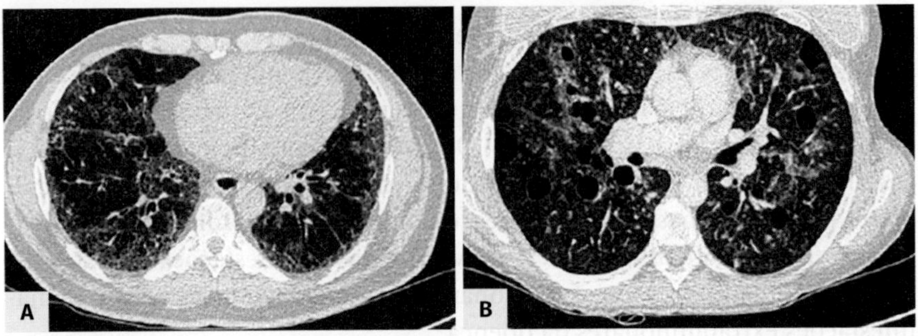

FIGURA 1 Padrões da doença intersticial pulmonar na doença de Sjögren. (A) Pneumonia intersticial não específica: infiltrado de aspecto reticular em que se visualizam espessamentos septais, áreas de vidro fosco e bronquiectasias de tração com predomínio na região subpleural. (B) Pneumonia intersticial linfocítica: infiltrado em vidro fosco difuso, com cistos de paredes finas intraparenquimatosos distribuídos bilateralmente.

A PIL, embora não seja a forma de acometimento pulmonar intersticial mais comum nos pacientes com a DSj, carrega uma forte associação com essa doença, sendo uma das principais causas dessa forma específica de manifestação intersticial. Do ponto de vista histopatológico, é caracterizada por uma extensa proliferação policlonal de linfócitos T e B, além de plasmócitos ao longo dos septos alveolares (Figura 2). Podem ser vistas células gigantes multinucleadas e áreas de bronquiolite folicular associadas.[22] Radiologicamente, o achado característico consiste em uma combinação de cistos de paredes finas associados a opacidades em vidro fosco e ocasionais nódulos subpleurais[23] (Figura 1B). O principal diagnóstico diferencial é o linfoma com acometimento pulmonar, em especial o linfoma MALT (do inglês, *mucosa-associated lymphoid tissue*), que é caracterizado por um infiltrado linfoplasmocitário mais denso e citologia com linhagem monoclonal.[16] A biópsia pulmonar está indicada nos pacientes com DSj e PIL, na presença de nódulos, consolidações ou massas pulmonares, linfonodopatia mediastinal e na refratariedade ao tratamento, para afastar linfoma.[1,3]

A PO pode também ocorrer em pacientes com a DSj, embora em uma proporção menor. Caracteriza-se por *plugs* de tecido conjuntivo frouxo intrabronquiolares se estendendo até a região alveolar. Do ponto de vista radiológico, apresenta-se como infiltrados pulmonares de aspecto alveolar, de caráter migratório, muitas vezes com a presença de broncogramas aéreos. As infecções, em especial as pneumonias, são o principal diagnóstico diferencial e a caracterização da PO necessita de uma avaliação anatomopatológica tecidual.[24]

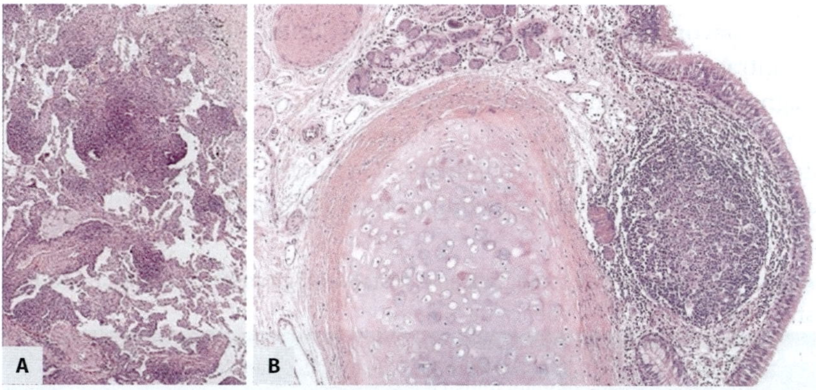

FIGURA 2 Achados anatomopatológicos das manifestações pulmonares na doença de Sjögren. (A) Pneumonia intersticial linfocítica: infiltrado inflamatório linfocítico difuso com formação de agregados linfoides. (B) Bronquiolite folicular: infiltrado inflamatório crônico na mucosa brônquica com a presença de folículos linfoides.
Imagens cedidas pelo Prof. Dr. Alexandre T. Fabro, Serviço de Patologia do Hospital das Clínicas da Faculdade de Medicina de Ribeirão Preto da Universidade de São Paulo (HCFMRP-USP).

A avaliação funcional pulmonar é frequentemente utilizada nos pacientes com DIP e DSj, em especial para avaliar a gravidade do acometimento respiratório. O achado característico nessa condição é um distúrbio ventilatório restritivo com redução na capacidade vital forçada (CVF), capacidade pulmonar total (CPT) e também com redução na capacidade de difusão do monóxido de carbono (DLCO). A redução na DLCO geralmente é a primeira alteração funcional encontrada e pode ser detectada mesmo nas formas mais leves da doença, quando a CVF e a CPT são normais.[1,3]

A coleta do lavado broncoalveolar (LBA) pode ser útil em algumas situações, como na suspeita de PIL, em que a análise quantitativa celular evidencia uma porcentagem de linfócitos acima de 25%. No entanto, esse achado é inespecífico e pode acontecer em outras condições, como pneumonite por hipersensibilidade, toxicidade pulmonar a drogas e sarcoidose. A interpretação desse achado para o diagnóstico deve ser sempre feita em correlação com os dados clínicos e tomográficos, em que haja suspeita clínica de tal condição.[1,3] Nas demais alterações intersticiais, não existe um padrão específico celular. O LBA pode ser útil também para afastar outras condições clínicas que cursam com infiltrados intersticiais pulmonares, como infecções, hemorragia alveolar e lesões de etiologia neoplásica.[1,3]

A biópsia pulmonar raramente é necessária para avaliar a DIP na DSj, exceto em condições de padrão atípico de acometimento à TCAR, evolução clínica desfavorável apesar do tratamento instituído, ou quando há suspeita de outras condições associadas, como doença neoplásica ou infecções. O diagnóstico, na grande maioria das vezes, é feito com a associação dos dados clínicos, tomográficos e laboratoriais, especialmente dentro de um contexto de avaliação multidisciplinar.[1,3] O Quadro 2 resume as principais características tomográficas e histológicas da DIP na DSj.

QUADRO 2 Características tomográficas e histopatológicas das manifestações intersticiais mais comuns na doença de Sjögren

Forma de acometimento	Características tomográficas	Histopatologia
Pneumonia intersticial não específica	Infiltrado em vidro fosco, com áreas de reticulações, predomínio basal e subpleural	Áreas de inflamação e fibrose em associação com padrão homogêneo
Pneumonia intersticial usual	Infiltrado reticular de predomínio basal e periférico, bronquiectasias de tração e faveolamento, vidro fosco ausente	Áreas de fibrose densa, faveolamento e fibrose "jovem" (focos fibroblásticos), padrão de heterogeneidade temporal
Pneumonia intersticial linfocítica	Cistos de paredes finas intraparenquimatosos, com áreas de vidro fosco esparsas	Infiltração linfocítica policlonal de linfócitos T e B
Pneumonia em organização	Infiltrado de aspecto alveolar, com broncogramas aéreos, pode ser migratório	*Plugs* de tecido conjuntivo no interior de bronquíolos e alvéolos

Alguns estudos têm procurado identificar os fatores prognósticos da DIP na DSj. Valores reduzidos de CVF e altas concentrações séricas de KL-6 (*Krebs von den Lungen-6*), uma mucoproteína transmembrana secretada pelas células epiteliais alveolares, têm sido associados a um pior prognóstico,[25] bem como a maior extensão do envolvimento pulmonar à TCAR.[26] Um estudo retrospectivo recentemente publicado avaliou os fatores associados à mortalidade nos pacientes com a DSj e DIP.[27] Foi observado que a idade (principalmente ≥ 60 anos), o tabagismo, bem como a gravidade do envolvimento pulmonar (conforme indicado pela tomografia computadorizada de alta resolução, teste de função pulmonar e gasometria arterial) são fatores prognósticos independentemente associados com a mortalidade na DSj.[27]

LINFOMA

A DSj inicia-se com uma infiltração linfocítica nas glândulas salivares e lacrimais associada à ativação policlonal, até a proliferação de células B oligo ou monoclonais, resultando em transformação para linfoma. O tipo mais comum de linfoma na DSj é o linfoma de tecido linfoide associado à mucosa (MALT). Os sítios mais comuns são as glândulas parótidas, seguidas por pulmão e estômago.[28,29] São linfomas de baixo grau que, diferente dos linfomas nodais, permanecem localizados no sítio de origem por longo período. Os linfomas de baixo grau têm sido chamados erroneamente de pseudolinfomas.[28,29]

A associação de alguns linfomas pulmonares de células B de baixo grau com a DSj sugere que os linfomas MALT pulmonares surgem em uma condição de base, como a bronquiolite folicular. Os linfomas primários do pulmão são tumores raros. A apresentação mais comum do linfoma pulmonar é a de um nódulo solitário bem definido no pulmão encontrado em um exame de imagem. Menos comumente, podem haver múltiplos nódulos associados a derrame pleural. A maioria dos pacientes apresenta poucos sintomas.[30] A fisiopatologia e os fatores de risco para o desenvolvimento de linfoma na DSj são discutidos no Capítulo "Manifestações sistêmicas: linfoma".

AMILOIDOSE

A coexistência entre DSj e amiloidose tem sido reportada na literatura, sendo que, na maioria desses casos, a amiloidose apresenta-se na forma localizada, particularmente na pele e nos pulmões, sendo rara a forma sistêmica da amiloidose.[31] Outros sítios menos comumente afetados pela amiloidose localizada na DSj são: rins, árvore traqueobrônquica, língua, mamas, glândulas salivares e cordas vocais. Na maioria das vezes, a amiloidose localizada na DSj é do tipo AL, sendo pouco frequente o tipo AA. O diagnóstico da amiloidose ocorre geralmente 1-25 anos após o início da DSj e os pacientes apresentam geralmente hipergamaglobulinemia, fator reumatoide e/ou anticorpos anti-Ro/SS-A e anti-La/SS-B positivos. Pode ocorrer também a associação de amiloidose e linfoma na DSj.[30,31]

A prevalência da amiloidose pulmonar na DSj é em torno de 5,5 a 6,5%.[6] O acometimento do trato respiratório na DSj pela amiloidose pode ser assintomático ou levar à tosse crônica, hemoptoicos e dispneia. Se a laringe estiver acometida, rouquidão e até estridor podem ocorrer.[32] Hemoptise tem sido raramente reportada. Do ponto de vista radiológico, a amiloidose pulmonar pode ser classificada em três tipos: traqueobrônquica, parenquimatosa nodular e intersticial difusa. Além disso, embora a doença pulmonar cística nos pacientes com a DSj seja geralmente associada à PIL e bronquiolite folicular, a amiloidose pode ocasionalmente também estar implicada.[32]

HIPERTENSÃO ARTERIAL PULMONAR

A hipertensão arterial pulmonar (HAP) ocorre nas doenças do tecido conjuntivo por um remodelamento dos pequenos vasos pulmonares, causando aumento da resistência do círculo pulmonar. Seu diagnóstico é baseado no cateterismo cardíaco do coração direito. De acordo com a atual definição hemodinâmica de HAP proposta pela *European Society of Cardiology/European Respiratory Society* (ESC-ERS), os valores da pressão arterial pulmonar média (PAPm) são ≥ 25 mmHg.[33]

A prevalência de HAP na DSj não é bem conhecida, sendo estimada em torno de 0,8%,[34] e, em estudos com ecocardiograma, a frequência encontrada foi de 13-23%.[6,35,36] Por outro lado, a prevalência da DSj pode ser relativamente alta (até 20%) nos pacientes com HAP previamente considerada idiopática.[37] Assim, a DSj pode ser subdiagnosticada na avaliação de rotina dos pacientes com HAP e os médicos devem avaliar cuidadosamente essa possibilidade nos doentes com HAP.[37]

A HAP pode ser uma manifestação inicial ou preceder (em 41% dos casos em uma coorte chinesa) o diagnóstico da DSj, sendo a HAP diagnosticada tardiamente na maioria dos casos, em média 18 meses depois do primeiro sintoma.[38,39] Os fatores preditores da HAP nos pacientes com DSj descritos nos estudos foram: fenômeno de Raynaud, fator reumatoide em altos títulos, doença hepática, derrame pericárdico, derrame pleural, anticorpo anti-Ro52, anti-U1RNP, idade de início mais jovem, maior tempo de doença, pior índice de dano e olho seco mais grave.[38-41]

A HAP reduz a sobrevida dos pacientes com a DSj. A taxa de sobrevida em 1, 3 e 5 anos variou de 80-90%, 75-87% e 67-80%, respectivamente, nos pacientes com DSj e HAP.[40,41] Os fatores preditores de morte foram baixo índice cardíaco, maior resistência vascular pulmonar e pior índice de dano da DSj. Em contraste, o uso de imunossupressores se associou a maior sobrevida.[40,41]

ACOMETIMENTO PLEURAL

O derrame e o espessamento da pleura são incomuns na DSj.[6] Também existem raros relatos de *shrinking lung* nos pacientes com DSj,[42,43] incluindo um artigo de revisão baseado no relato de caso de um paciente brasileiro recentemente publicado.[44]

FATORES DE RISCO PARA O ENVOLVIMENTO PULMONAR

Foram descritos alguns fatores associados a um maior risco de acometimento pulmonar sintomático na DSj: sexo masculino, idade avançada, história de tabagismo, fenômeno de Raynaud, artrite, linfopenia, hipergamaglobulinemia, fator reumatoide positivo, teste de anticorpos anticélulas HEp-2 (FAN) positivo, anti-Ro/SS-A e anti-La/SS-B positivos, além de envolvimento gastrointestinal.[1,6,15,18] A idade avançada e o envolvimento gastrointestinal foram também associados com a progressão da DIP.[6]

Por outro lado, em um estudo em que o diagnóstico do envolvimento pulmonar (sintomático ou não) foi realizado através da TCAR, a idade avançada, presença de boca seca e escore focal ≥ 4 na biópsia de glândulas salivares labiais foram fatores de risco para a doença das vias aéreas, enquanto sexo masculino, idade avançada e escore focal ≥ 4 foram fatores de risco para a DIP.[45]

RASTREIO DO ENVOLVIMENTO PULMONAR NA DSJ

Diante do impacto do envolvimento pulmonar na morbimortalidade dos pacientes com a DSj, recentemente foi recomendado o rastreio desse acometimento através da radiografia de tórax e PFP.[46]

Também foram recentemente publicadas as recomendações da Sociedade Brasileira de Reumatologia (SBR) para o diagnóstico do envolvimento pulmonar na DSj:[6]

- Os sintomas e sinais respiratórios devem ser sempre avaliados ao diagnóstico e nas consultas de seguimento.
- Se esses sintomas/sinais estiverem presentes, o envolvimento pulmonar deve ser investigado através da TCAR e PFP completa.
- Considerando-se ainda que o envolvimento pulmonar pode cursar assintomático, recomenda-se que todos os pacientes com a DSj sejam submetidos a esses exames pelo menos uma vez durante a sua evolução, especialmente se fatores de risco para esse acometimento estiverem presentes (sexo masculino, idade avançada, história de tabagismo, fenômeno de Raynaud, artrite, linfopenia, hipergamaglobulinemia, fator reumatoide positivo, teste de FAN positivo, anti-Ro/SS-A e anti-La/SS-B positivos, envolvimento gastrointestinal e escore focal ≥ 4 na biópsia de glândulas salivares labiais).
- Para os pacientes com DSj e envolvimento pulmonar, recomenda-se o seguimento com TCAR e PFP completa pelo menos a cada dois anos ou antes se necessário.

REFERÊNCIAS

1. Flament T, Bigot A, Chaigne B, Henique H, Diot E, Marchand-Adam S. Pulmonary manifestations of Sjögren's syndrome. Eur Respir Rev. 2016;25(140):110-23.
2. Kampolis CF, Fragkioudaki S, Mavragani CP, Zormpala A, Samakovli A, Moutsopoulos HM. Prevalence and spectrum of symptomatic pulmonary involvement in primary Sjögren's syndrome. Clin Exp Rheumatol. 2018;36 Suppl 112(3):94-101.
3. Gupta S, Ferrada MA, Hasni SA. Pulmonary manifestations of primary Sjögren's syndrome: underlying immunological mechanisms, clinical presentation, and management. Front Immunol. 2019;10:1327.
4. Qian J, He C, Li Y, et al. Ten-year survival analysis of patients with primary Sjögren's syndrome in China: a national prospective cohort study. Ther Adv Musculoskelet Dis. 2021;13:1759720X211020179.
5. Huang H, Xie W, Geng Y, Fan Y, Zhang Z. Mortality in patients with primary Sjögren's syndrome: a systematic review and meta-analysis. Rheumatology (Oxford). 2021;60(9):4029-38.
6. Trevisani VFM, Pugliesi A, Pasoto SG, et al. Recommendations for evaluation and diagnosis of extra-glandular manifestations of primary Sjogren syndrome: results of an epidemiologic systematic review/meta-analysis and a consensus guideline from the Brazilian Society of Rheumatology (articular, pulmonary and renal). Adv Rheumatol. 2022;62(1):18.
7. Freeman SR, Sheehan PZ, Thorpe MA, Rutka JA. Ear, nose, and throat manifestations of Sjögren's syndrome: retrospective review of a multidisciplinary clinic. J Otolaryngol. 2005;34(1):20-4.
8. Okabayashi H, Baba T, Ootoshi R, et al. Evaluation of lymphocytic infiltration in the bronchial glands of Sjögren's syndrome in transbronchial lung cryobiopsy. BMC Pulm Med. 2020;20(1):277.
9. Natalini JG, Johr C, Kreider M. Pulmonary involvement in Sjögren syndrome. Clin Chest Med. 2019;40(3):531-44.
10. Nakanishi M, Fukuoka J, Tanaka T, et al. Small airway disease associated with Sjögren's syndrome: clinico-pathological correlations. Respir Med. 2011;105(12):1931-8.
11. Wight EC, Baqir M, Ryu JH. Constrictive bronchiolitis in patients with primary Sjögren syndrome. J Clin Rheumatol. 2019;25(2):74-7.
12. Mandl T, Diaz S, Ekberg O, et al. Frequent development of chronic obstructive pulmonary disease in primary SS – results of a longitudinal follow-up. Rheumatology (Oxford). 2012;51(5):941-6.
13. Sambataro G, Ferro F, Orlandi M, et al. Clinical, morphological features and prognostic factors associated with interstitial lung disease in primary Sjögren's syndrome: a systematic review from the Italian Society of Rheumatology. Autoimmun Rev. 2020;19(2):102447.
14. Palm O, Garen T, Berge Enger T, et al. Clinical pulmonary involvement in primary Sjogren's syndrome: prevalence, quality of life and mortality – a retrospective study based on registry data. Rheumatology (Oxford). 2013;52(1):173-9.
15. Roca F, Dominique S, Schmidt J, et al. Interstitial lung disease in primary Sjögren's syndrome. Autoimmun Rev. 2017;16(1):48-54.
16. Luppi F, Sebastiani M, Silva M, et al. Interstitial lung disease in Sjögren's syndrome: a clinical review. Clin Exp Rheumatol. 2020;38 Suppl 126(4):291-300.
17. Koyama M, Johkoh T, Honda O, et al. Pulmonary involvement in primary Sjögren's syndrome: spectrum of pulmonary abnormalities and computed tomography findings in 60 patients. J Thorac Imaging. 2001;16(4):290-6.
18. Ramos-Casals M, Brito-Zerón P, Seror R, et al. Characterization of systemic disease in primary Sjögren's syndrome: EULAR-SS Task Force recommendations for articular, cutaneous, pulmonary and renal involvements. Rheumatology (Oxford). 2015;54(12):2230-8.
19. Gao H, Zhang XW, He J, et al. Prevalence, risk factors, and prognosis of interstitial lung disease in a large cohort of Chinese primary Sjögren syndrome patients: a case-control study. Medicine (Baltimore). 2018;97(24):e11003.

20. Nayfeh AS, Chippa V, Moore DR. Nonspecific interstitial pneumonitis. 2023 Apr 16. In: StatPearls [Internet]. Treasure Island (FL): StatPearls Publishing; 2023 Jan.
21. Ito I, Nagai S, Kitaichi M, et al. Pulmonary manifestations of primary Sjogren's syndrome: a clinical, radiologic, and pathologic study. Am J Respir Crit Care Med. 2005;171(6):632-8.
22. Panchabhai TS, Farver C, Highland KB. Lymphocytic interstitial pneumonia. Clin Chest Med. 2016;37(3):463-74.
23. Gupta N, Wikenheiser-Brokamp KA, Fischer A, McCormack FX. Diffuse cystic lung disease as the presenting manifestation of Sjögren syndrome. Ann Am Thorac Soc. 2016;13(3):371-5.
24. Ioannou S, Toya SP, Tomos P, Tzelepis GE. Cryptogenic organizing pneumonia associated with primary Sjogren's syndrome. Rheumatol Int. 2008;28(10):1053-5.
25. Kamiya Y, Fujisawa T, Kono M, et al. Prognostic factors for primary Sjögren's syndrome-associated interstitial lung diseases. Respir Med. 2019;159:105811.
26. Guisado-Vasco P, Silva M, Duarte-Millán MA, et al. Quantitative assessment of interstitial lung disease in Sjögren's syndrome. PLoS One. 2019;14(11):e0224772.
27. Gao H, Sun Y, Zhang XY, et al. Characteristics and mortality in primary Sjögren syndrome-related interstitial lung disease. Medicine (Baltimore). 2021;100(35):e26777.
28. Nocturne G, Virone A, Ng WF, et al. Rheumatoid factor and disease activity are independent predictors of lymphoma in primary Sjögren's syndrome. Arthritis Rheumatol. 2016;68(4):977-85.
29. Hernández-Molina G, Kostov B, Brito-Zerón P, et al. Characterization and outcomes of 414 patients with primary SS who developed haematological malignancies. Rheumatology (Oxford). 2022;62(1):243-55.
30. Sugai S. Mucosa-associated lympoid tissue (MALT) lymphoma and primary amyloidosis in the lung in Sjögren's syndrome. Intern Med. 2002;41(4):251-2.
31. Hernandez-Molina G, Faz-Munoz D, Astudillo-Angel M, Iturralde-Chavez A, Reyes E. Coexistance of amyloidosis and primary Sjögren's syndrome: an overview. Curr Rheumatol Rev. 2018;14(3):231-8.
32. Li H, Lu Y. Pulmonary amyloidosis and cystic lung disease in primary Sjögren's syndrome: a case report and literature review. Clin Rheumatol. 2021;40(8):3345-50.
33. Mathai SC. Pulmonary hypertension associated with connective tissue disease. Cardiol Clin. 2022;40(1):29-43.
34. Retamozo S, Acar-Denizli N, Rasmussen A, et al. Systemic manifestations of primary Sjögren's syndrome out of the ESSDAI classification: prevalence and clinical relevance in a large international, multi-ethnic cohort of patients. Clin Exp Rheumatol. 2019;37 Suppl 118(3):97-106.
35. Vassiliou VA, Moyssakis I, Boki KA, Moutsopoulos HM. Is the heart affected in primary Sjögren's syndrome? An echocardiographic study. Clin Exp Rheumatol. 2008;26(1):109-12.
36. Kobak S, Kalkan S, Kirilmaz B, Orman M, Ercan E. Pulmonary arterial hypertension in patients with primary Sjögren's syndrome. Autoimmune Dis. 2014;2014:710401.
37. Sato T, Hatano M, Iwasaki Y, et al. Prevalence of primary Sjögren's syndrome in patients undergoing evaluation for pulmonary arterial hypertension. PLoS One. 2018;13(5):e0197297.
38. Yan S, Li M, Wang H, et al. Characteristics and risk factors of pulmonary arterial hypertension in patients with primary Sjögren's syndrome. Int J Rheum Dis. 2018;21(5):1068-75.
39. Zhang N, Zhao Y, Wang H, et al. Characteristics and risk factors for pulmonary arterial hypertension associated with primary Sjögren's syndrome: 15 new cases from a single center. Int J Rheum Dis. 2019;22(9):1775-81.
40. Wang J, Li M, Wang Q, et al. Pulmonary arterial hypertension associated with primary Sjögren's syndrome: a multicentre cohort study from China. Eur Respir J. 2020;56(5):1902157.
41. Liu Z, Yang X, Tian Z, et al. The prognosis of pulmonary arterial hypertension associated with primary Sjögren's syndrome: a cohort study. Lupus. 2018;27(7):1072-80.

42. Langenskiöld E, Bonetti A, Fitting JW, et al. Shrinking lung syndrome successfully treated with rituximab and cyclophosphamide. Respiration. 2012;84(2):144-9.
43. Blanco Pérez JJ, Pérez González A, Guerra Vales JL, Melero Gonzalez R, Pego Reigosa JM. Shrinking lung in primary Sjogrën syndrome successfully treated with rituximab. Arch Bronconeumol. 2015;51(9):475-6.
44. Oliveira JL, Cordeiro RA, Guedes LKN, Pasoto SG. Shrinking lung syndrome in primary Sjögren's syndrome: a case-based review. Rheum Int. 2023. Sep 21. doi: 10.1007/s00296-023-05447-7. [Epub ahead of print.]
45. Kakugawa T, Sakamoto N, Ishimoto H, et al. Lymphocytic focus score is positively related to airway and interstitial lung diseases in primary Sjögren's syndrome. Respir Med. 2018;137:95-102.
46. Lee AS, Scofield RH, Hammitt KM, et al. Consensus guidelines for evaluation and management of pulmonary disease in Sjögren's. Chest. 2021;159(2):683-98.

17

Manifestações sistêmicas: envolvimento renal

Maria Lúcia Lemos Lopes
Elizete Keitel
Diego Ustárroz Cantali
Virginia Fernandes Moça Trevisani

PONTOS-CHAVE

- A prevalência do envolvimento renal na doença de Sjögren (DSj) é muito variada, sendo que a doença renal, de relevância clínica, ocorre em torno de 5 a 10% dos pacientes.
- O acometimento renal da DSj é frequentemente subdiagnosticado, não só pela ausência de sinais e sintomas iniciais e pelo espectro variado de manifestações, como também pela falta de suspeição clínica.
- Nefrite tubulointersticial (NTI) é o acometimento renal mais frequente na DSj (75% dos casos) e pode ser concomitante ou mesmo preceder o diagnóstico.
- Acidose tubular renal (ATR) é a principal apresentação clínica da NTI.
- Os achados clínicos da ATR são muito variados, dependendo da região do túbulo comprometida, e são geralmente secundários aos distúrbios eletrolíticos e à acidose metabólica.
- Câimbras, fraqueza muscular, paralisia hipocalêmica, poliúria, polidipsia, *diabetes insipidus* nefrogênico, dor óssea, fraturas patológicas secundárias à osteomalácia, nefrolitíase e nefrocalcinose são manifestações clínicas que podem estar presentes na NTI.
- Função renal preservada não exclui a presença de tubulopatia na DSj.
- Glomerulonefrite (GN), embora bem mais rara que a NTI, é a segunda doença renal em frequência na DSj.
- Glomerulonefrite membranoproliferativa (GNMP) é a forma mais comum das GN na DSj e está relacionada à crioglobulinemia em mais da metade dos casos.
- O acometimento renal tem impacto na sobrevida e na qualidade de vida dos pacientes com DSj. Os pacientes com NTI têm melhor prognóstico que os com GN.
- O diagnóstico precoce do acometimento renal da DSj é essencial para melhorar o controle da doença, sendo necessária adequada e sistemática investigação do envolvimento do rim.

INTRODUÇÃO

O rim também é alvo do envolvimento extraglandular na doença de Sjögren (DSj), embora subestimado, pois, frequentemente, apresenta pouco ou nenhum sintoma, tornando-se necessário, portanto, para o seu diagnóstico, adequada e sistemática avaliação do comprometimento renal.[1-3] A prevalência do envolvimento renal na DSj é muito variada na literatura (1 a 52%).[1] Essa variação ocorre não só porque os estudos adotaram diferentes critérios classificatórios e diferentes definições de envolvimento renal, mas, também, por influências étnicas e geográficas, sendo bem documentada a maior frequência em asiáticos.[4,5] Em estudos prospectivos nos quais os pacientes são rastreados ativamente quanto ao envolvimento renal, a prevalência do comprometimento do rim na DSj é maior.[1,2,6] Uma metanálise brasileira, publicada recentemente, mostrou uma prevalência de 9% [IC (intervalo de confiança) 6%-13%].[1] O acometimento renal na DSj, embora de evolução lenta e muitas vezes benigna, pode levar à doença renal crônica e causar impacto no prognóstico a longo prazo.[1-3,7-10]

O rim pode ser alvo de dois processos imunológicos distintos que ocorrem na DSj: infiltração linfocitária periepitelial e depósitos de imunocomplexos por hiperativação de células B.[2,8] Nefrite tubulointersticial (NTI) na sua forma crônica é a doença renal mais frequente na DSj, sendo que glomerulonefrite (GN), embora bem menos frequente, também pode ocorrer.[1-3]

A doença renal da DSj ocorre geralmente em pacientes com mais de 50 anos de idade e após 2-7 anos do diagnóstico de DSj,[2] sendo mais frequente em pacientes com doença de início precoce.[11,12] O envolvimento renal na DSj é heterogêneo, podendo variar de um simples distúrbio eletrolítico, com ou sem acidose tubular renal (ATR), com câimbras, fraqueza muscular e paralisia hipocalêmica, distúrbios de concentração da urina, nefrolitíase e nefrocalcinose, hematúria, proteinúria leve, moderada ou maciça, até alterações da função renal bem evidentes.[1-3]

O comprometimento renal faz parte do *European League Against Rheumatism (EULAR) Sjögren's Syndrome Disease Activity Index* (ESSDAI) e tem um peso significativo nessa ferramenta que avalia a atividade da doença.[13] O ESSDAI inclui pacientes sem nenhuma atividade (sedimento urinário normal, proteinúria < 500 mg/24 h, ausência de ATR e função renal estável) e com atividade (leve, moderada ou alta), de acordo com a alteração da função renal ou da urinálise sugerindo ATR ou GN e, também, pacientes com NTI ou GN comprovadas por biópsia. Não considera, no entanto, doença ativa os casos de NTI sem ATR.[1,3]

BASES ANATÔMICAS E FUNCIONAIS DOS RINS

Cada rim contém aproximadamente 1 milhão de néfrons. Cada néfron é formado por um corpúsculo renal e um túbulo. O corpúsculo renal consiste em um tufo compacto de alças capilares interconectadas chamada glomérulo ou capilares glomerulares, rodeado por uma cápsula oca, a cápsula de Bowman (Figura 1).

Do filtrado glomerular de 180 litros por dia, composto principalmente de água, íons inorgânicos e solutos orgânicos de baixo peso molecular, usualmente nas mesmas concentrações do plasma, somente cerca de 1,5 litro é eliminado e o restante é reabsorvido através dos diferentes segmentos dos túbulos. Os túbulos têm uma camada de células epiteliais do início ao fim, mas que são distintas em cada segmento do túbulo, para exercer diferentes funções; isso acontece até a primeira metade do túbulo contorcido distal (Figuras 2 e 3). A partir daí, dois tipos de células são encontrados: as células principais (representam aproximadamente 70% das células) e as células intercaladas, tipo A e tipo B. As células intercaladas são responsáveis pela reabsorção de cloreto e são muito importantes na manutenção do equilíbrio ácido-básico. A secreção de H^+ nas células intercaladas tipo A ocorre via bomba luminal de H-ATPase e em menor grau via bomba H-K-ATPase, que secreta H^+ e reabsorve K^+ (Figura 3).

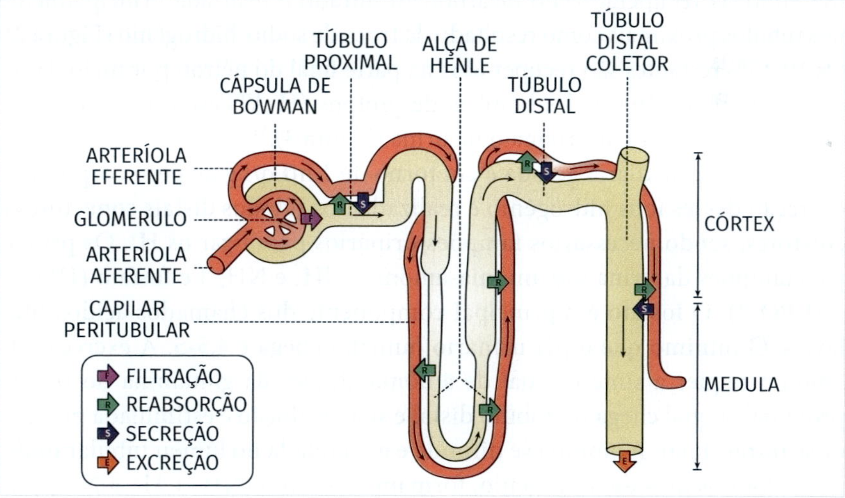

FIGURA 1 Representação esquemática de um néfron.
Ilustrador: Arthur Finochi Fernandes Moça.

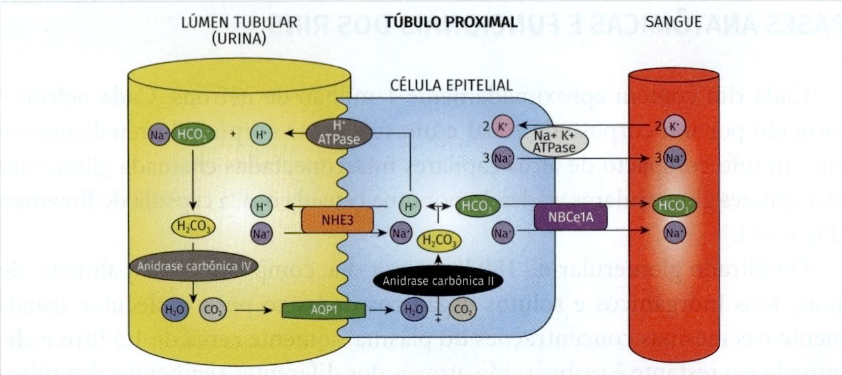

FIGURA 2 Mecanismo de reabsorção de bicarbonato no túbulo proximal. AQP1: aquaporina 1; HCO_3^-: bicarbonato; K^+: potássio; Na^+: sódio; $NaHCO_3$: bicarbonato de sódio; NBCe1A: transportador eletrogênico de sódio-bicarbonato tipo 1A; NHE3: antiporter trocador de Na^+ e K^+.
Ilustrador: Arthur Finochi Fernandes Moça.

A manutenção do equilíbrio ácido-básico em indivíduos saudáveis que consomem dieta ocidental geradora de ácidos é feita pelos rins através da recuperação do bicarbonato filtrado e pela excreção da carga ácida, a qual vem especialmente do metabolismo de aminoácidos contendo enxofre. A maior parte (85-90%) da recuperação do bicarbonato filtrado é realizada principalmente nos túbulos proximais como resultado da troca de sódio-hidrogênio (Figura 2). Os 10-15% restantes são recuperados na parte final do néfron por meio da secreção de hidrogênio pelas bombas de prótons (H-ATPase e H-K-ATPase). Com isso, não sobra bicarbonato na urina (Figura 3).[14]

A carga ácida diária gerada é em torno de 1 mEq/kg de peso corporal. A excreção desses íons hidrogênio é realizada nos túbulos distais conectores e coletores, sendo necessários tampões urinários para ligar os H^+. Os principais tampões da urina são amônia-amônio (NH_3 e NH_4^+) e fosfato (HPO_4^{-2} e $H_2PO_4^{-1}$). O fosfato é o principal componente dos chamados ácidos tituláveis. O mínimo que o pH urinário humano chega é 4,5-5. A excreção de amônio requer a síntese renal de amônia através da glutamina no túbulo proximal, a qual chega no túbulo distal e sua produção é estimulada por acidose intracelular. A amônia se difunde e é secretada no lúmen tubular onde, junto com os íons de hidrogênio, formam o amônio ($NH_3 + H^+ \rightarrow NH_4^+$). A amônia não carregada pode se difundir livremente através das membranas, enquanto o íon amônio carregado positivamente é relativamente impermeabilizado. A incapacidade de excretar amônia suficiente leva geralmente à retenção de íons de hidrogênio e ao desenvolvimento de acidose metabólica (Figura 3).[15]

É importante também conhecermos o metabolismo do potássio pelos rins. O potássio filtrado pelo glomérulo é praticamente todo reabsorvido passivamente no túbulo proximal e na alça de Henle (Figura 2). O potássio excretado na urina vem da secreção para o lúmen tubular pelas células dos túbulos conectores e pelas células principais dos túbulos distais (coletores corticais). Essa secreção distal é influenciada pela ação da aldosterona e pela entrega distal de sódio e

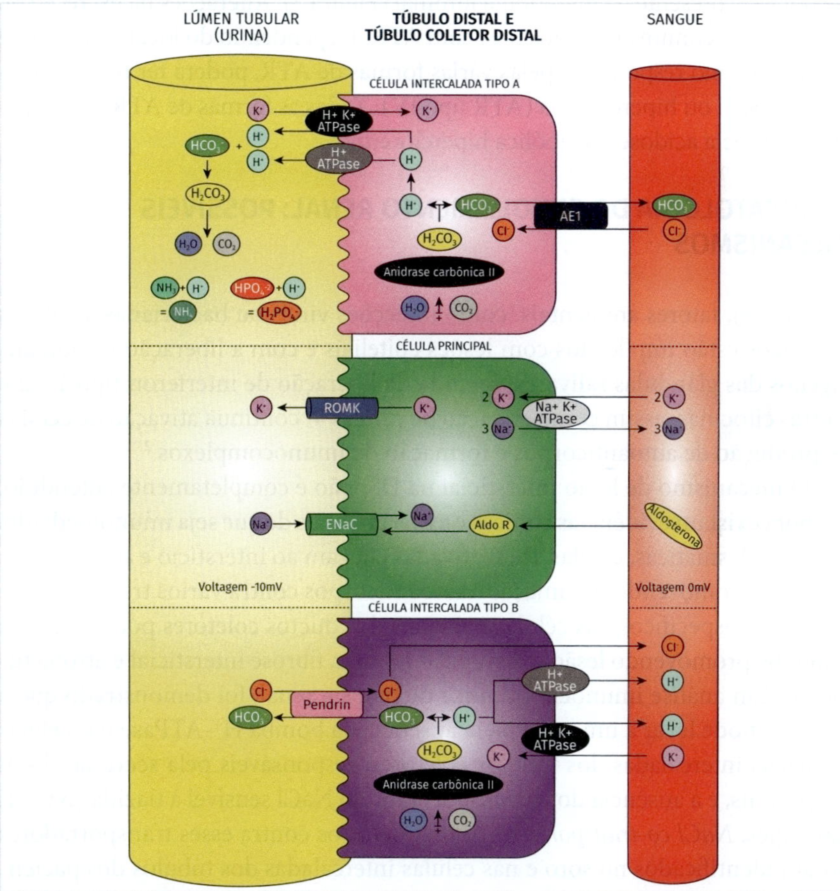

FIGURA 3 Mecanismo de reabsorção e regeneração de bicarbonato e reabsorção de potássio no túbulo distal.

AE1: trocador de ânion 1; Aldo R: receptor de aldosterona intracitosol; ENaC: canais epiteliais de sódio; ROMK: canais de potássio na medular externa.

Ilustrador: Arthur Finochi Fernandes Moça.

água e ambas irão promover a reabsorção de sódio.[16] A aldosterona atua através do aumento do número de canais de sódio na membrana luminal dos túbulos distais. A carga de sódio que entra na célula tubular necessita ser transportada para os capilares peritubulares, o que é feito pela Na-K-ATPase localizada na membrana basolateral, trocando a entrada de sódio pela saída de potássio. A reabsorção de sódio no túbulo distal é mais rápida que a reabsorção de cloro, o que resulta em um lúmen relativamente eletronegativo. Essa carga negativa favorece um gradiente para a secreção de íons carregados positivamente, como o potássio e íons hidrogênio, das células tubulares para o lúmen através dos canais de potássio presente na membrana luminal (Figura 3). Alterações na excreção de potássio são comuns nos pacientes com ATR. Dependendo do local do defeito e do mecanismo responsável pelas várias formas de ATR, poderá ter hipocalemia (ATR tipo I) ou hipercalemia (ATR tipo IV). Todas as formas de ATR são caracterizadas pela acidose metabólica hiperclorêmica.

FISIOPATOLOGIA DO ENVOLVIMENTO RENAL: POSSÍVEIS MECANISMOS

Na DSj, fatores ambientais, como infecções virais ou bacterianas, e fatores genéticos estão implicados com lesões epiteliais e com a liberação de autoantígenos das glândulas salivares, seguida da liberação de interferon tipo 1 e 2 e outras citocinas, assim como ativação de células T, contínua ativação de células B, produção de autoanticorpos e formação de imunocomplexos.[2]

O mecanismo de lesão intersticial na DSj não é completamente entendido, embora existam evidências clínicas e experimentais de que seja imunomediado. Células plasmáticas, células T e B ativadas chegam ao interstício e ao redor dos túbulos, promovendo inflamação. Autoanticorpos contra vários transportadores renais específicos nas células epiteliais dos ductos coletores podem levar à tubulite, promovendo lesão e disfunção tubular, fibrose intersticial e atrofia tubular.[2] Em análise imunocitoquímica de biópsia renal, foi demonstrado que a tubulite pode levar a uma completa ausência da bomba H^+-ATPase nas células epiteliais intercaladas dos túbulos coletores, responsáveis pela secreção distal de prótons, e a ausência do cotransportador do NaCl sensível à tiazida (NCCT, do inglês, *NaCl co-transporter*).[8] Autoanticorpos contra esses transportadores foram identificados no soro e nas células intercaladas dos túbulos dos pacientes com DSj e ATR,[17,18] assim como altos títulos de anticorpos antianidrase carbônica II.[8,19,20] Inibição da anidrase carbônica II pode também resultar em secreção inadequada de íons hidrogênio, assim como defeito da reabsorção do bicarbonato.[19,20] Ainda não está bem esclarecido se esses autoanticorpos são os responsáveis pelo dano renal ou se são a consequência da injúria.[2,21]

O mecanismo de lesão glomerular na DSj está provavelmente relacionado ao depósito de imunocomplexos, ao consumo de C4, secundário à ativação da via clássica do complemento, e à crioglobulinemia.[2]

ENVOLVIMENTO TUBULOINTERSTICIAL/ACIDOSE TUBULAR RENAL (ATR)

A NTI é a lesão renal caracterizada pela presença de infiltrado inflamatório e edema no compartimento tubulointersticial, geralmente não afetando os glomérulos e os vasos sanguíneos.[22] Pode causar diferentes defeitos na função tubular, afetando diferentes segmentos dos túbulos e causando alterações hidroeletrolíticas, metabólicas e sintomatologias variadas.[8,9]

O envolvimento tubulointersticial é o acometimento renal mais frequente na DSj, responsável por mais de 75% dos casos, e que geralmente ocorre na forma crônica, podendo ocorrer também na forma aguda.[1,8] É mais precoce no curso da doença sistêmica do que o acometimento glomerular, podendo frequentemente ser concomitante ou mesmo preceder o diagnóstico em até 50% dos casos,[3,4,7,23,24] devendo, portanto, o diagnóstico de DSj ser considerado em qualquer paciente com NTI inexplicada.[21] A NTI, na maioria das vezes, é de apresentação insidiosa, progressão lenta e com poucos achados clínicos evidentes, passando frequentemente despercebida, podendo, no entanto, ocorrer perda lenta da função renal em até 24% dos casos.[3]

Na NTI, a inflamação epitelial característica, com infiltrado linfoplasmocitário presente no interstício e ao redor dos túbulos (Figura 4A), é semelhante ao observado nas glândulas exócrinas (Figura 4B),[2,3,8,24,25] com predomínio de linfócitos T CD4+.[2,8,21]

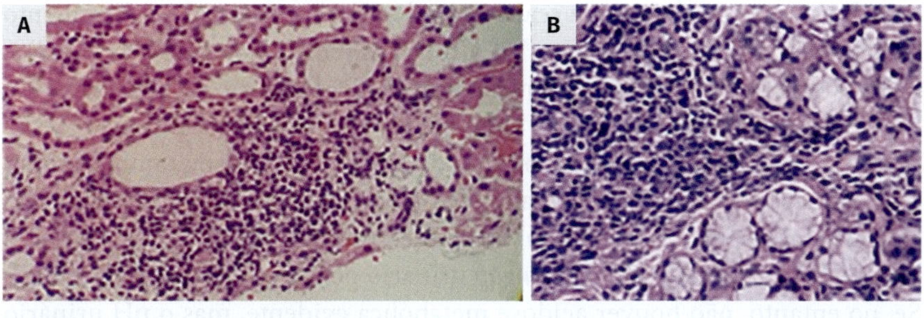

FIGURA 4 Infiltrado linfoplasmocitário em biópsia renal e de glândula salivar labial. (A) Biópsia renal mostrando infiltrado peritubular (ácido-periódico de Schiff, 400x). (B) Biópsia de glândula salivar labial mostrando o infiltrado periductal (H&E, 400x).

H&E: hematoxilina e eosina.

Imagens do arquivo pessoal dos autores.

A ATR é a principal apresentação clínica da NTI e seu primeiro relato em DSj foi publicado por Shearn e Tu em 1965.[26] A ATR é definida como um grupo de doenças em que ocorre acidose metabólica devido a defeitos na habilidade dos túbulos renais em realizar as funções normais requeridas para manter o equilíbrio ácido-básico, a despeito de apresentarem uma taxa de filtração glomerular normal. É causada pela disfunção dos túbulos que levam à retenção de ácidos (túbulos distais) ou à perda de bicarbonato (túbulos proximais) e é classificada de acordo com o local em que ocorre o defeito tubular. A ATR distal ou tipo I (95% dos casos) e a ATR proximal ou tipo II (síndrome de Fanconi) são as formas mais frequentemente descritas na DSj.[1,3,27] A síndrome de Fanconi completa é rara (3% das NTI da DSj), porém não são tão raros achados isolados de disfunção das células dos túbulos proximais como, por exemplo, presença de proteinúria leve, de baixo peso molecular, ou glicosúria sem hiperglicemia.[1,2,11,28] A ATR distal e a ATR proximal podem ocorrer simultaneamente.[1,7,29] A ATR distal tipo IV já foi também descrita na DSj.[1,2,8,29]

Os achados clínicos de ATR são muito variados, dependo da região do túbulo comprometida (proximal e/ou distal) e são geralmente secundários aos distúrbios eletrolíticos e à acidose metabólica, caracteristicamente hipocalêmica e hiperclorêmica, podendo ser inicialmente inexistentes ou subclínicos (Quadro 1). Incluem câimbras, fraqueza muscular, paralisia flácida ou quadriparesia hipocalêmica, às vezes descritos como ataques recorrentes, assim como poliúria, polidipsia, noctúria e *diabetes insipidus* nefrogênico, decorrentes da inabilidade das células principais dos ductos coletores em concentrar a urina (resposta inadequada ao hormônio antidiurético) (na ATR distal). Podem ocorrer também dor óssea e fraturas patológicas, secundárias à osteomalácia (na ATR proximal e/ou na distal).[1-3,6,29] A osteomalácia na NTI é provavelmente secundária à combinação da acidose e da hipofosfatemia decorrente do defeito de reabsorção do túbulo proximal, com aumento da excreção urinária de fosfato.[30,31] Urolitíase (com ou sem cólica renal) e nefrocalcinose são achados frequentes na ATR distal e proximal devido à hipercalciúria e à acidose.[1,6,29,32-34] Importante ressaltar que todos esses achados clínicos já foram descritos antes do diagnóstico de DSj ou também como modo de apresentação da doença.[1,3,4,23] A característica da acidose metabólica é com *anion gap* (hiato iônico) sanguíneo normal $[Na^+ - (Cl^- + HCO_3^-)]$, pH urinário acima de 5,5 e *anion gap* urinário positivo $[(Na^+_u + K^+_u) - Cl^-_u]$. Se, no entanto, não houver acidose metabólica evidente, mas o pH urinário for persistentemente acima de 5,5, é necessário fazer o teste de acidificação da urina com cloreto de amônia[35] ou furosemida e hidrocortisona.[36] Se o pH urinário, após o teste, diminuir para 5,5 ou menos, não há ATR; se o pH urinário permanecer acima de 5,5, confirma-se ATR, que, nesses casos, é chamada de incompleta, ou seja, incapacidade do rim em acidificar a urina (testes de difícil execução e não usados na prática clínica diária). A ATR incompleta, pela ausência de acidemia, pode justificar a apresentação oligossintomática e, por vezes, assintomática da NTI.[27,28] Na ATR proximal, onde a excreção do bicarbonato urinário está aumentada, o pH urinário é persistentemente > 5,5, o *anion gap* urinário é negativo (diferente da distal que é positivo), com aumento da perda de cloro na urina e sem aumento do cloro sérico. Pode ocorrer ainda no comprometimento proximal dos túbulos, glicosúria com glicemia normal (identificada no exame qualitativo de urina ou também chamado tipo I), hiperfosfatúria, hiperuricosúria, aminoacidúria, hipofosfatemia e hipouricemia.[6,8,37]

QUADRO 1 Quadros clínicos do acometimento renal da doença de Sjögren

Nefrite túbulo-intersticial
- Assintomática
- Câimbras
- Fraqueza/paralisia muscular
- Cólica renal/cálculo renal/nefrocalcinose
- Poliúria/polidipsia/noctúria
- *Diabetes insipidus* nefrogênico
- Dor óssea/fratura patológica/osteomalácia

Glomerulonefrite
- Proteinúria assintomática
- Hipertensão arterial sistêmica
- Edema de membros inferiores e/ou periorbital
- Síndrome nefrótica
- Síndrome nefrítica

Função renal preservada não exclui a presença de tubulopatia na DSj. A creatinina sérica (Cr) e a taxa de filtração glomerular (TFG) podem estar normais ou pouco alteradas.[2,27,28] As principais alterações laboratoriais ocorrem no pH e eletrólitos sanguíneos (Na^+, K^+, Cl^-, HCO_3^-), pH e densidade urinária (colhidos sempre em urina fresca matinal e no laboratório, para evitar dissipação do CO_2 e alteração do resultado). A proteinúria tubular, que ocorre quando há comprometimento dos túbulos proximais, é de baixo peso molecular e não é detectada pela fita reagente usada normalmente no exame de urina tipo I. Para sua detecção, é necessário solicitar proteinúria em amostra pelo índice proteína/creatinina (IPC), ou em urina de 24 horas.[1,2] Dosagens de cálcio, fósforo e ácido úrico séricos e em urina de 24 horas, além da dosagem do citrato urinário auxiliam na investigação. Hipocitratúria é um achado frequente e precoce na disfunção tubular distal, sendo fator de risco para a urolitíase e nefrocalcinose, pois, com a diminuição do citrato urinário, há aumento da cristalização dos sais de cálcio. Ecografia renal e de vias urinárias e exame radiológico convencional de abdome auxiliam na detecção de cálculos assintomáticos e de nefrocalcinose[1-3,34] (Figura 5). Os principais exames solicitados para uma investigação inicial do acometimento renal na DSj estão relacionados no Quadro 2.

A punção biópsia renal (PBR) não é necessária para a confirmação de NTI, exceto nos casos de alteração da função renal significativa ou distúrbios eletrolíticos graves ou para diagnóstico diferencial.[1,6] A biópsia pode identificar achados de NTI crônica (na maioria dos casos) e/ou NTI aguda, com infiltrado linfoplasmocitário característico. A imunofluorescência pode revelar presença de C_3 e imunoglobulinas. Não há achado histológico que diferencie NTI associada à DSj das outras causas de NTI, embora a presença de plasmócitos no infiltrado inflamatório intersticial e até de células B no interstício seja muito sugestiva de DSj.[2,7,8] Se houver predomínio de plasmócitos, no entanto, é necessário fazer o diagnóstico diferencial com a doença relacionada à IgG4, onde

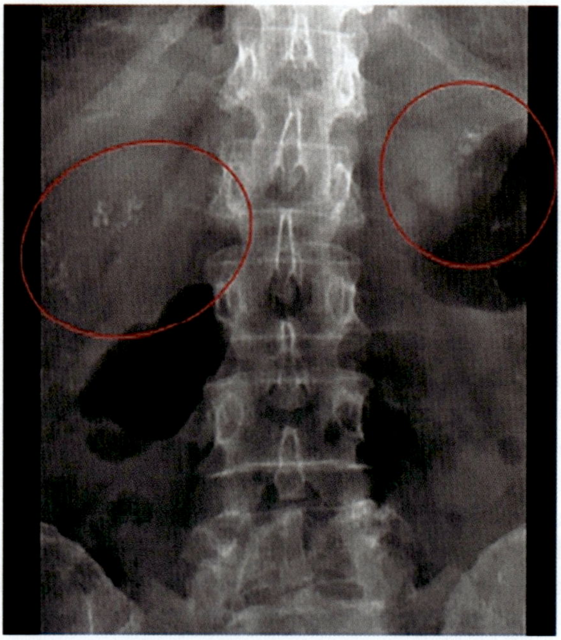

FIGURA 5 Radiografia simples de abdome mostrando calcificações em topografia renal – nefrocalcinose.

Imagem do arquivo pessoal dos autores.

QUADRO 2 Exames para a avaliação do acometimento renal na doença de Sjögren

Sangue ▪ Creatinina (estimar taxa de filtração glomerular) ▪ Eletrólitos (sódio, potássio, cloro e CO_2 total ou bicarbonato) ▪ Cálcio, fósforo e vitamina D ▪ pH (em gasometria venosa)
Urina ▪ Exame qualitativo de urina ou exame de urina tipo I ▪ Dosagem de proteínas (em amostra [IPC] ou em urina de 24 horas) ▪ Cálcio, fósforo e citrato (em urina de 24 horas)
Marcadores imunológicos ▪ Anti-Ro/SS-A ▪ Anti-La/SS-B ▪ Gamaglobulinas ▪ Complemento (C_3, C_4) ▪ Crioglobulinas ▪ β_2-microglobulina urinária
Ecografia renal e de vias urinárias
Exame radiológico simples de abdome
Punção biópsia renal

IPC: índice proteína urinária/creatinina urinária.

há padrão característico de fibrose estoriforme (tipificado pela aparência de uma roda de carroça dos fibroblastos) ou infiltração pseudotumoral e presença de IgG4 à imuno-histoquímica.[2,38,39] Já foi descrita presença de granulomas no interstício (diferenciar de sarcoidose e NTI associada à uveíte).[24] Pode haver presença de calcificações dentro dos túbulos, quando associada à nefrocalcinose. Na NTI crônica, com alteração da TFG, pode ocorrer atrofia tubular e fibrose intersticial e o acometimento renal ser estendido para o glomérulo, com fibrose glomerular, esclerose segmentar e por fim esclerose global, mas sem espessamento da membrana basal glomerular e com imunofluorescência negativa, o que significa pouco ou nenhum depósito de imunocomplexos no glomérulo.[2,8,24] Em algumas séries de biópsias, no entanto, não é infrequente o achado de NTI e GN concomitante em um mesmo paciente.[7-9,23,24,40,41]

ENVOLVIMENTO GLOMERULAR

O termo GN refere-se a uma série de desordens imunomediadas que causam inflamação crônica ou aguda no glomérulo e em outros compartimentos do rim, de etiologia, achados histopatológicos e modo de apresentação diversos. A GN associada à DSj pertence ao grupo das GN por imunocomplexos, que inclui as doenças autoimunes, infecções, GN por IgA e GN fibrilar. É caracterizada pelo depósito de imunoglobulinas e frações do complemento à imunofluorescência ou à imuno-histoquímica, podendo esses depósitos variarem no tipo assim como em localização.[1] Na DSj, esses depósitos de imunocomplexos no glomérulo são secundários ao estímulo contínuo de ativação de células B e produção de autoanticorpos.[1,2,8]

O acometimento glomerular ocorre mais tardiamente no curso da DSj e é bem menos frequente que a NTI (menos de 4%), embora esteja presente em mais de 25% das séries de biópsia renal dessa doença.[21] A glomerulonefrite membranoproliferativa (GNMP) é a forma mais comum, estando relacionada à crioglobulinemia em mais da metade dos casos,[3,9,27,42] seguida da GN membranosa, principalmente em estudos chineses.[1,41,43] Outras GN também já foram descritas, com prevalência variada dependendo do estudo: GN mesangioproliferativa,[8,23,27] glomeruloesclerose segmentar e focal,[7,24] nefropatia por IgA[40,41,43] e GN crescêntica associada aos anticorpos anticitoplasma de neutrófilo (ANCA),[3,24,27,42] além de alguns raros casos de podocitopatia e de GN fibrilar.[1,2]

Diferente da NTI, que tipicamente ocorre de forma insidiosa, a GN na DSj apresenta-se geralmente de forma evidente e dramática, com hipertensão arterial sistêmica (HAS), edema de membros inferiores e periorbital, síndrome nefrótica ou síndrome nefrítica, embora proteinúria assintomática também possa ocorrer. A doença glomerular é facilmente detectada em uma análise laboratorial de rotina, pois geralmente está associada à redução da TFG e urinálise alterada (proteinúria, hematúria, leucocitúria e cilindrúria)[1,8] (Quadros 1 e 2). Na suspeita de GN, deve sempre ser feita a dosagem de crioglobulinas. A presença ou história de púrpura (principalmente se púrpura palpável) também pode ser sugestiva de acometimento renal glomerular pela associação com crioglobulinemia.[3,9,44]

A PBR é mandatória na suspeita de glomerulopatia para confirmação diagnóstica, para identificação do tipo de GN e para o diagnóstico diferencial (principalmente lúpus eritematoso sistêmico, vasculites sistêmicas, gamopatia monoclonal, HAS e diabete melito). Alguns achados à biópsia podem sugerir GN da DSj: precipitação de crioglobulinas intravascular à imunofluorescência e formação de trombos associados às características típicas de GNMP sugerem GNMP crioglobulinêmica. Outro importante achado histopatológico das GN que ocorre na DSj é o frequente envolvimento túbulo-intersticial concomitante, com o característico infiltrado de linfócitos e plasmócitos.[1,2,7]

MARCADORES IMUNOBIOLÓGICOS

Marcadores imunológicos têm sido associados ao risco de envolvimento renal.[45] Pacientes com hipergamaglobulinemia,[11,27,43] hipocomplementemia, anticorpos anti-Ro/SS-A, anti-La/SS-B e crioglobulinemia apresentam maior risco de acometimento renal.[44,45] Nem todos os trabalhos encontraram associação entre a presença do anti-Ro/SS-A e o envolvimento do rim[27,41,43,46] e alguns salientam a importância do anti-La/SS-B como um fator independente nessa associação.[11,46] Jasiek et al., em seu trabalho com 95 pacientes com DSj e doença renal comprovada por biópsia, mostraram que o anti-Ro/SS-A e, principalmente, o anti-La/SS-B foram mais prevalentes nos pacientes com NTI dos que com GN.[7] Essa possível relação com o anticorpo anti-La/SS-B e NTI já foi anteriormente vista por Takemoto et al., que encontraram correlação dos níveis de anti-La/SS-B com os níveis de antianidrase carbônica II.[19] Pela importante relação de hipergamaglobulinemia e doença renal, Ren et al. sugerem avaliar e monitorar a capacidade de acidificação renal para investigar NTI em todos os pacientes com DSj com aumento de gamaglobulinas.[27]

Crioglobulinemia está fortemente associada à GN da DSj (50 a 80% dos casos),[3,27,44,45] que é uma das maiores complicações do envolvimento sistêmico da DSj.[2,23,44,45] A DSj é a doença mais frequentemente associada à crioglobulinemia, não relacionada ao vírus da hepatite C.[1,2]

Aumento de β_2-microglobulina sérica, descrita como biomarcador de ativação das células B e da atividade inflamatória sistêmica da DSj, também já foi relacionado com risco e com a atividade da doença renal[46] e o aumento de β_2-microglobulina urinária pode ser um indicativo de lesão tubular.[1,28] Alfa-1 microglobulina urinária também pode estar relacionada à disfunção tubular e pode ser um promissor biomarcador do envolvimento renal, pois, como não é uma proteína de fase aguda, variações em seus níveis urinários não devem ter interferência com o estado de inflamação sistêmica.[46,47]

O registro internacional de DSj (*Big Data Consortium*), envolvendo 22 países e 10.500 pacientes, encontrou uma forte associação entre envolvimento renal e a presença de anti-Ro/SS-A, anti-La/SS-B, crioglobulinemia e diminuição de C3 e de C4 ($p < 0,001$).[1,45]

PROGNÓSTICO/SOBREVIDA

A sobrevida dos pacientes com DSj e doença renal é menor do que a daqueles sem doença renal.[23,43] O prognóstico varia de acordo com o tipo de envolvimento renal. Os pacientes com NTI apresentam melhor prognóstico do que os com GN, que, no entanto, apesar de evoluírem geralmente com um declínio lento da função renal, em alguns casos, podem chegar à doença renal terminal, como consequência de lesões túbulo-intersticiais difusas e fibrose. GN está associada com pior prognóstico, incluindo maior risco de linfoma, principalmente nos casos secundários à crioglobulinemia (GN crioglobulinêmica), e menor sobrevida.[23] Um estudo mostrou que a sobrevida de três anos foi significativamente menor nos pacientes com GN, quando comparados aos com NTI (66% e 100% respectivamente), porém com nenhuma diferença na sobrevida renal.[42] A ausência da diferença na sobrevida renal talvez se deva ao atraso do diagnóstico da NIT e consequente atraso da correção eletrolítica e da acidose, assim como uma menor resposta ao tratamento com imunossupressores, quando comparada à GN.[9]

Como o acometimento renal tem impacto na sobrevida e na qualidade de vida dos pacientes com DSj, o diagnóstico precoce é essencial para melhorar o controle da doença. Apropriada investigação deve ser realizada sempre quando do início da doença e periodicamente, para uma precoce detecção, prevenção de suas complicações e tratamento.[2,6]

REFERÊNCIAS

1. Trevisani VFM, Pugliesi A, Pasoto SG, et al. Recommendations for evaluation and diagnosis of extra-glandular manifestations of primary Sjogren syndrome: results of an epidemiologic systematic review/meta-analysis and a consensus guideline from the Brazilian Society of Rheumatology (articular, pulmonary and renal). Adv Rheumatol. 2022;62(1):18.
2. François H, Mariette X. Renal involvement in primary Sjögren syndrome. Nat Rev Nephrol. 2016;12(2):82-93.
3. Ramos-Casals M, Brito-Zerón P, Seror R, et al. Characterization of systemic disease in primary Sjögren's syndrome: EULAR-SS Task Force recommendations for articular, cutaneous, pulmonary and renal involvements. Rheumatology. 2015;54(12):2230-8.
4. Brito-Zerón P, Acar-Denizli N, Zeher M, et al. Influence of geolocation and ethnicity on the phenotypic expression of primary Sjögren's syndrome at diagnosis in 8310 patients: a cross-sectional study from the Big Data Sjögren Project Consortium. Ann Rheum Dis. 2017;76(6):1042-50.
5. Brito-Zerón P, Acar-Denizli N, Ng WF, et al. Epidemiological profile and north-south gradient driving baseline systemic involvement of primary Sjögren's syndrome. Rheumatology. 2020;59(9):2350-9.
6. Aiyegbusi O, McGregor L, McGeoch L, Kipgen D, Geddes CC, Stevens KI. Renal disease in primary Sjögren's syndrome. Rheumatol Ther. 2021;8(1):63-80.
7. Jasiek M, Karras A, Le Guern V, et al. A multicentre study of 95 biopsy-proven cases of renal disease in primary Sjögren's syndrome. Rheumatology (Oxford). 2017;56(3):362-70.
8. Evans R, Zdebik A, Ciurtin C, Walsh SB. Renal involvement in primary Sjögren's syndrome. Rheumatology. 2015;54(9):1541-8.
9. Goules A, Geetha D, Arend LJ, Baer AN. Renal involvement in primary Sjögren's syndrome: natural history and treatment outcome. Clin Exp Rheumatol. 2019;37 Suppl 118(3):123-32.

10. Chatterjee R, Balakrishnan A, Kharbanda R, et al. Renal involvement in Sjőgren's syndrome: predictors and impact on patient outcomes. Rheumatol Int. 2023;43(7):1297-306.
11. Zhang Y, Qiao L, Zhang L, et al. Renal tubular acidosis and associated factors in patients with primary Sjögren's syndrome: a registry-based study. Clin Rheumatol. 2023;42(2):431-41.
12. Anquetil C, Hachulla E, Machuron F, et al. Is early-onset primary Sjögren's syndrome a worse prognosis form of the disease? Rheumatology. 2019;58(7):1163-7.
13. Seror R, Ravaud P, Bowman SJ, et al. EULAR Sjogren's syndrome disease activity index: development of a consensus systemic disease activity index for primary Sjogren's syndrome. Ann Rheum Dis. 2010;69(6):1103-9.
14. Wingo CS, Smolka AJ. Function and structure of H-K-ATPase in the kidney. Am J Physiol. 1995;269(1 Pt 2):F1-16.
15. Gluck SL. Acid-base. Lancet. 1998;352(9126):474-9.
16. Unwin RJ, Luft FC, Shirley DG. Pathophysiology and management of hypokalemia: a clinical perspective. Nat Rev Nephrol. 2011;7(2):75-84.
17. Cohen EP, Bastani B, Cohen MR, Kolner S, Hemken P, Gluck SL. Absence of H(+)-ATPase in cortical collecting tubules of a patient with Sjogren's syndrome and distal renal tubular acidosis. J Am Soc Nephrol. 1992;3(2):264-71.
18. Kim HY, Kim SS, Bae EH, Ma SK, Kim SW. Decreased renal expression of H(+)-ATPase and pendrin in a patient with distal renal tubular acidosis associated with Sjögren's syndrome. Intern Med. 2015;54(22):2899-904.
19. Takemoto F, Hoshino J, Sawa N, et al. Autoantibodies against carbonic anhydrase II are increased in renal tubular acidosis associated with Sjögren syndrome. Am J Med. 2005;118(2):181-4.
20. Jin YB, Dai YJ, Chen JL, et al. Anti-carbonic anhydrase II antibody reflects urinary acidification defect especially in proximal renal tubules in patients with primary Sjögren syndrome. Medicine (Baltimore). 2023;102(2):e32673.
21. Evans R, Walsh S. Renal involvement in primary Sjögren's syndrome. In: Price E, Tappuni A (eds.). Oxford textbook of Sjögren's syndrome. 1. ed. Oxford: Oxford University Press; 2021.
22. Oliva-Damaso N, Oliva-Damaso E, Payan J. Acute and chronic tubulointerstitial nephritis of rheumatic causes. Rheum Dis Clin North Am. 2018;44(4):619-33.
23. Goules AV, Tatouli IP, Moutsopoulos HM, Tzioufas AG. Clinically significant renal involvement in primary Sjögren's syndrome: clinical presentation and outcome. Arthritis Rheum. 2013;65(11):2945-53.
24. Maripuri S, Grande JP, Osborn TG, et al. Renal involvement in primary Sjögren's syndrome: a clinicopathologic study. Clin J Am Soc Nephrol. 2009;4(9):1423-31.
25. Tak YJ, Kim JS, Lee KA, Kim HS, Jin SY. Histological similarity between tubulointerstitial nephritis and salivary gland biopsy in primary Sjögren's syndrome. Korean J Intern Med. 2022;37(2):486-7.
26. Shearn MA, Tu WH. Nephrogenic diabetes insipidus and other defects of renal tubular function in Sjögren's syndrome. Am J Med. 1965;39(2):312-8.
27. Ren H, Wang WM, Chen XN, et al. Renal involvement and followup of 130 patients with primary Sjögren's syndrome. J Rheumatol. 2008;35(2):278-84.
28. Duffles Amarante GB, Zotin MC, Rocha E, Delgado AG, Leite M Jr, Gomes CP. Renal tubular dysfunction in patients with primary Sjögren syndrome. Clin Nephrol. 2014;81(3):185-91.
29. Sandhya P. Comprehensive analysis of clinical and laboratory features of 440 published cases of Sjögren's syndrome and renal tubular acidosis. Int J Rheum Dis. 2023;26(2):278-85.
30. Geng Y, Zhao Y, Zhang Z. Tubulointerstitial nephritis-induced hypophosphatemic osteomalacia in Sjögren's syndrome: a case report and review of the literature. Clin Rheumatol. 2018;37(1):257-63.
31. Abdulla MC, Zuhara S, Parambil AAK, Ram N. Pathological fracture in Sjögren's syndrome due to distal renal tubular acidosis. Int J Rheum Dis. 2017;20(12):2162-4.

32. Baenas DF, Flores Balverdi J, Retamozo S, et al. Nefrocalcinosis y acidosis tubular renal proximal en síndrome de Sjögren [Nephrocalcinosis and proximal tubulopathy in Sjögren's Syndrome.]. Rev Fac Cien Med Univ Nac Cordoba. 2018;75(2):139-42. Spanish.
33. Gharbi C, Rottembourg J, Izzedine H. Nephrocalcinosis in primary Sjogren's syndrome. Clin Kidney J. 2014;7(2):217.
34. Fujisawa Y, Mizushima I, Suzuki Y, Kawano M. Nephrolithiasis and/or nephrocalcinosis is significantly related to renal dysfunction in patients with primary Sjögren's syndrome. Mod Rheumatol. 2023 Feb 21:road023.
35. Wrong O, Davies HE. The excretion of acid in renal disease. Q J Med. 1959;28(110):259-313.
36. Walsh SB, Shirley DG, Wrong OM, Unwin RJ. Urinary acidification assessed by simultaneous furosemide and fludrocortisone treatment: an alternative to ammonium chloride. Kidney Int. 2007;71(12):1310-6.
37. Curthoys NP, Moe OW. Proximal tubule function and response to acidosis. Clin J Am Soc Nephrol. 2014;9(9):1627-38.
38. Zhang P, Cornell LD. IgG4-related tubulointerstitial nephritis. Adv Chronic Kidney Dis. 2017;24(2):94-100.
39. Saeki T, Kawano M. IgG4-related kidney disease. Kidney Int. 2014;85(2):251-7.
40. Jain A, Srinivas BH, Emmanuel D, Jain VK, Parameshwaran S, Negi VS. Renal involvement in primary Sjogren's syndrome: a prospective cohort study. Rheumatol Int. 2018;38(12):2251-62.
41. Luo J, Xu S, Lv Y, et al. Clinical features and potential relevant factors of renal involvement in primary Sjögren's syndrome. Int J Rheum Dis. 2019;22(2):182-90.
42. Kidder D, Rutherford E, Kipgen D, Fleming S, Geddes C, Stewart GA. Kidney biopsy findings in primary Sjögren syndrome. Nephrol Dial Transplant. 2015;30(8):1363-9.
43. Yang HX, Wang J, Wen YB, et al. Renal involvement in primary Sjögren's syndrome: a retrospective study of 103 biopsy-proven cases from a single center in China. Int J Rheum Dis. 2018;21(1):223-9.
44. Ramos-Casals M, Solans R, Rosas J, et al. Primary Sjögren syndrome in Spain: clinical and immunologic expression in 1010 patients. Medicine (Baltimore). 2008;87(4):210-9.
45. Brito-Zerón P, Acar-Denizli N, Ng WF, et al. How immunological profile drives clinical phenotype of primary Sjögren's syndrome at diagnosis: analysis of 10,500 patients (Sjögren Big Data Project). Clin Exp Rheumatol. 2018;36 Suppl 112(3):102-12.
46. Luo J, Huo YW, Wang JW, Guo H. High-risk indicators of renal involvement in primary Sjogren's syndrome: a clinical study of 1002 Cases. J Immunol Res. 2019;2019:3952392.
47. Ramponi G, Folci M, Badalamenti S, Angelini C, Brunetta E. Biomarkers and diagnostic testing for renal disease in Sjogren's syndrome. Front Immunol. 2020;11:562101.

18

Manifestações sistêmicas: envolvimento do sistema nervoso central

Fabíola Reis de Oliveira
Simone Appenzeller
Juliana D'Agostino Gennari
Gisela Tinone
Sandra Gofinet Pasoto

PONTOS-CHAVE

- O espectro do envolvimento do sistema nervoso central (SNC) na doença de Sjögren (DSj) é bastante abrangente, variando desde cefaleia, disfunção cognitiva leve, até apresentações muito graves e que podem levar a sequelas permanentes, como mielite transversa, neurite óptica, esclerose múltipla-símile, além de meningite asséptica, convulsões e encefalopatia difusa.
- O acometimento do SNC na DSj ocorre geralmente em < 1 a ≅ 6% dos casos, mas, se forem considerados os quadros de cefaleia, disfunção cognitiva leve e transtornos afetivos, a frequência pode chegar a mais de dois terços dos casos.
- São manifestações do SNC previstas no ESSDAI [*European League Against Rheumatism (EULAR) Sjögren's Syndrome Disease Activity Index*]: envolvimento de nervos cranianos de origem central, neurite óptica, esclerose múltipla-símile, mielite transversa, vasculite cerebral, convulsões e meningite linfocítica.
- As manifestações neurológicas na DSj podem preceder o quadro de síndrome *sicca* e o diagnóstico da DSj em 40 a 93% dos casos.
- As manifestações neurológicas na DSj estão associadas à presença do anticorpo anti-Ro/SS-A, baixos níveis de complemento e outros envolvimentos extraglandulares.
- A distinção entre as manifestações desmielinizantes decorrentes da esclerose múltipla-símile na DSj, a esclerose múltipla (EM) e o transtorno do espectro da neuromielite óptica (NMOSD, *neuromyelitis optica spectrum disorder*) é importante, pois tem impacto no prognóstico e tratamento.

(continua)

PONTOS-CHAVE (*continuação*)

- São pontos relevantes na diferenciação diagnóstica: a presença de múltiplas bandas oligoclonais no líquido cefalorraquidiano (EM), o anticorpo antiaquaporina-4 (NMOSD) e algumas alterações à ressonância nuclear magnética (RNM) de crânio, principalmente o sinal da veia central (EM) que pode ser observado em FLAIR* e SWI, sendo que a última sequência também pode evidenciar o halo férrico (EM).
- Alguns estudos mostram um risco aumentado de acidente vascular cerebral isquêmico (AVCi) nos pacientes com DSj, mas os dados da literatura são conflitantes. AVCi por vasculite e síndrome antifosfolípide (SAF) também foi descrito raramente na DSj.
- A meningite e a meningoencefalite assépticas podem ter curso agudo, subagudo ou recorrente, causando febre, cefaleia, náuseas, vômitos, alteração do nível de consciência, fotofobia, dor ou rigidez na região do pescoço, sinais focais ou convulsões, à semelhança das meningites infecciosas.
- Até 80% dos pacientes com DSj podem apresentar distúrbios cognitivos, geralmente leves e, muitas vezes, referidos como uma "fadiga mental" ou uma "névoa no cérebro".
- A frequência de cefaleia nos pacientes com DSj é similar à da população geral e o tipo mais comum é a enxaqueca.
- É importante fazer o diagnóstico diferencial das manifestações do SNC na DSj com outras condições clínicas, tais como: doenças infecciosas, distúrbios hidroeletrolíticos, neoplasias, leucoencefalopatia multifocal progressiva, EM, NMOSD e lúpus eritematoso sistêmico.

INTRODUÇÃO – PREVALÊNCIA, CLASSIFICAÇÃO E FISIOPATOLOGIA

O envolvimento do sistema nervoso central (SNC) na doença de Sjögren (DSj) tem um amplo espectro de apresentações clínicas, subordinado às definições e classificações utilizadas pelos diversos autores. Na literatura, os distúrbios neurológicos, cognitivos e psiquiátricos atribuídos à DSj vão desde relatos de cefaleia até manifestações graves, as quais podem acarretar sequelas permanentes, como quadro desmielinizante esclerose múltipla-símile, neurite óptica, mielite transversa, meningite asséptica, crises convulsivas, acidente vascular cerebral (AVC) e encefalopatia difusa.[1-6]

Tais diferentes envolvimentos podem ser classificados mais comumente do ponto de vista da localização das lesões no SNC em: acometimentos focais/multifocais (AVC, neurite óptica, esclerose múltipla-símile, mielites, lesões pseudotumorais) e envolvimentos difusos (meningite e meningoencefalite assépticas, distúrbios cognitivos e distúrbios psiquiátricos).[1-6] Na Figura 1, apresentamos um esquema de classificação do acometimento do SNC na DSj.

Lesões focais/multifocais	Lesões difusas
Déficts motores e/ou sensitivos (cérebro e/ou medula espinhal) ▪ Esclerose múltipla-símile ▪ Neurite óptica ▪ Neuromielite óptica-símile ▪ Acidente vascular cerebral (AVC) ▪ Esclerose lateral amiotrófica-símile	**Lesões difusas** ▪ Encefalopatia ▪ Anormalidades psiquiátricas ▪ Déficits cognitivos ▪ Demência ▪ Meningite asséptica
Outras localizações ▪ Síndrome cerebelar ▪ Coreia ▪ Convulsões ▪ Lesões pseudotumorais	

FIGURA 1 Classificação do envolvimento do sistema nervoso central na doença de Sjögren.

A frequência de cada envolvimento oscila conforme as definições e os métodos aplicados para diagnóstico do comprometimento neurológico, das características próprias das populações estudadas, bem como da escolha do critério de classificação da DSj. Como exemplo de tal heterogeneidade, alguns estudos empregam exclusivamente sinais e sintomas para a caracterização da doença, enquanto outros dispõem de análise liquórica, sorológica e exames de imagem. A seleção dos pacientes, outrossim, ora se dá em serviços de medicina interna, ora em centros especializados de reumatologia ou de neurologia, contribuindo para a ampla faixa de frequência detectada. De modo geral, o acometimento do SNC ocorre entre 0,3 e ≅ 6% dos casos de DSj, frequências bem menores do que do sistema nervoso periférico (SNP) (3,7% a 22%).[3,7-11] A tendência é que os estudos incluam pacientes com DSj e quadro neurológico resultante de sinais objetivos e lesões estruturais bem definidos do ponto de vista de imagem. Uma casuística italiana de 424 pacientes com DSj, acompanhados em um serviço de reumatologia, observou comprometimento do SNC em 5,8% dos doentes, sendo a manifestação inicial em 52% deles.[2] Outra coorte brasileira com 198 pacientes aponta as frequências de 5% e 11,6% para comprometimento de SNC e SNP, respectivamente, incluindo somente distúrbios neurológicos previstos no ESSDAI [*European League Against Rheumatism (EULAR) Sjögren's Syndrome Disease Activity Index*].[11] Todavia, o acometimento do SNC ultrapassa dois terços dos casos se forem contabilizadas queixas subjetivas, ocorrência de cefaleia, disfunções cognitivas e transtornos afetivos.[4,5]

Uma informação importante para o clínico é que as manifestações neurológicas na DSj podem preceder o quadro de síndrome *sicca* e o diagnóstico da DSj em 40 a 93% dos casos, fato que atrasa a correlação entre ambas as condições.[1,3,5,6,8,12] Os critérios de classificação da DSj do *American College of Rheumatology* (ACR)/EULAR (de 2016), com a proposição da aplicação das manifestações extraglandulares previstas no ESSDAI como item de elegibilidade para a DSj, gozando do mesmo *status* dos sintomas secos, contribuíram para minimizar tal problema.[13] No ESSDAI, um instrumento de avaliação da atividade sistêmica da DSj e cujo uso é recomendado para a prática clínica, o domínio do SNC é composto pelas seguintes condições: neurite óptica, esclerose múltipla-símile, vasculite cerebral (AVC), convulsões, mielite transversa e meningite linfocítica[14] (Capítulo "Monitorização clínica, índices de atividade, sintomas e dano"). Entretanto, como veremos a seguir, nem todas as manifestações do SNC na DSj foram incluídas no ESSDAI.

A fisiopatologia do acometimento do SNC na DSj ainda hoje não é bem compreendida, mas as possíveis hipóteses postuladas são principalmente a infiltração inflamatória linfocítica, a vasculite de vasos de pequeno calibre levando secundariamente à isquemia tecidual e a ação de anticorpos antineuronais.[3,8] Algumas complicações neurológicas partilham de mecanismos comuns, enquanto a base patológica de outras permanece obscura. Toda essa heterogeneidade complica o diagnóstico e a abordagem terapêutica, que sempre deve ser direcionada aos processos neuropatológicos subjacentes. Os pacientes com DSj que apresentam vasculite periférica ativa (pele, músculos) têm mais frequentemente manifestações do SNC e SNP, que também respondem à terapêutica imunossupressora.[15] Estudos com pacientes com DSj descrevem infiltrado linfocitário cerebral examinado no *post mortem*, lesão perivascular cerebral com células mononucleares em pacientes com vasculite periférica, vasculite linfocítica e isquêmica de pequenos vasos do cérebro demonstradas por angiografia e histopatologia.[16-18] Contudo, na prática clínica, a obtenção de biópsia cerebral nem sempre é viável, portanto a evidência de vasculite periférica pode apoiar o tratamento imunossupressor.[15] Adicionalmente, há evidências de vasculite mediada por anti-Ro/SS-A, ativação intratecal do sistema complemento, aumento de células, proteínas e bandas oligoclonais no líquido cefalorraquidiano (LCR).[18,19] Estudos de pacientes com DSj correlacionam as manifestações do SNC com vasculite ativa em outros órgãos e sistemas, como na pele e nos músculos, com a presença do anticorpo anti-Ro/SS-A e baixos níveis séricos de complemento, sugerindo um papel para as alterações imunológicas em sua fisiopatologia, com outros envolvimentos extraglandulares e maior gravidade da doença medida pelo ESSDAI.[2,6,15,17] Os anticorpos antifosfolípides estão associados em raros casos à ocorrência da síndrome do anticorpo antifosfolípide (SAF) e AVC nos pacientes com DSj.[20] Postula-se também que a via metabólica das quinureninas, que pode ser induzida pelo interferon-γ, esteja ativada nos pacientes com DSj, culminando na catabolização do triptofano e menor produção de neurotransmissores, como a serotonina.[21]

Neste capítulo, abordaremos os aspectos clínicos e de diagnóstico dos diferentes acometimentos do SNC na DSj, didaticamente divididos em lesões focais/multifocais e difusas. Outros capítulos deste livro são dedicados ao tratamento das manifestações sistêmicas da DSj (Seção "Tratamento").

LESÕES FOCAIS E MULTIFOCAIS

Esclerose múltipla (EM), esclerose múltipla-símile (EM-símile) e transtorno do espectro da neuromielite óptica (NMOSD, *neuromyelitis optica spectrum disorder*)

As lesões encefálicas focais são o principal acometimento do SNC na DSj[1] e estão associadas a distúrbios que abrangem alterações sensoriais e perda motora, afasia, disartria, convulsões, distúrbios do movimento e síndromes cerebelares, entre outras. Podem ter início agudo, insidioso ou mesmo em um padrão recorrente, semelhante à EM. As manifestações mais frequentes na DSj, segundo estudo de Delalande et al. em 2004, foram a neurite óptica (23%), esclerose múltipla-símile (18%) e a associação com EM primária (23%).[1]

A neurite óptica pode ocorrer isoladamente, compor o quadro de EM, ou estar associada à mielite nas doenças do espectro da neuromielite óptica (NMOSD). Pode ser a apresentação inicial da DSj e está contemplada no domínio neurológico do ESSDAI.[14] A forma típica de dano ao nervo óptico, com edema e desmielinização, acarreta dor ocular, diplopia e perda da visão. Nas formas atípicas, mais relacionadas às doenças autoimunes, o dano parece uma combinação de desmielinização e vasculite isquêmica do nervo óptico e pode cursar com hemorragias retinianas, exsudatos maculares, recorrência e perda visual bilateral.[1,22,23] A presença de anticorpos altamente específicos, como o antiaquaporina-4 (anti-AQP4) e o antiglicoproteína da mielina de oligodendrócitos (*anti-myelin oligodendrocyte glycoprotein*, anti-MOG), assinala entidades de neurite óptica com apresentação clínica, neuroimagem, opções de tratamento e curso de doença específicos.[23]

A forma mais conhecida de acometimento da medula espinhal no curso da DSj é a mielite transversa aguda. O espectro de sintomas clínicos é diverso, dependendo da região acometida pela lesão focal, desde paresias e disfunções esfincterianas, até relatos de formas incomuns de envolvimento do neurônio motor inferior imitando a esclerose lateral. Os relatos incluem casos de neurite óptica com mielite transversa e presença de anticorpos contra a aquaporina-4, remetendo ao diagnóstico da NMOSD.[24]

No conjunto NMOSD, também estão representadas as formas limitadas (mielite longitudinal extensa ou neurite óptica bilateral), atípicas (diencefálicas e do tronco cerebral), recorrentes ou associadas a doenças autoimunes, como o lúpus eritematoso sistêmico (LES) e a DSj.[24,25] Nos pacientes reumáticos com o anti-AQP4 reagente, a doença neurológica segue padrão semelhante daquele fora de tais contextos, corroborando sua independência e apontando para o protagonismo desse anticorpo como entidade patogênica.[4]

Tem sido reportado que os pacientes com DSj e perda visual, paresia de membros, ataxia, afasia, alterações esfincterianas e sintomas sensitivos que mimetizam a EM (EM-símile) apresentam imagens à ressonância nuclear magnética (RNM) peculiares.[1] Áreas hiperintensas e edema focal ou difuso do nervo óptico, áreas de hiperssinal na substância branca subcortical, periventricular e na medula espinhal identificadas nas sequências T2 e FLAIR (*fluid-attenuated inversion recovery*) podem representar lesões vasculares e processo inflamatório focais.[1,3,5,6] Existe também a descrição de quadros semelhantes à neuromielite óptica nos pacientes com DSj, todavia, como o anticorpo antiaquaporina-4 foi descrito somente em 2004, é possível que muitos relatos prévios a esse período representem na verdade uma associação clínica entre DSj e NMOSD[26,27] (Figuras 2, 3 e 4).

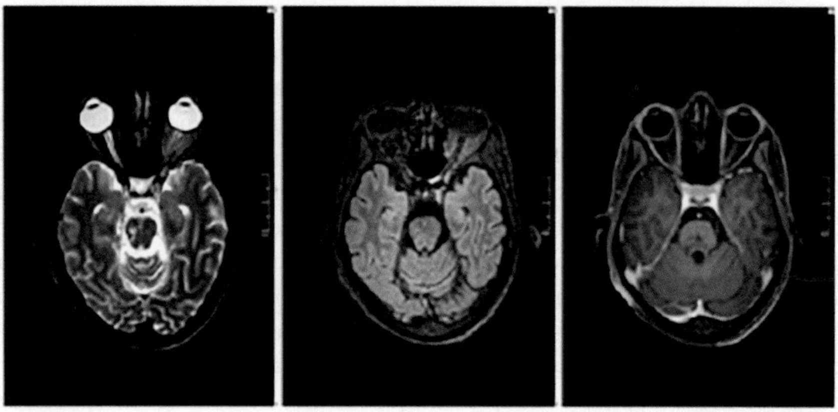

FIGURA 2 Imagens de ressonância nuclear magnética cerebral de paciente com doença de Sjögren e transtorno do espectro da neuromielite óptica. Sinal hiperintenso em porção intraorbitária (retrobulbar) do nervo óptico.

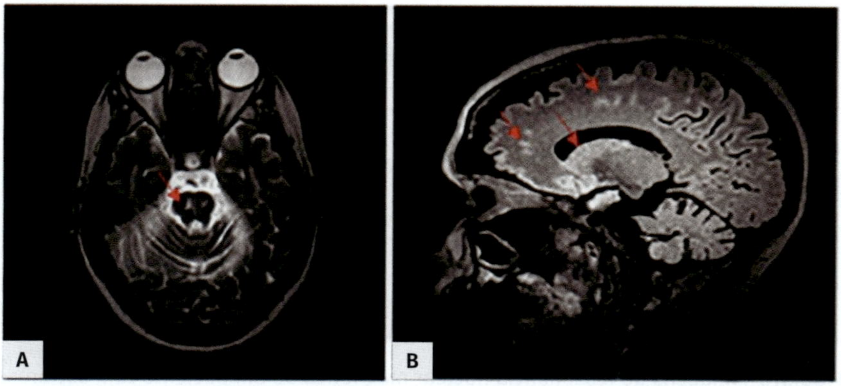

FIGURA 3 (A) Imagem de ressonância nuclear magnética de crânio de uma paciente com doença de Sjögren, que apresentou quadro recorrente de hemiparesia à direita e depois à esquerda, mostrando lesões hiperintensas na sequência em T2 na região da ponte bilateral (seta). (B) Lesões subcorticais na substância branca e no corpo caloso semelhantes às da esclerose múltipla (setas).

Imagens gentilmente cedidas pela Dra. Gisela Tinone, do Departamento de Neurologia do Hospital das Clínicas da Faculdade de Medicina da Universidade de São Paulo (HCFMUSP).

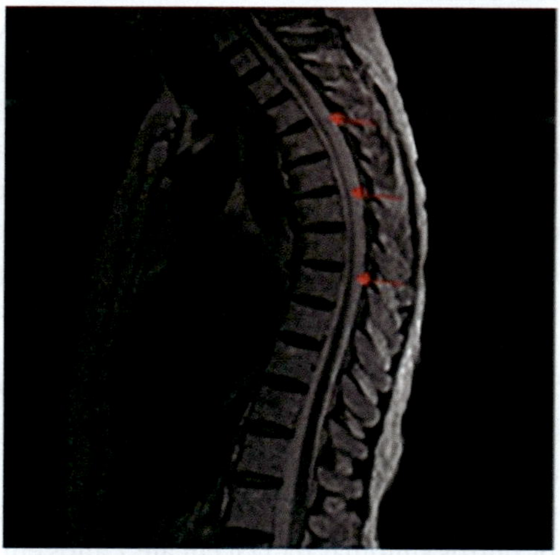

FIGURA 4 Imagem de ressonância nuclear magnética de coluna de uma paciente com doença de Sjögren, que apresentou mielite longitudinal extensa de longa data, mostrando afilamento da medula torácica – sequela de mielite longitudinal extensa.

Imagem gentilmente cedida pela Dra. Gisela Tinone, do Departamento de Neurologia do Hospital das Clínicas da Faculdade de Medicina da Universidade de São Paulo (HCFMUSP).

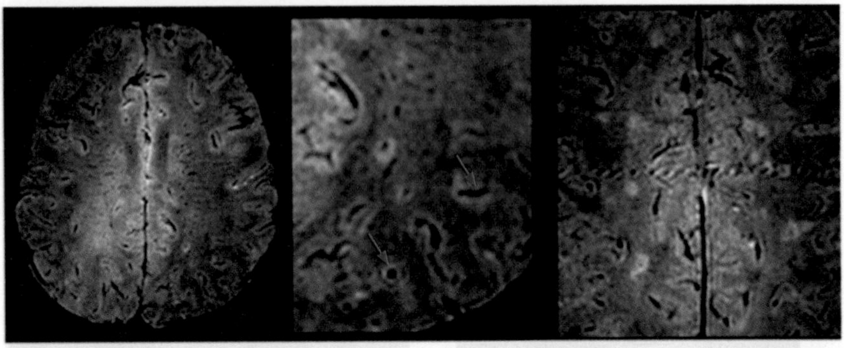

FIGURA 5 Imagens de ressonância nuclear magnética de um paciente com esclerose múltipla. Sinal da veia central na sequência SWI (ponto preto ou uma linha dependendo do trajeto da veia) (setas).

SWI: *susceptibility-weighted image*. Imagens gentilmente cedidas pela Dra. Gisela Tinone, do Departamento de Neurologia do Hospital das Clínicas da Faculdade de Medicina da Universidade de São Paulo (HCFMUSP).

Não obstante a simplificação didática, distinguir uma doença desmielinizante decorrente dos processos patogênicos da DSj e seus diagnósticos diferenciais de EM e de NMOSD é uma tarefa difícil, embora fundamental (Quadro 1). Na EM e na NMOSD, os sintomas neurológicos têm um curso evolutivo típico de surto-remissão e a neurite óptica pode ser concomitante aos demais sinais.[28] Além disso, os quadros são diferentes em termos de prognóstico e de tratamento. Contudo, ainda não há consenso entre os autores se elas são entidades neurológicas sobrepostas ou se as manifestações desmielinizantes seriam um comprometimento neurológico próprio dos mecanismos da DSj.[28] A NMOSD pode coexistir com doenças autoimunes, como a DSj.[25] Na NMOSD com anticorpos anti-Ro/SS-A positivos, foram observadas taxas de recaída mais precoces e mais frequentes.[25]

Diagnóstico diferencial entre o acometimento neurológico da doença de Sjogren, EM e NMOSD

A diferenciação da forma EM-símile da DSj com a EM propriamente dita e a NMOSD é sempre emblemática.[29] Além disso, as manifestações neurológicas podem preceder os outros sintomas da DSj em até 2 anos em pelo menos 25% dos casos, dificultando o diagnóstico.[30]

É fato que os pacientes com DSj podem apresentar um maior número de lesões na substância branca subcortical ou periventricular à RNM do que indivíduos sadios tomados como controles, porém nem sempre é possível estabelecer uma correlação clínica com a imagem.[30,31] Em relação às mielopatias, já estão descritos casos de mielite transversa (principalmente cervical) nos pacientes com DSj e, mais raramente, mielite longitudinal extensa como no espectro NMOSD.[27]

Outro elemento de grande valia, a concomitância de uma manifestação sistêmica típica de doenças reumáticas autoimunes, como artrite, vasculite cutânea ou doença pulmonar intersticial, pode auxiliar na confirmação da DSj.[26] Também relevante é o perfil de autoanticorpos que apoiam os diagnósticos. Os anticorpos anti-Ro/SS-A e anti-La/SS-B são comuns na DSj, notadamente nos pacientes que têm acometimento do SNC,[30] e negativos na maioria dos doentes com EM, enquanto o anticorpo anti-AQP4 está presente na maioria dos pacientes com NMOSD e é uma exceção entre aqueles com DSj.[3,8,27]

O LCR dos pacientes com DSj que têm acometimento neurológico no SNC, por sua vez, pode evidenciar pleocitose discreta, linfocitose leve ou predomínio polimorfonuclear, como nas meningites assépticas, e aumento de proteínas. Há descrição de bandas oligoclonais em alguns casos (cerca de 20% a 30%), enquanto o achado é muito comum nos pacientes com EM (cerca de 95% dos casos).[8,28,32] Outra diferença está no número de bandas encontradas, uma a duas na DSj e, geralmente, mais do que quatro bandas na EM.[8,27]

Até o momento, a RNM de crânio permanece o exame de melhor acurácia para a diferenciação dos quadros. Na EM, as lesões hiperintensas na substância branca subcortical e periventricular observadas à RNM em T2 e FLAIR são mais acentuadas e se estendem para o córtex cerebral, para os gânglios basais e para o corpo caloso. Além disso, achados de lesões ovoides justacorticais e periventriculares, hipointensas em T1 (*black holes*), são muito característicos.[3,8] Mais importante, o advento de novas técnicas de imagem tem contribuído para o diagnóstico diferencial entre a EM e demais doenças que cursam com lesões na substância branca na região subcortical ou periventricular. Uma dessas técnicas é a sequência pesada em FLAIR*, que permite que a RNM detecte o sinal da veia central em 86% dos casos de EM e somente em 21% daqueles com outros diagnósticos que não a EM, segundo o estudo de Maggi et al., 2020.[33] Outra técnica útil é a sequência pesada em SWI (*susceptibility-weighted image*), que evidencia o halo ou anel férrico presente nos pacientes com EM, assim como o sinal da veia central[34] (Figura 5). No Quadro 1, são apresentadas as principais características clínicas, de imagem e exames complementares úteis no diagnóstico diferencial entre as três condições.

Acidente vascular cerebral

Apesar de comporem o abrangente espectro do acometimento do SNC na DSj[35,36] e serem considerados manifestações extraglandulares dentro do ESSDAI, os ataques isquêmicos transitórios e os AVC(s) isquêmicos [AVCi(s)] secundários à vasculite de grandes vasos cerebrais são eventos muito raros nessa doença, em contraponto com sua ocorrência no LES.[14] Nos pacientes com

QUADRO 1 Principais características clínicas, de imagem e exames complementares que podem auxiliar no diagnóstico diferencial entre EM-símile na DSj, EM e NMOSD

Patologia	Quadro neurológico evolutivo surto-remissão	RNM de neuroeixo	LCR	Exames laboratoriais
EM-símile na DSj	Semelhante à neurite óptica, mielopatia, ataxia cerebelar, déficits motores e/ou sensitivos, neurites cranianas	Lesões com hiperintensidade subcorticais nas sequências em FLAIR e T2 – sugestivas de microangiopatia e lesões desmielinizantes T1 com gadolínio geralmente sem realce	Quimiocitológico: discreto aumento de células LMN (pode ser PMN), aumento de proteínas Bandas oligoclonais podem estar presentes (1 a 2 bandas)	Anti-Ro/SS-A, anti-La/SS-B Biópsia de glândulas salivares labiais Testes de Schirmer e coloração ocular Fluxo salivar não estimulado
EM	Semelhante à neurite óptica, mielite transversa, ataxia cerebelar, déficits motores e/ou sensitivos, neurites cranianas	Lesões com hiperintensidade periventriculares, justacorticais e infratentoriais nas sequências em FLAIR e T2 Presença de realce na sequência em T1 nas lesões com atividade inflamatória aguda Sinal da veia central nas sequências FLAIR* e SWI e sinal do halo de ferro na sequência SWI Coluna: lesões desmielinizantes de extensão menor que 3 corpos vertebrais, acometimento mais periférico	Quimiocitológico: discreto aumento de células LMN e aumento de proteínas Bandas oligoclonais em maior número (geralmente > 4)	

(continua)

QUADRO 1 Principais características clínicas, de imagem e exames complementares que podem auxiliar no diagnóstico diferencial entre EM-símile na DSj, EM e NMOSD *(continuação)*

Patologia	Quadro neurológico evolutivo surto-remissão	RNM de neuroeixo	LCR	Exames laboratoriais
NMOSD	Mielopatia longitudinal extensa, neurite óptica que pode ser bilateral Pode ocorrer acometimento de tronco cerebral: vômitos e soluços Pode ocorrer acometimento de hipotálamo com alteração do sono	Coluna: mielite longitudinal extensa (lesões desmielinizantes com extensão de pelo menos 3 corpos vertebrais) com acometimento mais central Pode ter realce na sequência pesada em T1 Crânio e órbitas: lesão na região dorsal do bulbo e do nervo óptico	Quimiocitológico: na fase aguda, pode mostrar aumento de PMN e aumento de proteínas Poucos pacientes com bandas oligoclonais positivas	Antiaquaporina-4 positivo (≅ 70%)

DSj: doença de Sjögren; EM: esclerose múltipla; NMOSD: transtorno do espectro da neuromielite óptica; LCR: líquido cefalorraquidiano; LMN: linfomononuclear; PMN: polimorfonuclear; RNM: ressonância nuclear magnética; FLAIR: *fluid-attenuated inversion recovery*; SWI: *susceptibility-weighted image*.

DSj, os infartos cerebrais têm etiologia multifatorial, ligada à aterosclerose acelerada, à vasculite de grandes vasos, à presença de anticorpos anti-Ro/SS-A, anti-La/SS-B e dos anticorpos antifosfolípides.[20,37]

Até pouco tempo atrás, dados disponíveis na literatura eram relatos de casos e estudos *post mortem*. Segundo Alexander, exames necroscópicos de pacientes que morreram em decorrência de complicações do SNC mostram hemorragias ou microinfartos associados a dano endotelial por infiltrados mononucleares perivasculares.[38] De acordo com o autor, a vasculopatia seria progressiva e causaria sintomatologia apenas quando lesões proeminentes envolvessem uma área crítica do cérebro.[38] Os elementos mais importantes correlacionando evento cerebrovascular e a DSj são a atividade de doença (ESSDAI), a vasculite periférica e o fenômeno de Raynaud.[39] Estudos utilizando a RNM correlacionaram mais fortemente a ocorrência de doença cerebrovascular com a idade e fatores de risco cardiovascular, como hipertensão e hiperlipidemia, do que com a doença subjacente. As lesões representariam uma microangiopatia isquêmica não relacionada a causas imunológicas.[30]

Estudos populacionais e de metanálise sugerem maior risco cardiovascular, mas com resultados conflituosos quanto ao risco aumentado de AVCi nos pacientes com DSj, comparativamente a controles pareados por idade, sexo e comorbidades, sem[40,41] ou com[42-44] maior frequência de AVCi na DSj, sendo o último estudo uma metanálise.[44]

A despeito da presença dos anticorpos antifosfolípides (incluindo anticardiolipina, anti-β2-glicoproteína-1 e anticoagulante lúpico) em até 1/3 dos pacientes com DSj, a incidência da SAF, conforme os critérios de Sydney, é pequena e mais relacionada com o anticoagulante lúpico,[20,45] como mostrado em um estudo brasileiro.[20] Isso também contrasta com outras doenças autoimunes, como o LES, onde a prevalência de SAF é muito maior.[45]

Ainda que raro, o diagnóstico da DSj deve ser suspeitado como causa de AVCi, quando não existirem explicações mais plausíveis para sua ocorrência, especialmente nos pacientes jovens.[20] Mesmo sem convicção do risco aumentado de AVCi ou hemorrágico, é recomendável manejar a DSj como um fator de risco de aterosclerose, bem como na artrite reumatoide e no LES[42-44] (veja o Capítulo "Doença e fatores de risco cardiovascular").

LESÕES DIFUSAS

Meningite asséptica (MA) e meningoencefalite asséptica (MEA)

A meningite asséptica (MA) tem sido definida pela presença de um quadro clínico característico de meningite, pleocitose e pesquisa negativa de bactérias piogênicas no LCR (coloração de Gram e cultura), enquanto a meningoencefalite asséptica (MEA) refere-se à inflamação que envolve as meninges e o parênquima cerebral.[46] Além das meningites sépticas típicas, uma parcela de diagnóstico diferencial das meningites de caráter inflamatório se dá com grupos de meningites que não são assépticas *stricto sensu*, mas que têm etiologia viral (p. ex., vírus Epstein-Barr, vírus do herpes simples, vírus *varicella-zoster* e enterovírus) e não viral (p. ex., *Bartonella henselae, Borrelia burgdorferi, Rickettsia* sp., *Mycoplasma pneumoniae*, fungos).[47]

A meningite asséptica propriamente dita é classificada de acordo com sua etiologia em meningite asséptica induzida por medicamentos (p. ex., anti-inflamatórios, sulfa, anticonvulsivantes), meningite neoplásica e doenças sistêmicas com envolvimento meníngeo.[46,47] Certas doenças reumáticas constituem clássicos diagnósticos alternativos da MA e MEA, como a sarcoidose, a doença de Behçet, a doença relacionada à IgG4, o LES e a DSj, e a investigação adicional depende de exames imunológicos, histológicos e de imagem.[47] A suspeita de DSj pode advir do achado dos anticorpos anticélulas HEp-2 (FAN) ou anti-Ro/SS-A em testes de triagem, ou da apresentação simultânea com outra manifestação extraglandular, já que 70% dos casos de MA e MEA desenvolvem-se em um contexto desconhecido de DSj, ao início ou precedendo seu diagnóstico.[48] Obviamente, a exclusão de quadros de meningites bacterianas agudas é fundamental nesse processo, especialmente nos pacientes com doença sistêmica preexistente e/ou uso de drogas imunossupressoras (Quadro 2).

O quadro clínico de MA e MEA na DSj tem características típicas de meningite, como cefaleia, febre, náuseas, vômitos, alteração do nível de consciência, fotofobia, dor ou rigidez na região do pescoço e, mais raramente, achados neurológicos focais, acometimento de pares cranianos, distúrbios de comportamento e convulsões.[28,48,49] É possível ter um curso autolimitado, agudo, subagudo ou recorrente, com poucos relatos de paquimeningite crônica. A análise do LCR na MA relacionada à DSj pode estar normal, ou apresentar proteinorraquia e pleocitose leves com predomínio de linfócitos e eventuais plasmócitos, ou até neutrófilos e culturas negativas.[47,50] As imagens de tomografia computadorizada de crânio, da mesma maneira, variam de exame normal até achados de realce leptomeníngeo e subaracnóideo difuso inespecíficos. A RNM é capaz de detectar áreas hiperintensas em T2 na substância branca ou no córtex cerebral, paquimeningite e vasculite.[6,15] Dessa forma, para evitar atraso no diagnóstico da DSj e maior dano neurológico, sugere-se que todos esses elementos sejam analisados em conjunto nos casos suspeitos. A realização de triagem para autoanticorpos como FAN e anti-Ro/SS-A e a avaliação sistemática das manifestações da doença autoimune, incluindo os sintomas de secura, parotidite, vasculites e artralgias, podem ser úteis no esclarecimento dos casos de MA ou MEA de etiologia desconhecida.[47,48] Pode ocorrer recorrência da MA na DSj.[50,51]

QUADRO 2 Principais parâmetros indicativos de alto risco para o diagnóstico de meningite bacteriana, que devem ser levados em conta antes da atribuição do diagnóstico de MA ou MEA[46]

Meningite bacteriana: 5 critérios de alto risco		Meningite asséptica na doença de Sjögren (DSj)
Coloração de GRAM no LCR	Positiva	Negativa
Contagem de neutrófilos no LCR	≥ 1.000 células/mm³	< 50 células, predomínio de linfócitos
Proteinorraquia	≥ 80 mg/dL	Normal ou discreta
Contagem de neutrófilos no sangue periférico	≥ 10.000 células/mm³	Normal
Convulsões	Precedente ou na apresentação do quadro	Precedente ou na apresentação do quadro
Status vacinal	Duvidoso	–
Exames para diagnósticos alternativos	Negativos	Negativos: colorações e cultura de fungos e BAAR no LCR, PCR para vírus

BAAR: bacilo ácido-álcool resistente; LCR: líquido cefalorraquidiano; MA: meningite asséptica; MEA: meningoencefalite asséptica; PCR: reação em cadeia de polimerase.

Distúrbios cognitivos

Um número expressivo de pacientes com DSj (até 80%) pode apresentar algum grau de comprometimento cognitivo leve, chamado de *brain fog* (névoa mental) e referido como "fadiga mental" e "confusão mental".[52] O termo *brain fog* engloba uma gama de dificuldades experimentadas subjetivamente, como esquecimento, lapsos de memória, fluência verbal reduzida e pior capacidade de concentração, especialmente na presença de distratores ou estímulos concorrentes. Os distúrbios cognitivos moderados foram reportados em até 30% dos pacientes e as demências graves de natureza autoimune, bem mais ocasionalmente. Apesar do predomínio da DSj em uma faixa etária mais velha, os sintomas cognitivos relacionados com a doença parecem mais relevantes do que as disfunções próprias do envelhecimento e atribuídos a dano inflamatório subclínico, mais que a lesões estruturais microvasculares. Mecanismos imunomediados podem estar envolvidos na fisiopatologia da disfunção cognitiva, como sugerido pela observação de alterações inflamatórias no LCR e por neuroimagem.[5,53,54] Entre as hipóteses mais relevantes estão o potencial papel patogênico dos anticorpos contra o subtipo NR-2 dos receptores NMDA (N-metil-D-aspartato) e a redução volumétrica do hipocampo à RNM.[54] Nesse aspecto, é interessante que anticorpos dirigidos aos receptores do glutamato (*anti-N-methyl-D-aspartate receptor subtype NR2 - anti-NR2*) foram detectados no liquor de 12% dos pacientes com DSj e a sua presença foi associada à disfunção cognitiva.[54] Todavia, a possível associação entre a disfunção cognitiva e a presença de áreas hiperintensas na substância branca subcortical e periventricular à RNM na DSj é conflitante entre diferentes estudos[30] e a sua fisiopatogenia é ainda pouco compreendida.

Quando realizada uma avaliação sistemática dos diversos aspectos da cognição, percebe-se que as principais funções afetadas são a velocidade de processamento psicomotor, o raciocínio verbal, a memória, a atenção e a capacidade de concentração, sugestivas de um tipo subcortical de disfunção cognitiva, além de prejuízo na função executiva.[4,52,55-57] O comprometimento cognitivo na DSj tem sido associado a outras manifestações da doença, como dor, fadiga, depressão, distúrbio do sono e a resultante pior qualidade de vida, assim como já foi demonstrada sua relação proporcional com a duração da doença.[55,56] Entretanto, muitas questões importantes sobre tal tópico ainda não foram atendidas na literatura, como as correlações entre a gravidade da doença e a função cognitiva, a avaliação do papel das comorbidades no desenvolvimento da demência e a classificação do tipo de demência.

A evolução da maioria dos casos, em regra, ocorre de forma estável e a progressão para demência é rara.[5,58] A relação entre as demências degenerativas (do tipo Alzheimer) e a DSj é controversa, não estando definido se a DSj pode ser um fator de risco.[52]

Por outro lado, o quadro de psicose na DSj é bastante raro, havendo na literatura poucos relatos de caso.[59-61]

Transtornos afetivos

Transtornos de ansiedade e depressão são relatados em pacientes com DSj em frequência bem maior do que na população em geral e em um padrão consistente com outras condições crônicas de saúde, incluindo artrite reumatoide e câncer.[62,63] Ainda não se pode dizer com certeza se os transtornos afetivos são decorrentes de acometimento próprio do SNC ou um ajustamento à condição médica geral. Há evidências crescentes de que os anticorpos anti-NR2, que são considerados importantes para a memória, aprendizagem e humor, possam interferir em funções cerebrais, especialmente no hipocampo e nas amígdalas, favorecendo alterações de natureza psiquiátrica na DSj, assim como no LES[54] (vide Capítulo "Fibromialgia e distúrbios do humor").

Cefaleia

A frequência de cefaleia nos pacientes com DSj é similar à da população em geral[64] e os tipos mais comum são a migrânea e a cefaleia tensional.[4] Apesar da frequência parecida, esses doentes apresentam quadros mais graves de cefaleia, com impacto nas atividades da vida diária.[65] Um estudo associou a cefaleia com alterações funcionais em neuroimagem e maior positividade dos anticorpos anti-Ro/SS-A, mas não à presença de lesões cerebrais de vasculite ou danos macrovasculares.[4] Tais achados sugerem que a disfunção endotelial no cérebro possa estar envolvida na fisiopatologia da cefaleia na DSj,[4] porém a mesma é ainda pouco compreendida.

Em resumo, as manifestações neurológicas, cognitivas e psiquiátricas na DSj parecem ser uma expressão direta da doença, além de constituírem armadilhas no diagnóstico, quando precedem os sintomas secos. A alta prevalência de cefaleia, disfunção cognitiva, transtornos de humor e fadiga, observada nos pacientes com DSj, confirma evidências de maior comprometimento difuso do SNC do que envolvimento focal. Entretanto, as vias etiopatogênicas de tais processos precisam ser mais bem compreendidas.

DIAGNÓSTICO DIFERENCIAL DAS MANIFESTAÇÕES DO SNC NA DSJ

É de extrema importância fazer o diagnóstico diferencial das manifestações do SNC na DSj com outras condições clínicas, como: doenças infecciosas (encefalomielites e abscessos), distúrbios hidroeletrolíticos, neoplasias (notadamente linfoma), leucoencefalopatia multifocal progressiva, EM, NMOSD e LES.[8,27]

Foi descrita a ocorrência de doenças desmielinizantes primárias na DSj.[1] Em séries de pacientes com EM primária, a DSj tem sido reportada em 0,9 a 16,7% dos casos.[66,67] Assim, o diagnóstico diferencial do envolvimento do SNC na DSj com a EM e a NMOSD é fundamental e foi detalhadamente abordado neste capítulo.

REFERÊNCIAS

1. Delalande S, de Seze J, Fauchais AL, et al. Neurologic manifestations in primary Sjögren syndrome: a study of 82 patients. Medicine (Baltimore). 2004;83(5):280-91.
2. Massara A, Bonazza S, Castellino G, et al. Central nervous system involvement in Sjögren's syndrome: unusual, but not unremarkable – clinical, serological characteristics and outcomes in a large cohort of Italian patients. Rheumatology (Oxford). 2010;49(8):1540-9.

3. Tobón GJ, Pers JO, Devauchelle-Pensec V, Youinou P. Neurological disorders in primary Sjögren's syndrome. Autoimmune Dis. 2012;2012:645967.
4. Morreale M, Marchione P, Giacomini P, et al. Neurological involvement in primary Sjögren syndrome: a focus on central nervous system. PLoS One. 2014;9(1):e84605.
5. Moreira I, Teixeira F, Martins Silva A, Vasconcelos C, Farinha F, Santos E. Frequent involvement of central nervous system in primary Sjögren syndrome. Rheumatol Int. 2015;35(2):289-94.
6. Alunno A, Carubbi F, Bartoloni E, Cipriani P, Giacomelli R, Gerli R. The kaleidoscope of neurological manifestations in primary Sjögren's syndrome. Clin Exp Rheumatol. 2019;37 Suppl 118(3):192-8.
7. Ramos-Casals M, Solans R, Rosas J, et al. Primary Sjögren syndrome in Spain: clinical and immunologic expression in 1010 patients. Medicine (Baltimore). 2008;87(4):210-9.
8. Pasoto SG, Bocate TS. Involvement of the central nervous system in Sjögren's syndrome. In: Hernandez EM (ed.). Sjögren's syndrome symptoms, treatment options and potential health complications. New York: Nova Science Publishers Inc.; 2014. p. 103-24.
9. Jaskólska M, Chylińska M, Masiak A, et al. Neuro-Sjögren: uncommon or underestimated problem? Brain Behav. 2020;10(8):e01665.
10. Cafaro G, Perricone C, Carubbi F, et al. Peripheral nervous system involvement in Sjögren's syndrome: analysis of a cohort from the Italian Research Group on Sjögren's Syndrome. Front Immunol. 2021;12:615656.
11. de Oliveira FR, Motta AC, Módulo CM, et al. Clinical and laboratory evaluation of sicca complaints: distinctive aspects of primary, secondary and non-Sjogren syndrome. Adv Rheumatol. 2022;62(1):23.
12. Mori K, Iijima M, Koike H, et al. The wide spectrum of clinical manifestations in Sjögren's syndrome-associated neuropathy. Brain. 2005;128:(Pt 11)2518-34.
13. Shiboski CH, Shiboski SC, Seror R, et al. 2016 American College of Rheumatology/European League Against Rheumatism Classification Criteria for Primary Sjögren's Syndrome: a consensus and data-driven methodology involving three international patient cohorts. Arthritis Rheumatol. 2017;69(1):35-45.
14. Seror R, Ravaud P, Bowman SJ, et al. EULAR Sjogren's syndrome disease activity index: development of a consensus systemic disease activity index for primary Sjogren's syndrome. Ann Rheum Dis. 2010;69(6):1103-9.
15. Appenzeller S, Andrade SO, Bombini MF, Sepresse SR, Reis F, França MC Jr. Neuropsychiatric manifestations in primary Sjogren's syndrome. Expert Rev Clin Immunol. 2022;18(10):1071-81.
16. Bakchin S, Duyckaerts C, Hassine L, et al. Central and peripheral neurologic lesions in primary Gougerot-Sjögren syndrome. Clinicopathological study of a case. Revue Neurologique. 1991;147(5):368-75.
17. Molina R, Provost TT, Alexander EL. Peripheral inflammatory vascular disease in Sjögren's syndrome. Association with nervous system complications. Arthritis Rheum. 1985;28(12):1341-7.
18. Alexander EL, Ranzenbach MR, Kumar AJ, et al. Anti-Ro (SS-A) autoantibodies in central nervous system disease associated with Sjögren's syndrome: clinical, neuroimaging, and angiographic correlates. Neurology. 1994;44(5):899-908.
19. Alexander EL, Provost TT, Sanders ME, Frank MM, Joiner KA. Serum complement activation in central nervous system disease in Sjögren's syndrome. Am J Med. 1988;85(4):513-8.
20. Pasoto SG, Chakkour HP, Natalino RR, et al. Lupus anticoagulant: a marker for stroke and venous thrombosis in primary Sjögren's syndrome. Clin Rheumatol. 2012;31(9):1331-8.
21. de Oliveira FR, Fantucci MZ, Adriano L, et al. Neurological and inflammatory manifestations in Sjögren's syndrome: the role of the kynurenine metabolic pathway. Int J Mol Sci. 2018;19(12):3953.
22. Sun JY, Liu Z, Zhao P, Liu T. Optic neuritis as an initial presentation of primary Sjögren syndrome: a case report and literature review. Medicine (Baltimore). 2016;95(44):e5194.

23. Phuljhele S, Kedar S, Saxena R. Approach to optic neuritis: an update. Indian J Ophthalmol. 2021;69(9):2266-76.
24. Wingerchuk DM, Banwell B, Bennett JL, et al. International consensus diagnostic criteria for neuromyelitis optica spectrum disorders. Neurology. 2015;85(2):177-89.
25. Lin L, Hang H, Zhang J, et al. Clinical significance of anti-SSA/Ro antibody in neuromyelitis optica spectrum disorders. Mult Scler Relat Disord. 2022;58:103494.
26. Vivino FB, Bunya VY, Massaro-Giordano G, et al. Sjogren's syndrome: an update on disease pathogenesis, clinical manifestations and treatment. Clin Immunol. 2019;203:81-121.
27. McCoy SS, Baer AN. Neurological complications of Sjögren's syndrome: diagnosis and management. Curr Treatm Opt Rheumatol. 2017;3(4):275-88.
28. Margaretten M. Neurologic manifestations of primary Sjögren's syndrome. Rheum Dis Clin N Am. 2017;43(4):519-29.
29. Afzali AM, Moog P, Kalluri SR, et al. CNS demyelinating events in primary Sjögren's syndrome: a single-center case series on the clinical phenotype. Front Neurol. 2023;14:1128315.
30. Módis LV, Aradi Z, Horváth IF, et al. Central nervous system involvement in primary Sjögren's syndrome: narrative review of MRI findings. Diagnostics (Basel). 2022;13(1):14.
31. Tzarouchi LC, Zikou AK, Tsifetaki N, et al. White matter water diffusion changes in primary Sjögren syndrome. AJNR Am J Neuroradiol. 2014;35(4):680-5.
32. Rossi R, Valeria Saddi M. Subacute aseptic meningitis as neurological manifestation of primary Sjögren's syndrome. Clin Neurol Neurosurg. 2006;108(7):688-91.
33. Maggi P, Absinta M, Sati P, et al. The "central vein sign" in patients with diagnostic "red flags" for multiple sclerosis: a prospective multicenter 3T study. Mult Scler. 2020;26(4):421-32.
34. Dal-Bianco A, Schranzer R, Grabner G, et al. Iron rims in patients with multiple sclerosis as neurodegenerative marker? A 7-Tesla magnetic resonance study. Front Neurol. 2021;12:632749.
35. Bragoni M, Di Piero V, Priori R, Valesini G, Lenzi GL. Sjögren's syndrome presenting as ischemic stroke. Stroke. 1994;25(11):2276-9.
36. Mariette X, Criswell LA. Primary Sjögren's syndrome. N Engl J Med. 2018;378(10):931-9.
37. Santos CS, Salgueiro RR, Morales CM, Castro CÁ, Álvarez ED. Risk factors for cardiovascular disease in primary Sjögren's syndrome (pSS): a 20-year follow-up study. Clin Rheumatol. 2023 Jul 4. [Epub ahead of print.]
38. Alexander EL. Neurologic disease in Sjögren's syndrome: mononuclear inflammatory vasculopathy affecting central/peripheral nervous system and muscle. A clinical review and update of immunopathogenesis. Rheum Dis Clin North Am. 1993;19(4):869-908.
39. Zippel CL, Beider S, Kramer E, et al. Premature stroke and cardiovascular risk in primary Sjögren's syndrome. Front Cardiovasc Med. 2022;9:1048684.
40. Chiang CH, Liu CJ, Chen PJ, et al. Primary Sjögren's syndrome and risk of ischemic stroke: a nationwide study. Clin Rheumatol. 2014;33(7):931-7.
41. Goulabchand R, Roubille C, Montani D, et al. Cardiovascular events, sleep apnoea, and pulmonary hypertension in primary Sjögren's syndrome: data from the French Health Insurance Database. J Clin Med. 2021;10(21):5115.
42. Bartoloni E, Baldini C, Schillaci G, et al. Cardiovascular disease risk burden in primary Sjögren's syndrome: results of a population-based multicentre cohort study. J Intern Med. 2015;278(2):185-92.
43. Beltai A, Barnetche T, Daien C, et al. Cardiovascular morbidity and mortality in primary Sjögren's syndrome: a systematic review and meta-analysis. Arthritis Care Res (Hoboken). 2020;72(1):131-9.
44. Yong WC, Sanguankeo A, Upala S. Association between primary Sjögren's syndrome, cardiovascular and cerebrovascular disease: a systematic review and meta-analysis. Clin Exp Rheumatol. 2018;36 Suppl 112(3):190-7.

45. Ramos-Casals M, Nardi N, Brito-Zeron P, et al. Atypical autoantibodies in patients with primary Sjögren's syndrome: clinical characteristics and follow up of 82 cases. Semin Arthritis Rheum. 2006;35(5):312-21.
46. Nigrovic LE. Aseptic meningitis. Handb Clin Neurol. 2013;112:1153-6.
47. Tattevin P, Tchamgoué S, Belem A, Bénézit F, Pronier C, Revest M. Aseptic meningitis. Rev Neurol (Paris). 2019;175(7-8):475-80.
48. Akiyama T, Oiwa H, Hayashi M, Sugimoto T, Nomura E, Yamawaki T. Aseptic meningitis as an initial presentation of Sjögren syndrome: a report of two cases and literature review. Nagoya J Med Sci. 2020;82(3):595-602.
49. Alexander EL, Alexander GE. Aseptic meningoencephalitis in primary Sjögren's syndrome. Neurology. 1983;33(5):593-8.
50. Ishida K, Uchihara T, Mizusawa H. Reccurent aseptic meningitis: a new CSF complication of Sjögren's syndrome. J Neurol. 2007;254(6):806-7.
51. Basheer A, Khan EA, Hashmi T, Khan RA, Ahmad A. Recurrent aseptic meningitis: a rare clinical presentation of Sjogren's syndrome. J Pak Med Assoc. 2019;69(10):1547-9.
52. Manzo C, Martinez-Suarez E, Kechida M, Isetta M, Serra-Mestres J. Cognitive function in primary Sjögren's syndrome: a systematic review. Brain Sci. 2019;9(4):85.
53. Le Guern V, Belin C, Henegar C, et al. Cognitive function and 99mTc-ECD brain SPECT are significantly correlated in patients with primary Sjogren syndrome: a case-control study. Ann Rheum Dis. 2010;69(1):132-7.
54. Lauvsnes MB, Maroni SS, Appenzeller S, et al. Memory dysfunction in primary Sjögren's syndrome is associated with anti-NR2 antibodies. Arthritis Rheum. 2013;65(12):3209-17.
55. Segal BM, Pogatchnik B, Holker E, et al. Primary Sjogren's syndrome: cognitive symptoms, mood, and cognitive performance. Acta Neurol Scand. 2012;125(4):272-8.
56. Koçer B, Tezcan ME, Batur HZ, et al. Cognition, depression, fatigue, and quality of life in primary Sjögren's syndrome: correlations. Brain Behav. 2016;6(12):e00586.
57. Blanc F, Longato N, Jung B, et al. Cognitive dysfunction and dementia in primary Sjögren's syndrome. ISRN Neurol. 2013;2013:501327.
58. Tezcan ME, Kocer EB, Haznedaroglu S, et al. Primary Sjögren's syndrome is associated with significant cognitive dysfunction. Int J Rheum Dis. 2016;19(10):981-8.
59. Lin CE. One patient with Sjogren's syndrome presenting schizophrenia-like symptoms. Neuropsychiatr Dis Treat. 2016;12:661-3.
60. Rosado SN, Silveira V, Reis AI, Gordinho A, Noronha C. Catatonia and psychosis as manifestations of primary Sjögren's syndrome. Eur J Case Rep Intern Med. 2018;5(6):000855.
61. Hammett EK, Fernandez-Carbonell C, Crayne C, Boneparth A, Cron RQ, Radhakrishna SM. Adolescent Sjogren's syndrome presenting as psychosis: a case series. Pediatr Rheumatol Online J. 2020;18(1):15.
62. Margaretten M, Yelin E, Imboden J, et al. Predictors of depression in a multiethnic cohort of patients with rheumatoid arthritis. Arthritis Rheum. 2009;61(11):1586-91.
63. Massie MJ. Prevalence of depression in patients with cancer. J Natl Cancer Inst Monogr. 2004;(32):57-71.
64. Harboe E, Tjensvoll AB, Maroni S, et al. Neuropsychiatric syndromes in patients with systemic lupus erythematosus and primary Sjögren syndrome: a comparative population-based study. Ann Rheum Dis. 2009;68(10):1541-6.
65. Tjensvoll AB, Gøransson LG, Harboe E, Kvaløy JT, Omdal R. High headache-related disability in patients with systemic lupus erythematosus and primary Sjögren's syndrome. Eur J Neurol. 2014;21(8):1124-30.
66. Annunziata P, De Santi L, Di Rezze S, et al. Clinical features of Sjogren's syndrome in patients with multiple sclerosis. Acta Neurol Scand. 2011;124(2):109-14.

67. Estiasari R, Matsushita T, Masaki K, et al. Comparison of clinical, immunological and neuroimaging features between anti-aquaporin-4 antibody-positive and antibody-negative Sjogren's syndrome patients with central nervous system manifestations. Mult Scler. 2012;18(6):807-16.

19

Manifestações sistêmicas: envolvimento do sistema nervoso periférico

Fabíola Reis de Oliveira
Simone Appenzeller
Guilherme Diogo Silva
Aysa César Pinheiro
Sandra Gofinet Pasoto

PONTOS-CHAVE

- O envolvimento do sistema nervoso periférico (SNP) ocorre em aproximadamente 15% dos pacientes com a doença de Sjögren (DSj), sendo associado à redução da qualidade de vida e ao maior risco de internação hospitalar.
- A EULAR (*European League Against Rheumatism*) propõe a classificação das neuropatias periféricas na DSj em quatro grupos com achados clínicos e neurofisiológicos típicos: polineuropatia axonal, ganglionopatia sensitiva, multineurites e polirradiculoneuropatia inflamatória desmielinizante crônica.
- A polineuropatia axonal é a apresentação mais comum, representando de 50 a 80% das neuropatias periféricas na DSj.
- Na DSj, o acometimento do SNP pode anteceder ou levar ao diagnóstico da doença em dois terços dos casos.
- Deve ser lembrado que a classificação da EULAR não traz todo o espectro das neuropatias periféricas na DSj, como a neuropatia de fibras finas e as manifestações do sistema nervoso autonômico.
- Uma característica importante do envolvimento do SNP na DSj é que o mesmo pode ser um fator de risco para o desenvolvimento de linfoma, particularmente a polineuropatia periférica axonal sensitivomotora e a mononeurite múltipla.
- Na DSj, a polineuropatia periférica axonal sensitivomotora e a mononeurite múltipla são associadas à crioglobulinemia e, portanto, essa condição precisa ser investigada.
- Deve-se fazer o diagnóstico diferencial nos casos de DSj com acometimento do SNP com doenças infecciosas, metabólicas, hereditárias, paraproteinemia, neoplasias, deficiência de B12 e selênio, toxicidade alcoólica ou medicamentosa, bem como a coexistência de outras doenças inflamatórias de natureza autoimune.

INTRODUÇÃO E FISIOPATOLOGIA

O envolvimento do sistema nervoso periférico (SNP) ocorre em cerca de 15% dos pacientes com a doença de Sjögren (DSj), como mostrado em recente estudo de revisão sistemática e metanálise[1] e está acompanhado de piora significativa da qualidade de vida[2] e maior risco de internação hospitalar.[3] Em diferentes séries, a frequência desse acometimento varia de 3,7 a 22%.[4-9] Embora a fisiopatologia da neuropatia associada à DSj não esteja completamente esclarecida, diferentes mecanismos patogênicos são sugeridos com base em achados sorológicos e histológicos. A depender do tipo de nervo acometido, evidências de danos por vasculite, anticorpos antineuronais e infiltração linfocítica estão descritas.[10-12] Os diversos graus de lesão e o tipo de fibra envolvida originam distúrbios da condução sensitiva e motora, manifestando combinações variadas de dor neuropática, fraqueza neuromuscular e ataxia.[10]

CLASSIFICAÇÃO E APRESENTAÇÕES CLÍNICAS

A EULAR (*European League Against Rheumatism*) propõe a classificação das neuropatias periféricas na DSj em quatro grupos com achados clínicos e neurofisiológicos típicos:[13] polineuropatia axonal, ganglionopatia sensitiva, mononeurite múltipla e polirradiculoneuropatia inflamatória desmielinizante crônica (PIDC) (Quadro 1).

QUADRO 1 Padrões de neuropatia periférica na doença de Sjögren

	Polineuropatia axonal	Ganglionopatia sensitiva	Mononeurite múltipla	PIDC
Apresentação clínica				
Exame motor	Normal ou fraqueza distal	Normal	Fraqueza em territórios de nervos específicos	Fraqueza proximal e distal simétrica
Exame sensitivo	Hipoestesia em "bota e luva"	Ataxia sensitiva	Hipoestesia em territórios de nervos específicos	Hipoestesia pior para sensibilidade profunda*

(continua)

QUADRO 1 Padrões de neuropatia periférica na doença de Sjögren (*continuação*)

	Polineuropatia axonal	Ganglionopatia sensitiva	Mononeurite múltipla	PIDC
Neurofisiologia (ENMG)				
Condução motora	Normal ou redução da amplitude comprimento-dependente	Normal	Redução da amplitude em nervos específicos	Redução da velocidade
Condução sensitiva	Redução da amplitude, comprimento-dependente	Redução importante da amplitude difusa, não comprimento-dependente	Redução da amplitude em nervos específicos	Redução da velocidade
Investigação adicional				
Exame complementar	Comorbidades (p. ex., diabetes, deficiência de B12, alcoolismo)	Hipersinal e aumento do GRD à ressonância nuclear magnética	Presença de crioglobulinemia Vasculite na biópsia de nervo	Liquor com dissociação proteinocitológica
Fisiopatologia				
Mecanismo proposto	*Dying-back*	Infiltrado linfocitário no GRD	Vasculite de *vasa nervorum*	Anticorpos contra mielina

* Sensibilidade profunda: sensibilidade articular e vibração.
ENMG: eletroneuromiografia; GRD: gânglio da raiz dorsal; PIDC: polirradiculoneuropatia inflamatória desmielinizante crônica.

A polineuropatia axonal é a apresentação mais comum, representando de 50 a 80% das neuropatias periféricas em pacientes com DSj.[1,8,10,14-16] O mecanismo de lesão é uma disfunção energética de fibras mielinizadas associada à inflamação crônica, causando a morte celular em *dying-back*, ou seja, iniciada nas porções distais dos nervos mais longos e com maior demanda metabólica, o que gera a apresentação comprimento-dependente. Os sintomas sensitivos nas extremidades dos membros, predominantemente simétricos, com formigamento, queimação e dor neuropática em pés, compõem a apresentação típica. Em até 20% dos casos, sobrevém o envolvimento das mãos, estabelecendo o padrão "bota e luva".[10,14,15] O estudo da condução nervosa mostra redução da amplitude dos potenciais de ação (padrão axonal) distalmente, pior nos membros inferiores (padrão comprimento dependente) (Figura 1). A fraqueza resultante do prejuízo da condução motora, constituindo a chamada polineuropatia axonal sensitivomotora, pode dar-se como evolução natural da doença e, quando presente, tem como manifestação clássica o impacto na dorsiflexão do pé e do hálux.[10,14,15]

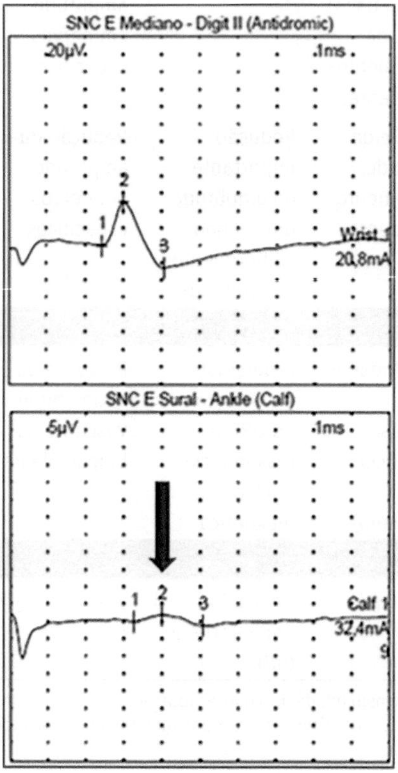

FIGURA 1 Estudo da condução nervosa realizado em paciente com a doença de Sjögren mostrando a amplitude do potencial de ação preservada no nervo mediano, mas diminuída no nervo sural (seta).

Fonte: Ambulatório de Doença de Sjögren do Hospital das Clínicas da Faculdade de Medicina da Universidade de São Paulo (HCFMUSP).

O gânglio da raiz dorsal (GRD) é um agrupamento de corpos celulares de fibras aferentes neurossensoriais, Aβ, Aδ e C, e de células da glia, circunvizinho ao corno posterior da medula espinal. A ganglionite, decorrente da infiltração linfocítica e da agressão por autoanticorpos na DSj, acarreta grande perda da sensibilidade, da função proprioceptiva e da modulação do estímulo nociceptivo. A manifestação clínica principal é a ataxia sensitiva, caracterizada por instabilidade de marcha e quedas, sem prejuízo da força muscular.[10,17] Múltiplos são os sinais de agravo da sensibilidade, como palestesia (perda da sensibilidade vibratória); artrestesia (dificuldade em identificar o posicionamento articular); pseudoatetose (movimentos involuntários ao fechar os olhos por comprometimento de percepção do posicionamento articular); sinal de Romberg; hiporreflexia ou arreflexia.[18] Diferentemente da ataxia cerebelar, esses pacientes não têm alteração de fala nem nistagmo e apresentam piora marcada pelo fechar de olhos. A ganglionopatia sensitiva (ou neuronopatia sensitiva) é uma afecção neurológica grave, progressiva e debilitante, tendo a DSj como uma de suas causas mais frequentes. Os pacientes suscetíveis costumam ser mais velhos e com menor frequência de anti-Ro/SS-A e anti-La/SS-B.[10,17] O estudo da condução nervosa mostra redução marcante da amplitude dos potenciais de ação sensitivos, com preservação da condução motora. Diferentemente da polineuropatia axonal, a perda sensitiva da ganglionopatia é difusa e não comprimento-dependente. As imagens de ressonância magnética de coluna, idealmente realizada com neurografia, podem revelar hipersinal no gânglio da raiz dorsal ou no funículo posterior da medula espinal[10,17,19] (Figura 2).

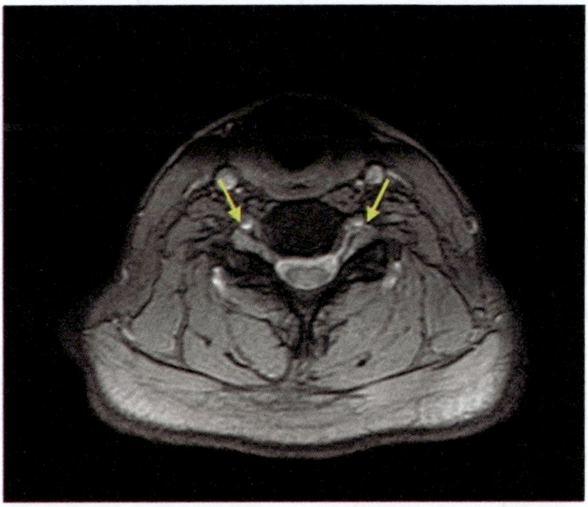

FIGURA 2 Imagem de ressonância nuclear magnética de coluna cervical de paciente com a doença de Sjögren e ganglionopatia sensitiva mostrando hipersinal no funículo posterior (setas).

Fonte: Ambulatório de Doença de Sjögren do Hospital das Clínicas da Faculdade de Medicina da Universidade de São Paulo (HCFMUSP).

Nas multineurites, ou mononeuropatia múltipla, observamos um quadro clínico distinto de déficits sensitivos e motores decorrente da vasculite de *vasa nervorum* que culmina com lesão nervosa induzida por isquemia. O dano pode ser assimétrico e simultâneo (i. e., acometendo ao menos dois nervos distintos) ou consecutivo (i. e., em duas regiões do mesmo nervo, sem continuidade entre si). Sintomas motores e sensitivos, como fraqueza, dor e parestesias nos territórios específicos de nervos periféricos envolvidos, com instalação aguda ou subaguda, compõem a habitual apresentação clínica. Os nervos mais longos podem ser afetados primeiro, de modo que os quadros de mão caída ou mão em garra por acometimento do nervo radial ou ulnar, respectivamente, ou de pé caído pelo acometimento do fibular são os exemplos mais comuns. O estudo eletroneuromiográfico evidencia uma neuropatia periférica assimétrica comprometendo dois ou mais nervos sensitivos ou motores.[10,19] A histopatologia mostra vasculite com necrose e infiltração concomitante de células T e macrófagos no segmento afetado e a biópsia do nervo sural é capaz de identificar a lesão em até 77% dos pacientes.[19] A mononeuropatia múltipla costuma fazer parte de um conjunto mais complexo, em que a vasculite pode não se restringir aos nervos, mas também estar presente em outros tecidos, e deve ser investigada e tratada com celeridade. Na DSj, a mononeurite múltipla é associada à crioglobulinemia, devendo essa condição ser investigada regularmente.[19]

A polirradiculoneuropatia inflamatória desmielinizante crônica (PIDC), por sua vez, é o padrão de acometimento mais raro, correspondendo a menos de 5% das neuropatias periféricas na DSj.[16] Decorre da lesão de caráter desmielinizante de nervos periféricos causando bloqueios da condução nervosa aferente e eferente, tanto proximal quanto distalmente. As fibras grossas mielinizadas são as mais afetadas, com comprometimento da sensibilidade profunda, propriocepção e condução motora. A forma de apresentação típica é a de fraqueza muscular progressiva, subaguda ou crônica, com tendência simétrica, associada a sintomas sensitivos, como formigamento e dormências. O exame clínico aponta para a tetraparesia proximal e distal, hipopalestesia e arreflexia; e a eletroneuromiografia corrobora o diagnóstico demonstrando um padrão desmielinizante com redução ou bloqueio da condução motora, aumento da duração, aumento da latência das ondas F e presença de dispersão temporal. Alguns exames complementares podem ser úteis no esclarecimento diagnóstico, como a dissociação proteinocitológica no líquido cefalorraquidiano, que é o aumento significativo da proteinorraquia sem aumento da celularidade; a ressonância nuclear magnética com achados de imagem compatíveis com padrão inflamatório em raízes e plexos nervosos; a biópsia mostrando o nervo com áreas de desmielinização e remielinização e seu respectivo processo inflamatório, que permite diagnóstico diferencial em casos de estudo eletrofisiológico inconclusivo, especialmente com a sarcoidose.[16,20] Todos esses achados, entretanto, são similares entre os pacientes com PIDC primária e PIDC associada à DSj. Dessa forma, dois aspectos devem chamar a atenção para a suspeita de associação com DSj, a ocorrência no sexo feminino e o comprometimento paralelo de nervos cranianos.[21]

Um dos maiores desafios para a correlação do acometimento do sistema nervoso ao diagnóstico da DSj é o fato de que as manifestações neurológicas podem anteceder em dois a três anos os sintomas secos, não suscitando a suspeita de vínculo entre ambos.[1] Além disso, a classificação da EULAR não representa todo o espectro das neuropatias periféricas em pacientes com DSj, deixando as neuropatias de fibras finas, as *channelpathies* e o sistema nervoso autonômico não contemplados. De fato, fazem parte do *EULAR Sjögren's Syndrome Disease Activity Index* (ESSDAI) somente a polineuropatia periférica axonal, a ganglioneuronopatia, a mononeurite múltipla, a polirradiculoneuropatia inflamatória desmielinizante crônica e a neuralgia do trigêmeo (V par craniano).[22]

A despeito de estar excluída do ESSDAI, a neuropatia de fibras finas (NFF) atinge de 5 a 10% dos pacientes com DSj e acredita-se que possa ser ainda mais frequente e subdiagnosticada.[16,19] As fibras nervosas sensitivas Aδ pouco mielinizadas e as fibras C amielínicas, chamadas de fibras finas, têm como função a aferência térmica, mecânica e nociceptiva, além de função autonômica, como a regulação da sudorese e da pressão arterial. Os corpos celulares das fibras finas estão localizados nos gânglios das raízes dorsais e seus prolongamentos terminam como nociceptores na epiderme. A NFF é, portanto, uma afecção puramente sensorial e decorrente de anormalidades estruturais e funcionais desses neurônios, caracterizada histopatologicamente pela degeneração e rarefação de suas terminações nervosas.[19] O resultado preponderante é a dor neuropática em um conjunto variado de sintomas sensoriais positivos (hiperalgesia, hiperpatia, parestesias, disestesias, alodínia) e negativos (hipoalgesia e hipoestesia), em que dor em queimação, choques e alodínia mecânica são mais comuns. As queixas costumam ser simétricas e localizadas sobretudo nas extremidades, mas podem ter uma distribuição irregular, não dermatomérica, acometer o tronco e segmento cefálico.[10,23,24] A anamnese e o exame físico detalhados são os elementos mais relevantes para a suspeita diagnóstica. O exame neurológico deve incluir a avaliação das submodalidades sensoriais tátil, dolorosa e térmica e os achados mais observados são alodínia e diminuição da sensibilidade tátil e térmica, sem prejuízo da sensibilidade epicrítica e proprioceptiva, da palestesia, da artrestesia, dos reflexos profundos ou da força muscular.[10,23] O estudo da condução nervosa e a eletromiografia são normais. Os testes quantitativos sensitivos, o teste do reflexo axonal sudomotor e os potenciais evocados nociceptivos são muito úteis na investigação da neuropatia de fibras finas, embora os seus resultados expressem alterações funcionais e não as possíveis lesões anatômicas a elas associadas.[25] Além do exame neurológico dirigido à pele, a córnea é um potencial tecido a ser explorado para investigar NFF na DSj. Considerando-se a rica inervação da superfície ocular por fibras Aδ e C, o emprego da microscopia confocal de córnea pode ser um instrumento promissor e bem tolerado para se detectar a perda de fibras nervosas finas em estágios iniciais de doenças sistêmicas e para monitorizar a recuperação depois da instituição do tratamento nos pacientes com DSj, assim como já acontece na neuropatia diabética.[26] O diagnóstico é confirmado por biópsia de pele demonstrando uma diminuição na densidade das fibras nervosas intraepidérmicas[10,21,23] (Figura 3).

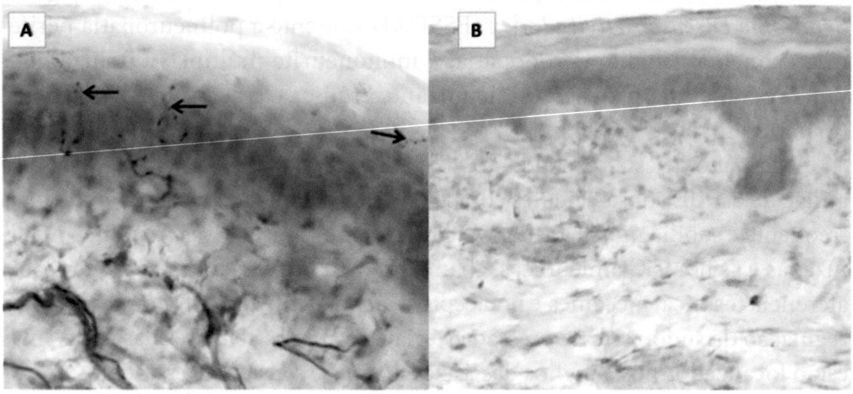

FIGURA 3 Biópsia de pele para diagnóstico de neuropatia de fibras finas. (A) Fibras intradérmicas sem alterações. (B) Rarefação de fibras intradérmicas compatível com neuropatia de fibras finas.
Imagem do arquivo pessoal do autor Guilherme Diogo Silva.

Pacientes com DSj relatam sintomas de fatigabilidade, baixa tolerância aos esforços, disfunções gastrintestinais ou urinárias, que parecem vagos e desconectados da investigação objetiva. Todavia, esses e outros sintomas podem compor o quadro clínico da disautonomia, comumente negligenciado. A frequência de acometimento do sistema nervoso autonômico na DSj é bastante variável (de 2 até 50% dos casos), a depender da definição diagnóstica e dos métodos comprobatórios utilizados nas diferentes casuísticas.[10,19] Estudos necroscópicos mostram lesões nos gânglios autonômicos, infiltração linfocitária e agressão por autoanticorpos, que justificariam os sinais e sintomas nesses casos, tais quais disfunções cardiovasculares (p. ex., hipotensão ortostática, arritmias cardíacas), gastrointestinais (p. ex., saciedade precoce, alteração do hábito intestinal), urogenitais (p. ex., disfunção erétil, disfunções vesicais), secretomotoras (p. ex., sudorese, áreas de anidrose) ou pupilomotoras.[14,27-29] É possível que o bloqueio da neurotransmissão colinérgica pela ação de autoanticorpos dirigidos aos receptores muscarínicos, assim como níveis aumentados de colinesterase, tenham um papel fisiopatológico na disautonomia na DSj.[10,19] A neuropatia autonômica pode ser documentada pela neurofisiologia em três domínios principais, incluindo o autônomo adrenérgico, cardiovagal e sudomotor, em um conjunto de testes que avaliam os reflexos cardiovasculares por meio da variação do intervalo RR ao eletrocardiograma durante manobras provocativas, a perda do reflexo cutâneo-simpático e a condutância eletroquímica da pele.[27]

Os pacientes com DSj também podem desenvolver neuropatias cranianas, o que ocorre em cerca de 16 a 20% dos casos.[12,14] Os nervos cranianos mais afetados são o trigêmeo, em seu ramo maxilar ou gânglio trigeminal (V par), cursando com dor na face; o vestibulococlear, causando perda auditiva ou vertigem (VIII par); o nervo facial (VII par), cursando com paralisia facial periférica; o oculomotor (III par); e o abducente (VI par), causando diplopia.[12,14,19] Eventualmente, o paciente pode apresentar acometimento múltiplo e combinado de pares cranianos.[14]

FATOR DE RISCO PARA O DESENVOLVIMENTO DE LINFOMA

Uma característica bastante importante do envolvimento do SNP na DSj é que ele pode representar um fator de risco para a transformação linfomatosa. Nesse aspecto, uma análise da neuropatia periférica na coorte italiana de DSj indicou que apenas a polineuropatia sensitivomotora axonal está ligada aos conhecidos fatores prognósticos de doença linfoproliferativa (púrpura, hipocomplementemia e crioglobulinemia), enquanto indivíduos com neuropatia sensorial pura apresentam um perfil clínico e imunológico mais brando.[8] No entanto, de maneira geral, é recomendável que os pacientes com DSj e comprometimento do SNP sejam avaliados quanto à existência de linfonodopatia, aumento das glândulas salivares, sintomas constitucionais (febre, sudorese noturna, perda de peso não intencional) e de biomarcadores séricos (citopenias, crioglobulinas, fração C4 do complemento, gamaglobulinemia), devido ao risco aumentado de linfoma nessas condições. Observa-se ainda que a idade avançada e a presença de anticorpos anticitoplasma de neutrófilos com padrão de imunofluorescência indireta perinuclear (p-ANCA) e anti-β2-glicoproteína 1 conferem um risco maior de desenvolvimento de polineuropatia relacionada à DSj.[30,31]

DIAGNÓSTICO DIFERENCIAL

Deve-se buscar sempre o diagnóstico diferencial dos casos de DSj e acometimento do SNP com doenças infecciosas (hanseníase e infecções virais por hepatite C, vírus da imunodeficiência humana, vírus linfotrópico de células T humanas), metabólicas (*diabetes mellitus*), hereditárias (doença de Fabry, amiloidose), paraproteinemias e neoplasias, deficiência de B12 e selênio, toxicidade alcoólica ou medicamentosa (p. ex., isoniazida, metronidazol, etambutol, nitrofurantoína, doxorrubicina, talidomida, colchicina, ciclosporina, amiodarona, fenitoína, quimioterápicos, entre outras), bem como a coexistência de outras doenças de natureza autoimune (doença celíaca, *miastenia gravis* etc.).[12,14,16,19]

Em resumo, o envolvimento do SNP na DSj é comum e exige uma minuciosa caracterização clínica e neurofisiológica, o que tem impacto na escolha terapêutica e no prognóstico, como será discutido em outros capítulos.

REFERÊNCIAS

1. Liampas A, Parperis K, Erotocritou MF, et al. Primary Sjögren syndrome-related peripheral neuropathy: a systematic review and meta-analysis. Eur J Neurol. 2023;30(1):255-65.
2. Balaraja S, Naidu G, Sharma A, Minz RW, Gupta A, Baishya J. Peripheral nervous system involvement in Sjogren's syndrome and its impact on quality of life. Clin Exp Med. 2023;23(2):539-45.
3. Goulabchand R, Gabelle A, Ayrignac X, et al. Hospitalization risks for neurological disorders in primary Sjögren's syndrome patients. J Clin Med. 2022;11(7):1979.
4. Ramos-Casals M, Solans R, Rosas J, et al. Primary Sjögren syndrome in Spain: clinical and immunologic expression in 1010 patients. Medicine (Baltimore). 2008;87(4):210-9.
5. Tobón GJ, Pers JO, Devauchelle-Pensec V, Youinou P. Neurological disorders in primary Sjögren's syndrome. Autoimmune Dis. 2012;2012:645967.
6. Pasoto SG, Bocate TS. Involvement of the central nervous system in Sjögren's syndrome. In: Hernandez EM. Sjögren's syndrome symptoms, treatment options and potential health complications. New York: Nova Science Publishers Inc.; 2014. p. 103-24.
7. Jaskólska M, Chylińska M, Masiak A, et al. Neuro-Sjögren: uncommon or underestimated problem? Brain Behav. 2020;10(8):e01665.
8. Cafaro G, Perricone C, Carubbi F, et al. Peripheral nervous system involvement in Sjögren's syndrome: analysis of a cohort from the Italian Research Group on Sjögren's Syndrome. Front Immunol. 2021;12:615656.
9. de Oliveira FR, Motta AC, Módulo CM, et al. Clinical and laboratory evaluation of sicca complaints: distinctive aspects of primary, secondary and non-Sjogren syndrome. Adv Rheumatol. 2022;62(1):1-13.
10. Alunno A, Carubbi F, Bartoloni E, Cipriani P, Giacomelli R, Gerli R. The kaleidoscope of neurological manifestations in primary Sjögren's syndrome. Clin Exp Rheumatol. 2019;37 Suppl 118(3):192-8.
11. Birnbaum J, Lalji A, Saed A, Baer AN. Biopsy-proven small-fiber neuropathy in primary Sjögren's syndrome: neuropathic pain characteristics, autoantibody findings, and histopathologic features. Arthritis Care Res (Hoboken). 2019;71(7):936-48.
12. Delalande S, de Seze J, Fauchais AL, et al. Neurologic manifestations in primary Sjögren syndrome: a study of 82 patients. Medicine. 2004;83(5):280-91.
13. Ramos-Casals M, Brito-Zerón P, Bombardieri S, et al. EULAR recommendations for the management of Sjögren's syndrome with topical and systemic therapies. Ann Rheum Dis. 2020;79(1):3-18.
14. Mori K, Iijima M, Koike H, et al. The wide spectrum of clinical manifestations in Sjögren's syndrome-associated neuropathy. Brain. 2005;128(Pt 11):2518-34.

15. Sène D, Jallouli M, Lefaucheur JP, et al. Peripheral neuropathies associated with primary Sjögren syndrome: immunologic profiles of nonataxic sensory neuropathy and sensorimotor neuropathy. Medicine. 2011;90(2):133-8.
16. Brito-Zerón P, Akasbi M, Bosch X, et al. Classification and characterisation of peripheral neuropathies in 102 patients with primary Sjögren's syndrome. Clin Exp Rheumatol. 2013;31(1):103-10.
17. Pereira PR, Viala K, Maisonobe T, et al. Sjögren sensory neuronopathy (Sjögren ganglionopathy): long-term outcome and treatment response in a series of 13 cases. Medicine. 2016;95(19):e3632.
18. Amato AA, Ropper AH. Sensory ganglionopathy. N Engl J Med. 2020;383(17):1657-62.
19. Vivino FB, Bunya VY, Massaro-Giordano G, et al. Sjogren's syndrome: an update on disease pathogenesis, clinical manifestations and treatment. Clin Immunol. 2019;203:81-121.
20. Vialatte de Pémille C, Noël N, Adam C, et al. Red flags for chronic inflammatory demyelinating polyradiculoneuropathy associated with sarcoidosis or connective tissue diseases. J Clin Med. 2023;12(9):3281.
21. Seeliger T, Gingele S, Bönig L, et al. CIDP associated with Sjögren's syndrome. J Neurol. 2021;268(8):2908-12.
22. Seror R, Ravaud P, Bowman SJ, et al. EULAR Sjogren's Syndrome Disease Activity Index: development of a consensus systemic disease activity index for primary Sjogren's syndrome. Ann Rheum Dis. 2010;69(6):1103-9.
23. Sène D. Small fiber neuropathy: diagnosis, causes, and treatment. Joint Bone Spine. 2018;85(5):553-9.
24. Seeliger T, Dreyer HN, Siemer JM, et al. Clinical and paraclinical features of small fiber neuropathy in Sjögren's syndrome. J Neurol. 2023;270(2):1004-10.
25. Greenspan JD. Quantitative assessment of neuropathic pain. Current Pain and Headache Reports. 2001;5(2):107-13.
26. Petropoulos IN, Green P, Chan AW, et al. Corneal confocal microscopy detects neuropathy in patients with type 1 diabetes without retinopathy or microalbuminuria. PLoS One. 2015;10(4):e0123517.
27. Iodice V, Sandroni P. Autonomic neuropathies. Continuum (Minneap Minn). 2014;20(5 Peripheral Nervous System Disorders):1373-97.
28. Goodman BP, Crepeau A, Dhawan PS, Khoury JA, Harris LA. Spectrum of autonomic nervous system impairment in Sjögren syndrome. Neurologist. 2017;22(4):127-30.
29. Imrich R, Alevizos I, Bebris L, et al. Predominant glandular cholinergic dysautonomia in patients with primary Sjögren's syndrome. Arthritis Rheumatol. 2015;67(5):1345-52.
30. Gemignani F, Marbini A, Pavesi G, et al. Peripheral neuropathy associated with primary Sjögren's syndrome. J Neurol Neurosurg Psychiatry. 1994;57(8):983-6.
31. Hsu CW, Su YJ, Chang WN, et al. The association between serological biomarkers and primary Sjogren's syndrome associated with peripheral polyneuropathy. Biomed Res Int. 2014;902492.

20

Manifestações sistêmicas: linfoma

Alisson Pugliesi
Sandra Lúcia Euzébio Ribeiro
Valéria Valim

PONTOS-CHAVE

- A doença de Sjögren (DSj) é o distúrbio autoimune com mais forte associação a neoplasias de células B maduras (especialmente o linfoma).
- O risco de linfoma na DSj é 7-48,1 vezes maior do que nas pessoas saudáveis, 7 vezes maior do que nos portadores de lúpus eritematoso sistêmico (LES) e 4 vezes maior do que nos pacientes com artrite reumatoide (AR).
- O linfoma mais associado à DSj é o linfoma não Hodgkin (LNH) de linfócitos B, tipo linfoma de zona marginal de célula B, do tipo MALT (*mucosa associated lymphoid tissue*, do inglês), sendo a glândula salivar o sítio mais frequente.
- A transformação para linfoma é considerada atividade de doença e também o principal dano que impacta na redução da sobrevida média dos pacientes com DSj comparativamente a populações sem a doença.
- Acredita-se que, na DSj, fatores pró-oncogênicos e a estimulação crônica/persistente das células B por autoantígenos expressos de forma anômala nos órgãos que contêm tecido linfoide associado a mucosas promovem a mudança da policlonalidade para a monoclonalidade dos linfócitos B.
- Alguns fatores genéticos conhecidos são: as mutações do *tumor necrosis factor α-induced protein-3* (TNFAIP3) e do receptor do *B-cell activating factor* (BAFF), variantes do BAFF e do *FMS-like tyrosine kinase 3 ligand* (FLT3L), as quais resultam em proliferação acentuada dos linfócitos B, além de mutações do p53.
- Os principais fatores de risco para o desenvolvimento de linfoma na DSj são: parotidite persistente (aumento persistente de parótidas uni ou bilateral), linfadenomegalias, crioglobulinemia e diminuição dos níveis séricos da fração C4 do complemento.

INTRODUÇÃO – O RISCO DE LINFOMA NA DOENÇA DE SJÖGREN

Os pacientes portadores de doenças autoimunes têm um risco elevado para o desenvolvimento de neoplasias hematológicas,[1] possivelmente como resultado da ativação persistente dos linfócitos B decorrente da inflamação crônica e fatores genéticos associados.[2] A doença de Sjögren (DSj) é o distúrbio autoimune com mais forte associação a neoplasias de células B maduras (especialmente o linfoma). O risco de linfoma na DSj é 7-48,1 vezes maior do que nas pessoas saudáveis, 7 vezes maior do que nos portadores de lúpus eritematoso sistêmico (LES) e 4 vezes maior do que nos pacientes com artrite reumatoide (AR).[3-9]

A transformação para linfoma é considerada atividade de doença e também o principal dano que impacta na redução da sobrevida média dos pacientes com DSj comparativamente a populações sem a doença.[10] A ativação persistente dos linfócitos na DSj permanece policlonal na maioria dos pacientes. Em um subgrupo, entretanto, a ativação crônica das células B associada a outros fatores leva à seleção de linfócitos monoclonais. O linfoma mais associado à DSj é o linfoma não Hodgkin (LNH) de linfócitos B, tipo linfoma de zona marginal de célula B, do tipo MALT (*mucosa associated lymphoid tissue*, do inglês), sendo a glândula salivar o sítio mais frequente.[11]

TIPOS DE LINFOMA NA DOENÇA DE SJÖGREN

Cerca de 5 a 10% dos pacientes com DSj podem desenvolver linfoma.[11] Os LNH são os tipos mais frequentes e representam 98% de todas as neoplasias hematológicas que ocorrem na DSj. De acordo com a classificação da Organização Mundial da Saúde (OMS) para neoplasias hematológicas, podem também ser denominadas neoplasias de células B maduras (Figura 1).[12] Entre elas, na DSj, o tipo histológico mais comum é o LNH de células B da zona marginal extranodal, particularmente o linfoma MALT ($\cong$ 66%). Embora o principal sítio de acometimento sejam as glândulas salivares, podem desenvolver-se também nos pulmões, estômago, rins, fígado, timo, medula óssea, tireoide, pele e na órbita.[7] Essa forma de linfoma está associada a uma lenta evolução e melhor prognóstico.[11]

Os pacientes com DSj podem ainda desenvolver linfomas mais agressivos, especialmente o linfoma difuso de grandes células B (DLBCL, do inglês, *diffuse large B-cell lymphoma*) (15%).[4,5,9-14] Especula-se que possa acontecer de maneira espontânea ou como transformação de um linfoma MALT.[10,13,15]

Na DSj, o linfoma MALT acomete pacientes mais jovens, por volta dos 55 anos de idade, em torno de 5,2 anos depois do diagnóstico da doença autoimune subjacente. Por sua vez, o tipo DLBCL acomete os pacientes mais idosos,

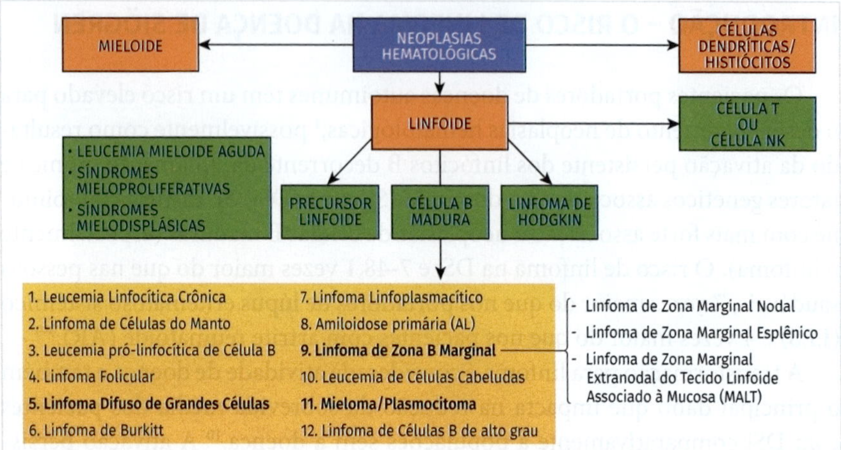

FIGURA 1 Classificação da Organização Mundial da Saúde (OMS) para neoplasias hematológicas (2016).[12] De acordo com essa classificação, as neoplasias mais comuns na doença de Sjögren são as neoplasias de célula B madura, denominadas também linfoma não Hodgkin (LNH). Entre elas, os subtipos mais frequentes são o linfoma de zona marginal de célula B, especialmente o tipo extranodal do tecido linfoide associado à mucosa (MALT). Em segundo lugar, o linfoma difuso de grandes células e os plasmocitomas.
MALT: *mucosa associated lymphoid tissue.*

em torno dos 69 anos de idade, e mais tardiamente, cerca de 8,1 anos após o diagnóstico da DSj.[11] Um aspecto relevante é que, no momento do diagnóstico do linfoma MALT, em torno de 25% dos pacientes com DSj já têm doença multifocal. O linfoma MALT nesses pacientes, à época do diagnóstico da neoplasia, apresenta-se nos estágios I e II (estadiamento de Ann Arbor) em mais de 50% dos doentes e aproximadamente 35% deles encontram-se no estágio IV. Já o tipo DLBCL apresenta-se nos pacientes com DSj mais comumente nos estágios avançados, III e IV.[11]

Quanto ao tratamento do linfoma na DSj, considerando-se todos os tipos histológicos, 87,9% iniciam algum tratamento específico, 61% dos LNH alcançam remissão após primeiro tratamento, 69% usam algum quimioterápico, 42% usam rituximabe, 19% necessitam de cirurgia e 7,4% evoluem a óbito.[16]

MECANISMOS DA TRANSFORMAÇÃO LINFOMATOSA NA DOENÇA DE SJÖGREN

O desenvolvimento do linfoma na DSj envolve a estimulação antigênica crônica local das células B autoreativas. Os mesmos processos fisiopatológicos envolvidos na DSj também conduzem à linfomagênese associada.

A ativação das células B, a atividade da doença e a diminuição da imunovigilância são os principais fatores que predispõem ao desenvolvimento do linfoma. A transformação linfomatosa situa-se no espectro de maior gravidade e dano da DSj, que ocorre em média após 6,5 anos de evolução.[17] Há o efeito do tempo de doença nesse processo, aumentando o risco dessa complicação ao longo da evolução.[18]

Acredita-se que a estimulação crônica/persistente das células B por autoantígenos expressos de forma anômala nos órgãos que contêm tecido linfoide associado a mucosas seja o mecanismo subjacente básico para o desenvolvimento do linfoma. Nesse cenário, o estímulo adicional de fatores pró-oncogênicos promove a mudança da policlonalidade para a monoclonalidade dos linfócitos B.[19]

Os fatores genéticos que levam ao desenvolvimento do linfoma são eventos moleculares que afetam o funcionamento e a sobrevida dos linfócitos B e a desregulação na via NF-κB (*nuclear factor NF-kB*). Sendo assim, a estimulação antigênica das células B autorreativas, associada a translocação cromossômica, mutação e polimorfismo gênico podem levar à transformação para linfoma. Alguns fatores genéticos conhecidos são: as mutações do *tumor necrosis factor α-induced protein-3* (TNFAIP3) e do receptor do *B-cell activating factor* (BAFF), variantes do BAFF e do *FMS-like tyrosine kinase 3 ligand* (FLT3L), as quais resultam em proliferação acentuada dos linfócitos B, além de mutações do p53.[11,20,21]

Os tumores do tecido linfoide associados à mucosa estão relacionados a várias translocações de cromossomos, que levam ao aumento da ativação do NF-kB. Esta é seguida por sua ligação ao DNA e modulação da atividade de uma ampla gama de genes.[22] As translocações cromossômicas, juntamente com a estimulação das células B autorreativas, podem explicar o desenvolvimento de malignidade na DSj. A translocação T(14;18) leva à superexpressão de Bcl2, um gene antiapoptótico que promove o aumento da sobrevida do células B. Essa translocação foi encontrada em pacientes com linfoma na DSj.[20]

O fator ativador das células B (BAFF, BLYS) é uma molécula-chave envolvida na ativação e estimulação dessas células. Uma mutação do receptor do BAFF confere um risco aumentado de linfoproliferação em pacientes com LNH por meio da ativação da via NF-kB.[11] Uma mutação funcional no receptor BAFF (His159Tyr) é a mais frequente na DSj e confere maior risco para LNH através da via NF-kB. Cerca de 2/3 dos pacientes com MALT e DSj carreiam essa mutação entre a 3ª e 4ª décadas de vida.[20]

A mutação somática e o polimorfismo do TNFAIP3 (rs2230926) estão associados com linfomas, incluindo o tipo MALT, na DSj. Esse gene é super-regulado por citocinas como o TNF-α e inibe a ativação do NF-KB.[20]

A metilenotetrahidroredutase (MTHFR) é uma enzima necessária para a síntese do DNA e metilação, que tem sido associada ao desenvolvimento do LNH não MALT em doenças autoimunes, incluindo a DSj.[20]

FATORES DE RISCO PARA O DESENVOLVIMENTO DE LINFOMA NA DOENÇA DE SJÖGREN

A Tabela 1 resume os principais fatores preditores já descritos para o desenvolvimento de linfoma na DSj. Dentre eles, aqueles com mais constância nos estudos e com maior força de associação são: parotidite persistente, linfadenopatia, púrpura palpável, presença de crioglobulinemia e diminuição da fração C4 do complemento. Esses fatores foram identificados como os mais importantes em um estudo de metanálise com 15.000 pacientes com DSj[18] e refletem o papel do tecido da glândula salivar, a ativação de um perfil de linfócitos B e o aparecimento da monoclonalidade. Os fatores de risco estão apresentados na Tabela 1 como muito forte, forte, moderada e fraca correlação, a depender do número de estudos, força e significância da associação.[19]

Salvatore de Vita et al.[23] descreveram que a parotidite crônica (> 12 meses) e as formas episódicas, mas com duração de 2-12 meses, são as mais associadas ao aparecimento de linfoma (principalmente na própria glândula salivar). Tal achado corrobora a possibilidade de um microambiente da glândula parótida no envolvimento da linfomagênese que ocorre na doença.[23]

Alguns fatores de risco são indicadores da transformação linfomatosa (presença de linfoma oculto ou já clinicamente evidente). São eles a negativação do fator reumatoide previamente positivo, elevação de β2-microglobulina, monoclonalidade e presença de cadeias leves no sangue e urina, linfadenomegalias maiores ou de consistência aumentada, pseudotumores e grande número de plasmócitos ou centros germinativos na biópsia salivar labial.

CONSIDERAÇÕES PRÁTICAS

A parotidite persistente é o principal elemento clínico para a suspeição de linfoma nos pacientes com DSj, especialmente quando assimétrica, refratária ao tratamento convencional e com concomitância de fatores de risco clínico e

TABELA 1 Principais fatores preditores para o desenvolvimento de linfoma na doença de Sjögren[18,19]

Muito forte associação ▪ Parotidite persistente (aumento persistente de parótidas uni ou bilateral) ▪ Linfadenomegalias ▪ Crioglobulinemia ▪ Diminuição dos níveis séricos da fração C4 do complemento
Forte associação ▪ Esplenomegalia ▪ Atividade sistêmica ▪ Diminuição dos níveis séricos da fração C3 do complemento
Moderada associação ▪ Úlceras dos membros inferiores ▪ Neuropatia periférica ▪ Envolvimento pulmonar ▪ Glomerulonefrite ▪ Gamopatia monoclonal ▪ Diminuição dos níveis de gamaglobulinas ▪ Linfopenia, linfopenia de células CD4+ ▪ Neutropenia ▪ Concentrações altas de β2-microglobulina ▪ Sexo masculino
Fraca associação ▪ Idade ▪ Anti-Ro/SS-A ▪ Altos níveis do fator reumatoide ▪ Presença de centros germinativos nas amostras de biópsia de glândulas salivares labiais ▪ Presença de lesões linfoepiteliais nas amostras de biópsia de glândulas salivares labiais ▪ Escore focal > 3 nas amostras de biópsia de glândulas salivares labiais

laboratoriais,[18] além de ser o principal sítio de surgimento dessa complicação.[24] Nesses cenários, orienta-se a avaliação por imagem seguida de análise histopatológica (Figura 2).

Nas diversas modalidades de imagem, o linfoma MALT da glândula parótida apresenta-se geralmente como nódulos solitários ou múltiplos, devendo a biópsia ser realizada no nódulo dominante sempre que possível. Um problema é que, apenas pela imagem, não é possível distinguir as alterações malignas das

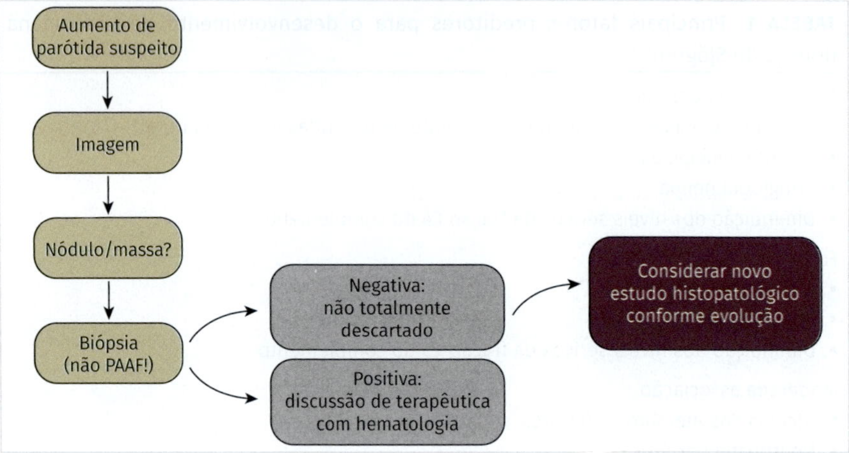

FIGURA 2 Fluxograma sugerido para avaliação do aumento das glândulas parótidas nos pacientes com doença de Sjögren.

de natureza benigna do processo autoimune. De muito valor na avaliação das neoplasias hematológicas, o PET-CT (*positron emission tomography scan*) tem papel limitado na DSj, devido à sua baixa captação em pacientes com linfoma de baixo grau (como o MALT de parótida). A ausência de captação nele, entretanto, exclui a possibilidade de formas agressivas como o linfoma difuso de células B.[25]

A avaliação histopatológica deve sempre ser considerada, devendo ser feita por biópsia incisional (*core biopsy*) ou excisional. Não há espaço para punções de agulha fina nesses casos, pela alta taxa de falsos negativos por esse método.[26,27] Nesse aspecto, a biópsia por agulha (*core biopsy*) das glândulas salivares guiada pela ultrassonografia é considerada um método seguro e útil para avaliação da suspeição de linfoma na DSj.[28-30]

Os pacientes com manifestações sistêmicas moderadas a graves [*European League Against Rheumatism (EULAR) Sjögren´s Syndrome Disease Activity Index* (ESSDAI) > 5] ou presença dos fatores preditores (Tabela 1) devem ser regularmente monitorados para linfoma, com busca ativa de sintomas, exame físico (aumento de parótidas, esplenomegalias, linfadenomegalias maiores ou de consistência aumentada, pseudotumores), eletroforese de proteínas, pesquisa de cadeias leves no sangue e urina, fator reumatoide, desidrogenase láctica (DHL), β2-microglobulina e exames de imagem, a critério clínico.

REFERÊNCIAS

1. Hemminki K, Huang W, Sundquist J, Sundquist K, Ji J. Autoimmune diseases and hematological malignancies: exploring the underlying mechanisms from epidemiological evidence. Semin Cancer Biol. 2020;64:114-21.
2. Noureldine HA, Nour-Eldine W, Hodroj MH, Noureldine MHA, Taher A, Uthman I. Hematological malignancies in connective tissue diseases. Lupus. 2020;29(3):225-35.
3. Kassan SS, Thomas TL, Moutsopoulos HM, et al. Increased risk of lymphoma in sicca syndrome. Ann Intern Med. 1978;89(6):888-92.
4. Zintzaras E, Voulgarelis M, Moutsopoulos HM. The risk of lymphoma development in autoimmune diseases: a meta-analysis. Arch Intern Med.2005;165(20):2337-44.
5. Zhang W, Feng S, Yan S, et al. Incidence of malignancy in primary Sjogren's syndrome in a Chinese cohort. Rheumatology (Oxford). 2010;49(3):571-7.
6. Weng MY, Huang YT, Liu MF, Lu TH. Incidence of cancer in a nationwide population cohort of 7852 patients with primary Sjogren's syndrome in Taiwan. Ann Rheum Dis. 2012;71(4):524-7.
7. Johnsen SJ, Brun JG, Gøransson LG, et al. Risk of non-Hodgkin's lymphoma in primary Sjögren's syndrome: a population-based study. Arthritis Care Res (Hoboken). 2013;65(5):816-21.
8. Abrol E, González-Pulido C, Praena-Fernández JM, Isenberg DA. A retrospective study of long--term outcomes in 152 patients with primary Sjogren's syndrome: 25-year experience. Clin Med (Lond). 2014;14(2):157-64.
9. Liang Y, Yang Z, Qin B, Zhong R. Primary Sjogren's syndrome and malignancy risk: a systematic review and meta-analysis. Ann Rheum Dis. 2014;73(6):1151-6.
10. Voulgarelis M, Ziakas PD, Papageorgiou A, Baimpa E, Tzioufas AG, Moutsopoulos HM. Prognosis and outcome of non-Hodgkin lymphoma in primary Sjögren syndrome. Medicine (Baltimore). 2012;91(1):1-9.
11. Papageorgiou A, Ziogas DC, Mavragani CP, et al. Predicting the outcome of Sjogren's syndrome-associated non-Hodgkin's lymphoma patients. PLoS One. 2015;10(2):e0116189.
12. Swerdlow SH, Campo E, Pileri SA, et al. The 2016 revision of the World Health Organization classification of lymphoid neoplasms. Blood. 2016;127(20):2375-90.
13. Turner MD. Salivary gland disease in Sjögren's syndrome: sialoadenitis to lymphoma. Oral Maxillofac Surg Clin North Am. 2014;26(1):75-81.
14. Goules AV, Tzioufas AG. Lymphomagenesis in Sjögren's syndrome: predictive biomarkers towards precision medicine. Autoimmun Rev. 2019;18(2):137-43.
15. De Vita S, Gandolfo S. Predicting lymphoma development in patients with Sjögren's syndrome. Expert Rev Clin Immunol. 2019;15(9):929-38.
16. Ambrus JL, Suresh L, Peck A. Multiple roles for B-lymphocytes in Sjogren's Syndrome. J Clin Med. 2016;5(10):87.
17. Zufferey P, Meyer OC, Grossin M, Kahn MF. Primary Sjögren's syndrome (SS) and malignant lymphoma. A retrospective cohort study of 55 patients with SS. Scand J Rheumatol. 1995;24(6):342-5.
18. Nishishinya MB, Pereda CA, Muñoz-Fernández S, et al. Identification of lymphoma predictors in patients with primary Sjögren's syndrome: a systematic literature review and meta-analysis. Rheumatol Int. 2015;35(1):17-26.
19. Retamozo S, Brito-Zerón P, Ramos-Casals M. Prognostic markers of lymphoma development in primary Sjögren syndrome. Lupus. 2019;28(8):923-36.
20. Nezos A, Papageorgiou A, Fragoulis G, et al. B-cell activating factor genetic variants in lymphomagenesis associated with primary Sjogren's syndrome. J Autoimmun. 2014;51:89-98.
21. Ruiz-Ordoñez I, Piedrahita JM, Arévalo JA, Agualimpia A, Tobón GJ. Lymphomagenesis predictors and related pathogenesis. J Transl Autoimmun. 2021;4:100098.

22. Bombardieri M, Pitzalis C. Ectopic lymphoid neogenesis and lymphoid chemokines in Sjogren's syndrome: at the interplay between chronic inflammation, autoimmunity and lymphomagenesis. Curr Pharm Biotechnol. 2012;13(10):1989-96.
23. De Vita S, Isola M, Baldini C, et al. Predicting lymphoma in Sjögren's syndrome and the pathogenetic role of parotid microenvironment through precise parotid swelling recording. Rheumatology (Oxford). 2023;62(4):1586-93.
24. Hernández-Molina G, Kostov B, Brito-Zerón P, et al. Characterization and outcomes of 414 patients with primary SS who developed haematological malignancies. Rheumatology (Oxford). 2022;62(1):243-55.
25. Ko KWS, Bhatia KS, Ai QYH, King AD. Imaging of head and neck mucosa-associated lymphoid tissue lymphoma (MALToma). Cancer Imaging. 2021;21(1):10.
26. Feinstein AJ, Ciarleglio MM, Cong X, Otremba MD, Judson BL. Parotid gland lymphoma: prognostic analysis of 2140 patients. Laryngoscope. 2013;123(5):1199-203.
27. Zucca E, Bertoni F. The spectrum of MALT lymphoma at different sites: biological and therapeutic relevance. Blood. 2016;127(17):2082-92.
28. Manfrè V, Cafaro G, Riccucci I, et al. One year in review 2020: comorbidities, diagnosis and treatment of primary Sjögren's syndrome. Clin Exp Rheumatol. 2020;38 Suppl 126(4):10-22.
29. Baer AN, Grader-Beck T, Antiochos B, Birnbaum J, Fradin JM. Ultrasound-guided biopsy of suspected salivary gland lymphoma in Sjögren's syndrome. Arthritis Care Res (Hoboken). 2021;73(6):849-55.
30. Lorenzon M, Tulipano Di Franco F, Zabotti A, et al. Sonographic features of lymphoma of the major salivary glands diagnosed with ultrasound-guided core needle biopsy in Sjögren's syndrome. Clin Exp Rheumatol. 2021;39 Suppl 133(6):175-83.

21

Manifestações sistêmicas: manifestações do sistema digestivo

Sonia Cristina de Magalhães Souza Fialho
Aysa César Pinheiro
Marilena Leal Mesquita Silvestre Fernandes
Fabíola Reis de Oliveira

PONTOS-CHAVE

- As manifestações do aparelho digestivo são frequentes na doença de Sjögren (DSj) e podem ser atribuídas a mecanismos próprios da doença ou à associação com outras condições imunomediadas órgão-específicas.
- Disfagia, dispepsia, constipação intestinal, diarreia, dor e distensão abdominal são as queixas mais comuns no acometimento do tubo digestivo pela DSj.
- A DSj é considerada um fator de risco independente para ocorrência de disfunções pancreáticas, embora a pancreatite clinicamente detectável seja um evento incomum.
- As doenças autoimunes do aparelho digestivo mais estreitamente associadas à DSj são a colangite biliar primária e a hepatite autoimune.
- Sempre é importante ressaltar que, estando a DSj relacionada com maior risco para linfoma não Hodgkin, a hipótese de transformação maligna no tubo ou órgãos do sistema digestivo deve compor o raciocínio de diagnóstico diferencial para sinais e sintomas aqui mencionados.

INTRODUÇÃO

O envolvimento do sistema digestivo na doença de Sjögren (DSj) está descrito em cerca de 10 a 30% dos pacientes.[1,2] Apesar de frequentes, as manifestações do aparelho digestivo não estão previstas no índice de atividade da doença, o ESSDAI (*EULAR Sjögren's Syndrome Disease Activity Index*)[3] e tampouco são utilizadas para classificação diagnóstica. Algumas vezes, o acometimento é inteiramente decorrente de mecanismos próprios da DSj, mas, em outras circunstâncias, as manifestações são atribuídas à associação com doenças imunomediadas órgão-específicas. De fato, ambas as situações são negligenciadas e, por conseguinte, temos subdiagnóstico.

O ENVOLVIMENTO DO TUBO DIGESTIVO

A disfagia é um sintoma comum, reportado em 33% a 81% dos pacientes com DSj.[4-6] Acredita-se que a falta de saliva seja o componente causal mais importante, devido à sua participação na mastigação e no processamento do alimento na cavidade oral, bem como na transferência do bolo através da faringe e do esôfago.[7] No entanto, estudos funcionais e de imagem na avaliação da musculatura orofacial e da deglutição mostram que a DSj também afeta negativamente o equilíbrio do sistema estomatognático e a motilidade esofágica, colaborando para o aparecimento das queixas.[7,8] Os sintomas típicos e atípicos (rouquidão, tosse crônica, globus) de refluxo gastroesofágico ocorrem em torno de 60% dos pacientes, sendo mais frequentes do que em controles saudáveis (23%).[5] Apesar da frequência aumentada de pirose, a correlação entre os sintomas e as alterações objetivas na sialometria, pHmetria de 24 horas e manometria esofágicas é baixa.[5,6,9,10] Estima-se que, além da hipossalivação e da dismotilidade, outros mecanismos estejam envolvidos, como a alteração do relaxamento esfincteriano, o esvaziamento gástrico retardado e eventuais efeitos adversos de medicamentos.[11,12] A presença de membranas esofagianas, em até 10% dos casos, também é implicada.[13]

No que diz respeito ao envolvimento gástrico, dor epigástrica, dispepsia e náuseas são queixas bastante comuns. No geral, devem ser investigadas e podem ter associação com gastropatia crônica ou até mesmo com linfoma gástrico, embora a intensidade dos sintomas não se correlacione bem com os achados histológicos e endoscópicos.[14,15] Nos estudos em que pacientes com DSj são submetidos a endoscopia digestiva alta e exame histopatológico complementar, a gastrite crônica atrófica (GCA) é reportada em maior prevalência que na população em geral.[14,15] O diagnóstico de GCA é dado pela identificação de autoanticorpos específicos (contra células parietais e fator intrínseco); avaliação da função secretora da mucosa gástrica (pepsinogênio e hipergastrinemia); e histologia típica (inflamação e atrofia da mucosa e metaplasia intestinal envolvendo corpo e fundo gástricos). Macrocitose, deficiência de vitamina B12, má absorção de ferro, anemia perniciosa e neuropatia são as características mais relevantes e, quando necessária, a terapia de reposição de micronutrientes é preferencialmente parenteral.[16] Apenas 13% dos pacientes com DSj e GCA possuem anticorpos anticélulas parietais e a anemia perniciosa é raramente encontrada.[15-19]

Os pacientes com DSj apresentam maior taxa de infecção gastroduodenal por *Helicobacter pylori* (53,8%) do que portadores de outras doenças reumáticas ou indivíduos saudáveis, segundo Chen e colaboradores.[20] A erradicação da bactéria, entretanto, não parece interferir na sintomatologia nem na evolução da doença. Da mesma forma, embora a infecção seja um fator de risco para o desenvolvimento de linfoma MALT (*mucosa-associated lymphoid tissue*) gástrico, as evidências de que a bactéria confira um risco adicional para neoplasia na DSj são insuficientes.[21]

Por fim, o comprometimento da regulação nervosa simpática e parassimpática levando à disautonomia pode ser causa de gastroparesia, produzindo náuseas, vômitos, anorexia, saciedade precoce e perda de peso.[21,22] A hipótese é que a dismotilidade do tubo digestivo, pouco estudada e provavelmente subdiagnosticada nos pacientes com DSj, possa decorrer do efeito de autoanticorpos dirigidos contra receptores muscarínicos tipo 3 (M3) expressos na musculatura lisa, mais especificamente nos sistemas gastrointestinal, geniturinário e na glândula exócrina, causando inibição da neurotransmissão colinérgica.[5,23,24] A constipação intestinal ocorre em 37-54% dos pacientes com DSj e a diarreia crônica em até 9%.[21,25] Dor, desconforto, distensão abdominal e esvaziamento retal incompleto também são sintomas supostamente resultantes da desregulação do sistema nervoso autonômico, sendo associados a impacto na qualidade de vida, pior autoavaliação dada pelo ESSPRI (*EULAR Sjögren's Syndrome Patient Reported Index*) e soronegatividade para anticorpos anti-Ro/SS-A.[25]

É importante lembrar que os agentes agonistas dos receptores muscarínicos, pilocarpina e cevimelina, utilizados na terapêutica do complexo *sicca*, podem causar diarreia e outros sintomas gastrointestinais.[12] Similarmente, o uso excessivo de pastilhas para boca seca contendo xilitol ou sorbitol pode levar à flatulência e diarreia.[12]

O envolvimento intestinal por vasculite, inclusive em associação com a crioglobulinemia, pode causar angina abdominal, sangramentos, infartos ou perfurações intestinais e é considerado grave. A presença de vasculite em outros tecidos, como a pele, o nervo periférico e os rins pode auxiliar no diagnóstico. Os quadros de colite linfocítica, síndrome do supercrescimento bacteriano e sobreposição com doença inflamatória intestinal, entre outros, são excepcionalmente descritos na DSj.

A doença celíaca é uma enteropatia imunomediada que afeta primariamente o intestino delgado de indivíduos geneticamente predispostos e que é causada por uma sensibilidade permanente ao glúten. Anticorpos antitransglutaminase da classe IgA e alterações histológicas típicas no duodeno são marcos do diagnóstico. Segundo alguns autores, estes achados são mais frequentes nos pacientes com DSj, mesmo na ausência de sintomas representativos, comparativamente a indivíduos saudáveis.[26-28] Sendo assim, é recomendável que portadores da DSj com sinais ou sintomas digestivos sugestivos, ainda que leves, sejam submetidos a triagem sérica e biópsia de duodeno para confirmação, em caso de positividade para os anticorpos marcadores.[29]

Ainda que, até o presente, o entendimento dos mecanismos fisiopatológicos envolvidos nas alterações do tubo digestivo na DSj seja incompleto e que a correlação entre sintomas e achados em exames complementares seja exígua, recomenda-se a investigação das queixas clínicas dos pacientes. Na falta de um diagnóstico conclusivo, o tratamento sintomático visando alívio dos sintomas e bem-estar deve ser estabelecido.

O ENVOLVIMENTO PANCREÁTICO

A DSj é considerada um fator de risco independente para ocorrência de envolvimento do pâncreas e pacientes com DSj apresentam risco 2,9 a 4,1 vezes maior de pancreatite aguda em comparação com controles não Sjögren.[30] Em seu componente exócrino, o pâncreas é comparável funcional e histologicamente às glândulas salivares, sendo algum grau de disfunção pancreática relatado em 18% a 37,5% dos casos de DSj, devido à perda de células acinares por infiltração inflamatória linfocitária.[31,32] Apesar das semelhanças entre ambos os tecidos, a pancreatite, aguda ou crônica, felizmente, é um evento incomum e representado por apenas 0,5% a 1% dos casos.[32-34] A necrópsia de pacientes assintomáticos, entretanto, revela graus variados de pancreatite e infiltrado linfocítico do tecido.[32]

As manifestações pancreáticas na DSj são geralmente leves, demonstradas por aumento das enzimas pancreáticas e disfunção exócrina, sem corresponder a achados morfológicos ou de imagem.[35,36] O acometimento subclínico é o usual e 25% a 33% dos pacientes apresentam taxas séricas elevadas de amilase, isoamilase pancreática, tripsina e lipase.[37] Os indivíduos sintomáticos, especialmente na presença de outros fatores de risco para pancreatite, como alcoolismo, colelitíase, *diabetes mellitus* e uso de prednisona em doses acima de 5 mg ao dia, devem ser submetidos a testes de triagem para a investigação de insuficiência exócrina do pâncreas, iniciando pela dosagem das enzimas pancreáticas.[29,37]

A ultrassonografia (USG) de abdome geralmente é o primeiro exame de imagem realizado em pacientes com icterícia, dor abdominal ou suspeita de pancreatite, muito embora diversos exames de imagem possam ser utilizados com a mesma finalidade, a depender da experiência de cada serviço, como a tomografia computadorizada, a ressonância nuclear magnética (RNM) e a colangiopancreatografia endoscópica retrógrada.[38,39] Descrições de edema focal, multifocal ou difuso do pâncreas e estreitamento do ducto pancreático principal e do ducto biliar são as principais alterações previstas nesses exames.[38,39]

Os testes funcionais para avaliação exócrina são a análise invasiva de secreção duodenal após estimulação da secretina (por canalização do duodeno), medição de elastase, lipase ou quimotripsina fecais (úteis na disfunção pancreática avançada) e quantificação fecal de gordura em 24 horas (medida de excreção após dieta com sobrecarga de gordura).[18,32] A disfunção endócrina é monitorada com medidas de hemoglobina glicada.[32]

Não existe um autoanticorpo marcador de doença pancreática na DSj.[36] Estudos mostram que anticorpos contra células epiteliais salivares e do ducto pancreático, como anticorpos contra anidrase carbônica II ou lactoferrina, não têm sensibilidade e especificidade razoáveis para discriminar pacientes com pancreatite autoimune daqueles com malignidade.[36,40] Os principais diagnósticos alternativos a serem excluídos são a doença relacionada à IgG4 (DRIgG4) e neoplasias.[21,34,41]

Alguns achados em exames complementares permitem a melhor diferenciação entre o acometimento pancreático na DSj e nas demais condições. Os níveis séricos da subclasse IgG4, em geral menores que 5% da IgG total, estão bastante elevados na DRIgG4, não obstante possam sofrer alterações mais modestas na DSj, na colangite biliar e nas neoplasias, o que justifica a realização de estudo histopatológico para diagnóstico diferencial.[38] Em casos de síndromes colestáticas com imagem atípica do órgão (atrofia ou dilatação ductal, por exemplo), a biópsia pancreática e a dosagem sérica de IgG4 auxiliam no esclarecimento diagnóstico.[29] Os achados histopatológicos na DRIgG4 incluem atrofia acinar, infiltração linfoplasmocítica não granulomatosa com células plasmáticas IgG-4-positivas, flebite obliterante e fibrose intersticial estoriforme.[32]

É importante destacar que os pacientes com DSj e envolvimento pancreático, estatisticamente, têm mais acometimento renal, do sistema nervoso central, fenômeno de Raynaud e linfoma.[42] O uso de ciclofosfamida parece associado a maior risco para pancreatite aguda, sendo incerto se isso se dá por toxicidade direta ou, talvez, por ser um marcador de doença sistêmica grave. Por outro lado, o uso de hidroxicloroquina mostrou-se protetor.[32] São recomendadas a prescrição de analgésicos e a reposição enzimática para manejo de pacientes sintomáticos e, para todos, deve ser aconselhada a interrupção do tabagismo e a abstenção do consumo de bebidas alcoólicas.[38]

O ENVOLVIMENTO DO FÍGADO E VIAS BILIARES

Em consideração ao envolvimento hepático e de vias biliares, as doenças autoimunes mais frequentemente associadas à DSj são a colangite biliar primária, presente em 4 a 9% dos pacientes, e a hepatite autoimune, presente em 2 a 4% dos pacientes (Quadro 1).[43] Outras condições a serem examinadas em casos de alterações hepatocelulares ou canaliculares nos portadores de DSj incluem hepatites virais, esteato-hepatite não alcoólica, colelitíase e toxidade por drogas.[44,21]

QUADRO 1 Frequência de colangite biliar primária (CBP) e hepatite autoimune (HAI) em diversas coortes de pacientes com doença de Sjögren (DSj)

Autor (ano)	País	DSj n	CBP n (%)	HAI n (%)
Lindgren et al. (1994)	Suécia	45	4 (9%)	2 (4%)
Ramos-Casals et al. (2006)	Espanha	475	16 (4%)	8 (2%)
Montaño-Loza et al. (2007)	México	95	5 (5%)	2 (2%)
Hatzis et al. (2008)	Grécia	410	27 (6,6%)	ND
Karp et al. (2010)	EUA	58	ND	1 (1,7%)

N: número de pacientes; ND: dado não disponível.

Na colangite biliar primária (CBP) predomina a inflamação mediada por linfócitos T nos pequenos ductos biliares intralobulares. Essa agressão crônica às células epiteliais dos ductos leva à sua destruição gradual, rarefação no tecido e eventual desaparecimento. A consequente ductopenia provoca sinais e sintomas de colestase e pode resultar em cirrose com falência hepática.[45] Cinquenta a 60% dos pacientes com CBP são assintomáticos e diagnosticados incidentalmente através da observação de anormalidades nos testes bioquímicos hepáticos.[45] Nos pacientes sintomáticos, fadiga e prurido são os sintomas principais, sendo a icterícia um sinal clínico tardio.[45] Xantelasmas, xerose e pigmentação cutânea, hipercolesterolemia, osteoporose e fraturas configuram as manifestações extra-hepáticas cardinais.[45] O diagnóstico da CBP deve ser suspeitado em pacientes com colestase de duração maior do que 6 meses e o diagnóstico diferencial inclui colestase de causa medicamentosa, obstrução biliar, sarcoidose, colangite esclerosante primária, hepatite autoimune e as hepatites virais.[45]

As alterações laboratoriais da fase inicial da doença incluem o aumento das enzimas hepáticas com padrão colestático (ou seja, com aumento desproporcional das enzimas canaliculares em relação às hepatocelulares), função hepática preservada (concentração de albumina e tempo de protrombina normais), aumento sérico de bilirrubina direta, aumento da concentração sérica de imunoglobulina M (IgM), hiperlipidemia às custas de colesterol e autoanticorpos circulantes.[45]

O autoanticorpo antimitocondrial (AMA) e os anticorpos anticélulas HEp-2 (FAN) são comuns nos casos de CBP. Sendo o principal marcador sorológico da doença, o AMA tem boa especificidade e sensibilidade, é reagente em mais de 95% dos pacientes e pode anteceder as manifestações clínicas em muitos anos.[45,46] O AMA é dirigido contra a subunidade E2 do complexo piruvato desidrogenase (PDH), principal antígeno mitocondrial, e pode ser pesquisado por imunofluorescência indireta (IFI). Nos casos de forte suspeita diagnóstica onde a IFI é negativa, técnicas imunoenzimática (ELISA) e de *Westernblotting* devem ser usadas para confirmação.[43,45,46] A inclusão de sua testagem na avaliação imunológica dos pacientes com DSj, independentemente da existência de alterações hepáticas óbvias, justifica-se devido à forte associação entre sua presença e o desenvolvimento de CBP nesses indivíduos.[47] A pesquisa do anticorpo anticélulas HEp-2 (FAN), reagente em 30% a 50% dos casos, não raro revela padrões associados à CBP, como o padrão nuclear tipo membrana nuclear e o padrão nuclear pontilhado com pontos isolados.[46] Os anticorpos anti-glicoproteína-gp210 (correspondente ao padrão de envelope nuclear) e o anti-Sp-100 (associado ao padrão de múltiplos pontos nucleares), altamente específicos, podem contribuir decisivamente para o diagnóstico de CBP nos casos AMA negativos e, ao mesmo tempo, têm valor prognóstico.[46]

A avaliação por imagem não invasiva do fígado e das vias biliares é a sequência propedêutica mandatória em todos os pacientes com evidência bioquímica de colestase. Usualmente, a ultrassonografia é o primeiro exame de imagem a ser feito para avaliar o tamanho e a heterogeneidade do parênquima hepático e excluir obstrução biliar extra-hepática. A USG, a RNM e a colangiopancreatografia avaliam a via biliar, os sinais de hepatopatia crônica, a presença de esplenomegalia e hipertensão portal. Esses exames, quando associados à elastografia, mostram boa correlação entre o grau de fibrose e o estágio da doença.[45]

De modo geral, a biópsia hepática não é imprescindível para o diagnóstico de CBP, mas oferece valor prognóstico e auxilia na exclusão dos diagnósticos alternativos ou concomitantes de hepatite autoimune, esteato-hepatite não alcoólica e carcinoma hepatocelular (que pode se desenvolver em cerca de 5% dos casos).[48] Do ponto de vista histopatológico a doença é composta por infiltrado mononuclear e destruição do epitélio dos pequenos ductos biliares interlobulares, inflamação linfoplasmocitária portal e periportal (constituindo agregados linfoides com centros germinativos), colestase, lesão hepatocelular discreta e fibrose.[48] Com o tempo, advém progressão do padrão inflamatório para o fibrótico e posterior desenvolvimento de cirrose.

Na prática, o estabelecimento do diagnóstico de CBP ocorre a partir da exclusão de obstrução biliar extra-hepática e da presença de pelo menos dois dos três itens a seguir:[45] a) elevação de enzimas canaliculares, especialmente da fosfatase alcalina; b) anticorpo antimitocondrial (AMA) reagente em título de 1:40 ou maior, e/ou anticorpo anticélulas HEp-2 (FAN) em padrões nucleares específicos, como membrana nuclear e nuclear pontilhado com pontos isolados, e/ou anti-gp210 e anti-Sp-100; c) evidência histológica, ou seja, colangite destrutiva não supurativa dos ductos biliares interlobulares.

O tratamento inicia-se pelo alívio sintomático do prurido cutâneo, ajuste dietético para os pacientes com esteatorreia, controle da hipercolesterolemia, reposição de vitaminas lipossolúveis e prevenção da osteoporose.[45,49] O ácido ursodesoxicólico (na dose de 13 a 15 mg/kg/dia) tem sido o pilar terapêutico da CBP e demonstra melhorar a sobrevida livre de transplante hepático, mesmo em pacientes com resposta incompleta.[49] Pode ser usado em monoterapia ou associado ao ácido obeticólico (dose de 5 a 10 mg/dia). O uso ainda experimental de fibratos, por sua ação agonista de receptores ativados por proliferadores peroxissomais, regulação de metabolismo lipídico e inflamação, parece promissor.[45,49] Os tratamentos baseados em corticosteroides e imunossupressores, por sua vez, trazem resultados conflitantes.[49] O transplante hepático é reservado para fases avançadas de cirrose ou nos casos de prurido grave e intratável.[45]

É importante ressaltar ainda que a DSj é a doença autoimune sistêmica mais frequentemente associada à CBP,[50,51] estando presente em 30 a 40% desses pacientes (Quadro 2).[29] Sugere-se que ambas as condições, DSj e CBP, tenham mecanismos patogênicos comuns, representando diferentes expressões da mesma epitelite autoimune.[52]

QUADRO 2 Frequência de doença da Sjögren (DSj) nos pacientes com colangite biliar primária (CBP)

Autor (ano)	País	CBP n	DSj n (%)
Marasini et al. (2001)	Itália	170	6 (3,5%)
Gershwin et al. (2005)	Estados Unidos	1.032	102 (10%)
Valera et al. (2006)	Chile	115	33 (38 %)
Wang et al. (2013)	China	322	121 (36,2%)

N: número de pacientes.

Outra importante condição a ser destacada, a hepatite autoimune (HAI) é uma doença crônica marcada por lesão necroinflamatória do fígado, autoanticorpos circulantes e hipergamaglobulinemia. O seu espectro é heterogêneo e flutuante, variando desde indivíduos assintomáticos ou com sintomas inespecíficos (tais como fadiga, prurido, anorexia, náusea, dor abdominal) até casos graves de falência hepática aguda ou crônica. Do ponto de vista laboratorial, caracteriza-se por aumento das aminotransferases, cujos níveis podem atingir valores acima de 50 vezes o limite superior da normalidade. Os valores da fosfatase alcalina, por outro lado, são normais ou discretamente elevados, em contraste com os casos de colangite biliar. Graus variáveis de disfunção hepática são encontrados, a depender da magnitude e cronicidade do quadro, caracterizados por hiperbilirrubinemia, alargamento do tempo de protrombina e hipoalbuminemia. Um achado bastante típico da HAI é a hipergamaglobulinemia policlonal às custas de aumento sérico dos níveis de imunoglobulina G, enquanto os níveis de IgA e IgM permanecem normais. A hipergamaglobulinemia está habitualmente associada com autoanticorpos circulantes.[48]

A classificação da HAI é feita de acordo com o perfil de autoanticorpos em HAI tipo-1 e tipo-2. Todos os casos de HAI já relatados em pacientes com DSj são do tipo-1, onde os principais achados são anticorpos anticélulas HEp-2 (FAN), antimúsculo liso (AML), anticitoplasma de neutrófilos perinuclear (pANCA) e anti-SLA/LP.[48] Apesar do valor para diagnóstico e classificação da doença, esses autoanticorpos podem estar ausentes em cerca de 10% dos casos, tornam-se facilmente negativos com o tratamento e ocorrem em outras enfermidades hepáticas, reumatológicas e infecciosas. O anticorpo antimúsculo liso, apesar de frequente (62% dos casos), não revela a mesma significância clínica de associação entre a HAI e DSj em oposição ao que ocorre com o AMA na CBP.[53] Além disso, não existe relação entre título de AML e gravidade da HAI.[29] Não há casos descritos de HAI tipo-2 em pacientes com DSj, doença na qual o anti-LKM1 (*anti-liver-kidney microsome antibodies*) não é detectado.[53]

Os achados histológicos na HAI não são patognomônicos, mas alguns aspectos são característicos, como a hepatite de interface com infiltrado linfocitário e predomínio de plasmócitos, agressão à placa limitante com invasão do parênquima hepático, presença de rosetas hepatocitárias e fibrose (que é quase universal).[29] O diagnóstico definitivo é feito mediante a combinação de achados clínicos, laboratoriais, histopatológicos e resposta ao tratamento, sempre considerando-se a exclusão de outras causas de doenças hepáticas. A terapia de primeira linha para controle da HAI é baseada na prescrição de corticosteroides, em monoterapia ou mais frequentemente acompanhados de azatioprina.[54]

Apesar de corriqueiras na prática clínica do reumatologista, alguns autores não consideram a CBP e a HAI nos pacientes com DSj como um acometimento orgânico próprio, mas sim uma associação de doenças, em contexto de poliautoimunidade.[55] A colaboração entre hepatologistas e reumatologistas, portanto, promove avanços no manejo desse complexo cenário.

A mensagem relevante deste capítulo, que deve ficar como alerta na prática clínica, é que os sinais e sintomas relacionados ao acometimento do aparelho digestivo podem ser negligenciados e constituírem armadilhas do diagnóstico. Deve-se lembrar que eles podem ser as manifestações inaugurais, fazer parte da evolução da própria doença, ou ainda ser estigmas de outras doenças imunomediadas em sobreposição com a DSj.

REFERÊNCIAS

1. Qin B, Wang J, Yang Z, et al. Epidemiology of primary Sjögren's syndrome: a systematic review and meta-analysis. Ann Rheum Dis. 2015;74(11):1983-9.
2. Melchor S, Sánchez-Piedra C, Fernández Castro M, et al. Digestive involvement in primary Sjögren's syndrome: analysis from the Sjögrenser registry. Clin Exp Rheumatol. 2020;38 Suppl 126(4):110-5.
3. Seror R, Theander E, Brun JG, et al. Validation of EULAR primary Sjögren's syndrome disease activity (ESSDAI) and patient indexes (ESSPRI). Ann Rheum Dis. 2015;74(5):859-66.
4. Volter F, Fain O, Mathieu E, Thomas M. Esophageal function and Sjögren's syndrome. Dig Dis Sci. 2004;49(2):248-53.
5. Mandl T, Ekberg O, Wollmer P, Manthorpe R, Jacobsson LT. Dysphagia and dysmotility of the pharynx and oesophagus in patients with primary Sjögren's syndrome. Scand J Rheumatol. 2007;36(5):394-401.
6. Palma R, Freire A, Freitas J, et al. Esophageal motility disorders in patients with Sjögren's syndrome. Dig Dis Sci. 1994;39(4):758-61.
7. Zanin MC, Garcia DM, Rocha EM, de Felício CM. Orofacial motor functions and temporomandibular disorders in patients with Sjögren's syndrome. Arthritis Care Res (Hoboken). 2020;72(8):1057-65.
8. Eyigör S, Sezgin B, Karabulut G, Öztürk K, Göde S, Kirazlı T. Evaluation of swallowing functions in patients with Sjögren's Syndrome. Dysphagia. 2017;32(2):271-8.
9. Anselmino M, Zaninotto G, Costantini M, et al. Esophageal motor function in primary Sjögren's syndrome: correlation with dysphagia and xerostomia. Dig Dis Sci 1997;42(1):113-8.
10. Grande L, Lacima G, Ros E, Font J, Pera C. Esophageal motor function in primary Sjögren's syndrome. Am J Gastroenterol. 1993;88(3):378-81.
11. Chang CS, Liao CH, Muo CH, Kao CH. Increased risk of concurrent gastroesophageal reflux disease among patients with Sjögren's syndrome: a nationwide population-based study. Eur J Intern Med. 2016;31:73-8.
12. Popov Y, Salomon-Escoto K. Gastrointestinal and hepatic disease in Sjogren syndrome. Rheum Dis Clin North Am. 2018;44(1):143-51.
13. Kjellén G, Fransson SG, Lindström F, Sökjer H, Tibbling L. Esophageal function, radiography, and dysphagia in Sjögren's syndrome. Dig Dis Sci. 1986;31(3):225-9.
14. Maury CP, Törnroth T, Teppo AM. Atrophic gastritis in Sjögren's syndrome. Morphologic, biochemical, and immunologic findings. Arthritis Rheum. 1985;28(4):388-94.
15. Ostuni PA, Germana B, Di Mario F, et al. Gastric involvement in primary Sjögren's syndrome. Clin Exp Rheumatol. 1993;11(1):21-5.
16. Pedro-Botet J, Coll J, Tomás S, Soriano JC, Gutiérrez-Cebollada J. Primary Sjögren's syndrome associated with chronic atrophic gastritis and pernicious anemia. J Clin Gastroenterol. 1993;16(2):146-8.
17. Nardi N, Brito-Zerón P, Ramos-Casals M, et al. Circulating auto-antibodies against nuclear and non-nuclear antigens in primary Sjögren's syndrome: prevalence and clinical significance in 335 patients. Clin Rheumatol. 2006;25(3):341-6.
18. Ebert EC. Gastrointestinal and hepatic manifestations of Sjogren syndrome. J Clin Gastroenterol. 2012;46(1):25-30.
19. Koskenpato K, Ainola M, Przybyla B, et al. Diminished salivary epidermal growth factor secretion: a link between Sjögren's syndrome and autoimmune gastritis? Scand J Rheumatol. 2016;45(2):118-21.
20. Chen Q, Zhou X, Tan W, Zhang M. Association between Helicobacter pylori infection and Sjögren syndrome: a meta-analysis. Medicine (Baltimore). 2018;97(49):e13528.
21. Vivino FB, Bunya VY, Massaro-Giordano G, et al. Sjogren's syndrome: an update on disease pathogenesis, clinical manifestations and treatment. Clin Immunol. 2019;203:81-121.

22. Kovács L, Papós M, Takács R, et al. Autonomic nervous system dysfunction involving the gastrointestinal and the urinary tracts in primary Sjögren's syndrome. Clin Exp Rheumatol. 2003;21(6):697-703.
23. Park K, Park S, Jackson MW. The inhibitory effects of antimuscarinic autoantibodies in the sera of primary Sjogren syndrome patients on the gastrointestinal motility. Mol Immunol. 2013;56(4):583-7.
24. Imrich R, Alevizos I, Bebris L, et al. Predominant glandular cholinergic dysautonomia in patients with primary Sjögren's syndrome. Arthritis Rheumatol. 2015;67(5):1345-52.
25. Parreau S, Jacques J, Dumonteil S, et al. Abdominal symptoms during Sjogren's syndrome: a pilot study. Adv Rheumatol. 2021;61(1):5.
26. Luft LM, Barr SG, Martin LO, Chan EK, Fritzler MJ. Autoantibodies to tissue transglutaminase in Sjögren's syndrome and related rheumatic diseases. J Rheumatol. 2003;30(12):2613-9.
27. Iltanen S, Collin P, Korpela M, et al. Celiac disease and markers of celiac disease latency in patients with primary Sjögren's syndrome. Am J Gastroenterol. 1999;94(4):1042-6.
28. Szodoray P, Barta Z, Lakos G, Szakáll S, Zeher M. Coeliac disease in Sjögren's syndrome – a study of 111 Hungarian patients. Rheumatol Int. 2004;24(5):278-82.
29. Trevisani VFM, Pinheiro AC, de Magalhães Souza Fialho SC, et al. Recommendations for evaluation and diagnosis of extra-glandular manifestations of primary Sjögren syndrome: results of an epidemiologic systematic review/meta-analysis and a consensus guideline from the Brazilian Society of Rheumatology (hepatic, gastrointestinal and pancreatic). Adv Rheumatol. 2022;62(1):35.
30. Chen MT, Yao CK, Chung CH, et al. Increased risk of acute pancreatitis in patients with Sjögren syndrome: a nationwide population-based cohort study. J Med Sci. 2020;40(1):8-16.
31. Hernández-Molina G, Michel-Peregrina ML. Afección pancreática en el síndrome de Sjögren [Sjögren's syndrome and pancreatic affection]. Reumatol Clin. 2011;7(2):130-4. Spanish.
32. Chang CC, Chang YS, Wang SH, Lin SY, Chen YH, Chen JH. Primary Sjogren's syndrome and the risk of acute pancreatitis: a nationwide cohort study. BMJ Open. 2017;7(8):e014807.
33. García-Carrasco M, Ramos-Casals M, Rosas J, et al. Primary Sjögren syndrome: clinical and immunologic disease patterns in a cohort of 400 patients. Medicine (Baltimore). 2002;81(4):270-80.
34. Ramos-Casals M, Solans R, Rosas J et al. Primary Sjögren syndrome in Spain: clinical and immunologic expression in 1010 patients. Medicine (Baltimore). 2008;87(4):210-9.
35. Afzelius P, Fallentin EM, Larsen S, Møller S, Schiødt M. Pancreatic function and morphology in Sjögren's syndrome. Scand J Gastroenterol. 2010;45(6):752-8.
36. Ludwig H, Schernthaner G, Scherak O, et al. Antibodies to pancreatic duct cells in Sjögren's syndrome and rheumatoid arthritis. Gut. 1977;18(4):311-5.
37. Ostuni PA, Gazzetto G, Chieco-Bianchi F, et al. Pancreatic exocrine involvement in primary Sjögren's syndrome. Scand J Rheumatol. 1996;25(1):47-51.
38. Madhani K, Farrell JJ. Management of autoimmune pancreatitis. Gastrointest Endosc Clin N Am. 2018;28(4):493-519.
39. Ramos-Casals M, Brito-Zerón P, Perez-De-Lis M, et al. Clinical and prognostic significance of parotid scintigraphy in 405 patients with primary Sjogren's syndrome. J Rheumatol. 2010;37(3):585-90.
40. Kino-Ohsaki J, Nishimori I, Morita M, et al. Serum antibodies to carbonic anhydrase I and II in patients with idiopathic chronic pancreatitis and Sjögren's syndrome. Gastroenterology. 1996;110(5):1579-86.
41. Sánchez-Oro R, Alonso-Muñoz EM, Martí Romero L. Review of IgG4-related disease. Gastroenterol Hepatol. 2019;42(10):638-47.
42. Melchor S, Sánchez-Piedra C, Fernández Castro M, et al. Digestive involvement in primary Sjögren's syndrome: analysis from the SJÖGRENSER registry. Clin Exp Rheumatol. 2020;38 Suppl 126(4):110-5.
43. Ramos-Casals M, Sánchez-Tapias JM, Parés A, et al. Characterization and differentiation of autoimmune versus viral liver involvement in patients with Sjögren's syndrome. J Rheumatol. 2006;33(8):1593-9.

44. Montaño-Loza AJ, Crispín-Acuña JC, Remes-Troche JM, Uribe M. Abnormal hepatic biochemistries and clinical liver disease in patients with primary Sjögren's syndrome. Ann Hepatol. 2007;6(3):150-5.
45. Lindor KD, Bowlus CL, Boyer J, Levy C, Mayo M. Primary biliary cholangitis: 2018 practice guidance from the American Association for the Study of Liver Diseases. Hepatology. 2019;69(1):394-419.
46. Colapietro F, Lleo A, Generali E. Antimitochondrial antibodies: from nench to bedside. Clin Rev Allergy Immunol. 2022;63(2):166-77.
47. Csepregi A, Szodoray P, Zeher M. Do autoantibodies predict autoimmune liver disease in primary Sjögren's syndrome? Data of 180 patients upon a 5-year follow-up. Scand J Immunol. 2002;56(6):623-9.
48. Manns MP, Lohse AW, Vergani D. Autoimmune hepatitis--Update 2015. J Hepatol. 2015;62(1 Suppl):S100-11.
49. Chascsa DMH, Lindor KD. Emerging therapies for PBC. J Gastroenterol. 2020;55(3):261-72.
50. Deng X, Li J, Hou S, Ci B, Liu B, Xu K. Prevalence and impact of Sjögren's syndrome in primary biliary cholangitis: a systematic review and meta-analysis. Ann Hepatol. 2022;27(6):100746.
51. Wang CR, Tsai HW. Autoimmune liver diseases in systemic rheumatic diseases. World J Gastroenterol. 2022;28(23):2527-45.
52. Selmi C, Gershwin ME. Chronic autoimmune epithelitis in Sjögren's syndrome and primary biliary cholangitis: a comprehensive review. Rheumatol Ther. 2017;4(2):263-79.
53. Nardi N, Brito-Zerón P, Ramos-Casals M, et al. Circulating auto-antibodies against nuclear and non-nuclear antigens in primary Sjögren's syndrome: prevalence and clinical significance in 335 patients. Clin Rheumatol. 2006;25(3):341-6.
54. Beretta-Piccoli BT, Mieli-Vergani G, Vergani D. Autoimmune hepatitis: standard treatment and systematic review of alternative treatments. World J Gastroenterol 2017;23(33):6030-48.
55. Theander E, Jacobsson LT. Relationship of Sjögren's syndrome to other connective tissue and autoimmune disorders. Rheum Dis Clin North Am. 2008;34(4):935-47, viii-ix.

22

Manifestações sistêmicas: manifestações endócrinas, ginecológicas e sexuais

Sâmia Araújo de Sousa Studart
Juliana D'Agostino Gennari
Fabíola Reis de Oliveira

PONTOS-CHAVE

- O papel dos hormônios sexuais e da prolactina na fisiopatologia da doença de Sjögren (DSj) permanece pouco esclarecido.
- Apesar da DSj causar um impacto menor na fertilidade, as chances de ocorrência de complicações gestacionais são significativas e dependentes dos efeitos da doença na gestação e da gestação na saúde materna e do feto.
- As doenças tireoidianas, especialmente o hipotireoidismo, são as endocrinopatias mais comumente associadas à DSj.
- Mulheres com DSj apresentam desconforto genital relacionado ao ressecamento da mucosa vaginal, prurido, dispareunia e diminuição da satisfação com a atividade sexual. O quadro torna-se pior no climatério devido à atrofia decorrente do hipoestrogenismo.
- Os sintomas de bexiga hiperativa e de cistite intersticial afetam significativamente a qualidade de vida dos pacientes com DSj.
- O comprometimento na qualidade de vida sexual é resultante da lubrificação precária, maior dispareunia, redução da libido e da frequência de intercursos, além da fadiga, da dor crônica e dos transtornos de humor comuns nessas pacientes.
- Via de regra, pacientes com DSj não abordam problemas ginecológicos ou sexuais na consulta reumatológica. O médico, portanto, deve ser ativo na verificação de sintomas e fornecer as orientações iniciais.
- O acompanhamento em conjunto com ginecologistas é indispensável para avaliação de rotina e manejo de situações específicas, como infecções genitais, infertilidade, endometriose, gestação, disfunções hormonais, escolha de métodos contraceptivos e climatério.

INTRODUÇÃO E PAPEL DOS HORMÔNIOS SEXUAIS E DA PROLACTINA NA PATOGÊNESE DA DOENÇA DE SJÖGREN

A predominância feminina e o início dos sintomas na perimenopausa sempre indicaram um papel dos hormônios sexuais na patogênese da doença de Sjögren (DSj). Entre inúmeras funções, os estrógenos participam do processo homeostático de produção do filme lacrimal. Supostamente, a redução do nível plasmático de estradiol aumenta a taxa de apoptose do tecido glandular, ocasionando diminuição do volume das glândulas lacrimais, como sugere estudo em modelo experimental.[1] A deficiência lacrimal, portanto, estaria relacionada com alterações endócrinas, muito possivelmente ligadas aos esteroides ovarianos e hormônios hipofisários, como a prolactina.[1] Em camundongos fêmeas, os andrógenos, por sua vez, suprimem a inflamação e aumentam a função das glândulas lacrimais.[2] Tomados em conjunto, esses dados indicam que mulheres na menopausa, fase em que os níveis de estrógeno e de testosterona produzidos pelos ovários diminuem, seriam particularmente vulneráveis ao desenvolvimento da doença.[3]

Conceitos mais recentes indicam que, diferente do que ocorre no lúpus eritematoso sistêmico (LES), uma maior exposição aos hormônios sexuais ao longo da vida parece ser um fator de proteção para o desenvolvimento da DSj.[4,5] Um estudo caso-controle do registro *Sjögren's International Collaborative Clinical Alliance* (SICCA), envolvendo mulheres portadoras de DSj e controles com *sicca* não Sjögren, propõe um cálculo de exposição ao estrógeno baseado em dados como idade da menarca, da menopausa, número e duração das gestações, anos com menstruações e tempo de reposição hormonal.[5] O resultado é um menor escore de exposição ao estrogênio no grupo das pacientes com DSj comparativamente àquelas com sintomas secos sem DSj, reforçando a hipótese da relação inversa entre a exposição e o risco de desenvolvimento da doença.[5] Assim sendo, a maior incidência da DSj no período climatérico, coincidindo com a atrofia ovariana e redução dos níveis de testosterona, estrogênio e progesterona, poderia ser explicada pela perda desse fator protetor.[4,5]

Não há dados persuasivos o bastante para determinar o quanto as questões hormonais influenciam no fenótipo dessas pacientes. Até o momento, permanece pendente a hipótese de que o aumento progressivo de exposição ao estrogênio poderia levar à redução gradual nas chances de DSj.[5] Embora as evidências experimentais e estudos populacionais favoreçam tal proposição, pouco se sabe sobre o papel de outros hormônios femininos envolvidos na menstruação e na reprodução, como a progesterona e a prolactina.

A prolactina é um hormônio neuroendócrino com funções imunomoduladoras, pró-inflamatórias e ação em glândulas exócrinas. Alguns estudos mostraram diminuição na atividade das células acinares da glândula lacrimal induzida por hiperprolactinemia em modelos animais. Outros revelam níveis séricos de prolactina mais elevados nos pacientes com DSj do que nos controles saudáveis e, ainda, maior frequência de hiperprolactinemia na DSj do que na população em geral (16,3 a 35% e 2%, respectivamente).[6,7]

Da mesma forma, está para ser elucidado o exato papel da progesterona na doença. Vários autores revelam níveis reduzidos de progesterona na DSj, mas sem identificação de correlações com desfechos clínicos ou imunológicos.[5-7]

É conhecido que as doenças autoimunes estão comumente associadas às disfunções reprodutivas, redução da reserva gonadal e falência ovariana precoce (FOP). Em mulheres com DSj, porém, a idade da menarca e a duração dos ciclos menstruais não diferem significativamente da população saudável.[8] Tampouco há impacto negativo na fertilidade.[3,8] A ocorrência de FOP é rara, mas a média da idade da menopausa na DSj é usualmente menor do que a relatada na população sem a doença, podendo representar uma reserva ovariana reduzida.[8]

Com relação às estratégias contraceptivas, o melhor esquema deve ser prescrito considerando-se aspectos individuais da paciente (idade, comorbidades, interação medicamentosa e perfil imunológico) e do casal. Não há contraindicações estritas à contracepção hormonal ou à reposição hormonal.[9-11]

DISFUNÇÕES REPRODUTIVAS E GESTAÇÃO

Apesar do impacto modesto na fertilidade, as chances de complicações gestacionais na DSj são expressivas e dependentes dos efeitos da doença na gestação e da gestação na saúde materna e fetal. Os aspectos relevantes a serem considerados em tais gravidezes são: o grau de atividade da doença, o dano sistêmico preexistente, o perfil de autoanticorpos maternos e o regime de tratamento vigente.[9] Em termos de desfechos gestacionais, estudos em diversas populações divergem quanto à existência de diferenças nas taxas de abortamento espontâneo entre gestantes com DSj e mulheres da população em geral.[8,9,12,13] Em contraponto a essa módica ocorrência de abortos, as pacientes com DSj demonstraram maiores taxas de complicações gestacionais, menor média de peso fetal ao nascimento, mais partos prematuros e mortes no período perinatal.[3,8] A literatura é controversa quanto aos desfechos nas gravidezes anti-Ro/SS-A positivo e anti-Ro/SS-A negativo, com relação à restrição do crescimento fetal intrauterino ou à prematuridade.[9] O parto cirúrgico (cesariana) é bem mais comum nas gestantes com DSj do que na população geral.[9]

Grávidas são suscetíveis à passagem transplacentária do anticorpo anti-Ro/SS-A, o que pode precipitar a ocorrência da síndrome do lúpus neonatal e do bloqueio cardíaco congênito, sua expressão clínica mais grave.[3,14-16] A síndrome do lúpus neonatal acomete até um quinto dos recém-nascidos de gestações soropositivas para anti-Ro/SS-A e é caracterizada por erupção cutânea fotossensível, citopenias, envolvimento hepatobiliar e neurológico. Esses quadros podem estar presentes ao nascimento ou se desenvolver durante as primeiras semanas de vida e, quase sempre, são leves e reversíveis durante o processo de depuração natural dos anticorpos maternos.[3,14] O bloqueio cardíaco congênito ocorre em até 2% das gestações anti-Ro/SS-A reagentes e tem recorrência de 10% a 20% nas gestações subsequentes.[3] A abordagem dessas complicações e seu manejo estão descritos em capítulo específico deste livro.

ENDOMETRIOSE E DOENÇAS ENDÓCRINAS ASSOCIADAS À DOENÇA DE SJÖGREN

A endometriose é uma doença inflamatória estrógeno-dependente, na qual a implantação de tecido endometrial além do útero gera diversas complicações como dor pélvica, dismenorreia e infertilidade. Sua etiopatogenia, não inteiramente compreendida, sugere alterações na vigilância imune e coloca em questão uma possível associação com doenças imunomediadas, como DSj, LES, esclerose múltipla e tireoidite de Hashimoto. Evidências em estudos de revisão sistemática, observacionais e de base populacional indicam um risco aumentado de endometriose em pacientes com doenças autoimunes, entre elas a DSj, bem como em outras condições, como a fibromialgia.[17] No entanto, não é possível estipular uma frequência confiável da associação entre endometriose e DSj, nem uma estimativa fidedigna de risco de sua ocorrência, dada a grande heterogeneidade nos protocolos utilizados para diagnóstico da endometriose (ou seja, clínico, por imagem, cirúrgico) e a falta de dados sobre a endometriose nas coortes de DSj.[17] As disfunções imunológicas no contexto da endometriose não conseguem apontar, até o momento, se as alterações laboratoriais encontradas devem ser tomadas como mecanismo próprio da doença ou como resposta inflamatória ao processo de implantação ectópica de tecido endometrial. Faltam elementos para melhor entendimento da patogênese e do compartilhamento de mecanismos entre essa condição e a DSj.[17]

Em referência às sobreposições da DSj com endocrinopatias, as doenças tireoidianas, especialmente o hipotireoidismo, são as mais observadas.[10,18] O anticorpo antitireoperoxidase, marcador sorológico da tireoidite, pode ser encontrado frequentemente no soro dos pacientes com DSj.[18] Outro autoanticorpo, o anti-21-α-hidroxilase, marcador de insuficiência adrenal primária, foi detectado em 17,5% dos casos de DSj, mesmo na ausência de adrenalite.[19] Vale a pena lembrar, do mesmo modo, que a síndrome poliglandular autoimune é uma condição incomum caracterizada por combinações variadas de doenças endócrinas (*diabetes mellitus* do tipo I, tireoidite, hipoparatireoidismo, insuficiência adrenocortical primária), associadas ou não à candidose mucocutânea e doenças autoimunes não endócrinas (vitiligo, alopecia, doença celíaca), entre elas a DSj.[20]

MANIFESTAÇÕES GINECOLÓGICAS E GENITOURINÁRIAS

O envolvimento do aparelho genital é descrito majoritariamente em pacientes do sexo feminino, devido ao acometimento preferencial de mulheres pela doença e à escassez absoluta de dados em indivíduos do sexo masculino. Mulheres com DSj apresentam desconforto vaginal e vulvar relacionado ao ressecamento da mucosa, motivo de prurido, dispareunia e diminuição da satisfação com a atividade sexual, tratados em conjunto sob o nome de vaginite *sicca*. As queixas costumam exacerbar no climatério em decorrência da atrofia da mucosa vaginal secundária ao hipoestrogenismo.[9,21]

As alterações estruturais locais com infiltrado linfocítico, disfunção vascular e atrofia da mucosa vaginal, associadas à redução da produção das secreções fisiológicas (secura) e ao uso de imunossupressores predispõem ao aumento do risco de infecções geniturinárias. Contudo, o aumento do risco para infecções genitais é mais evidente no período pós-menopausa, quando essas alterações se intensificam.[9,10] O pH e a composição da microbiota vaginal, em geral, permanecem semelhantes nas mulheres com DSj e seus controles saudáveis durante a idade reprodutiva, com similar incidência de infecção genital nos dois grupos. Os *Lactobacillus* sp., constituindo o gênero de microrganismos mais prevalente, são responsáveis pela manutenção de um pH local mais ácido, inibindo o crescimento de outras bactérias. Esse fenômeno, promovido pela influência do estrógeno, torna a saúde do epitélio vaginal menos vulnerável ao ressecamento. No climatério, a atrofia causada pelo hipoestrogenismo e a secura advinda da DSj favorecem a mudança na microbiota e infecções mais frequentes.[9,22,23] Esses elementos reforçam a necessidade do seguimento conjunto de tais pacientes com avaliações ginecológicas frequentes. Outro item importante, ainda fortemente subestimado, é o papel adicional da secura vulvovaginal no desenvolvimento do líquen vulvar e sua progressão para displasia e carcinoma da vulva.

O acometimento do trato urinário na DSj pode cursar com sintomas de bexiga hiperativa e anormalidades urodinâmicas, tais como polaciúria, noctúria e urgência urinária com ou sem incontinência. É provável que o quadro clínico urológico permaneça negligenciado no contexto das manifestações reumatológicas mais óbvias, até que a dor perineal ou suprapúbica decorrente do processo sensorial e disfuncional vesical – a cistite intersticial – se sobreponha aos sintomas genitais. O principal mecanismo suspeito desse quadro disfuncional é a lesão por autoanticorpos antirreceptor muscarínico do tipo 3 (anti-M3R) IgG contra receptores muscarínicos M3 da musculatura detrusora.[24] Estudos populacionais mostram risco aumentado de cistite intersticial e bexiga hiperativa nos pacientes com DSj, quando comparados a controles sadios.[24]

MANIFESTAÇÕES SEXUAIS

Assim como em outras afecções reumáticas, a atividade sexual dos pacientes com DSj costuma estar comprometida por fatores como a disfunção de órgãos internos, o acometimento articular e muscular, a presença de dor e fadiga e a cronicidade da doença.[9,21,25] Além disso, a alta prevalência de dispareunia e secura vaginal, em 62% e 64% dos casos, respectivamente, afeta negativamente a qualidade de vida geral e sexual das pacientes.[9,12] A disfunção sexual é proporcional à idade, cronicidade da doença e ao índice de sintomas reportado pelo paciente [*European League Against Rhematism (EULAR) Patient Reported Index* – ESSPRI], ou seja, igualmente afetada por dor e depressão.[25]

O conceito de disfunção sexual é amplo e refere-se a uma diversidade de sintomas objetivos e subjetivos, sucedidos de causas orgânicas, agravados por causas emocionais, que atingem o ciclo de resposta sexual e impedem o indivíduo de experimentar satisfação sexual plena.[26] O ciclo de resposta sexual é constituído das fases de desejo, excitação, lubrificação, orgasmo, satisfação e resolução. Tradicionalmente, o problema tem etiologia multifatorial, avaliação heterogênea em diferentes sociedades e é dependente da influência de fatores religiosos e culturais.[27,28] Inventários de sintomas em diferentes populações evidenciam um comprometimento significativo na vida sexual das mulheres com DSj, cursando com redução da libido, menor frequência de intercursos, pior lubrificação e mais dispareunia.[27-29] Em consequência, a relação sexual dolorosa contribui fortemente para a perda do desejo sexual. A dispareunia e a ansiedade quanto às relações sexuais regulares afetam negativamente a vida das mulheres e casais comprometidos.

Uma proporção considerável das pacientes com DSj não aborda queixas ginecológicas ou sexuais na consulta reumatológica, devido ao desconhecimento da associação possível dos sintomas com a doença de base ou por constrangimento.[9] O médico, portanto, deve ser ativo na verificação de sintomas e desempenha papel fundamental nas orientações iniciais, esclarecendo mitos e tabus, legitimando o prazer na atividade sexual, aliviando e prevenindo a cronificação do problema. O tratamento das manifestações ginecológicas baseia-se nas orientações de melhor hidratação, menor exposição a produtos de higiene íntima e duchas genitais, na prescrição de lubrificantes artificiais vaginais, no manejo dos distúrbios do humor associados às alterações sexuais, com apoio de equipe multiprofissional.[10,29,30]

Todas as pacientes com DSj devem ser acompanhadas por médicos ginecologistas, que auxiliam na avaliação de rotina e de situações específicas, como infecções genitais, infertilidade, endometriose, gestação, disfunções hormonais e climatério. As decisões para uso de métodos contraceptivos e de terapias hormonais sistêmicas ou locais serão compartilhadas e individualizadas, considerando-se o estágio da vida reprodutiva e o perfil clínico e laboratorial da paciente, como por exemplo, a presença dos anticorpos antifosfolípides, hábito tabágico e histórico de neoplasia dependente de hormônio, entre outras.[9]

REFERÊNCIAS

1. Ishimaru N, Saegusa K, Yanagi K, Haneji N, Saito I, Hayashi Y. Estrogen deficiency accelerates autoimmune exocrinopathy in murine Sjögren's syndrome through fas-mediated apoptosis. Am J Pathol. 1999;155(1):173-81.
2. Morthen MK, Tellefsen S, Richards SM, et al. Testosterone influence on gene expression in lacrimal glands of mouse models of Sjögren syndrome. Invest Ophthalmol Vis Sci. 2019;60(6):2181-97.
3. Parisis D, Chivasso C, Perret J, Soyfoo MS, Delporte C. Current state of knowledge on primary Sjögren's syndrome, an autoimmune exocrinopathy. J Clin Med. 2020;9(7):2299.
4. Yang L, Wei W, He X, Xie Y, Kamal MA, Li J. Influence of hormones on Sjögren's syndrome. Curr Pharm Des. 2018;24(35):4167-76.
5. McCoy SS, Sampene E, Baer AN. Association of Sjögren's syndrome with reduced lifetime sex hormone exposure: a case-control study. Arthritis Care Res (Hoboken). 2020;72(9):1315-22.
6. Haga HJ, Rygh T. The prevalence of hyperprolactinemia in patients with primary Sjogren's syndrome. J Rheumatol. 1999;26(6):1291-5.
7. El Miedany YM, Ahmed I, Moustafa H, El Baddini M. Hyperprolactinemia in Sjogren's syndrome: a patient subset or a disease manifestation? Joint Bone Spine. 2004;71(3):203-8.
8. Zhu YZ, Zhong JX, Dong LL. Menstrual and reproductive characteristics of patients with primary Sjogren's syndrome: a 7-year single-center retrospective Study. Curr Med Sci. 2023;43(1):139-45.
9. Oliveira FR, Valim V, Pasoto SG, et al. 2021 recommendations of the Brazilian Society of Rheumatology for the gynecological and obstetric care of patients with Sjogren's syndrome. Adv Rheumatol. 2021 Sep;61(1):54.
10. Manfrè V, Chatzis LG, Cafaro G, et al. Sjögren's syndrome: one year in review 2022. Clin Exp Rheumatol. 2022;40(12):2211-24.
11. Sammaritano LR. Therapy insight: guidelines for selection of contraception in women with rheumatic diseases. Nat Clin Pract Rheumatol. 2007;3(5):273-81; quiz 305-6.
12. Lehrer S, Bogursky E, Yemini M, Kase NG, Birkenfeld A. Gynecologic manifestations of Sjögren's syndrome. Am J Obstet Gynecol. 1994;170(3):835-7.
13. Upala S, Yong WC, Sanguankeo A. Association between primary Sjögren's syndrome and pregnancy complications: a systematic review and meta-analysis. Clin Rheumatol. 2016;35(8):1949-55.
14. Brucato A, Cimaz R, Caporali R, Ramoni V, Buyon J. Pregnancy outcomes in patients with autoimmune diseases and anti-Ro/SSA antibodies. Clin Rev Allergy Immunol. 2011;40(1):27-41.
15. Picone O, Alby C, Frydman R, Mariette X. Syndrome de Gougerot-Sjögren en gynécologie obstétrique [Sjögren syndrome in obstetric and gynecology: literature review]. J Gynecol Obstet Biol Reprod (Paris). 2006;35(2):169-75. French.

16. Capone C, Buyon JP, Friedman DM, Frishman WH. Cardiac manifestations of neonatal lupus: a review of autoantibody-associated congenital heart block and its impact in an adult population. Cardiol Rev. 2012;20(2):72-6.
17. Shigesi N, Kvaskoff M, Kirtley S, et al. The association between endometriosis and autoimmune diseases: a systematic review and metanalysis. Hum Reprod Update. 2019;25(4):486-503.
18. Baldini C, Ferro F, Mosca M, Fallahi P, Antonelli A. The association of Sjögren syndrome and autoimmune thyroid disorders. Front Endocrinol (Lausanne). 2018;9:121.
19. Mavragani CP, Schini M, Gravani F, Kaltsas G, Moutsopoulos HM. Brief report: adrenal autoimmunity in primary Sjögren's syndrome. Arthritis Rheum. 2012;64(12):4066-71.
20. Kahaly GJ, Frommer L. Polyglandular autoimmune syndromes. J Endocrinol Invest. 2018;41(1):91-8.
21. Gözüküçük M, Türkyilmaz E, Küçükşahin O, Erten Ş, Üstün Y, Yavuz AF. Effects of primary Sjögren's syndrome on female genitalia and sexual functions. Clin Exp Rheumatol. 2021;39 Suppl 133(6):66-72.
22. Van der Meulen TA, Van Nimwegen JF, Harmsen HJ, et al. Normal vaginal microbiome in women with primary Sjögren's syndrome-associated vaginal dryness. Ann Rheum Dis. 2019;78(5):707-9.
23. Wang X, Pang K, Wang J, et L. Microbiota dysbiosis in primary Sjögren's syndrome and the ameliorative effect of hydroxychloroquine. Cell Rep. 2022;40(11):111352.
24. Lee CK, Tsai CP, Liao TL, et al. Overactive bladder and bladder pain syndrome/interstitial cystitis in primary Sjögren's syndrome patients: a nationwide population-based study. PLoS One. 2019;14(11):e0225455.
25. Ferreira C de C, da Mota LM, Oliveira AC, et al. Frequency of sexual dysfunction in women with rheumatic diseases. Rev Bras Reumatol. 2013;53(1):35-46.
26. Abdo CH. Descobrimento sexual do Brasil. São Paulo: Summus; 2004.
27. Isik H, Isik M, Aynioglu O, et al. Are the women with Sjögren's syndrome satisfied with their sexual activity? Rev Bras Reumatol Engl Ed. 2017;57(3):210-6.
28. Priori R, Minniti A, Derme M, et al. Quality of sexual life in women with primary Sjögren syndrome. J Rheumatol. 2015;42(8):1427-31.
29. Al-Ezzi M, Tappuni AR, Khan KS. The impact of Sj gren's syndrome on the quality of sexual life of female patients in the UK: a controlled analysis. Rheumatol Int. 2022;42(8):1423-9.
30. Ramos-Casals M, Brito-Zerón P, Bombardieri S, et al. EULAR recommendations for the management of Sjögren's syndrome with topical and systemic therapies. Ann Rheum Dis. 2020;79(1):3-18.

23

Manifestações sistêmicas: manifestações clínicas "extra-ESSDAI"

Diego Ustárroz Cantali
Marilena Leal Mesquita Silvestre Fernandes
Fabíola Reis de Oliveira
Valéria Valim

PONTOS-CHAVE

- Mais de um quarto dos pacientes com doença de Sjögren (DSj) apresentam manifestações sistêmicas não incluídas no instrumento de avaliação de atividade da doença, o ESSDAI [*European League Against Rheumatism (EULAR) Sjögren´s Syndrome Disease Activity Index*].
- As manifestações sistêmicas não incluídas no ESSDAI, aqui chamadas de manifestações "extra-ESSDAI", também ocorrem como apresentação inicial da DSj e podem guiar o diagnóstico.
- O fenômeno de Raynaud e as manifestações cardiovasculares são os exemplos mais frequentes de manifestações "extra-ESSDAI".
- As manifestações "extra-ESSDAI" relacionam-se com doença mais grave e com outros danos no mesmo domínio.
- O reconhecimento das manifestações "extra-ESSDAI" amplia o entendimento da doença.

INTRODUÇÃO

A ocorrência de manifestações sistêmicas dá-se em mais de 50% dos casos, em algum momento da evolução extraglandular na doença de Sjögren (DSj). Entre os pacientes com acometimento sistêmico, 81% já o manifestam como apresentação inicial da doença e, por isso, o seu reconhecimento é importante para o diagnóstico.[1]

O *European League Against Rheumatism (EULAR) Sjögren´s Syndrome Disease Activity Index* (ESSDAI) é um instrumento de avaliação de atividade de doença, que abrange onze domínios clínicos e um domínio laboratorial, incluindo variedade ampla de acometimentos nos seguintes domínios: constitucional, linfonodal, hematológico, glandular, cutâneo, muscular, articular, renal, pulmonar, neurológico central, neurológico periférico e biológico.[2] As manifestações clínicas previstas no ESSDAI também são utilizadas como preceitos para aplicação dos critérios de classificação diagnóstica segundo o consenso ACR (*American College of Rheumatology*)-EULAR de 2016.[3] A inovação desse conjunto de critérios de classificação refere-se ao fato de que, mesmo na ausência dos sintomas secos, os pacientes com alguma manifestação ativa dentro dos domínios do instrumento (ESSDAI) são elegíveis para a investigação diagnóstica da DSj. Essa possibilidade permite maior suspeição, abrangência e precocidade no diagnóstico. No entanto, várias outras apresentações iniciais ou manifestações associadas à evolução da DSj, que devem ser consideradas tanto para o diagnóstico quanto para o manejo clínico, não são contempladas pelo instrumento. Esse grupo de condições clínicas é denominado manifestações "extra-ESSDAI". Os sistemas e manifestações do ESSDAI e "extra-ESSDAI" estão ilustrados na Figura 1 e listados no Quadro 1.

Nos dados de uma grande coorte internacional de DSj, da qual participaram centros brasileiros (*The Big Data Sjögren Syndrome Project*), 26% dos pacientes tiveram manifestações sistêmicas "extra-ESSDAI" e 40% delas já estão presentes como apresentação inicial da doença.[1] Uma relação com 26 manifestações sistêmicas não abarcadas no instrumento (ESSDAI) foi definida a partir dessa coorte e de acordo com estudos anteriores, incluindo distúrbios cardiovasculares, digestivos, pulmonares, neurológicos, oculares, otorrinolaringológicos, cutâneos e urológicos. As informações sobre os 6.331 pacientes incluídos (93,5% mulheres) apontaram para o total de 1.641 (26%) doentes com pelo menos uma manifestação clínica "extra-ESSDAI".[1] Dentre elas, as manifestações cardiovasculares foram as mais prevalentes (17%), com o fenômeno de Raynaud sendo reportado em 15% dos pacientes. O bloqueio cardíaco congênito foi reportado em 0,5% dos casos, a pericardite em 0,7%, a pleurite em 1,6% e a hipertensão arterial pulmonar em 0,8%.[1]

De acordo com esse estudo, os pacientes com manifestações "extra-ESSDAI" foram mais jovens e tiveram menor frequência de boca seca (90,7% *vs.* 94,1%, $p < 0,001$) e de biópsia das glândulas salivares labiais alterada (86,7% *vs.* 89%, $p = 0,033$).[1] Por outro lado, apresentaram frequências maiores de anti-Ro/SS-A (74,7% *vs.* 68,7%, $p < 0,001$), anti-La/SS-B (44,5% *vs.* 40,4%, $p = 0,004$), anticorpo anticélulas HEp-2 (FAN) (82,7% *vs.* 79,5%, $p = 0,006$), crioglobulinemia (8,6% *vs.* 5,5%, $p = 0,001$) e baixas concentrações de C3 (17,4% *vs.*

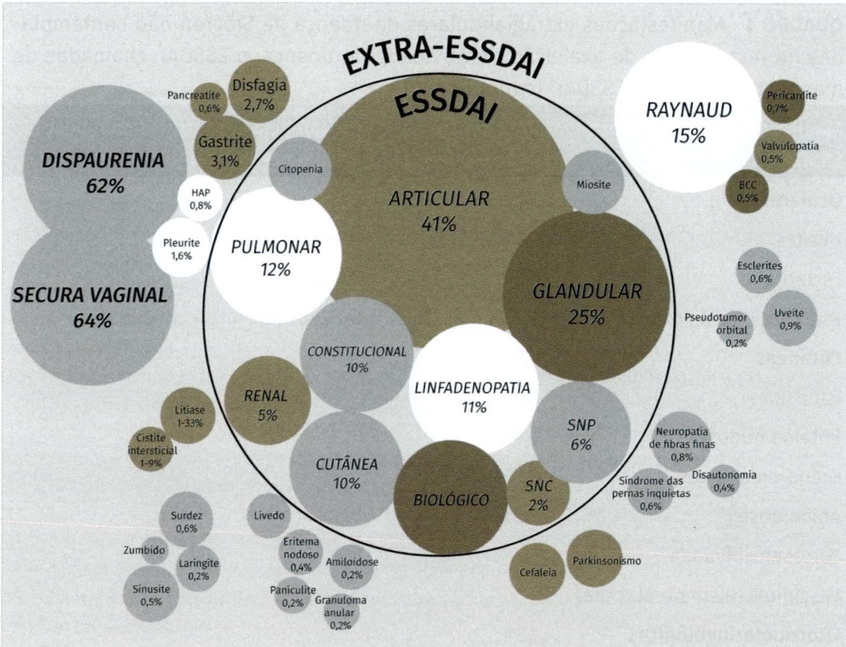

FIGURA 1 Conjunto dos sistemas e manifestações do ESSDAI contemplando os 12 domínios clínicos e laboratoriais do instrumento, com sua representatividade proporcional, mostrado dentro da linha preta. Manifestações não incluídas no instrumento, denominadas "extra-ESSDAI", representadas externamente ao círculo preto.

BCC: bloqueio cardíaco congênito; ESSDAI: *European League Against Rheumatism (EULAR) Sjögren´s Syndrome Disease Activity Index*; HAP: hipertensão arterial pulmonar; SNC: sistema nervoso central, SNP: sistema nervoso periférico. Adaptada de: Retamozo S, Acar-Denizli N, Rasmussen A, et al.[1]

QUADRO 1 Manifestações extraglandulares da doença de Sjögren não contempladas no instrumento de avaliação de atividade de doença, o ESSDAI, chamadas de manifestações "extra-ESSDAI"

Manifestação clínica "extra-ESSDAI"	Prevalência na coorte *Big Data*[1]	Prevalência em estudos com busca ativa e exames complementares
Cardiopulmonares	17%	
Fenômeno de Raynaud	15,1%	11,4-49,2%[5,50]
Hipertensão arterial pulmonar	0,8%	13-23%[7-14]
Derrame pericárdico	0,7%	4-33%[7-14]
Valvulopatias	1,5%	30-40%[7-14]
Miocardite	–	–

(continua)

QUADRO 1 Manifestações extraglandulares da doença de Sjögren não contempladas no instrumento de avaliação de atividade de doença, o ESSDAI, chamadas de manifestações "extra-ESSDAI" (*continuação*)

Manifestação clínica "extra-ESSDAI"	Prevalência na coorte *Big Data*[1]	Prevalência em estudos com busca ativa e exames complementares
Oculares	1,5%	
Uveítes	0,9%	0,9-3,2%[15]
Esclerites	0,6%	0,6-3,2%[15]
Pseudotumor de órbita	0,2%	0,2-2,4%[15]
Cutâneas	0,9%	
Paniculite	0,2%	
Eritema nodoso	0,4%	
Granuloma anular	0,2%	
Amiloidose	0,2%	
Fotossensibilidade	–	
Vasculites (além de púrpura)	–	5-12%[27-29]
Otorrinolaringológicas	1,3%	
Zumbido	–	55,5%[34]
Surdez	0,6%	21,4%-100%[33]
Rouquidão	–	27,3-78%[35-37]
Urológicas	0,7%	
Cistite intersticial	0,7%	5-9%[45,47,48]
Nefrolitíase	–	1,5-33,3%[38-43]
Gastrointestinais	6,2%	
Diarreia/constipação	–	9%[50] 37-54%[51,52]
Pancreatite	0,6%	0,5%-1%[25,29,53]
Hepatite autoimune	–	2-4%[54]
Colangite biliar primária/ colangite esclerosante	–	4-9%[54]
Gastrite atrófica	–	10-87,5%[55,56]
Disfagia	2,7%	33-81%[57-59]
Enteropatia perdedora de proteínas	0%	Rara

(*continua*)

QUADRO 1 Manifestações extraglandulares da doença de Sjögren não contempladas no instrumento de avaliação de atividade de doença, o ESSDAI, chamadas de manifestações "extra-ESSDAI" (*continuação*)

Manifestação clínica "extra-ESSDAI"	Prevalência na coorte *Big Data*[1]	Prevalência em estudos com busca ativa e exames complementares
Neurológicas	1,7%	
Disautonomia	0,4%	3,2-68,8%[60,61]
Cefaleia	-	46,9-71,8%[62,63]
Parkinsonismo	-	
Ginecológicas	-	
Dispareunia	-	50-62%[64,65]
Ressecamento genital	-	52-87%[65-69]
Pulmonares	2,3%	
Derrame pleural	1,6%	Rara
Pneumonia em organização	-	2-22,2%[70,71]

ESSDAI: *European League Against Rheumatism (EULAR) Sjögren´s Syndrome Disease Activity Index.*

9,7%, p < 0,001) e de C4 (14,4% *vs.* 9,6%, p < 0,001), comparativamente aos doentes sem manifestações "extra-ESSDAI". A atividade de doença, medida pelo ESSDAI e clinESSDAI (ESSDAI clínico), foi maior no primeiro grupo (p < 0,001), indicando que os pacientes com manifestações sistêmicas "extra--ESSDAI" apresentam uma doença mais grave.[1]

As manifestações gastrointestinais, neurológicas, ginecológicas e pulmonares serão abordadas em capítulos específicos. As manifestações cardiovasculares, oculares, cutâneas, otorrinolaringológicas e urológicas estão descritas a seguir.

MANIFESTAÇÕES CARDIOVASCULARES

As manifestações cardiovasculares são as mais frequentemente reportadas, em 17% dos casos, sendo o fenômeno de Raynaud encontrado em 15% dos pacientes.[1] A presença do fenômeno de Raynaud está associada com um risco de hipertensão pulmonar nove vezes maior[4] e com mais alterações na capilaroscopia digital.[5,6] Os estudos de capilaroscopia realizados nos pacientes com DSj mostram alterações inespecíficas em cerca de 30% dos casos, compatíveis com variações dentro da normalidade, sendo que menos de 10% apresentam padrão *scleroderma-like* (Figura 2). Nessas casuísticas, todos os pacientes apresentavam fenômeno de Raynaud e nenhum preencheu critérios diagnósticos para esclerose sistêmica.[5,6]

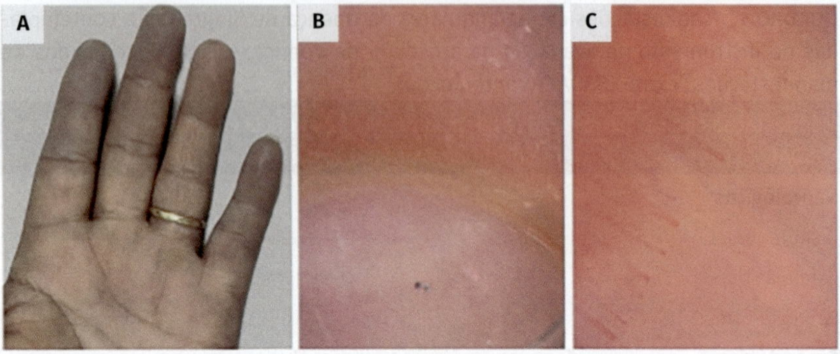

FIGURA 2 Fenômeno de Raynaud em paciente com doença de Sjögren (A). Exame de capilaroscopia digital em lupa estereoscópica ZEISS, visão panorâmica em aumento de 15x, com morfologia normal (B). Capilares da fileira distal da região periungueal em aumento de 50x, com leve edema pericapilar e algumas raras deleções, compatíveis com variações da normalidade (C).

Imagens gentilmente cedidas pela Dra. Karina Gatz Capobianco.

Embora a pericardite, o derrame pericárdico (0,7%) e as valvulopatias (0,5%) sejam reportados com baixa frequência nas coortes,[1] as taxas de ocorrência dessas manifestações, quando avaliadas através de estudo ecocardiográfico, são bem mais altas (4 a 33% para pericardites e 30 a 40% para valvulopatias) (Quadro 2 e Figura 3).[7-14] A presença de derrame pericárdico está associada a três vezes maior risco de hipertensão arterial pulmonar.[14] O padrão de acometimento valvar nos pacientes com DSj é semelhante ao que incide no lúpus eritematoso sistêmico (LES). As lesões encontradas são: espessamento de folhetos, vegetações e disfunção valvar, mais comumente em válvula mitral, sendo a insuficiência mais usual que a estenose. A ocorrência de miocardite na DSj é rara.[7-14]

MANIFESTAÇÕES OCULARES

Além do olho seco e suas complicações classicamente conhecidas, como conjuntivite crônica, diminuição da visão, úlcera e perfuração da córnea, a DSj pode ser causa também de outras condições oculares com as quais os clínicos estão menos familiarizados, a exemplo das esclerites, uveítes, vasculites retinianas e neurite óptica (Quadro 3). As manifestações oculares extraglandulares foram avaliadas em uma coorte longitudinal com 163 pacientes portadores de DSj, que demonstrou que a xeroftalmia precede a nova apresentação em 98% dos casos.[15] Entretanto, quando elas antecedem o olho seco, o diagnóstico de DSj pode ser desafiador. Uma ou mais manifestações oculares estavam presentes em 25% dos

QUADRO 2 Frequência das manifestações cardíacas em pacientes com doença de Sjögren por estudos ecocardiográficos

Alterações ecocardiográficas	Frequência[7-14]
Derrame pericárdico	4-33%
Hipertensão pulmonar	13-23%
Doença valvular	30-40%
Função e estrutura do coração	Aumento da massa de VE Alteração da função sistólica e diastólica do VE
Associação clínica	Maior atividade de doença Maior frequência de anticorpos

VE: ventrículo esquerdo.

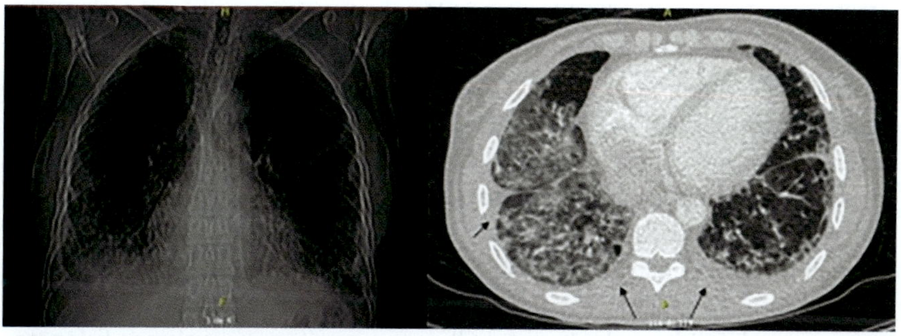

FIGURA 3 Imagens de tomografia computadorizada de alta resolução de paciente com doença de Sjögren (DSj) mostrando opacidades pulmonares de aspecto inflamatório característico de doença intersticial pulmonar (áreas de vidro fosco e pavimentação em mosaico associadas a opacidades reticulares e leve bronquiectasia de tração), além de cistos de distribuição predominantemente subpleural. Linfonodomegalia mediastinal e cardiomegalia. Note derrame pleural laminar bilateral (setas), uma manifestação "extra-ESSDAI" da DSj associada a outro acometimento dentro do mesmo domínio do ESSDAI e à doença mais grave.

ESSDAI: *European League Against Rheumatism (EULAR) Sjögren´s Syndrome Disease Activity Index.*

QUADRO 3 Prevalência das manifestações oculares fora do complexo *sicca* em duas coortes de doença de Sjögren (DSj)

	DSj (n)	Esclerite/ episclerite	Uveíte	Vasculite retiniana	Inflamação orbitária	Neurite óptica
Mathews et al.[15]	163	4 (3,2%)	4 (3,2%)	1 (0,8%)	3 (2,4%)	2 (1,6%)
Retamozo et al.[1]	6.331	0,6%	0,9%	–	0,2%	–

N: número de pacientes.

pacientes estudados, e achados que ameaçavam a visão, em 13% deles.[15] A ocorrência de manifestações oculares extraglandulares mais graves associa-se a um risco maior de manifestações sistêmicas e, portanto, pior ESSDAI.[15]

Episclerites e esclerites: o conjunto formado pela esclera e episclera é comparado à constituição sinovial, sugerindo analogia dessas estruturas, de modo que doenças que causam artrite poderiam atingir a bainha escleral-episcleral. Enquanto a episclerite é uma afecção inflamatória autolimitada do tecido mais superficial, a esclerite é grave, dolorosa e pode evoluir para escleromalácea, uveíte e perda visual. Segundo um estudo de base populacional realizado em Taiwan, com 111.960 casos de esclerite, os pacientes com DSj foram notavelmente mais propensos à esclerite do que os controles sem DSj [OR (*Odds Ratio*) 33,53, IC (Intervalo de Confiança) 95% 27,43-40,97, $p < 0{,}001$], apontando a doença como um importante fator de risco independente.[16] A associação entre a DSj e a esclerite só havia sido discutida anteriormente em estudos de casos. Outras condições envolvidas no aumento de chance de esclerite são as cirurgias esclerais, infecções e doenças reumáticas como gota, artrite reumatoide, vasculite granulomatosa, LES e espondilite anquilosante.[16]

Uveítes: a inflamação da camada média do olho, que abarca a coroide, o corpo ciliar e a íris, pode ocorrer em diversas doenças reumáticas imunomediadas. Alguns estudos demonstram vias de sinalização molecular comuns e aumento de citocinas na lágrima de pacientes com uveíte, sugerindo que a inflamação intraocular se expande para a superfície ocular. Entretanto, ainda está por ser definida a relação entre olho seco, uveíte e mecanismos fisiopatológicos dessa coexistência. É importante a procura ativa de anormalidades na superfície ocular nos pacientes com uveíte anterior, da mesma forma que fazer o diagnóstico diferencial com doença relacionada à IgG4, Vogt-Koyanagi-Harada e sarcoidose, nos casos suspeitos de DSj que cursam com uveíte.[17]

A vasculite isquêmica retiniana é uma apresentação rara da DSj, com mecanismos pouco conhecidos. Sugere-se que o anticorpo anti-Ro/SS-A possa participar do seu desenvolvimento e dados sobre o papel dos anticorpos antifosfolípides nesse processo ainda são escassos. Cirurgias oculares podem desencadear ou piorar a vasculite retiniana nos pacientes com DSj.[18]

A doença inflamatória periocular, antes designada genericamente de pseudotumor orbitário, refere-se a uma ampla variedade de condições que afetam a órbita e os anexos oculares. Embora a etiologia de cada uma dessas condições seja distinta, sua semelhança reside na apresentação clínica e no fato de que cada uma delas pode ameaçar a visão e até mesmo a vida, se não for tratada. Edema palpebral, proptose, exoftalmia, aumento da glândula lacrimal, sinusopatia, prejuízo variado da visão, oftalmoplegia, diplopia, quemose e dor são algumas formas de apresentação (Figura 4). Entre as diversas condições envol-

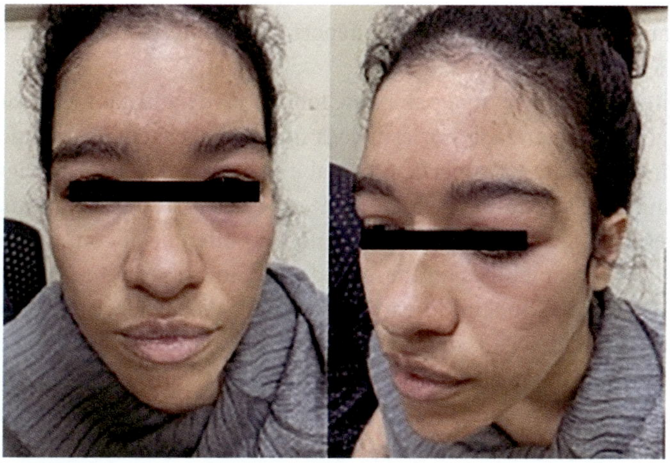

FIGURA 4 Imagem de doença inflamatória periorbitária acometendo mais acentuadamente o olho esquerdo. A paciente queixava-se de dor à movimentação do globo ocular, diplopia, edema e eritema nas pálpebras superiores e inferiores, sem xeroftalmia, há 6 meses. A avaliação oftalmológica e a ressonância nuclear magnética das órbitas foram compatíveis com um aumento das dimensões das glândulas lacrimais, maior à esquerda, e infiltração edematosa dos tecidos moles.

vidas, doenças infecciosas fúngicas e bacterianas, trombofilias, doenças inflamatórias (oftalmopatia de Graves, *miastenia gravis*, doença relacionada à IgG4, sarcoidose, vasculites, DSj) e neoplasias (linfoma anexial, neurofibromatose, metástases) são as principais. Para distingui-las, uma anamnese detalhada, sorologias, auxílio de imagens radiológicas e histopatologia são quase sempre indispensáveis. Pacientes com DSj podem apresentar dacrioadenite e linfoma não Hodgkin da glândula lacrimal.

A neurite óptica (NO), embora rara, pode ser a apresentação inicial da DSj e é uma manifestação contemplada no domínio neurológico do ESSDAI.[19] Pode ocorrer isoladamente ou associada à mielite, compondo o conjunto das doenças do espectro da neuromielite óptica (NMOSD, do inglês, *neuromyelitis optica spectrum disorder*), discutido em capítulo específico.[19,20]

MANIFESTAÇÕES CUTÂNEAS

O prurido secundário à xerose é a manifestação cutânea mais comum. Dermatoses não contempladas no domínio cutâneo do ESSDAI representam uma parcela menor de manifestações da pele e incluem livedo reticular, eritema anular, dermatite da pálpebra, paniculites e úlceras, entre outras. Na grande coorte internacional *Big Data*, a frequência das manifestações cutâneas "extra-ESSDAI" foi de 0,9%.[1]

O eritema nodoso é uma paniculite lobular associada com vasculite de vasos septais e caracterizada por erupções nodulares, eritematosas e dolorosas, predominantemente na superfície lateral e posterior das pernas (Figura 5A). Essa manifestação está descrita em 0,4% dos casos de DSj da mesma coorte e sua presença deve ser motivo de diagnóstico diferencial com sarcoidose.[1,21] Outros tipos de paniculites foram relatados muito ocasionalmente em pacientes com DSj (0,2%), incluindo paniculite septal, Weber-Christian, paniculites granulomatosa e de células plasmáticas.[22,23] A paniculite é uma manifestação cutânea incomum e que pode preceder o diagnóstico, manifestando-se clinicamente como placas eritematosas, dolorosas, múltiplas, nas extremidades dos membros inferiores, com distribuição simétrica.[21-23]

O granuloma anular é constituído de lesões cutâneas papulares, que se expandem de forma centrífuga ao redor de uma pele normal ou levemente deprimida, formando anéis que coalescem (Figura 5B). Pode apresentar uma tonalidade da cor da própria pele, rósea ou violácea. As lesões são habitualmente oligossintomáticas, autolimitadas e localizadas (dorso das mãos, tornozelos, joelhos e cotovelos). Existem dois padrões histopatológicos predominantes, o de inflamação granulomatosa em paliçada e a forma intersticial, sendo que ambos ocorrem na DSj (0,2%), podendo preceder seu diagnóstico.[21,22] Essas lesões

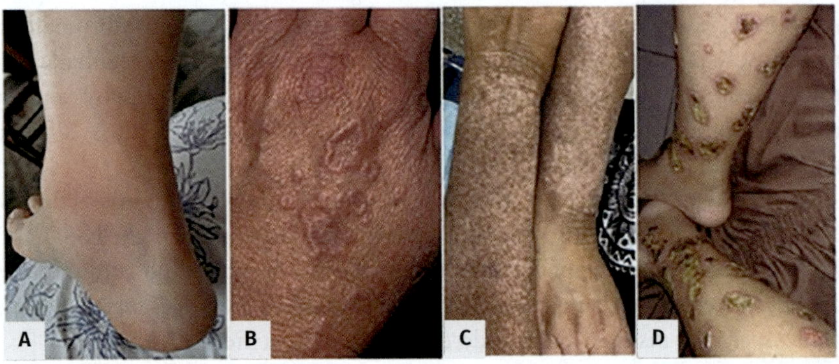

FIGURA 5 Manifestações cutâneas não contempladas no domínio cutâneo do ESSDAI. (A) Paniculite septal recorrente, sem vasculite, do tipo eritema nodoso. (B) Eritema anular no dorso da mão. (C) Amiloidose cutânea nas faces extensoras dos antebraços. (D) Vasculite cutânea nas pernas, com lesões necróticas e úlceras, secundária à leucocitoclasia.

ESSDAI: *European League Against Rheumatism (EULAR) Sjögren's Syndrome Disease Activity Index.*

anulares também podem representar um tipo de lúpus cutâneo subagudo, uma manifestação cutânea da DSj prevista no ESSDAI. Lesões de fotossensibilidade, constituídas de pápulas e placas eritematosas ou eritema anular policíclico, podem ocorrer em portadores da DSj com positividade para o anticorpo anti-Ro/SS-A, em até 9% dos casos, sem que haja associação com o LES. Entretanto, a diferenciação clínica e histopatológica dessas lesões com as do lúpus subagudo é muito difícil.[22,23]

A amiloidose nodular localizada é uma condição rara, representativa de um pequeno subconjunto do grupo de tipos de amiloidose cutânea. É atribuída à proliferação de células plasmáticas e à deposição de cadeias leves de imunoglobulinas na pele, especialmente na derme, tecido subcutâneo e vasos sanguíneos, sem qualquer relação com amiloidose sistêmica ou neoplasias hematológicas. Pode estar associada a doenças do tecido conectivo, sendo mais forte a associação com a DSj (25% dos casos), representando a parte benigna do espectro de distúrbios linfoproliferativos. As lesões localizam-se geralmente nas extremidades, no tronco e na face e se manifestam como discretas pápulas milimétricas, que se sobrepõem para formar placas (Figura 5C).[22,24]

A vasculite cutânea é a manifestação extraglandular mais importante em relação ao prognóstico da DSj, estando associada com doença mais grave, maior presença de biomarcadores e mais acometimento sistêmico. Sua gama de apresentação oscila desde lesões purpúricas até úlceras cutâneas, de localização preferencial em membros inferiores. Ocorre em aproximadamente 10% dos pacientes e, na maioria das vezes (em 85% dos casos), antes dos sintomas secos. A prevalência de vasculite em grandes séries de DSj varia de 5% a 12% e pode ser conferida no Quadro 4.[1,25-29] As duas formas clínicas mais específicas de vasculite cutânea na DSj, a púrpura palpável e a urticária vasculite, estão incluídas no ESSDAI. Suas variantes histológicas são a vasculite leucocitoclástica (ou neutrofílica) e a mononuclear. Ambos os tipos estão associados com

QUADRO 4 Prevalência de vasculite cutânea nas coortes de pacientes com doença de Sjögren (DSj) em diferentes países

	Ramos-Casals et al.[25]	Ioannidis et al.[26]	Alamanos et al.[27]	García-Carrasco et al.[29]	Retamozo et al. (*Big Data*)[1]
Pacientes com DSj (n)	1.010	723	422	400	6.331
País	Espanha	Grécia	Grécia	Espanha	Multicêntrico
Vasculite	9%	8%	5%	12%	9,7%

n: número de pacientes.

o mesmo espectro de apresentação clínica, entretanto têm padrões de biomarcadores distintos. A vasculite leucocitoclástica está associada à hipergamaglobulinemia e à presença de anticorpos anti-Ro/SS-A, FAN e fator reumatoide positivos, enquanto que essas anormalidades não são esperadas na variante mononuclear.[30] A vasculite de pequenos vasos leucocitoclástica, associada à crioglobulinemia, marca pior prognóstico, maior risco de linfoma e maior taxa de mortalidade.[29,30]

Na coorte espanhola, 89 dos 558 pacientes com DSj apresentaram envolvimento cutâneo, sendo a vasculite cutânea o processo mais relatado (9%).[21] De 52 pacientes com vasculite cutânea, 27% tiveram vasculite de pequenos vasos crioglobulinêmica, 21%, vasculite urticariforme e 50%, vasculite de pequenos vasos não urticariforme não crioglobulinêmica. A lesão elementar predominante foi a púrpura palpável nos membros inferiores.[21] Outros tipos de lesões além da urticária e da púrpura podem ocorrer, como vesículas, pústulas, bolhas, lesões necróticas, úlceras e livedo reticular (Figura 5D). Nessa mesma coorte, as lesões não vasculíticas foram o eritema anular (1,6%), eritema nodoso (1,25%), livedo reticular (1,2%), vasculite nodular (0,2%), amiloidose cutânea (0,2%) e granuloma anular (0,2%).[21]

A principal característica da vasculite cutânea associada à DSj é a predominância de vasculite de pequenos vasos (95%) *versus* de médios vasos (5%) e vasculite leucocitoclástica (90%) *versus* vasculite mononuclear, com alta prevalência de achados extraglandulares e fenômenos laboratoriais imunológicos.[21] A realização da biópsia cutânea, entretanto, não é obrigatória para o diagnóstico.[31] O envolvimento sistêmico foi detectado em 44% dos pacientes, em associação com crioglobulinas em 30%. Pacientes com vasculite cutânea têm maior prevalência de envolvimento articular (50%), neuropatia periférica (31%), fenômeno de Raynaud (40%), envolvimento renal (10%), FAN (88%), fator reumatoide (78%), anti-Ro/SS-A (70%) e maiores taxas de hospitalizações (25%).[21] A vasculite de vasos de médio calibre na DSj, manifestando-se como vasculite necrosante aguda "poliarterite nodosa-símile", é infrequente, ocorrendo em menos de 5% dos casos.[21,22,32] Depois das púrpuras (88% dos caos de vasculites), as lesões vasculíticas mais comuns são as úlceras cutâneas (9%) e a vasculite urticariforme (7%). Outras lesões cutâneas como nódulos, lesões digitais ou *rash* maculopapular foram raramente descritas.[31]

MANIFESTAÇÕES OTORRINOLARINGOLÓGICAS

A DSj, conhecida pelos clássicos sintomas de xeroftalmia e xerostomia, também causa secura de vias aéreas acarretando tosse, sintomas de rinite, sinusite e rouquidão. Todavia, excluídas as afecções decorrentes da secura, as manifestações otorrinolaringológicas são consideradas raras, com uma frequência aproximada de 1,3% na coorte internacional *Big Data* e surdez representando 0,6% dos casos.[1] Dados de metanálise na avaliação de surdez na DSj mostraram uma prevalência agrupada de 52,2% (IC 95% 36,3-67,3%) em um total de 320 pacientes distribuídos em 11 estudos.[33] Reunidos os seus diferentes tipos, a surdez neurossensorial apresentou uma prevalência agrupada de 42,6% (IC 95% 27,8-58,8%), enquanto a surdez por condução e a mista representaram 5% (IC 95% 1-20,8%) e 2,3% (IC 95% 1,1-4,9%), respectivamente.[33] Apesar de muito frequente, a patogênese da surdez é incerta, conjecturando-se a participação de vasculite local, de anticorpos antifosfolípides, do acometimento do sistema nervoso central e do oitavo par craniano pela DSj, uso de drogas ototóxicas ou mesmo secura da tuba auditiva.[33] A alta prevalência de surdez encontrada pode ser explicada pelo fato de que todos os estudos nesta metanálise realizaram audiometria tonal para determinação da perda auditiva, uma vez que a perda auditiva de frequências altas pode ser assintomática e frequente entre indivíduos mais velhos.[34] O zumbido é relatado em 55,5% dos casos em um único estudo com 72 pacientes.[34] A frequência da queixa de rouquidão variou de 27,3% a 78%.[35-37]

MANIFESTAÇÕES UROLÓGICAS

A nefrolitíase, comum na DSj (1,5–33,3%), pode ser consequência da nefrite tubulointersticial e da acidose tubular renal distal, para as quais esses pacientes estão vulneráveis e, em alguns casos, apresentar-se como um quadro de nefrocalcinose grave (Figura 6).[38-44] Além disso, os pacientes com DSj têm maior risco de desenvolverem bexiga hiperativa e cistite intersticial com grande comprometimento da qualidade de vida.[45] A presença do anticorpo antirreceptor muscarínico 3 (anti-M3R IgG) é postulada como possível causa desse acometimento,[46] além do desequilíbrio no controle autonômico da bexiga e das alterações de nociplasticidade, que também podem estar envolvidos nesta manifestação. A frequência da cistite intersticial e da bexiga hiperativa varia entre 5% e 9%[45,47-48] e entre 5,1% e 42,1% dos casos de DSj,[38,45,49] respectivamente.

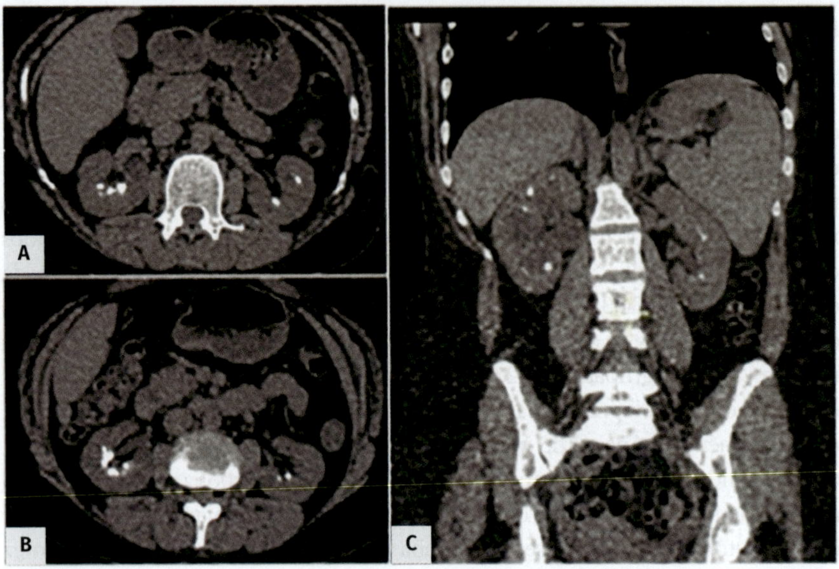

FIGURA 6 Imagem de tomografia computadorizada de abdome e pelve de uma paciente com DSj, nefrite tubulointersticial, acidose tubular distal e nefrocalcinose. Cortes em plano axial (A e B) e corte em plano coronal (C) evidenciando múltiplos cálculos no grupamento calicial.

REFERÊNCIAS

1. Retamozo S, Acar-Denizli N, Rasmussen A, et al. Systemic manifestations of primary Sjögren's syndrome out of the ESSDAI classification: prevalence and clinical relevance in a large international, multi-ethnic cohort of patients. Clin Exp Rheumatol. 2019;37 Suppl 118(3):97-106.
2. Seror R, Ravaud P, Bowman SJ, et al. EULAR Sjogren's syndrome disease activity index: development of a consensus systemic disease activity index for primary Sjogren's syndrome. Ann Rheum Dis. 2010;69(6):1103-9.
3. Shiboski CH, Shiboski SC, Seror R, et al. 2016 American College of Rheumatology/European League Against Rheumatism classification criteria for primary Sjögren's syndrome: a consensus and data-driven methodology involving three international patient cohorts. Ann Rheum Dis. 2017;76(1):9-16.
4. Yan S, Li M, Wang H, et al. Characteristics and risk factors of pulmonary arterial hypertension in patients with primary Sjögren's syndrome. Int J Rheum Dis. 2018; 21(5):1068-75.
5. Capobianco KG, Xavier RM, Bredemeier M, Restelli VG, Brenol JC. Nailfold capillaroscopic findings in primary Sjögren's syndrome: clinical and serological correlations. Clin Exp Rheumatol. 2005;23(6):789-94.
6. Corominas H, Ortiz-Santamaría V, Castellví I, et al. Nailfold capillaroscopic findings in primary Sjögren's syndrome with and without Raynaud's phenomenon and/or positive anti-SSA/Ro and anti-SSB/La antibodies. Rheumatol Int. 2016;36(3):365-9.
7. Kobak S, Kalkan S, Kirilmaz B, Orman M, Ercan E. Pulmonary arterial hypertension in patients with primary Sjögren's syndrome. Autoimmune Dis. 2014;2014:710401.
8. Ye YC, Zeng Y, Zhu WL, et al. [Cardiac manifestations in Sjogren syndrome]. Zhonghua Xin Xue Guan Bing Za Zhi. 2008;36(4):327-31. Chinese.

9. Vassiliou VA, Moyssakis I, Boki KA, Moutsopoulos HM. Is the heart affected in primary Sjögren's syndrome? An echocardiographic study. Clin Exp Rheumatol. 2008;26(1):109-12.
10. Wang J, Li M, Wang Q, et al. Pulmonary arterial hypertension associated with primary Sjögren's syndrome: a multicentre cohort study from China. Eur Respir J. 2020;56(5):1902157.
11. Liu Z, Yang X, Tian Z, et al. The prognosis of pulmonary arterial hypertension associated with primary Sjögren's syndrome: a cohort study. Lupus. 2018;27(7):1072-80.
12. Atzeni F, Sarzi-Puttini P, Signorello MC, et al. New parameters for identifying subclinical atherosclerosis in patients with primary Sjögren's syndrome: a pilot study. Clin Exp Rheumatol. 2014;32(3):361-8.
13. Espinola Zavaleta N, Morales Blanhir J, de Witt García M, Romero Cárdenas A, Vargas Barrón J. Hallazgos ecocardiográficos en el síndrome de Sjögren primario [Echocardiographic findings in primary Sjögren syndrome]. Arch Inst Cardiol Mex. 1997;67(2):114-25. Spanish.
14. Rantapää-Dahlqvist S, Backman C, Sandgren H, Ostberg Y. Echocardiographic findings in patients with primary Sjögren's syndrome. Clin Rheumatol. 1993;12(2):214-8.
15. Mathews PM, Robinson SA, Gire A, Baer AN, Akpek EK. Extraglandular ocular involvement and morbidity and mortality in primary Sjögren's Syndrome. PLoS One. 2020;15(9):e0239769.
16. Jan RL, Ho CH, Wang JJ, Tseng SH, Chang YS. Associations between Sjögren syndrome, sociodemographic factors, comorbid conditions, and scleritis in a Taiwanese population-based study. J Pers Med. 2022;12(1):105.
17. Rojas-Carabali W, Mejía-Salgado G, Cifuentes-González C, et al. Clinical relationship between dry eye disease and uveitis: a scoping review. J Ophthalmic Inflamm Infect. 2023;13(1):2.
18. Lim BS, Kim KS, Kwok SK, Lee WK. Retinal vasculitis associated with autoantibodies of primary Sjögren's syndrome after cataract surgery. Clin Exp Optom. 2016;99(1):87-9.
19. Sun JY, Liu Z, Zhao P, Liu T. Optic neuritis as an initial presentation of primary Sjögren syndrome: a case report and literature review. Medicine (Baltimore). 2016;95(44):e5194.
20. Phuljhele S, Kedar S, Saxena R. Approach to optic neuritis: an update. Indian J Ophthalmol. 2021;69(9):2266-76.
21. Ramos-Casals M, Anaya JM, García-Carrasco M, et al. Cutaneous vasculitis in primary Sjögren syndrome: classification and clinical significance of 52 patients. Medicine (Baltimore). 2004;83(2):96-106.
22. Jhorar P, Torre K, Lu J. Cutaneous features and diagnosis of primary Sjögren syndrome: an update and review. J Am Acad Dermatol. 2018;79(4):736-45.
23. Sampaio AL, Bressan AL, Vasconcelos BN, Gripp AC. Skin manifestations associated with systemic diseases – Part I. An Bras Dermatol. 2021;96(6):655-71.
24. Llamas-Molina JM, Velasco-Amador JP, De la Torre-Gomar FJ, Carrero-Castaño A, Ruiz-Villaverde R. Localized cutaneous nodular amyloidosis: a specific cutaneous manifestation of Sjögren's syndrome. Int J Mol Sci. 2023;24(8):7378.
25. Ramos-Casals M, Solans R, Rosas J, et al. Primary Sjögren syndrome in Spain: clinical and immunologic expression in 1010 patients. Medicine (Baltimore). 2008;87(4):210-9.
26. Ioannidis JP, Vassiliou VA, Moutsopoulos HM. Long-term risk of mortality and lymphoproliferative disease and predictive classification of primary Sjögren's syndrome. Arthritis Rheum. 2002;46(3):741-7.
27. Alamanos Y, Tsifetaki N, Voulgari PV, Venetsanopoulou AI, Siozos C, Drosos AA. Epidemiology of primary Sjögren's syndrome in north-west Greece, 1982-2003. Rheumatology (Oxford). 2006;45(2):187-91.
28. Theander E, Manthorpe R, Jacobsson LT. Mortality and causes of death in primary Sjögren's syndrome: a prospective cohort study. Arthritis Rheum. 2004;50(4):1262-9.
29. García-Carrasco M, Ramos-Casals M, Rosas J, et al. Primary Sjögren syndrome: clinical and immunologic disease patterns in a cohort of 400 patients. Medicine (Baltimore). 2002;81(4):270-80.

30. Molina R, Provost TT, Alexander EL. Two types of inflammatory vascular disease in Sjögren's syndrome. Differential association with seroreactivity to rheumatoid factor and antibodies to Ro (SS-A) and with hypocomplementemia. Arthritis Rheum. 1985;28(11):1251-8.
31. Ramos-Casals M, Brito-Zerón P, Seror R, et al. Characterization of systemic disease in primary Sjögren's syndrome: EULAR-SS Task Force recommendations for articular, cutaneous, pulmonary and renal involvements. Rheumatology (Oxford). 2015;54(12):2230-8.
32. Tsokos M, Lazarou AS, Moutsopoulos HM. Vasculitis in primary Sjögren's syndrome. Histologic classification and clinical presentation. Am J Clin Pathol. 1987;88(1):26-31.
33. Paraschou V, Partalidou S, Siolos P, Papadopoulou Z, Chaitidis N. Prevalence of hearing loss in patients with Sjögren syndrome: a systematic review and meta-analysis. Rheumatol Int. 2022;43(2):233-44.
34. Crincoli V, Di Comite M, Guerrieri M, et al. Orofacial manifestations and temporomandibular disorders of Sjögren syndrome: an observational study. Int J Med Sci. 2018;15(5):475-83.
35. Doig JA, Whaley K, Dick WC, Nuki G, Williamson J, Buchanan WW. Otolaryngological aspects of Sjogren's syndrome. BMJ. 1971;4(5785):460-3.
36. Bellido-Casado J, Plaza V, Díaz C, et al. Bronchial inflammation, respiratory symptoms and lung function in primary Sjögren's syndrome. Arch Bronconeumol. 2011;47(7):330-4.
37. Graf S, Kirschstein L, Knopf A, et al. Systematic evaluation of laryngeal impairment in Sjögren's syndrome. Eur Arch Otorhinolaryngol. 2021;278(7):2421-8.
38. Sandhya P, Jeyaseelan L, Scofield RH, Danda D. Clinical characteristics and outcome of primary Sjogren's syndrome: a large Asian Indian cohort. Open Rheumatol J. 2015;9:36-45.
39. Pertovaara M, Korpela M, Kouri T, Pasternack A. The occurrence of renal involvement in primary Sjögren's syndrome: a study of 78 patients. Rheumatology (Oxford). 1999;38(11):1113-20.
40. Pertovaara M, Pukkala E, Laippala P, Miettinen A, Pasternack A. A longitudinal cohort study of Finnish patients with primary Sjögren's syndrome: clinical, immunological, and epidemiological aspects. Ann Rheum Dis. 2001;60(5):467-72.
41. Jain A, Srinivas BH, Emmanuel D, Jain VK, Parameshwaran S, Negi VS. Renal involvement in primary Sjogren's syndrome: a prospective cohort study. Rheumatol Int. 2018;38(12):2251-62.
42. Bossini N, Savoldi S, Franceschini F, et al. Clinical and morphological features of kidney involvement in primary Sjögren's syndrome. Nephrol Dial Transplant. 2001;16(12):2328-36.
43. Sandhya P. Comprehensive analysis of clinical and laboratory features of 440 published cases of Sjögren's syndrome and renal tubular acidosis. Int J Rheum Dis. 2023;26(2):278-85.
44. Aiyegbusi O, McGregor L, McGeoch L, Kipgen D, Geddes CC, Stevens KI. Renal disease in primary Sjögren's syndrome. Rheumatol Ther. 2021;8(1):63-80.
45. Lee CK, Tsai CP, Liao TL, et al. Overactive bladder and bladder pain syndrome/interstitial cystitis in primary Sjögren's syndrome patients: a nationwide population-based study. PLoS One. 2019;14(11):e0225455.
46. Wang F, Jackson MW, Maughan V, et al. Passive transfer of Sjögren's syndrome IgG produces the pathophysiology of overactive bladder. Arthritis Rheum. 2004;50(11):3637-45.
47. Leppilahti M, Tammela TLJ, Huhtala H, Kiilholma P, Leppilahti K, Auvinen A. Interstitial cystitis-like urinary symptoms among patients with Sjögren's syndrome: a population-based study in Finland. Am J Med. 2003;115(1):62-5.
48. Lee KL, Dong CS, Chen MY, et al. Multifactorial causes of irritating bladder symptoms in patients with Sjögren's syndrome. Neurourol Urodyn. 2011;30(1):97-101.
49. Donaldson M, Epstein J, Villines D. Managing the care of patients with Sjögren syndrome and dry mouth: comorbidities, medication use and dental care considerations. J Am Dent Assoc. 2014;145(12):1240-7.
50. Lin W, Xin Z, Ning X, et al. Clinical features and risk factors of Raynaud's phenomenon in primary Sjögren's syndrome. Clin Rheumatol. 2021;40(10):4081-87.

51. Vivino FB, Bunya VY, Massaro-Giordano G, et al. Sjogren's syndrome: an update on disease pathogenesis, clinical manifestations and treatment. Clin Immunol. 2019;203:81-121.
52. Parreau S, Jacques J, Dumonteil S, et al. Abdominal symptoms during Sjogren's syndrome: a pilot study. Adv Rheumatol. 2021;61(1):5.
53. Chang CC, Chang YS, Wang SH, Lin SY, Chen YH, Chen JH. Primary Sjogren's syndrome and the risk of acute pancreatitis: a nationwide cohort study. BMJ Open. 2017;7(8):e014807.
54. Ramos-Casals M, Sánchez-Tapias J, Parés A, et al. Characterization and differentiation of autoimmune versus viral liver involvement in patients with Sjögren's syndrome. J Rheumatol. 2006;33(8):1593-9.
55. Maury CP, Törnroth T, Teppo AM. Atrophic gastritis in Sjögren's syndrome. Morphologic, biochemical, and immunologic findings. Arthritis Rheum. 1985;28(4):388-94.
56. Collin P, Karvonen AL, Korpela M, Laippala P, Helin H. Gastritis classified in accordance with the Sydney system in patients with primary Sjögren's syndrome. Scand J Gastroenterol. 1997;32(2):108-11.
57. Palma R, Freira A, Freitas J, et al. Esophageal motility disorders in patients with Sjögren's syndrome. Dig Dis Sci. 1994;39(4):758-61.
58. Volter F, Fain O, Mathieu E, Thomas M. Esophageal function and Sjögren's syndrome. Dig Dis Sci. 2004;49(2):248-53.
59. Mandl T, Ekberg O, Wollmer P, Manthorpe R, Jacobsson LTH. Dysphagia and dysmotility of the pharynx and oesophagus in patients with primary Sjögren's syndrome. Scand J Rheumatol. 2007;36(5):394-401.
60. Andonopoulos AP, Christodoulou J, Ballas C, Bounas A, Alexopoulos D. Autonomic cardiovascular neuropathy in Sjögren's syndrome: a controlled study. J Rheumatol. 1998;25(12):2385-8.
61. Mori K, Iijima M, Koike H, et al. The wide spectrum of clinical manifestations in Sjögren's syndrome-associated neuropathy. Brain. 2005;128(11):2518-34.
62. Morreale M, Marchione P, Giacomini P, et al. Neurological involvement in primary Sjögren syndrome: a focus on central nervous system. PLoS One. 2014;9(1):e84605.
63. Tjensvoll AB, Harboe E, Gøransson LG, et al. Headache in primary Sjøgren's syndrome: a population-based retrospective cohort study. Eur J Neurol. 2013;20(3):558-63.
64. Bongi SM, Del Rosso A, Orlandi M, Matucci-Cerinic M. Gynaecological symptoms and sexual disability in women with primary Sjögren's syndrome and sicca syndrome. Clin Exp Rheumatol. 2013;31(5):683-90.
65. Marchesoni D, Mozzanega B, De Sandre P, Romagnolo C, Gambari PF, Maggino T. Gynaecological aspects of primary Sjogren's syndrome. Eur J Obstet Gynecol Reprod Biol. 1995;63(1):49-53.
66. Lehrer S, Bogursky E, Yemini M, Kase NG, Birkenfeld A. Gynecologic manifestations of Sjögren's syndrome. Am J Obstet Gynecol. 1994;170(3):835-7.
67. Haga HJ, Gram Gjesdal C, Irgens LM, Ostensen M. Reproduction and gynaecological manifestations in women with primary Sjögren's syndrome: a case-control study. Scand J Rheumatol. 2005;34(1):45-8.
68. Gözüküçük M, Türkyilmaz E, Küçükşahin O, Erten S, Üstün Y, Yavuz AF. Effects of primary Sjögren's syndrome on female genitalia and sexual functions. Clin Exp Rheumatol. 2021;39 Suppl 133(6):66-72.
69. Al-Ezzi M, Tappuni AR, Khan KS. The impact of Sjögren's syndrome on the quality of sexual life of female patients in the UK: a controlled analysis. Rheumatol Int. 2022;42(8):1423-29.
70. Parambil JG, Myers JL, Lindell RM, Matteson EL, Ryu JH. Interstitial lung disease in primary Sjögren syndrome. Chest. 2006;130(5):1489-95.
71. Kakugawa T, Sakamoto N, Ishimoto H, et al. Lymphocytic focus score is positively related to airway and interstitial lung diseases in primary Sjögren's syndrome. Respir Med. 2018;137:95-102.

24

Manifestações sistêmicas: lúpus neonatal

Nádia Emi Aikawa
Adriana Lippi Waissman
Joelma Queiroz Andrade
Sandra Gofinet Pasoto

PONTOS-CHAVE

- O lúpus neonatal (LN) é uma doença rara decorrente da passagem transplacentária dos anticorpos anti-Ro/SS-A e/ou anti-La/SS-B maternos.
- O LN apresenta características reversíveis, como lesões cutâneas, disfunções hepática ou hematológica, e arritmias cardíacas geralmente irreversíveis, sendo o bloqueio cardíaco congênito autoimune (BCC) a manifestação mais grave.
- Várias doenças autoimunes cursam com anti-Ro/SS-A e anti-La/SS-B, sendo o lúpus eritematoso sistêmico (LES) e a doença de Sjögren (DSj) as mais frequentes. Todavia, mulheres assintomáticas podem também apresentar esses autoanticorpos, cuja presença, muitas vezes, é detectada apenas quando da ocorrência do LN.
- O risco de ter um filho com LN cardíaco para as mães com teste positivo para anti-Ro/SS-A e/ou anti-La/SS-B é em torno de 2% na primeira gestação ou se os bebês anteriores eram saudáveis e aumenta aproximadamente dez vezes, se um filho anterior tiver apresentado LN.
- São importantes os cuidados e orientações antes da concepção e a profilaxia farmacológica do BCC com a administração de hidroxicloroquina durante toda a gestação, assim como o acompanhamento do quadro clínico da mãe e do feto durante toda a gestação e no período neonatal por uma equipe multidisciplinar, com obstetras familiarizados com gestação de alto risco.

INTRODUÇÃO – CONCEITO, PREVALÊNCIA E PATOGÊNESE

O lúpus neonatal (LN) é uma doença rara e um exemplo de autoimunização passivamente adquirida, definida como um conjunto de sinais clínicos observados em filhos de mães com anticorpos séricos anti-Ro/SS-A e/ou anti-La/SS-B. Essa síndrome apresenta características reversíveis, como lesões cutâneas, disfunções hepática ou hematológica, e arritmias cardíacas geralmente irreversíveis, sendo o bloqueio cardíaco congênito autoimune (BCC) a manifestação mais grave.[1,2]

A incidência de BCC autoimune é de cerca de 1/12.500 a 1/23.300 nascidos vivos.[2,3] O LN é responsável por 80% a 95% de todos os casos de bloqueio cardíaco congênito na ausência de defeitos cardíacos estruturais diagnosticados no feto ou no período neonatal.[4]

As lesões cutâneas do LN acometem cerca de 5% a 16% dos bebês expostos aos anticorpos anti-Ro/SS-A e/ou anti-La/SS-B e o BCC, 1-2%.[3] O risco de ter um filho com LN cardíaco para as mães com teste positivo para anti-Ro/SS-A e/ou anti-La/SS-B é em torno de 2% na primeira gestação ou se os bebês anteriores eram saudáveis e aumenta aproximadamente dez vezes, se um filho anterior tiver apresentado LN.[1,3,5,6]

Várias são as doenças autoimunes que cursam com os anticorpos anti-Ro/SS-A e anti-La/SS-B, sendo o lúpus eritematoso sistêmico (LES) e a doença de Sjögren (DSj) as mais frequentes. Lembrando que são afecções que acometem preferencialmente o sexo feminino, daí a importância da abordagem sobre a gestação e dos cuidados adequados para essas pacientes.[5] Para os pacientes com LES, a prevalência estimada de anti-Ro/SS-A é de 40% e, naqueles com DSj, maior que 60%.[6]

Todavia, mulheres assintomáticas podem também apresentar os anticorpos anti-Ro/SS-A e anti-La/SS-B circulantes, cuja presença, muitas vezes, é detectada apenas quando da ocorrência do LN. A prevalência de anti-Ro/SS-A em mulheres doadoras de sangue é de 0,2% a 0,7%.[7] Vários estudos demonstraram ainda que o anti-Ro/SS-A está entre os autoanticorpos mais frequentemente encontrados na população geral, com uma frequência variando de 0,5% a 2,7%.[8]

O LN ocorre devido à passagem transplacentária das imunoglobulinas G (IgG) maternas com especificidade anti-Ro/SS-A e/ou anti-La/SS-B, que se inicia na 12ª semana de gestação, quando o suprimento sanguíneo materno para a placenta é estabelecido. Entretanto, o mecanismo de lesão no tecido cardíaco fetal não está totalmente esclarecido. Os cardiócitos sofrem apoptose fisiológica. Dados de estudos experimentais e de necrópsia sugerem que os anticorpos maternos ligam-se aos respectivos autoantígenos localizados na superfície dos cardiócitos apoptóticos e, através de opsonização, parecem inibir o *clearance* dessas células, resultando no acúmulo de debris celulares e, consequentemente, promovendo inflamação e subsequente cicatrização, fibrose e calcificação tecidual. Adicionalmente, o processo de apoptose parece exacerbado, provavelmente devido à inflamação contínua causada pela ligação da IgG materna específica aos autoantígenos fetais, deposição de imunocomplexos e fagocitose por macrófagos. A diferenciação de fibroblastos cardíacos para um fenótipo cicatricial pode ser um processo patológico iniciado por anticorpos maternos e a persistência desse fenótipo, mesmo após o nascimento, pode estar relacionada à progressão do BCC observada em alguns bebês no pós-parto.[3,9,10] Os autoanticorpos podem também se ligar aos canais de cálcio localizados na membrana plasmática dos cardiócitos, inibindo as correntes de cálcio através dos mesmos, que são fundamentais para a propagação e condução do potencial de ação nos nodos atrioventricular (AV) e sinoatrial.[3,11] Concentrações mais elevadas de anti-Ro/SS-A na circulação materna podem conferir maior risco de BCC. Contudo, a etiopatogenia dessa condição é complexa e fatores genéticos fetais, como alelos do HLA (*Human Leucocyte Antigen*) HLADRB1*04 e HLA-Cw*05, e ambientais parecem também estar envolvidos.[2,3]

No Capítulo "Autoanticorpos tradicionais e novos anticorpos candidatos", descrevemos detalhadamente os anticorpos anti-Ro/SS-A e anti-La/SS-B, incluindo os métodos de detecção e o seu uso na prática clínica para o apoio diagnóstico da DSj, caracterização de fenótipos e implicações prognósticas. Os anticorpos anti-Ro/SS-A podem ser divididos em duas frações, anti-Ro60 e anti-Ro52/TRIM21 (*tripartite motif protein 21*). A análise do perfil sorológico das mães de bebês com BCC mostrou que 95% delas foram positivas para anti-Ro52/TRIM21; 63%, para anti-Ro60; e 58%, para anti-La/SS-B.[3] O anticorpo dirigido ao epítopo p200 (aminoácidos nas posições 200-239 da proteína Ro52) tem maior probabilidade de causar BBC completo no feto e foi considerado um importante fator de risco para danos cardíacos.[3] A presença de anti-La/SS-B na ausência de anti-Ro/SS-A é muito incomum e casos de BCC associado apenas à positividade do anticorpo anti-La/SS-B representam menos de 1% da incidência do BCC autoimune na literatura.[3] Mais raramente, o LN foi associado à positividade materna para os anticorpos antirribonucleoproteína (anti-RNP).[3,4]

Neste capítulo, abordaremos o LN com ênfase no quadro clínico da criança e seu tratamento, bem como na abordagem materna desde antes da concepção e durante toda a gestação e após o parto, com os objetivos de implementar medidas preventivas, fazer o diagnóstico precoce intrauterino e o acompanhamento obstétrico adequado.

QUADRO CLÍNICO DA CRIANÇA, DIAGNÓSTICO PÓS-NATAL E TRATAMENTO

A maioria dos acometimentos do LN são reversíveis, incluindo alterações cutâneas, hematológicas e hepáticas, que desaparecem espontaneamente nos primeiros meses de vida, em um período proporcional à redução do nível de anticorpos maternos na corrente sanguínea do feto. Cerca de 2% das crianças desenvolvem alterações irreversíveis, que incluem distúrbios do sistema de condução cardíaco, ou seja, bloqueio atrioventricular (BAV) de primeiro ou segundo grau ou bloqueio cardíaco completo.[3]

A frequência dos acometimentos orgânicos tem sido discutida em muitos estudos.[12-15] Cimaz et al.[13] relataram frequências de 16% de lesões cutâneas, 27% de complicações hematológicas e 26% de aumento da atividade das enzimas hepáticas. Complicações cardiológicas foram observadas em 1,6% das crianças nascidas como primogênitas de mães que testaram positivo para o anticorpo anti-Ro/SS-A, similarmente ao encontrado por Brucato et al. (2%).[16] Izmirly et al. estimaram o risco de recorrência geral de qualquer manifestação do LN na segunda gravidez em 49%, de manifestações cutâneas em 30%, cardiológicas em 18% e hematológicas em 1%.[17]

O lúpus cutâneo neonatal ocorre em 5-16% das crianças expostas aos anticorpos anti-Ro/SS-A e/ou anti-La/SS-B. As lesões dermatológicas geralmente (80%) não são aparentes ao nascimento e se desenvolvem após o primeiro mês de vida em não mais que 20% dos casos e se assemelham às observadas em crianças e adolescentes com LES. A fotossensibilidade ocorre na grande maioria dos casos. Máculas ou placas eritematosas ou policísticas anulares com ou sem cicatrizes são características e aparecem principalmente no couro cabeludo, pescoço e face, especialmente nas pálpebras superiores. As bordas são regulares e, às vezes, elevadas. Uma clareira central ou escamas finas são observadas em cerca de 30% dos casos. As lesões, que geralmente têm 1 cm de diâmetro, podem coalescer e formar áreas eritematosas maiores. Embora essas erupções sejam geralmente características, às vezes são diagnosticadas erroneamente como trauma de nascimento, infecção fúngica ou eczema, especialmente em recém-nascidos de mães assintomáticas.[1,3] O eritema periorbitário, conhecido como "olho do guaxinim" ou "olho da coruja", é uma característica comum. O prognóstico das lesões cutâneas é bom. Geralmente, as lesões não requerem intervenção terapêutica, são autolimitadas e desaparecem com o decaimento dos anticorpos maternos no soro fetal, remitindo em sete meses em 80% dos casos.[1,3] Às vezes, as áreas gravemente afetadas formam bolhas ou crostas. Muitos relatos documentaram a persistência de telangiectasias e atrofia em 20% dos casos.[1]

Anemia, neutropenia, trombocitopenia e, raramente, anemia aplástica ocorrem em aproximadamente 20% dos casos. Por outro lado, elevação assintomática de aminotransferases, colestase, hepatomegalia e, menos comumente, esplenomegalia ocorrem em 15 a 25% dos lactentes afetados com LN. Tanto o envolvimento hematológico quanto o hepatobiliar são transitórios e, normalmente, ocorrem em conjunto com o envolvimento cardíaco ou cutâneo, mas podem excepcionalmente ser isolados.[1] Mais raramente, alguns lactentes podem apresentar macrocefalia com ou sem hidrocefalia associada. Acredita-se que o envolvimento do sistema nervoso central também seja um fenômeno autolimitado.[1,15]

As complicações cardíacas no LN são tipicamente associadas a um coração estruturalmente normal e podem incluir arritmias transitórias, BAV de primeiro, segundo ou terceiro grau, cardiomiopatia dilatada e fibroelastose do endocárdio (FEE). O BAV é a complicação cardíaca mais comum do LN e a FEE é muito menos comum.[3]

Em uma coorte recente do registro americano de LN cardíaco, 239 indivíduos foram avaliados em várias faixas etárias para cardiopatia pós-natal.[18] A prevalência de disfunção cardíaca foi maior entre 0 e 1 ano em comparação com > 1 a 17 anos, embora a disfunção cardíaca de novo raramente tenha ocorrido durante a infância. As maiores taxas de disfunção ocorreram durante a vida adulta. Os fatores de risco para disfunção cardíaca em diferentes idades incluíram: dados demográficos, como sexo masculino e raça negra, fatores ecocardiográficos fetais, como frequência cardíaca intrauterina mais baixa e doença extranodal, e fatores pós-natais, incluindo tempo de estimulação e número total de marca-passos.[18]

No período pós-natal, o BAV apresenta-se geralmente com frequência cardíaca < 100/min. Outros sinais clínicos bastante raros incluem: diaforese, palidez, edema periférico, veias jugulares proeminentes e crepitações na ausculta pulmonar. A ausculta cardíaca pode revelar galopes e sopros intermitentes e primeira bulha de intensidade variável.[1] Lactentes com BAV grave, às vezes (5-10%), desenvolvem uma disfunção miocárdica (cardiomiopatia). Isso pode ser consequência de FEE e fibrose miocárdica ou, alternativamente, estar associado à estimulação ventricular direita e disfunção ventricular. A mortalidade na FEE é alta em fetos e neonatos. Os fetos apresentam um desenvolvimento mais rápido da doença, que, muitas vezes, é complicado por edema. Na FEE fetal, ambos os ventrículos são frequentemente afetados, enquanto que, quando um recém-nascido sofre dessa condição, seu desenvolvimento requer um fator adicional, como um antígeno viral (citomegalovírus aumentando a expressão do antígeno Ro nas células) ou outro autoanticorpo. Os pacientes podem desenvolver FEE mesmo após o implante correto do marca-passo, por isso é importante monitorar os pacientes por meio de eletrocardiogramas.[3,19]

Miocardite foi relatada também em alguns pacientes com LN e BCC.[1] Especula-se que outras manifestações cardíacas, como bradicardia sinusal, disfunção do nódulo sinoatrial ou prolongamento do intervalo QT possam ocorrer no LN. Da mesma forma, anormalidades estruturais e valvulares, incluindo defeito do septo ventricular, defeito do septo atrial do tipo "*ostium secundum*" e forame oval patente, persistência do canal arterial patente, estenose pulmonar e displasia valvular pulmonar e fusão das cordas tendíneas da válvula tricúspide, foram também ocasionalmente relatadas.[1]

O diagnóstico do LN é feito quando a mãe apresenta anticorpos anti-Ro/SS-A e/ou anti-La/SS-B e o feto ou recém-nascido desenvolve BAV, ou o recém-nascido desenvolve erupção cutânea típica ou manifestações hepáticas ou hematológicas na ausência de outras causas.[1]

Recomenda-se o manejo dos lactentes com LN em um centro terciário, associando diferentes subespecialistas. O manejo depende do tipo e da gravidade das manifestações. O desenvolvimento pós-natal do LN independe da amamentação, portanto ela não deve ser desencorajada em mães com autoanticorpos para anti-Ro/-SS-A e/ou anti-La/SS-B, ou com um filho previamente afetado por LN.[1]

Manifestações cutâneas, hematológicas, hepatobiliares e neurológicas do LN resolvem-se espontaneamente. Assim, na maioria dos casos, aconselha-se apenas observação. Evitar a exposição solar, incluindo fotoproteção, é a base do manejo dos lactentes com manifestações cutâneas. Além disso, crianças com telangiectasia residual podem ser tratadas com laserterapia. Os corticosteroides tópicos e os antimaláricos, como a hidroxicloroquina, são geralmente desnecessários.[1] Anemia sintomática e trombocitopenia podem requerer transfusão de sangue e plaquetária, respectivamente. Glicocorticoides ou imunoglobulina intravenosa podem também ser eficazes em casos selecionados.[1]

O BCC é a manifestação mais grave e potencialmente fatal do LN. Portanto, aconselhamento, triagem materna, triagem fetal e prevenção ou tratamento da doença cardíaca são essenciais. Por ser irreversível, o BAV total apresenta altas taxas de morbidade e mortalidade. Se a hidropisia fetal ou outros sinais de sofrimento fetal se desenvolverem, podem ser necessários parto precoce e estimulação de emergência. Para lactentes e crianças, a decisão principal envolve a necessidade e o tempo potencial de inserção de marca-passo permanente, sendo que mais de 90% dos pacientes acabam tendo um marca-passo inserido.[1]

A mortalidade em crianças com BCC é de 5 a 10%, geralmente devido à cardiomiopatia ou ataques de Stokes-Adams. Nas crises de Stokes-Adams, a síncope é causada por paroxismos de bradicardia grave ou assistolia devido ao BCC, às vezes levando à morte. É esse risco que pode levar à colocação de um marca-passo em crianças assintomáticas. O BCC pode levar a uma cardiomiopatia dilatada que, em uma minoria de pacientes, pode exigir transplante cardíaco. Embora nem todas as crianças com BCC precisem de marca-passo, estima-se que 70% necessitem aos 5 anos e 90%, na idade adulta. A maioria das crianças diagnosticadas com BCC na infância requer dois a três marca-passos durante a infância, seguidos de substituição subsequente a cada 10 anos por toda a vida. Izmirly et al. fizeram um acompanhamento de 10 anos de crianças nascidas vivas com BAV total congênito, estimando uma sobrevida em 10 anos de 86%, com 70% deles necessitando de implante de marca-passo.[20] A morbidade por múltiplos procedimentos pode ser significativa, incluindo infecções, trauma vascular grave e hemorragia intratorácica. Dessa forma, os esforços para reduzir o risco de desenvolver BCC permanente no período intrauterino são cruciais.[21]

ABORDAGEM MATERNA

São importantes os cuidados antes da concepção e a profilaxia farmacológica do BCC no caso de mães do grupo de risco, assim como o acompanhamento do quadro clínico da mãe e do feto durante toda a gestação e no período neonatal.[3]

Lúpus neonatal na doença de Sjögren

Recentemente, Brito-Zerón, Pasoto et al. publicaram um estudo dirigido à caracterização do BCC na DSj, a partir de um registro retrospectivo multicêntrico internacional sobre a DSj.[22] Foram empregados rigorosos critérios de inclusão: mães positivas para anti-Ro/SS-A e/ou anti-La/SS-B (anteriormente ou ao diagnóstico do primeiro caso de BCC); BCC confirmado por ecocardiografia fetal; diagnóstico de BAV na fase intrauterina, ao nascimento ou no período neonatal; ausência de anormalidades anatômicas cardíacas; e diagnóstico materno de DSj (de acordo com os critérios de classificação do Consenso Americano-Europeu de 2002[23]) antes, durante ou após a gestação com o BCC. Foram incluídas 49 crianças com BCC nascidas de 44 mães, sendo todas as mães positivas para anti-Ro/SS-A e 28/44 (64%) positivas para anti-La/SS-B. Somente 10 mães (22%) já tinham diagnóstico de DSj na primeira gravidez com BCC; em 6 delas (14%), o diagnóstico da DSj foi realizado durante a gestação ou até 12 meses após o parto; e, na maioria, 28 (64%), o diagnóstico materno de DSj foi realizado após um ano do nascimento da primeira criança com BCC [1-5 anos após, 19 (68%); 6-10 anos após, 2 (7%); e mais de 10 anos após, 7 (25%)]. Em apenas dois casos, o BCC foi diagnosticado após o nascimento. O BAV foi incompleto em 11 fetos, completo em 36 e não haviam dados disponíveis em dois casos. Depois da primeira gestação com BCC, 12 mulheres tiveram 20 gestações, das quais cinco foram complicadas com BCC (recorrência de 25%). As quatro mulheres que apresentaram recorrência do BCC eram positivas para ambos os autoanticorpos, anti-Ro/SS-A e anti-La/SS-B, e todas já tinham DSj diagnosticada antes do nascimento da primeira criança com BCC. Tais resultados mostram que, na DSj, o BCC pode ser o primeiro indício da doença nas mulheres em idade fértil, porém, na maioria delas, o diagnóstico é realizado vários anos depois do nascimento. Adicionalmente, o diagnóstico prévio de DSj e a dupla positividade para anti-Ro/SS-A e anti-La/SS-B podem estar associados à recorrência do BCC.[22]

Atendimento materno antes da concepção e acompanhamento obstétrico

Durante o atendimento a pacientes jovens portadoras de LES ou DSj, deve-se ter mente um adequado aconselhamento contraceptivo dentro de um planejamento familiar global. Uma vez que haja falha em tal acompanhamento, ou o expresso desejo de gestar, essas mulheres devem ser imediatamente encaminhadas para uma equipe obstétrica familiarizada com gestação de alto risco.

Durante a gravidez, o atendimento às pacientes portadoras de doenças autoimunes costuma ser individualizado e transdisciplinar. Esse tipo de pré-natal requer a presença do obstetra, do reumatologista, muitas vezes do nefrologista, além de enfermeiras, nutricionistas, psicólogas, assistentes sociais e fisioterapeutas. Tal trabalho em conjunto traz sucesso ao binômio materno fetal. Graças a esse atendimento, ao melhor conhecimento da história natural das doenças e do aperfeiçoamento tecnológico do atendimento neonatal, as perdas feitas diminuíram muito nos últimos anos principalmente nas portadoras de LES.[24]

Na primeira consulta de uma gestante portadora de LES ou DSj, deve-se proceder a uma cuidadosa anamnese com detalhamento da doença de base. É extremamente importante determinar o tempo transcorrido entre a última crise de atividade da doença e a gestação, pois é sabido que, no LES, o bom resultado perinatal exige que esse período seja de no mínimo seis meses.[25] Após definida a idade gestacional, levando-se em conta a data da última menstruação e/ou a ultrassonografia do primeiro trimestre, deve-se examinar clinicamente a paciente e solicitar os exames de rotina. Habitualmente, são analisados os exames clínicos e as respectivas sorologias da rotina do pré-natal.

Especial atenção deve ser dada às portadoras de anti-Ro/SS-A e/ou anti-La/SS-B, uma vez que aproximadamente 2% dos fetos são acometidos com BAV total nessas gestantes.[13] Caso tais anticorpos não tenham sido checados na consulta pré-concepcional, devem ser imediatamente solicitados nas portadoras de doenças autoimunes, logo na primeira visita ao obstetra, ainda durante o primeiro trimestre. Não há necessidade de repetição ao longo do acompanhamento pré-natal.

A pesquisa materna para anti-Ro/SS-A e anti-La/SS-B também está indicada diante do diagnóstico de bloqueio cardíaco fetal, mesmo em gestantes assintomáticas, sem doenças conhecidas. Como vimos, o LN pode ser a primeira manifestação da existência desses anticorpos.

Já na primeira consulta das mães portadoras de anti-Ro/SS-A e/ou anti-La/SS-B, a terapêutica com hidroxicloroquina (HCQ) deve ser prontamente instituída e, naquelas em vigência da medicação, jamais deve ser interrompida. A utilização da HCQ é bastante estabelecida para combater a atividade do LES e fenômenos tromboembólicos.[5,24] Adicionalmente, o uso da HCQ durante toda a gravidez, na dose de 400 mg/dia e com início antes das 10 semanas de gestação, reduziu em cerca de 50% a taxa de recorrência do BCC em mães com LES, DSj, outras conectivopatias, ou mesmo portadoras assintomáticas.[11,26] A gestante deve ser orientada quanto à segurança no uso da medicação.[5,24]

Com relação ao risco fetal, o período mais vulnerável para o feto desenvolver manifestações cardíacas é entre 16 e 26 semanas de gestação.[27] Nesse intervalo, o ritmo sinusal, aparentemente normal, pode progredir para bloqueio completo em aproximadamente sete dias. É menos provável que apareça pela primeira vez um bloqueio cardíaco entre a 26ª e a 30ª semanas e, raramente, se desenvolve após 30 semanas de gravidez. Muitos especialistas na área aconselham a realização semanal de ecocardiografia fetal com *Doppler* pulsado, com a mensuração do intervalo PR mecânico desde o início da contração atrial (início do movimento da válvula mitral) até a contração ventricular, além da análise detalhada de toda a anatomia do coração fetal.[28] A *American Heart Association* sugere que haja avaliação seriada, começando na 16ª semana de gestação até a 28ª semana e, para mulheres que tiveram um filho previamente afetado, recomenda-se avaliação seriada mais frequente, pelo menos semanalmente.[29] No entanto, de uma forma prática, cada serviço tem seu ritmo de avaliação de acordo com a disponibilidade dos aparelhos e dos avaliadores.

A ecocardiografia fetal permite o diagnóstico do bloqueio cardíaco de primeiro grau e de segundo grau, bem como de fibroelastose endocárdica ou doenças valvulares. Já foi descrito que o estudo dos intervalos atrioventriculares fetais sequenciais não foi preditivo de progressão do bloqueio cardíaco fetal.[30]

A bradicardia sinusal (< 100 bpm) esteve presente em 3,8% dos fetos em uma série de 187 com BCC autoimune[31] e tem um bom prognóstico se não estiver associada a fibroelastose endocárdica, disfunção ventricular e/ou bloqueio AV.[32]

Os bloqueios cardíacos de segundo grau e terceiro grau (bloqueio cardíaco completo ou total – BAVT) resultam em bradicardia fetal, que pode ser detectada através da ausculta fetal em consultas de rotina pré-natal, até mesmo com o sonar *Doppler*. Em países desenvolvidos, isso é feito pela própria paciente que controla a frequência cardíaca fetal com o sonar *Doppler*. Tal conduta acaba espaçando o tempo de controle de ecocardiografia realizada por um especialista.[33] Ainda é duvidoso o intervalo no qual as gestantes devem fazer seus próprios controles dos batimentos cardíacos fetais, recomenda-se de duas a três vezes ao dia. Se ocorrer queda importante dos batimentos, a paciente deve dirigir-se ao serviço especializado.

No BAVT, há dissociação completa das frequências atrial e ventricular, porque não há condução atrioventricular. A frequência atrial geralmente é normal e a frequência ventricular está entre 50 e 80 bpm, podendo ser variável. Em alguns casos, pode ocorrer uma evolução para uma frequência mais baixa com o aumento da idade gestacional.

Na Clínica Obstétrica do Hospital das Clínicas da Faculdade de Medicina da Universidade de São Paulo (HCFMUSP), a monitorização fetal é realizada pela equipe de cardiopediatria responsável pelos exames de ecocardiografia fetal. Recomenda-se a primeira avaliação entre 22 e 28 semanas. Geralmente, a avaliação é feita após a ultrassonografia morfológica de segundo trimestre.[34] Durante a avaliação ecográfica, se o intervalo PR for inferior a 150 ms, o rastreio segue mensal pela mesma equipe e, se maior que 150 ms, o rastreio segue quinzenalmente até o parto.

O controle da vitalidade fetal inicia-se com 20 semanas de gestação, com avaliação da *dopplervelocimetria* das artérias uterinas e umbilicais. Caso haja alguma anormalidade, nessa fase, os cuidados serão individualizados. Com a normalidade dos exames, prossegue-se o controle da vitalidade através da *dopplervelocimetria* com 25 e 28 semanas. A partir de 30 semanas, acrescentam-se ao controle o perfil biofísico fetal e a cardiotocografia basal, se a frequência cardíaca fetal permitir. Os exames são repetidos com 32, 34 semanas e, depois, semanalmente até o parto. Quanto à via de parto, a indicação é obstétrica, sendo o parto vaginal preferencial.[34]

Nos casos de bradicardia que acontecem especialmente em fetos hidrópicos, recomenda-se o uso de salbutamol endovenoso com a gestante internada.[34]

Quanto ao uso dos corticosteroides fluorados durante a gestação, não há um consenso na literatura. Apesar de alguns especialistas indicarem a administração desses fármacos às mães com anticorpos anti-Ro/SS-A e/ou anti-La/SS-B positivos e cujos fetos apresentem bloqueios cardíacos incompletos ou BAVT em associação à hidropisia ou fibroelastose endocárdica,[35] estudos recentes de revisão sistemática e metanálise não identificaram benefícios em termos de nascidos vivos, prevenção da progressão do BAV incompleto, implantação de marca-passo ou doença extranodal.[36,37] Assim, considerando ainda os efeitos adversos, como a restrição ao crescimento fetal e prematuridade, tais achados não são favoráveis ao uso dos corticosteroides fluorados durante a gestação.

A imunoglobulina intravenosa (IgIV) e a plasmaférese, durante a gestação, foram avaliadas em pequenos estudos e, teoricamente, poderiam melhorar os resultados perinatais, diminuindo o transporte placentário dos anticorpos, ou modulando a resposta imune. Na dose de 400 mg/kg a cada três semanas (12ª, 15ª, 18ª, 21ª e 24ª semanas de gestação), a IgIV não demonstrou claramente diminuir a incidência do BCC em mães de alto risco (com história prévia de BCC).[38,39] Assim, as indicações da IgIV durante a gestação para mães positivas para anti-Ro/SS-A são conflitantes na literatura.[29,35] A IgIV, geralmente administrada com dexametasona, pode ser considerada em casos especiais, uma vez que melhorou a sobrevida quando a fibroelastose endocárdica ou disfunção sistólica estavam presentes em um estudo multicêntrico retrospectivo.[40] O momento ideal de administração e os intervalos de repetição da dosagem permanecem desconhecidos. A profilaxia com IgIV no início da gravidez não é recomendada.[29] Os riscos do tratamento com IgIV são principalmente a exposição a produtos sanguíneos e reações alérgicas.[29]

Da mesma forma, a plasmaférese, durante a gestação, não conseguiu demonstrar a reversão do bloqueio atrioventricular ou influenciar claramente a história natural da doença.[38]

Por outro lado, um estudo prospectivo recentemente publicado mostrou que a HCQ (400 mg/dia, iniciada antes da 10ª semana e mantida durante toda a gestação) reduziu significativamente em mais de 50% a recorrência do BCC, reforçando o uso dessa medicação para a profilaxia do BCC autoimune.[41]

Não é recomendado o parto precoce de um feto com BCC autoimune sem indicações específicas, como bradicardia extrema, disfunção do ventrículo esquerdo ou fibroelastose endocárdica.[38]

REFERÊNCIAS

1. Vanoni F, Lava SAG, Fossali EF, et al. Neonatal systemic lupus erythematosus syndrome: a comprehensive review. Clin Rev Allergy Immunol. 2017;53(3):469-76.
2. Wainwright B, Bhan R, Trad C, et al. Autoimmune-mediated congenital heart block. Best Pract Res Clin Obstet Gynaecol. 2020;64:41-51.
3. Gryka-Marton M, Szukiewicz D, Teliga-Czajkowska J, Olesinska M. An overview of neonatal lupus with anti-Ro characteristics. Int J Mol Sci. 2021;22(17):9281.
4. Provost TT, Watson R, Gammon WR, Radowsky M, Harley JB, Reichlin M. The neonatal lupus syndrome associated with U1RNP (nRNP) antibodies. N Engl J Med. 1987;316(18):1135-8.
5. Petri M. Pregnancy and systemic lupus erythematosus. Best Pract Res Clin Obstet Gynaecol. 2020;64:24-30.
6. Llanos C, Izmirly PM, Katholi M, et al. Recurrence rates of cardiac manifestations associated with neonatal lupus and maternal/fetal risk factors. Arthritis Rheum. 2009;60(10):3091-7.
7. Keogan M, Kearns G, Jefferies CA. Extractable nuclear antigens and SLE: specificity and role in disease pathogenesis. In: Systemic lupus erythematosus. Lahita RG, Tsokos G, Buyon J, Koike T (eds.). 5th Ed. San Diego: Academic Press; 2011. p. 259.
8. Lazzerini PE, Yue Y, Srivastava U, et al. Arrhythmogenicity of anti-Ro/SSA antibodies in patients with torsades de pointes. Circ Arrhythm Electrophysiol. 2016;9(4):e003419.

9. Clancy RM, Neufing PJ, Zheng P, et al. Impaired clearance of apoptotic cardiocytes is linked to anti-SSA/Ro and -SSB/La antibodies in the pathogenesis of congenital heart block. J Clin Invest. 2006;116(9):2413-22.
10. Clancy RM, Kapur RP, Molad Y, Askanase AD, Buyon JP. Immunohistologic evidence supports apoptosis, IgG deposition, and novel macrophage/fibroblast crosstalk in the pathologic cascade leading to congenital heart block. Arthritis Rheum. 2004;50(1):173-82.
11. Liszewska A, Woźniacka A. Neonatal lupus erythematosus – prevention is better than cure. Postepy Dermatol Alergol. 2022;39(6):1021-6.
12. Zuppa AA, Riccardi R, Frezza S, et al. Neonatal lupus: follow-up in infants with anti-SSA/Ro antibodies and review of the literature. Autoimmun Rev. 2017;16(4):427-32.
13. Cimaz R, Spence DL, Hornberger L, Silverman ED. Incidence and spectrum of neonatal lupus erythematosus: a prospective study of infants born to mothers with anti-Ro autoantibodies. J Pediatr. 2003;142(6):678-83.
14. Motta M, Rodriguez-Perez C, Tincani A, Lojacono A, Chirico G. Outcome of infants from mothers with anti-SSA/Ro antibodies. J Perinatol. 2007;27(5):278-83.
15. Boros CA, Spence D, Blaser S, Silverman ED. Hydrocephalus and macrocephaly: new manifestations of neonatal lupus erythematosus. Arthritis Rheum. 2007;57(2):261-6.
16. Brucato A, Frassi M, Franceschini F, et al. Risk of congenital complete heart block in newborns of mothers with anti-Ro/SSA antibodies detected by counterimmunoelectrophoresis: a prospective study of 100 women. Arthritis Rheum. 2001;44(8):1832-5.
17. Izmirly PM, Llanos C, Lee LA, Askanase A, Kim MY, Buyon JP. Cutaneous manifestations of neonatal lupus and risk of subsequent congenital heart block. Arthritis Rheum. 2010;62(4):1153-7.
18. Saxena A, Izmirly PM, Bomar RP, et al. Factors associated with long-term cardiac dysfunction in neonatal lupus. Ann Rheum Dis. 2020;79(2):217-24.
19. Nield LE, Silverman ED, Taylor GP, et al. Maternal anti-Ro and anti-La antibody-associated endocardial fibroelastosis. Circulation. 2002;105(7):843-8.
20. Izmirly PM, Saxena A, Kim MY, et al. Maternal and fetal factors associated with mortality and morbidity in a multi-racial/ethnic registry of anti-SSA/Ro-associated cardiac neonatal lupus. Circulation. 2011;124(18):1927-35.
21. Clowse MEB, Eudy AM, Kiernan E, et al. The prevention, screening and treatment of congenital heart block from neonatal lupus: a survey of provider practices. Rheumatology (Oxford). 2018;57(Suppl 5):v9-17.
22. Brito-Zerón P, Pasoto SG, Robles-Marhuenda A, et al. Autoimmune congenital heart block and primary Sjögren's syndrome: characterisation and outcomes of 49 cases. Clin Exp Rheumatol. 2020;38 Suppl 126(4):95-102.
23. Vitali C, Bombardieri S, Jonsson R, et al. Classification criteria for Sjögren's syndrome: a revised version of the European criteria proposed by the American-European Consensus Group. Ann Rheum Dis. 2002;61(6):554-8.
24. Dao KH, Bermas BL. Systemic lupus erythematosus management in pregnancy. Int J Womens Health. 2022;14:199-211.
25. Tedeschi SK, Massarotti E, Guan H, Fine A, Bermas BL, Costenbader KH. Specific systemic lupus erythematosus disease manifestations in the six months prior to conception are associated with similar disease manifestations during pregnancy. Lupus. 2015;24(12):1283-92.
26. Izmirly PM, Costedoat-Chalumeau N, Pisoni CN, et al. Maternal use of hydroxychloroquine is associated with a reduced risk of recurrent anti-SSA/Ro-antibody-associated cardiac manifestations of neonatal lupus. Circulation. 2012;126(1):76-82.
27. Buyon JP, Clancy RM, Friedman DM. Cardiac manifestations of neonatal lupus erythematosus: guidelines to management, integrating clues from the bench and bedside. Nat Clin Pract Rheumatol. 2009;5(3):139-48.

28. Jaeggi ET, Hamilton RM, Silverman ED, Zamora SA, Hornberger LK. Outcome of children with fetal, neonatal or childhood diagnosis of isolated congenital atrioventricular block. A single institution's experience of 30 years. J Am Coll Cardiol. 2002;39(1):130-7.
29. Donofrio MT, Moon-Grady AJ, Hornberger LK, et al. Diagnosis and treatment of fetal cardiac disease: a scientific statement from the American Heart Association. Circulation. 2014;129(21):2183-242.
30. Jaeggi ET, Silverman ED, Laskin C, Kingdom J, Golding F, Weber R. Prolongation of the atrioventricular conduction in fetuses exposed to maternal anti-Ro/SSA and anti-La/SSB antibodies did not predict progressive heart block. A prospective observational study on the effects of maternal antibodies on 165 fetuses. J Am Coll Cardiol. 2011;57(13):1487-92.
31. Askanase AD, Friedman DM, Copel J, et al. Spectrum and progression of conduction abnormalities in infants born to mothers with anti-SSA/Ro-SSB/La antibodies. Lupus. 2002;11(3):145-51.
32. Chockalingam P, Jaeggi ET, Rammeloo LA, et al. Persistent fetal sinus bradycardia associated with maternal anti-SSA/Ro and anti-SSB/La antibodies. J Rheumatol. 2011;38(12):2682-5.
33. Cuneo BF, Sonesson SE, Levasseur S, et al. Home monitoring for fetal heart rhythm during anti-Ro pregnancies. J Am Coll Cardiol. 2018;72(16):1940-51.
34. Zugaib M, Francisco RPV. Protocolos assistenciais, Clínica Obstétrica, FMUSP. Ecocardiografia fetal. 6. ed. 2022. p. 145-9.
35. Ramos-Casals M, Brito-Zerón P, Bombardieri S, et al. EULAR recommendations for the management of Sjögren's syndrome with topical and systemic therapies. Ann Rheum Dis. 2020;79(1):3-18.
36. Brucato A, Tincani A, Fredi M, et al. Should we treat congenital heart block with fluorinated corticosteroids? Autoimmun Rev. 2017;16(11):1115-8.
37. Hoxha A, Mattia E, Zanetti A, et al. Fluorinated steroids are not superior to any treatment to ameliorate the outcome of autoimmune mediated congenital heart block: a systematic review of the literature and meta-analysis. Clin Exp Rheumatol. 2020;38(4):783-91.
38. Steinberg L. Congenital heart block. Cardiol Clin. 2023;41(3):399-410.
39. Pisoni CN, Brucato A, Ruffatti A, et al. Failure of intravenous immunoglobulin to prevent congenital heart block: findings of a multicenter, prospective, observational study. Arthritis Rheum. 2010;62(4):1147-52.
40. Trucco SM, Jaeggi E, Cuneo B, et al. Use of intravenous gamma globulin and corticosteroids in the treatment of maternal autoantibody-mediated cardiomyopathy. J Am Coll Cardiol. 2011;57(6):715-23.
41. Izmirly P, Kim M, Friedman DM, et al. Hydroxychloroquine to prevent recurrent congenital heart block in fetuses of anti-SSA/Ro-positive mothers. J Am Coll Cardiol. 2020;76(3):292-302.

25

Manifestações sistêmicas: doença de Sjögren juvenil

Nádia Emi Aikawa
Simone Appenzeller
Claudia Saad Magalhães

PONTOS-CHAVE

- A doença de Sjögren (DSj) é extremamente rara em crianças, enquanto a DSj associada é mais comum, ocorrendo em conjunto com outras doenças reumáticas, como lúpus eritematoso sistêmico.
- As características clínicas incluem parotidite recorrente, sintomas constitucionais e manifestações extraglandulares, como artralgia/artrite, doença neurológica e renal. Os sintomas *sicca* característicos de olhos secos e boca seca podem manifestar-se de forma mais tardia, sendo, portanto, mais raros em crianças em comparação com adultos.
- Somente 23% preenchem os critérios do *American College of Rheumatology (ACR)/ European League Against Rheumatism (EULAR)* ao diagnóstico, sendo, portanto, os critérios classificatórios não sensíveis para o diagnóstico de DSj juvenil. Isso se deve ao fato de se basearem principalmente no envolvimento glandular, que ocorre com o aumento da idade.
- Estudos sugerem que parotidite recorrente, febre persistente e hipergamaglobulinemia devem ser incluídos em critérios classificatórios de crianças e adolescentes.

INTRODUÇÃO

A doença de Sjögren (DSj) é uma doença autoimune crônica caracterizada por infiltração linfocítica progressiva das glândulas exócrinas, mais comumente das glândulas salivares e lacrimais, e de epitélios em diversos locais. Quando a doença se inicia antes dos 18 anos, é chamada de DSj com início na infância ou DSj juvenil. O envolvimento das glândulas lacrimais e salivares resulta nas manifestações típicas da doença: a ceratoconjuntivite seca e a xerostomia. A DSj pode ocorrer de duas formas: isolada ou associada (quando as manifestações da doença são associadas a outra doença autoimune).[1,2] A DSj isolada é extremamente rara em crianças, enquanto a DSj associada é mais comum, ocorrendo em conjunto com outras doenças reumáticas, como lúpus eritematoso sistêmico.[2] Manifestações extraglandulares sistêmicas também podem ocorrer em um terço dos casos.[3] Além disso, é descrita a sobreposição com características clínicas reconhecidas na doença relacionada à IgG4 em crianças que, frequentemente, se apresentam com doença orbitária, apesar da evidência de patogênese distinta.[1]

Em crianças, a DSj é menos bem caracterizada em termos de apresentação clínica e complicações a longo prazo. Embora algum progresso tenha ocorrido na definição do fenótipo da doença em crianças, a DSj juvenil continua sendo mal definida e provavelmente pouco reconhecida.[1] As características clínicas incluem parotidite recorrente, sintomas constitucionais e manifestações extraglandulares, como artralgia/artrite, doença neurológica e renal. Vários relatos de casos recentes ampliaram o espectro de manifestações clínicas com descrições de hemorragia pulmonar e psicose. À medida que a disfunção da glândula se desenvolve ao longo do tempo, os sintomas *sicca* característicos de olhos secos e boca seca podem manifestar-se de forma mais tardia, sendo, portanto, mais raros em crianças em comparação com adultos.[2] Notadamente, ainda faltam informações precisas sobre características clínicas e a história natural da doença na infância.[4]

EPIDEMIOLOGIA

A prevalência da DSj varia em diferentes séries; a maioria destas estimativas é baseada em revisões retrospectivas, sendo sujeitas a vieses de referência e a diferenças nos critérios de classificação utilizados. A doença ocorre nove vezes mais frequentemente em mulheres do que em homens. Na faixa etária pediátrica, a DSj é muito rara, com uma prevalência difícil de estimar.[4] Em uma série de 40 pacientes com DSj na infância acompanhados em dez centros na Grécia, EUA, República Tcheca, Holanda, Brasil e Itália, confirmou-se também que, nos casos pediátricos, as meninas são mais comumente afetadas do que os meninos (7:1).[4] Em uma coorte chinesa mais recente de 39 pacientes com DSj juvenil, essa relação foi de 3,9:1, com mediana de idade ao primeiro sinal ou sintoma da doença de 9,2 (4,7-14,5) anos e, ao diagnóstico de DSj, de 10,9

(6,3-15,0) anos. O intervalo de tempo desde o início até o diagnóstico foi de 6,5 (0,4, 72,9) meses.[5]

A maior população de DSj juvenil foi avaliada no estudo utilizando o *Sjögren Big Data Consortium*, um registro retrospectivo multicêntrico internacional para contribuir com um grande banco de dados de pacientes com DSj, que revelou que a DSj com início na infância envolveu aproximadamente 1% dos pacientes.[6] Nesse estudo, foram selecionados os pacientes com o diagnóstico da doença antes dos 19 anos de idade, conforme os critérios de classificação do Consenso Americano-Europeu de 2002[7] ou do *American College of Rheumatology (ACR)/European League Against Rheumatism (EULAR)* de 2016[8]. Entre os 12.083 pacientes incluídos no *Sjögren Big Data Registry*, 158 (1,3%) foram diagnosticados com idade inferior a 19 anos.[6] Desses 158 pacientes, 80 (50,6%) foram incluídos nas coortes publicadas anteriormente e 78 (49,4%) eram novos doentes incluídos apenas nesta coorte. Eram 136 (86%) meninas e 22 (14%) meninos, 67,7% brancos, com idade média ao primeiro sintoma ou sinal sugestivo da doença de 13,2 (± 3,2) anos e de 14,2 (± 3,5) anos no momento do diagnóstico de DSj. Dos 158 pacientes com DSj juvenil, 126 (80%) apresentavam boca seca, 111 (70%), olhos secos, 52 (33%), aumento das glândulas parótidas, 118/122 (97%) tiveram biópsia das glândulas salivares labiais positiva, 60/64 (94%), ultrassonografia das glândulas salivares maiores alterada, 140/155 (90%), anticorpo anticélulas HEp-2 (FAN) positivo, 138/156 (89%), anticorpos anti-Ro/SS-A/anti-La/SS-B positivos e 86/142 (68%), fator reumatoide (FR) positivo. Os domínios do *European League Against Rheumatism (EULAR) Sjögren's Syndrome Disease Activity Index* (ESSDAI) com maiores frequências de pacientes juvenis com atividade foram: glandular (47%), articular (26%) e linfadenopatia (25%).[6]

QUADRO CLÍNICO

A idade de início da doença desempenha um papel fundamental na modulação da sua expressão fenotípica, embora existam poucos estudos analisando a frequência de manifestações clínicas. Pacientes com DSj juvenil têm um quadro clínico caracterizado principalmente por síndrome *sicca*, parotidite recorrente e doença sistêmica (principalmente com manifestações constitucionais, linfadenopatia, glandulares, cutâneas e hematológicas).[2-6] A síndrome *sicca* com presença de olho seco ou boca seca é observada em aproximadamente 50% dos pacientes; o comprometimento de ambos ocorre somente em 35%. Entre os sintomas não *sicca*, artralgia é mais frequentemente observada (54%), seguida por parotidite recorrente ou persistente (47%), artrite (24%), linfadenopatia (18%), citopenias (17%) e febre (11%).

Vasculite cutânea e perda de peso são observadas em 9%. As demais manifestações são mais raramente observadas: comprometimento pulmonar 8%, cefaleia 7%, proteinúria 7%, neuropatia periférica 6%, vaginite 5%, miosite 3%, nefrite intersticial 2%, comprometimento sistema nervoso central 3%. Quando comparamos pacientes com e sem parotidite, artralgia é observada mais frequentemente em pacientes sem parotidite.[2-6]

Os pacientes com DSj juvenil tiveram pontuação do ESSDAI média mais elevada e frequências mais altas de atividade de doença em cinco dos 12 domínios do ESSDAI: constitucional, linfadenopatia, glandular, cutâneo e hematológico, bem como as frequências menores em quatro domínios: articular, pulmonar, sistema nervoso periférico e sistema nervoso central, em comparação àqueles com DSj de início no adulto.[6] Quando comparamos as diferentes faixas etárias, observa-se uma diminuição consistente de envolvimento glandular e linfonodal (para cada aumento de 1 ano na idade no momento do diagnóstico, a frequência de atividade diminuiu em 0,18%) e envolvimentos constitucionais, cutâneos e hematológicos (a frequência diminuiu em 0,09% para cada 1 ano de aumento de idade). Em contraste, outros domínios do ESSDAI mostram um padrão ascendente, especialmente o envolvimento pulmonar (para cada aumento de 1 ano na idade ao diagnóstico, a frequência de atividade aumentou em 0,22%) e o envolvimento de nervos periféricos (a frequência aumentou em 0,09% para cada 1 ano de aumento).[6]

EXAMES COMPLEMENTARES

Testes imunológicos

Os exames laboratoriais são importantes, contudo, inespecíficos, o que dificulta o diagnóstico. Os achados sorológicos associados com a DSj incluem a hipergamaglobulinemia em cerca de 80%, FAN, FR, anticorpos contra os antígenos celulares extraídos Ro/SS-A e La/SS-B, relatados em associação com maior frequência de manifestações sistêmicas, hematológicas, imunológicas e com a possibilidade de síndrome do lúpus neonatal no concepto.

Pacientes com lúpus que têm anti-La/SS-B positivo frequentemente têm maior prevalência de DSj. As crioglobulinas monoclonais IgM [kappa] estão presentes em 20% dos casos em adultos, estando associadas com imunoglobulinas crioprecipitáveis com atividade de FR e velocidade de hemossedimentação (VHS) elevada. As crioglobulinas também indicam o maior potencial para desenvolvimento do linfoma. A VHS elevada ocorre em 100% dos casos.[2,5,9]

Métodos diagnósticos da síndrome *sicca*

A avaliação do acometimento oral e ocular é essencial para o diagnóstico acurado da DSj. O teste ocular de Schirmer avalia as medidas quantitativas da formação de lágrima por meio de uma tira de papel de filtro no saco conjuntival inferior, que deverá umedecer pelo menos 5 mm depois de 5 minutos. O teste do corante (lissamina verde) consiste em instilar a solução do corante na prega orbitária inferior, solicitando ao paciente que pisque duas vezes, e o exame por meio da lâmpada de fenda detecta a destruição epitelial causada pelo olho seco. O escore de van Bijsterveld é a soma dos escores pontuados como dano em três regiões oculares, definindo a ceratoconjuntivite seca. Na prática pediátrica, são pouco utilizados, por causarem grande desconforto.

A sialometria ou medida do fluxo salivar não estimulado, embora não faça distinção entre as possíveis causas de xerostomia, é um método adicional para avaliação do envolvimento das glândulas salivares.[10,11]

Métodos de imagem

Há vários estudos de imagem para avaliar a função das glândulas salivares, incluindo o sialograma, mostrando a distorção da arquitetura dos ductos glandulares com a retenção do meio de contraste, e a cintilografia de glândulas salivares por meio de captação do tecnécio (Tc99). O ultrassom (US) das glândulas salivares tem sido muito utilizado, sobretudo na faixa etária pediátrica, como técnica não invasiva, demonstrando a desorganização da arquitetura das glândulas salivares maiores com a mesma acurácia que a sialografia e a biópsia. Sistemas de pontuação para a imagem do US foram propostos, inclusive como medida de resposta ao tratamento.[12-14]

Histopatologia

A biópsia de glândulas salivares menores labiais é o exame mais específico para o componente salivar da DSj. A sialoadenite focal, definida como agregados linfocíticos focais com mais de 50 linfócitos (1 foco) em áreas perivasculares e periductais, é considerada diagnóstica na presença de outros parâmetros clínicos e imunológicos. Pacientes pediátricos com DSj, cuja manifestação principal é o edema persistente de parótidas, podem ser submetidos à biópsia de parótida, cujo procedimento é considerado seguro, para confirmar o diagnóstico (Quadro 1).[15-17]

QUADRO 1 Testes diagnósticos de função glandular e biomarcadores imunológicos na doença de Sjögren (DSj)

Testes diagnósticos	Interpretação	Aspectos peculiares em crianças e adolescentes
Oculares		
Teste de Schirmer Testes de impregnação corneana por corantes: ▪ Rosa Bengala ▪ Fluoresceína na córnea ▪ Lissamina verde na conjuntiva	Teste de Schirmer: < 5 mm de papel de filtro umedecido após 5 minutos é considerado positivo. Os testes com corantes consistem na instilação de colírios com corantes e visualização de máculas corneanas, a soma dos escores de pontuação em mais de 3 áreas indica a ceratoconjuntivite seca.	Os testes oculares têm limitações pediátricas mediante desconforto ocular. O oftalmologista pode estimar o "olho seco" independentemente de testes oculares, contudo essa avaliação é considerada inespecífica.
Salivares		
Fluxo salivar não estimulado Sialografia Cintilografia das glândulas salivares Ultrassom das glândulas salivares maiores Biópsia de glândulas salivares menores (labiais) Biópsia de parótida	Biópsia de glândulas salivares menores labiais: define-se a sialoadenite mediante agregados densos e difusos com > 50 linfócitos (1 foco) e pelo menos 1 foco/4 mm^2 é considerado positivo.	Nas séries pediátricas, há relatos de infiltrados mais discretos e 1 foco ou mais podem sugerir a sialoadenite. Biópsia de parótida: é considerada segura e tem indicação em parotidite recorrente ou edema persistente de parótidas.
Perfil imunológico		
Anticorpos anticélulas HEp-2 (FAN) Anti-SS-A/SS-B IgG total Anti-dsDNA C3/C4 Fator reumatoide (FR) Velocidade de hemossedimentação (VHS) Hemograma Teste de Coombs Crioglobulinas	A crioglobulinemia ocorre em 20% dos adultos. Hipergamaglobulinemia com IgM monoclonal crioprecipitável e atividade de FR.	FR positivo em altos títulos. VHS elevada em 100% dos casos.

(continua)

QUADRO 1 Testes diagnósticos de função glandular e biomarcadores imunológicos na doença de Sjögren (DSj) *(continuação)*

Testes diagnósticos	Interpretação	Aspectos peculiares em crianças e adolescentes
Outros		
Biópsia renal	Nefrite intersticial manifestando-se com hipostenúria e acidose tubular renal. Inflamação intersticial com predomínio de infiltrado linfocítico, fibrose intersticial e atrofia tubular. Glomerulonefrite, vasculite renal e cistite intersticial podem ocorrer.	Glomerulonefrite e síndrome nefrótica associada à nefrite intersticial têm maior frequência comparativamente à população adulta com DSj.

DIAGNÓSTICO

Estudos retrospectivos têm demonstrado que somente 23% preenchem os critérios do ACR/EULAR ao diagnóstico, sendo, portanto, os critérios classificatórios não sensíveis para o diagnóstico de DSj juvenil.[7,8,11] Isso se deve ao fato de se basearem principalmente no envolvimento glandular, que ocorre com aumento da idade. Em análise multivariada, hipergamaglobulinemia, febre e sintomas de olho seco foram associados com os critérios do ACR/EULAR. Portanto, esses estudos sugerem que parotidite recorrente, febre persistente e hipergamaglobulinemia devem ser incluídos como itens em critérios classificatórios em crianças e adolescentes. Esses critérios ainda estão em desenvolvimento para posterior validação nessa faixa etária.[7,8,11]

TRATAMENTO

O tratamento da DSj em crianças depende da extensão e gravidade das manifestações clínicas e deve ser instituído por meio de uma abordagem multidisciplinar. Não há ensaios clínicos na faixa etária pediátrica para orientar as recomendações de tratamento, entretanto uma revisão sistemática recente analisou 43 estudos clínicos que avaliaram estratégias de tratamento na DSj juvenil. Corticosteroides foram prescritos para 52% das crianças por várias manifestações clínicas. Drogas antirreumáticas modificadoras de doença (DMARDs) tradicionais ou biológicas foram prescritas para 62%, sendo hidroxicloroquina e metotrexato as mais comumente prescritas, enquanto rituximabe foi utilizado para manifestações clínicas mais graves, incluindo linfoma, distúrbio do espectro da neuromielite óptica e sintomas psiquiátricos graves.[1]

O tratamento sintomático para sintomas *sicca*, incluindo lágrimas artificiais, substitutos salivares e sialogogos sistêmicos, alivia os sintomas e previne complicações infecciosas locais. Dada a propensão para o desenvolvimento de cárie e doença periodontal, um acompanhamento odontológico completo preventivo deve ser implementado em todos os pacientes. Por fim, o tratamento com corticosteroides deve ser reservado para casos que apresentem evidências de lesão de órgãos, leucopenia significativa ou sintomas clínicos graves.[3]

O tratamento da doença renal inclui corticosteroides, azatioprina, micofenolato de mofetil e ciclofosfamida. Frequentemente, glicocorticoides em baixas doses são usados por curtos períodos.

A segurança e a eficácia dos medicamentos biológicos (abatacepte, rituximabe, belimumabe e anticitocinas) não foram testadas na DSj juvenil, seja na forma isolada ou associada.[2]

Grandes estudos de coorte recentes descreveram diversas manifestações da DSj juvenil e estabeleceram as bases para critérios de classificação aprimorados para essa doença rara. Embora a opinião de especialistas atualmente determine a escolha do medicamento, é importante o desenvolvimento de planos de tratamento de consenso como o da *Childhood Arthritis and Rheumatology Research Alliance* (CARRA) ou outras alianças, para orientar as decisões terapêuticas. Pesquisas futuras devem se concentrar na aplicação de novos biomarcadores e ultrassonografia das glândulas salivares para diagnosticar e monitorar a DSj juvenil.[2]

REFERÊNCIAS

1. Doolan G, Faizal NM, Foley C, et al. Treatment strategies for Sjögren's syndrome with childhood onset: a systematic review of the literature. Rheumatology (Oxford). 2022;61(3):892-912.
2. Wright TB. Updates in childhood Sjogren's syndrome. Curr Opin Pediatr. 2022;34(2):217-22.
3. Nikitakis NG, Rivera H, Lariccia C, Papadimitriou JC, Sauk JJ. Primary Sjögren syndrome in childhood: report of a case and review of the literature. Oral Surg Oral Med Oral Pathol Oral Radiol Endod. 2003;96(1):42-7.
4. Cimaz R, Casadei A, Rose C, et al. Primary Sjögren syndrome in the paediatric age: a multicentre survey. Eur J Pediatr. 2003;162(10):661-5.
5. Gong Y, Liu H, Li G, et al. Childhood-onset primary Sjögren's syndrome in a tertiary center in China: clinical features and outcome. Pediatr Rheumatol Online J. 2023;21(1):11.
6. Ramos-Casals M, Acar-Denizli N, Vissink A, et al. Childhood-onset of primary Sjögren's syndrome: phenotypic characterization at diagnosis of 158 children. Rheumatology (Oxford). 2021;60(10):4558-67.

7. Vitali C, Bombardieri S, Jonsson R, et al. Classification criteria for Sjögren's syndrome: a revised version of the European criteria proposed by the American-European Consensus Group. Ann Rheum Dis. 2002;61(6):554-8.
8. Shiboski CH, Shiboski SC, Seror R, et al. 2016 American College of Rheumatology/European League Against Rheumatism classification criteria for primary Sjögren's syndrome: a consensus and data-driven methodology involving three international patient cohorts. Ann Rheum Dis. 2017;76(1):9-16.
9. Randell RL, Lieberman SM. Unique aspects of pediatric Sjögren disease. Rheum Dis Clin North Am. 2021;47(4):707-23.
10. Virdee S, Greenan-Barrett J, Ciurtin C. A systematic review of primary Sjögren's syndrome in male and paediatric populations. Clin Rheumatol. 2017;36(10):2225-36.
11. Basiaga ML, Stern SM, Mehta JJ, et al. Childhood Sjögren syndrome: features of an international cohort and application of the 2016 ACR/EULAR classification criteria. Rheumatology (Oxford). 2021;60(7):3144-55.
12. Hammenfors DS, Valim V, Bica BERG, et al. Juvenile Sjögren's syndrome: clinical characteristics with focus on salivary gland ultrasonography. Arthritis Care Res (Hoboken). 2020;72(1):78-87.
13. Hocevar A, Ambrozic A, Rozman B, Kveder T, Tomsic M. Ultrasonographic changes of major salivary glands in primary Sjogren's syndrome. Diagnostic value of a novel scoring system. Rheumatology (Oxford). 2005;44(6):768-72.
14. De Vita S, Lorenzon G, Rossi G, Sabella M, Fossaluzza V. Salivary gland echography in primary and secondary Sjögren's syndrome. Clin Exp Rheumatol. 1992;10(4):351-6.
15. Yokogawa N, Lieberman SM, Alawi F, et al. Comparison of labial minor salivary gland biopsies from childhood Sjögren syndrome and age-matched controls. J Rheumatol. 2014;41(6):1178-82.
16. Saad Magalhães C, de Souza Medeiros PB, Oliveira-Sato J, Custódio-Domingues MA. Clinical presentation and salivary gland histopathology of paediatric primary Sjögren's syndrome. Clin Exp Rheumatol. 2011;29(3):589-93.
17. Caporali R, Bonacci E, Epis O, Bobbio-Pallavicini F, Morbini P, Montecucco C. Safety and usefulness of minor salivary gland biopsy: retrospective analysis of 502 procedures performed at a single center. Arthritis Rheum. 2008;59(5):714-20.

Seção IV

Comorbidades

26

Doença e fatores de risco cardiovascular

Valéria Valim
Sandra Gofinet Pasoto
Sandra Rejane Cabral Batista
Virginia Fernandes Moça Trevisani

PONTOS-CHAVE

- Fatores de risco cardiovascular tradicionais, como hipertensão, hipertrigliceridemia, dislipidemia e mesmo a síndrome metabólica, são mais prevalentes nos pacientes com doença de Sjögren (DSj) do que na população em geral.
- Os pacientes com DSj apresentam redução da função endotelial e da reserva de fluxo coronariano, além de aumento da rigidez arterial e da espessura da camada íntima-média da carótida, refletindo em um risco nove vezes maior de aterosclerose subclínica e um risco duas vezes maior para eventos cardiovasculares, como infarto agudo do miocárdio (IAM) e acidente vascular cerebral (AVC).
- Fadiga, estilo de vida sedentário, disfunção endotelial, autoanticorpos (anti-Ro/SS-A e fator reumatoide), assinatura do interferon-I (IFN-I) e distribuição desvantajosa do fenótipo da paraoxonase-1 (PON1), níveis mais altos de calprotectina e modificações pós-translacionais de proteínas são possíveis mecanismos envolvidos.
- Os fatores de risco cardiovascular tradicionais modificáveis nos pacientes com DSj devem ser avaliados e abordados, para prevenir a progressão da aterosclerose subclínica a eventos cardiovasculares.

INTRODUÇÃO

Os pacientes com doenças reumáticas autoimunes apresentam maior risco de aterosclerose prematura e aumento da morbimortalidade cardiovascular relacionado ao processo inflamatório. Da mesma forma, o processo inflamatório crônico e as alterações do sistema imune também favorecem a aterosclerose prematura e o maior risco cardiovascular na doença de Sjögren (DSj).[1] Pelas peculiaridades das manifestações clínicas iniciais, existe um atraso no diagnóstico da DSj, favorecendo a permanência por longos períodos em um estado inflamatório crônico, o que poderia contribuir para o aumento do risco cardiovascular em tal população.[2]

A aterosclerose é considerada uma doença inflamatória crônica. Os pacientes com DSj possuem aumento dos fatores de risco cardiovascular tradicionais e de aterosclerose subclínica. O aumento do risco cardiovascular correlaciona-se na DSj com a presença de biomarcadores inflamatórios, como: calprotectina, velocidade de hemossedimentação (VHS), proteína C-reativa (PCR), *soluble vascular cell adhesion molecule-1* (sVCAM-1), *soluble intercellular adhesion molecule-1* (sICAM-1), nitrotirosina, *asymmetric dimethylarginine* (ADMA), interleucina-1β (IL-1β), IL-6, *B-cell activating factor* (BAFF), IL-8, *monocyte chemotactic protein-1* (MCP-1), *hepatocyte growth factor* (HGF), fator de necrose tumoral-α (TNF-α) e receptores I/II, leptina, resistina e adiponectina, evidenciando que o estado inflamatório crônico possa ser um fator relevante na patogênese da aterosclerose na DSj.[3-7]

Os eventos cardiovasculares são mais frequentes na população de indivíduos com doenças autoimunes e são um desfecho que aumenta a morbimortalidade, mas as evidências na DSj ainda são escassas e controversas. Em uma coorte prospectiva com 17 anos de observação, não foi possível documentar um aumento da mortalidade devido a causas cardiovasculares em indivíduos com DSj.[8] Corroborando com tais achados, um estudo tipo caso-controle com a inclusão de 624 indivíduos não encontrou diferenças entre a prevalência de doença cardiovascular (DCV) entre pacientes com DSj e controles,[9] assim como não foi demonstrado maior risco de acidente vascular encefálico isquêmico (AVCi) na coorte chinesa, com a inclusão de 4.276 pacientes com diagnostico estabelecido de DSj, diagnosticados entre 2000 e 2006, sem história previa de AVCi, pareados com a população sem doenças imunomediadas.[10]

No entanto, um aumento significativo da prevalência de doença coronariana e cerebrovascular no grupo de pacientes com DSj em relação à população geral foi observado em uma análise retrospectiva dos dados da coorte italiana, com a inclusão de 788 pacientes do sexo feminino com DSj comparados com 4.774 mulheres saudáveis.[11]

FATORES DE RISCO TRADICIONAIS

Os fatores de risco tradicionais foram estudados em várias coortes de diferentes países, que confirmaram que há maior frequência de hipertensão, dislipidemia e síndrome metabólica na população de pacientes com DSj.[3,6,8,9]

Os pacientes com DSj apresentam maior prevalência de hipertensão (28,5-32,4%)[5,7,8] e risco duas vezes maior comparativamente a controles saudáveis. Na população do registro de DSj do Reino Unido, a hipertensão correlacionou--se com o uso de corticoide e o seu tratamento estava subotimizado.[12]

Estudos prévios têm demonstrado que os pacientes com DSj apresentam maior prevalência de dislipidemia (16-30%).[3,6,8-13] Lodde et al., em 2006, foram os primeiros a demonstrar a maior prevalência de dislipidemia em 46 pacientes com DSj comparativamente a 12 pacientes com secura.[13] Em 2010, Pérez--De-Lis et al.[9] conduziram um estudo caso-controle com 312 pacientes com DSj, comparados com 312 controles pareados para sexo e idade, e observaram maior prevalência de hipertrigliceridemia (22%). Tal resultado foi corroborado por Juarez et al. no Registro do Reino Unido, que encontraram prevalência de 21% em 543 pacientes, significativamente maior comparativamente aos 473 controles.[12] O perfil de dislipidemia mais associado à DSj é HDL (*high density lipoprotein*) baixo[3,12-14] e hipertrigliceridemia.[12-14] A hipertrigliceridemia pode refletir maior adiposidade abdominal e síndrome metabólica.[6]

As evidências para maior frequência de diabetes na DSj são controversas. Pérez-De-Lis et al.[9] encontraram uma maior frequência de diabetes na coorte espanhola, mas Bartolini et al. não confirmaram tal resultado em uma coorte italiana com 788 pacientes.[11]

Um estudo realizado no Brasil avaliou 71 pacientes do sexo feminino com DSj e 71 mulheres controle sem doenças autoimunes, pareadas para idade, sexo e raça.[6] A síndrome metabólica (39,4% *vs.* 16,9%, $p = 0,005$), a hipertensão ($p = 0,004$) e a dislipidemia ($p = 0,002$) foram mais frequentes no primeiro grupo. Adicionalmente, os níveis de IL-1β, IL-6, BAFF, resistina e adiponectina foram elevados nas pacientes com DSj comparativamente ao grupo controle ($p < 0,05$). As pacientes com DSj e síndrome metabólica ($n = 28$) foram comparadas àquelas com DSj sem síndrome metabólica ($n = 43$), sendo que as doentes do primeiro grupo foram mais frequentemente hipertensas e diabéticas e apresentaram valores maiores de índice de massa corpórea (IMC) e circunferência abdominal, bem como níveis mais elevados de colesterol, LDL (*low density lipoprotein*), triglicérides, insulina, leptina e índice de resistência à insulina (HOMA-IR, *Homeostatic Model Assessment for Insulin Resistance*). O uso atual e/ou prévio de prednisona (75,0 *vs.* 62,8%, $p = 0,313$), a dose atual ($3,0 \pm 4,5$ *vs.* $1,6 \pm 3,2$ mg/dia, $p = 0,299$) e a dosagem cumulativa de prednisona ($p = 0,495$) foram comparáveis nos dois subgrupos. Em contraposição, as pacientes com DSj e síndrome metabólica apresentaram nível de IL-1β mais elevado do que as doentes sem síndrome metabólica ($p = 0,012$), sendo tal resultado confirmado por análise multivariada ajustada para idade, etnia e uso de corticoide.

Em conclusão, foi observada uma associação entre a síndrome metabólica com maior nível de IL-1β, sugerindo que a inflamação contribui para a fisiopatologia das alterações metabólicas na DSj.[6]

De forma interessante, as coortes espanholas (19% *vs.* 31%, p < 0,001) e italiana (13% *vs.* 23%, p < 0,001) mostraram menor prevalência de tabagismo na DSj do que na população geral.[9,11]

ATEROSCLEROSE SUBCLÍNICA PREMATURA

A aterosclerose subclínica pode ser definida como lesões em órgãos e artérias, as quais causam alterações estruturais e funcionais, que precedem e predizem o risco de eventos cardiovasculares. Pode ser medida por ultrassonografia de carótidas (espessura miointimal e presença de placas), velocidade da onda de pulso, vasodilatação mediada pelo fluxo (função endotelial), ecocardiograma (hipertrofia ventricular, rigidez aórtica) e índice tornozelo-braquial.[15,16]

Está bem estabelecido que a DSj está associada à aterosclerose subclínica. Maior dano subclínico a órgãos cardiovasculares ou aterosclerose subclínica foram descritos por diferentes métodos (Tabela 1).[2-7,9,12-14,17-29] As evidências mostram que os pacientes têm redução da função endotelial e da reserva de fluxo coronariano, além de maior rigidez arterial e da espessura da camada íntima-média das carótidas, refletindo aterosclerose subclínica. Tais achados indicam maior risco de eventos cardiovasculares nos pacientes com DSj e que o processo aterosclerótico é acelerado na doença.[15]

Um estudo brasileiro confirmou o achado de maior espessamento miointimal e presença de placas de aterosclerose nas carótidas de 63 pacientes com DSj, quando comparados a 63 controles pareados para sexo e idade.[7] Nesse estudo, a presença de aterosclerose de carótida associou-se com idade, sexo masculino, síndrome metabólica, hipertensão, hipertrigliceridemia, história familiar, escore de Framingham, pós-menopausa, uso de corticoide, disfunção renal e baixo fluxo salivar. Observou-se também elevação de biomarcadores inflamatórios na DSj, previamente associados a maior risco cardiovascular, tais como: calprotectina, MCP-1, HGF, TNF-α e receptores I/II, leptina, resistina e adiponectina. A DSj, idade, hipertrigliceridemia e elevados níveis de calprotectina sérica foram fatores de risco independentes para aterosclerose de carótida.[7]

Em outro estudo brasileiro com a inclusão de 49 pacientes com DSj foi observada uma correlação entre baixo índice tornozelo-braquial (ITB) e positividade de autoanticorpos [anticorpos anticélulas HEp-2 (FAN), anti-Ro/SS-A, fator reumatoide (FR)], denotando um maior risco de aterosclerose precoce nesse subgrupo de pacientes.[29]

TABELA 1 Estudos de aterosclerose subclínica e fatores de risco cardiovascular na doença de Sjögren (DSj)

Autor	Tamanho da amostra	Fatores de risco e aterosclerose subclínica	Biomarcadores	Resultados
Pirildar et al., 2005[17]	25 DSj (*European criteria*, 1996)	FMD NMV		Disfunção endotelial na DSj, associada ao fenômeno de Raynaud
Vaudo et al., 2005[2]	37 DSj (AECG) *vs.* 35 CS	IMT (carótida e femoral) Fatores de risco tradicionais	Homocisteína CD4/CD8 Anti-oxLDL IgM/IgG Anti-Hsp60 IgM/IgG Anti-Hsp65 IgM/IgG AECA, sTM, PCRus	Aterosclerose de carótidas associada com DSj e presença de anti-Ro/SS-A, AECA e sTM
Gerli et al., 2006[14]	37 DSj (AECG) *vs.* 35 CS	Colesterol total LDL HDL Triglicérides		Níveis de HDL mais baixos na DSj Anti-Ro/SS-A/anti-La/SS-B associou-se a níveis baixos de HDL
Lodde et al., 2006[13]	46 DSj (AECG) *vs.* 12 síndrome seca	Colesterol total LDL HDL		Níveis de colesterol total e HDL mais baixos na DSj
Rachapalli et al., 2009[18]	25 DSj (AECG) *vs.* 25 CS	ITB Fatores de risco tradicionais		Nenhuma diferença entre os grupos Doença de longa duração associou-se com ITB mais baixo e não relacionado com idade

(continua)

TABELA 1 Estudos de aterosclerose subclínica e fatores de risco cardiovascular na doença de Sjögren (DSj) (*continuação*)

Autor	Tamanho da amostra	Fatores de risco e aterosclerose subclínica	Biomarcadores	Resultados
Gerli et al., 2010[3]	45 DSj (AECG) *vs.* 59 CS	FMD NMV Fatores de risco tradicionais	s-VCAM-1, s-ICAM-1 Nitrotirosina PCRus, homocisteína	Disfunção endotelial associou-se com aumento de parótida, envolvimento articular e FR positivo Nenhuma diferença entre os grupos VHS, s-VCAM-1, s-ICAM-1 e nitrotirosina foram mais altos na DSj
Pérez-De-Lis et al., 2010[9]	312 DSj (AECG) *vs.* 312 CS	Fatores de risco tradicionais	PCR	Frequências mais altas de diabetes e hipertrigliceridemia na DSj Menores frequências de tabagismo e de hipertensão na DSj Fatores de risco cardiovascular associados com idade, envolvimento hepático e do SNC, PCR e uso de corticoide
Akyel et al., 2012[19]	35 DSj (AECG) *vs.* 20 CS	cIMT FMD		Aterosclerose similar entre os grupos DSj apresentou disfunção endotelial
Çiçek et al., 2013[20]	50 DSj *vs.* 47 CS	2D-ecocardiografia Rigidez aórtica		DSj com disfunção ventricular diastólica, que se correlacionou com medidas de rigidez aórtica
Juarez et al., 2014[12]	543 DSj (AECG) *vs.* 473 CS	Fatores de risco tradicionais	PCR	Maiores frequências de hipertensão e hipertrigliceridemia na DSj e menor de tabagismo Níveis de PCR mais elevados na DSj

(*continua*)

TABELA 1 Estudos de aterosclerose subclínica e fatores de risco cardiovascular na doença de Sjögren (DSj) (*continuação*)

Autor	Tamanho da amostra	Fatores de risco e aterosclerose subclínica	Biomarcadores	Resultados
Atzeni et al., 2014[4]	22 DSj (ACR 2012) *vs.* 22 CS	Ecocardiograma com estresse com dipiridamol (movimento da parede e CRF) Rigidez arterial PWV cIMT	ADMA PCR	Disfunção endotelial (ADMA elevado) na DSj Correlação entre disfunção endotelial (ADMA elevado) e aterosclerose subclínica (PWV elevado) Nenhuma diferença em cIMT, CRF
Zardi et al., 2014[21]	18 DSj *vs.* 18 OA (idosos)	cIMT		Nenhuma diferença entre os grupos
Sabio et al., 2015[5]	44 DSj *vs.* 78 CS	PWV	25 (OH) vitamina D Homocisteína Fibrinogênio	DSj associada com aterosclerose subclínica (PWV) Dano da doença (SSDI) e FRS independentemente associados com PWV Homocisteína foi mais alta na DSj
Gravani et al., 2015[22]	64 DSj *vs.* 77 AR *vs.* 60 CS	IMT Placa Carótida e femoral	Mediadores da via Wnt DMO	DSj: fator de risco independente para espessamento da parede arterial após ajuste para idade, sexo, hipertensão, tabagismo, LDL, HDL Mediadores de sinalização da via Wnt envolvidos na patogênese da aterosclerose e baixa DMO

(*continua*)

TABELA 1 Estudos de aterosclerose subclínica e fatores de risco cardiovascular na doença de Sjögren (DSj) (*continuação*)

Autor	Tamanho da amostra	Fatores de risco e aterosclerose subclínica	Biomarcadores	Resultados
Augusto et al., 2016[6]	71 DSj *vs.* 71 CS	Fatores de risco tradicionais e não tradicionais Colesterol total LDL HDL Triglicérides Glicose	IL-1β, IL-6 BAFF Insulina Leptina Adiponectina Visfatina Resistina	Maior frequência de síndrome metabólica (39,4 *vs.* 16,9%, p =0,005), HAS (p = 0,004) e dislipidemia (p = 0,002) na DSj Níveis de IL-1β, IL-6, BAFF, resistina e adiponectina maiores nos pacientes com DSj (p < 0,05) Pacientes com DSj e síndrome metabólica apresentaram nível de IL-1β mais elevado do que as sem síndrome metabólica (p = 0,012), sendo tal resultado confirmado por análise multivariada ajustada para idade, etnia e uso de corticoide
Garcia et al., 2016[29]	49 DSj	Ultrassonografia ITB		66% apresentaram alteração no ITB Correlação entre baixo ITB e positividade de autoanticorpos (FAN, anti-Ro/SS-A, FR)
Balarini et al., 2016[7]	63 DSj *vs.* 63 CS	IMT Placas em carótidas	PCR IL-1β, IL-6, IL-8 MCP-1, HGF TNF-α, receptores I/II Leptina Adiponectina Resistina Calprotectina	DSj, idade e calprotectina foram preditores de aterosclerose independentemente dos fatores de risco tradicionais Maior prevalência de aterosclerose de carótidas na DSj Associada com idade, sexo masculino, síndrome metabólica, hipertensão, hipertrigliceridemia, história familiar, FRS, pós-menopausa, uso de corticoide, disfunção renal, baixo fluxo salivar

(*continua*)

TABELA 1 Estudos de aterosclerose subclínica e fatores de risco cardiovascular na doença de Sjögren (DSj) (*continuação*)

Autor	Tamanho da amostra	Fatores de risco e aterosclerose subclínica	Biomarcadores	Resultados
Sezis Demirci et al., 2016[23]	75 DSj *vs.* 68 CS	PWV	PCR	Aumento da rigidez arterial na DSj Análise multivariada mostrou que a rigidez arterial associou-se à idade, níveis de pressão arterial média e LDL
Atzeni et al., 2017[24]	49 DSj *vs.* 49 CS	4D-STE (*speckle tracking echocardiography*) PWV		Disfunção ventricular esquerda aumentada na ausência de fatores de risco tradicionais
Akaycan et al., 2020[25]	40 DSj *vs.* 35 CS	4D-STE		Disfunção sistólica subclínica por 4D-STE, que é um marcador sensível de disfunção ventricular Correlação positiva com a duração da doença
Hidayet et al., 2020[26]	42 DSj *vs.* 42 CS	3D-ecocardiograma		Função atrial esquerda reduzida, que é um marcador de aterosclerose subclínica
Łuczak et al., 2021[27]		FMD da artéria braquial	Via do óxido nítrico (ADMA, L-arginina, SDMA, cGMP) Função inflamatória endotelial (PAI-1, sE-selectina) Angiogênese (angiostatina, VEGF)	A função endotelial está prejudicada nos pacientes com DSj, o que foi associado com a atividade da doença mensurada pelo ESSDAI

(*continua*)

TABELA 1 Estudos de aterosclerose subclínica e fatores de risco cardiovascular na doença de Sjögren (DSj) (*continuação*)

Autor	Tamanho da amostra	Fatores de risco e aterosclerose subclínica	Biomarcadores	Resultados
Zhang et al., 2023[28]	96 DSj *vs.* 96 DM2 *vs.* 96 CS	cIMT		IMT aumentado com aumento da frequência de placa na DSj em relação aos controles, mas comparável ao DM2 Idade avançada foi um preditor independente de cIMT e formação de placa na DSj

ACR: *American College of Rheumatology*; ADMA: *asymmetric dimethylarginine*; AECA: *anti-endothelial cell antibody*; AECG: *American-European Consensus Group*; anti-Hsp60: *anti-heat shock protein 60 antibody*; anti-Hsp65: *anti-heat shock protein 65 antibody*; AR: artrite reumatoide; BAFF: *B-cell activating factor*; cGMP: *cyclic guanosine monophosphate*; cIMT: *carotid intima-media-thickness*; CRF: *coronary reserve flow*; CS: controles saudáveis; DM2: *diabetes mellitus* tipo 2; DMO: densidade mineral óssea; ESSDAI: *European League Against Rheumatism (EULAR) Sjögren's Syndrome Disease Activity Index*; FAN: anticorpos anticélulas HEp-2; FMD: *flow-mediated dilation*; FR: fator reumatoide; FRS: *Framingham Risk Score*; HAS: hipertensão arterial sistêmica; HGF: *hepatocyte growth factor*; ICAM-1: *intercellular adhesion molecule 1*; IMT: *intima-media thickness*; ITB: índice tornozelo-braquial; MCP-1: *monocyte chemoattractant protein-1*; NMV: *nitrate-mediated vasodilation*; OA: osteoartrite; oxLDL: *oxidized low-density lipoprotein*; PAI-1: *plasminogen activator inhibitor-1*; PCRus: proteína C-reativa ultrassensível; PWV: *pulse-wave velocity*; s-: *soluble*; SDMA: *symmetrical dimethylarginine*; SNC: sistema nervoso central; SSDI: *Sjögren's Syndrome Damage Index*; sTM: *soluble thrombomodulin*; VCAM-1: *vascular cell adhesion molecule 1*; VEGF: *vascular endothelial growth factor*; VHS: velocidade de hemossedimentação.
Modificada de: Valim V, Gerdts E, Jonsson R, et al.[15]

Um estudo de revisão sistemática e metanálise, que incluiu oito estudos, com 767 participantes, mostrou que os pacientes com DSj têm aumento da velocidade de pulso (PWV, do inglês, *pulse-wave velocity*) e do IMT, confirmando que, nessa doença, há maior rigidez arterial e aterosclerose subclínica.[30]

A função endotelial, medida pela dilatação mediada por fluxo (FMD, do inglês, *flow-mediated dilation*) da artéria braquial, concentrações plasmáticas da via metabólica do óxido nítrico (NO) [ADMA, L-arginina, SDMA (*symmetrical dimethylarginine*), cGMP (*cyclic guanosine monophosphate*)] e marcadores da função inflamatória endotelial [PAI-1 (*plasminogen activator inhibitor-1*), sE-selectina] e angiogênese (angiostatina, VEGF (*vascular endothelial growth factor*)] foram estudados em pacientes com DSj comparativamente a controles saudáveis.[27] A FMD foi significativamente menor nos pacientes com DSj, o que foi associado com os anticorpos Ro/SS-A, envolvimento pulmonar e, inversamente, com ADMA ($r = -0,35$, $p = 0,04$). A atividade da doença, avaliada pelo *European League Against Rheumatism (EULAR) Sjögren's Syndrome Disease Activity Index* (ESSDAI), foi fator de risco independente para maiores níveis de ADMA.[27]

DOENÇAS CARDIOVASCULARES

Um recente estudo de revisão sistemática e metanálise, que incluiu 14 estudos (n = 67.124 pacientes com DSj), mostrou que eles apresentam maior risco de doença coronariana do que a população controle [RR (Risco Relativo) 1,34, IC (Intervalo de Confiança) 95% 1,06-1,38, $p = 0,01$], AVC (RR 1,46, IC 95% 1,43-1,49, $p < 0,00001$), insuficiência cardíaca (RR 2,54, IC 95% 1,30-4,97, $p < 0,007$) e tromboembolismo (RR 1,78, IC 95% 1,41-2,25, $p < 0,00001$), mas sem aumento da mortalidade (RR 1,48, IC 95% 0,77-2,85, $p = 0,24$).[31]

Embora os "eventos cardiovasculares não isquêmicos/condição genérica de insuficiência cardíaca" possam estar relacionados aos fatores de risco tradicionais e às manifestações glandulares, os "eventos neurológicos isquêmicos, cardíacos e a arteriopatia obliterativa periférica" estão mais associados com a duração da doença e com as manifestações extraglandulares, como púrpura, leucopenia, hipocomplementenemia e crioglobulinemia, bem como o uso prévio/atual de glicocorticoides e drogas modificadoras de doenças reumáticas (DMARDs).[32] Os pacientes com DSj e leucopenia têm seis vezes mais risco de angina, independente dos fatores de risco tradicionais.[11]

Estudos populacionais e de metanálise sugerem maior risco cardiovascular, mas com resultados conflituosos quanto ao risco aumentado de AVCi nos pacientes com DSj, comparativamente a controles pareados por idade, sexo e comorbidades, sem[10,33] ou com[11,31,34] maior frequência de AVCi na DSj, sendo o último estudo uma metanálise.[34]

A presença de anticorpos antifosfolípides, especialmente o anticoagulante lúpico, pode potencialmente contribuir para aumentar para o risco de eventos cardiovasculares.[35]

O uso de corticoide pode aumentar o risco cardiovascular e, portanto, deve ser utilizado na menor dose e pelo menor tempo possível na DSj.[36] De modo interessante, o uso prolongado de hidroxicloroquina reduziu em 50% o risco de doença coronariana, independentemente da idade, sexo, comorbidades ou outras medicações, em 1.142 pacientes com DSj.[37]

Existe uma interconexão entre envolvimento extraglandular, atividade da doença, marcadores inflamatórios e comorbidades de risco cardiovascular. A soropositividade para anti-Ro/SS-A e anti-La/SS-B, hipergamaglobulinemia, VHS elevado e fração C3 do complemento reduzida são associados a uma maior frequência de anormalidades de doença arterial coronariana, trombose venosa e AVC.[29,38]

As recomendações recentes da Liga Europeia de Reumatologia para a abordagem do risco cardiovascular nos pacientes com DSj definiram aplicar sistematicamente ferramentas de avaliação do risco cardiovascular e controle dos fatores de risco modificáveis.[39]

MECANISMOS DE ATEROSCLEROSE NA DOENÇA DE SJÖGREN

Ter DSj aumenta em nove vezes o risco de aterosclerose de carótida.[7] Fatores imunológicos, mecanismos pró-aterogênicos e trombóticos, disfunção endotelial mediada por anticorpos, ativação celular de neutrófilos e biomarcadores inflamatórios estão presentes na DSj e contribuem para a aceleração da aterosclerose.[1]

Fatores genéticos e ambientais aumentam os fatores de risco tradicionais e ativam o processo autoimune. A fração LDL, no espaço subendotelial, é propensa ao estresse oxidativo. Os pacientes com DSj têm níveis baixos de HDL, insuficientes para prevenir a oxidação de LDL. Os fatores de risco tradicionais mais elevados, como hipertensão, hipertrigliceridemia e síndrome metabólica, aumentam a lesão endotelial e a formação da placa de aterosclerose. A fadiga e a baixa qualidade de vida contribuem para um estilo de vida sedentário. A menopausa e a inaptidão física pioram o equilíbrio lipídico. Os lipídios modificados ativam as células endoteliais e os macrófagos para produzir moléculas de adesão, como a molécula de adesão celular vascular-1 (VCAM-1) e a sE-selectina, e também quimiocinas, que são importantes para atrair monócitos, células dendríticas e células T para o interior da íntima. Os lipídios podem ativar receptores de reconhecimento de padrão da imunidade inata, bem como servir como autoantígenos para reações imunes celulares e humorais. A inflamação é amplificada. As células musculares lisas vasculares infiltram-se na placa e formam uma capa fibrosa. Na DSj, a produção de citocinas pró-inflamatórias aterogênicas e a disfunção endotelial podem acelerar a aterosclerose[15] (Figura 1).

Na DSj, as citocinas pró-aterogênicas estão aumentadas, incluindo IL-1β, IL-6, BAFF, MCP-1, HGF, TNF-α e receptores I/II, leptina, resistina, adiponectina e calprotectina.[5,6,15] Fatores pró-trombóticos, como aumento de homocisteína e anticardiolipina, também estão aumentados e associados a maior risco cardiovascular.[5,36] A formação de NETs (*neutrophil extracellular traps*) (netose) está aumentada na DSj e pode contribuir para a progressão da aterosclerose.[1]

Os níveis de PON1, que protege as partículas de LDL da oxidação, são mais baixos nos pacientes com DSj, independentemente da ingestão de corticoide, o que geralmente afeta os níveis circulantes de partículas de LDL. Os níveis baixos de PON1 favorecem um aumento do estresse oxidativo.[40]

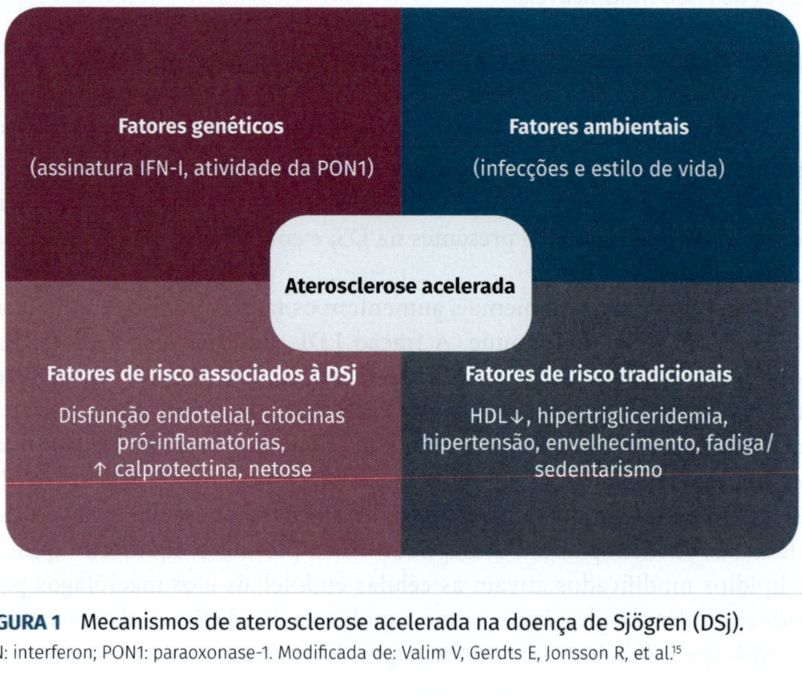

FIGURA 1 Mecanismos de aterosclerose acelerada na doença de Sjögren (DSj).
IFN: interferon; PON1: paraoxonase-1. Modificada de: Valim V, Gerdts E, Jonsson R, et al.[15]

REFERÊNCIAS

1. Casian M, Jurcut C, Dima A, Mihai A, Stanciu S, Jurcut R. Cardiovascular disease in primary Sjögren's syndrome: raising clinicians' awareness. Front Immunol. 2022;13:865373.
2. Vaudo G, Bocci EB, Shoenfeld Y, et al. Precocious intima-media thickening in patients with primary Sjogren´s syndrome. Arthritis Rheum. 2005;52(12):3890-7.
3. Gerli R, Bocci EB, Shoenfeld Y. Association of subclinical atherosclerosis and leukopenia in systemic autoimmune diseases: comment on the article by Huang et al. Arthritis Rheum. 2010;62(9):2823-4; author reply 2824.
4. Atzeni F, Sarzi-Puttini P, Signorello MC, et al. New parameters for identifying subclinical atherosclerosis in patients with primary Sjögren's syndrome: a pilot study. Clin Exp Rheumatol. 2014;32(3):361-8.
5. Sabio JM, Sánchez-Berná I, Martinez-Bordonado J, et al. Prevalence of and factors associated with increased arterial stiffness in patients with primary Sjögren's syndrome. Arthritis Care Res (Hoboken). 2015;67(4):554-62.
6. Augusto KL, Bonfa E, Pereira RM, et al. Metabolic syndrome in Sjögren's syndrome patients: a relevant concern for clinical monitoring. Clin Rheumatol. 2016;35(3):639-47.
7. Balarini GM, Zandonade E, Tanure L, et al. Serum calprotectin is a biomarker of carotid atherosclerosis in patients with primary Sjögren's syndrome. Clin Exp Rheumatol. 2016;34(6):1006-12.
8. Theander E, Manthorpe R, Jacobsson LTH. Mortality and causes of death in primary Sjogren´s syndrome. Arthritis Rheum 2004;50(4):1262-69.
9. Pérez-De-Lis M, Akasbi M, Sisó A, et al. Cardiovascular risk factors in primary Sjögren's syndrome: a case-control study in 624 patients. Lupus. 2010;19(8):941-8.
10. Chiang CH, Liu CJ, Chen PJ, et al. Primary Sjögren's syndrome and risk of ischemic stroke: a nationwide study. Clin Rheumatol. 2014;33(7):931-7.
11. Bartoloni E, Baldini C, Schillaci G, et al. Cardiovascular disease risk burden in primary Sjögren's syndrome: results of a population-based multicentre cohort study. J Intern Med. 2015;278(2):185-92.
12. Juarez M, Toms TE, de Pablo P, et al. Cardiovascular risk factors in women with primary Sjögren's syndrome: United Kingdom primary Sjögren's syndrome registry results. Arthritis Care Res (Hoboken). 2014;66(5):757-64.
13. Lodde BM, Sankar V, Kok MR, Leakan RA, Tak PP, Pillemer SR. Serum lipid levels in Sjögren's syndrome. Rheumatology (Oxford). 2006;45(4):481-4.
14. Gerli R, Bartoloni Bocci E, et al. Traditional cardiovascular risk factors in primary Sjögren's syndrome – role of dyslipidaemia. Rheumatology (Oxford). 2006;45(12):1580-1; author reply 1581-2.
15. Valim V, Gerdts E, Jonsson R, et al. Atherosclerosis in Sjögren's syndrome: evidence, possible mechanisms and knowledge gaps. Clin Exp Rheumatol. 2016;34(1):133-42.
16. Kerekes G, Soltész P, Nurmohamed MT, et al. Validated methods for assessment of subclinical atherosclerosis in rheumatology. Nat Rev Rheumatol. 2012;8(4):224-34.
17. Pirildar T, Tikiz C, Ozkaya S, et al. Endothelial dysfunction in patients with primary Sjögren's syndrome. Rheumatol Int. 2005;25(7):536-9.
18. Rachapalli SM, Kiely PD, Bourke BE. Prevalence of abnormal ankle brachial index in patients with primary Sjogren's syndrome. Clin Rheumatol. 2009;28(5):587-90.
19. Akyel A, Tavil Y, Yayla C, et al. Endothelial dysfunction in primary Sjögren syndrome. West Indian Med J. 2012;61(9):870-2.
20. Ciçek OF, Bayram NA, Ayhan H, et al. Assessment of the relationship between aortic stiffness and left ventricular functions with echocardiography in patients with Sjögren's syndrome. Int J Rheum Dis. 2014;17(6):658-63.
21. Zardi EM, Sambataro G, Basta F, Margiotta DP, Afeltra AM. Subclinical carotid atherosclerosis in elderly patients with primary Sjögren syndrome: a duplex Doppler sonographic study. Int J Immunopathol Pharmacol. 2014;27(4):645-51.

22. Gravani F, Papadaki I, Antypa E, et al. Subclinical atherosclerosis and impaired bone health in patients with primary Sjogren's syndrome: prevalence, clinical and laboratory associations. Arthritis Res Ther. 2015;17(1):99.
23. Sezis Demirci M, Karabulut G, Gungor O, Celtik A, Ok E, Kabasakal Y. Is there an increased arterial stiffness in patients with primary Sjögren's syndrome? Intern Med. 2016;55(5):455-9.
24. Atzeni F, Gianturco L, Colombo C, Ricci C, Sarzi-Puttini P, Turiel M. Can speckle tracking echocardiography detect subclinical left ventricular dysfunction in patients with primary Sjögren's syndrome? Clin Exp Rheumatol. 2017;35(1):173.
25. Akaycan J, Hidayet Ş, Bayramoğlu A, et al. Subclinical left ventricular dysfunction in Sjögren's syndrome assessed by four-dimensional speckle tracking echocardiography. Echocardiography. 2020;37(11):1803-8.
26. Hidayet Ş, Yağmur J, Karaca Y, et al. Assessment of left atrial volume and function in patients with Sjögren's syndrome using three-dimensional echocardiography. Echocardiography. 2020;37(5):715-21.
27. Łuczak A, Małecki R, Kulus M, Madej M, Szahidewicz-Krupska E, Doroszko A. Cardiovascular risk and endothelial dysfunction in primary Sjogren syndrome is related to the disease activity. Nutrients. 2021;13(6):2072.
28. Zhang Y, Luo Q, Lu K, You M, Wang H. Subclinical atherosclerosis in primary Sjögren's syndrome: comparable risk with diabetes mellitus. Clin Rheumatol. 2023;42(6):1607-14.
29. Garcia AB, Dardin LP, Minali PA, Czapkowsky A, Ajzen SA, Trevisani VF. Asymptomatic atherosclerosis in primary Sjögren syndrome: correlation between low ankle brachial index and autoantibodies positivity. J Clin Rheumatol. 2016;22(6):295-8.
30. Yong WC, Sanguankeo A, Upala S. Association between primary Sjogren's syndrome, arterial stiffness, and subclinical atherosclerosis: a systematic review and meta-analysis. Clin Rheumatol. 2019;38(2):447-55.
31. Beltai A, Barnetche T, Daien C, et al. Cardiovascular morbidity and mortality in primary Sjögren's syndrome: a systematic review and meta-analysis. Arthritis Care Res (Hoboken). 2020;72(1):131-9.
32. Bartoloni E, Baldini C, Ferro F, et al. Application of artificial neural network analysis in the evaluation of cardiovascular risk in primary Sjögren's syndrome: a novel pathogenetic scenario? Clin Exp Rheumatol. 2019;37 Suppl 118(3):133-9.
33. Goulabchand R, Roubille C, Montani D, et al. Cardiovascular events, sleep apnoea, and pulmonary hypertension in primary Sjögren's syndrome: data from the French Health Insurance Database. J Clin Med. 2021;10(21):5115.
34. Yong WC, Sanguankeo A, Upala S. Association between primary Sjögren's syndrome, cardiovascular and cerebrovascular disease: a systematic review and meta-analysis. Clin Exp Rheumatol. 2018;36 Suppl 112(3):190-7.
35. Pasoto SG, Chakkour HP, Natalino RR, et al. Lupus anticoagulant: a marker for stroke and venous thrombosis in primary Sjögren's syndrome. Clin Rheumatol. 2012;31(9):1331-8.
36. Atzeni F, Gozza F, Cafaro G, Perricone C, Bartoloni E. Cardiovascular involvement in Sjögren's syndrome. Front Immunol. 2022;13:879516.
37. Yang DH, Wang YH, Pan LF, Wei JC. Cardiovascular protection of hydroxychloroquine in patients with Sjögren's syndrome. J Clin Med. 2020;9(11):3469.
38. Santos CS, Salgueiro RR, Morales CM, Castro CÁ, Álvarez ED. Risk factors for cardiovascular disease in primary Sjögren's syndrome (pSS): a 20-year follow-up study. Clin Rheumatol. 2023 Jul 4. [Epub ahead of print.]
39. Drosos GC, Vedder D, Houben E, et al. EULAR recommendations for cardiovascular risk management in rheumatic and musculoskeletal diseases, including systemic lupus erythematosus and antiphospholipid syndrome. Ann Rheum Dis. 2022;81(6):768-79.
40. Saeed S, Waje-Andreassen U, Fromm A, et al. Early vascular aging in young and middle-aged ischemic stroke patients: the Norwegian Stroke in the Young Study. PLoS One. 2014;9(11):e112814.

27

Osteoporose e alterações do metabolismo ósseo

André Silva Franco
Michelle Alencar Pereira
Sandra Gofinet Pasoto

PONTOS-CHAVE

- Os pacientes com doença de Sjögren (DSj) podem apresentar vários fatores de risco para osteoporose (OP) e fraturas: processo inflamatório crônico, maior incidência da DSj dos 40 aos 60 anos de idade, forte predomínio no sexo feminino, acometimento renal com acidose tubular renal, comprometimento do sistema nervoso central e periférico, associação com outras doenças autoimunes e uso de glicocorticoides (GCs).
- Cerca de um terço das mulheres com DSj podem apresentar OP ou baixa densidade mineral óssea (DMO) para a idade e 19,7%, fraturas vertebrais.
- A avaliação não invasiva da microarquitetura óssea mostrou que as mulheres com DSj podem apresentar deterioração dos componentes cortical e trabecular e da força no rádio e na tíbia distais.
- O rastreio da OP por densitometria óssea (DXA) é indicado aos pacientes com DSj, pois se trata de uma doença reumática imunomediada, em geral com outros fatores de risco associados, como o uso de GC.
- O uso de GC leva a 20 a 50% de fraturas vertebrais, principalmente nos seis primeiros meses de uso, de modo que a busca ativa de fraturas vertebrais deve ser feita rotineiramente para os pacientes com DSj que iniciaram o uso de GC.

INTRODUÇÃO

A osteoporose (OP) é uma doença esquelética difusa caracterizada por acometimento da densidade mineral óssea (DMO) e da resistência óssea, levando à fragilidade óssea e ao aumento do risco de fraturas. A fratura é o pior desfecho da OP, pois aumenta a morbimortalidade, além de aumentar o risco de novas fraturas subsequentes. A principal causa da OP nas mulheres é a deficiência estrogênica secundária à menopausa. Por outro lado, nos homens, a OP tem geralmente um componente multifatorial, incluindo o uso abusivo de bebida alcoólica, o tabagismo, o uso de glicocorticoides (GCs) e o hipogonadismo. Devemos sempre investigar as causas secundárias da OP, pois são comuns principalmente nas mulheres na pré-menopausa (até um terço) e nos homens (até dois terços).[1]

A OP pode ocasionar um impacto grande na saúde pública, com hospitalizações, cirurgias com colocação de próteses, perda temporária ou permanente de mobilidade e morte. O tratamento da OP pode levar a um incremento na DMO e diminuição do risco de fraturas, trazendo mais qualidade de vida aos pacientes.[2] Dessa forma, é importante identificar os pacientes com OP ou osteopenia ou com condições que possam levar à perda da massa óssea, idealmente atuando de maneira preventiva. O diagnóstico da OP pode ser feito das três formas seguintes:

A. Clínica – por meio do diagnóstico de uma fratura por fragilidade, ou seja, uma fratura de baixo impacto periférica (fêmur proximal, úmero proximal, rádio distal) ou vertebral.
B. Por densitometria óssea (DXA) – evidenciando diminuição da DMO comparativamente a mulheres brancas jovens na fase de pico da massa óssea por meio do *T-score* (≤ –2,5 desvios-padrões).
C. Alto risco absoluto de fratura em anos usando a calculadora FRAX (do inglês, *Fracture Risk Assessment Tool*) – na realidade brasileira, esse risco é corrigido por uma segunda calculadora por meio da metodologia NOGG (*National Osteoporosis Guideline Group*), pela qual é definido um limiar de intervenção baseado no risco de fratura de uma mulher da mesma idade com fratura osteoporótica prévia.[3]

DOENÇA DE SJÖGREN E OSTEOPOROSE E FRATURAS – FATORES DE RISCO E PREVALÊNCIA

Os pacientes com doenças reumáticas imunomediadas, incluindo a DSj, apresentam um risco aumentado de OP por vários fatores que abordaremos a seguir. Na artrite reumatoide (AR), isso já está bem estabelecido, assim a AR é considerada um fator de risco importante para a OP secundária pela calculadora FRAX.[4] Em outras condições, como o lúpus eritematoso sistêmico (LES),[5] a artrite idiopática juvenil, a espondilite anquilosante, a artrite psoriásica e outras doenças inflamatórias, como a doença inflamatória intestinal[6] e a hepatite autoimune,[7] também existe evidência de comprometimento ósseo. O principal mecanismo para essas doenças inflamatórias sistêmicas terem repercussões ósseas é pela ação de citocinas inflamatórias, destacando-se a interleucina (IL)-1β e a IL-6. Essas citocinas atuam no tecido ósseo estimulando uma via muito importante, RANK-RANKL (do inglês, *receptor activator of nuclear factor kappa-B ligand*), a qual leva à ativação dos osteoclastos, que são as células responsáveis pela reabsorção óssea. Sendo assim, podemos concluir que os pacientes com doenças inflamatórias sistêmicas apresentam perda óssea acelerada em decorrência da ativação dos osteoclastos pela via RANK-RANKL.[8] Todavia, não podemos considerar essas doenças na calculadora FRAX, assim o risco de fratura por essa calculadora é presumivelmente subestimado nos pacientes com a DSj.[9]

Outra via relevante na regulação da massa óssea é a via Wnt/β-catenina, a qual promove a formação óssea pelos osteoblastos. Essa via apresenta dois inibidores naturais: Dickkopf (DKK) 1 e esclerostina. Um estudo mostrou que os pacientes com a DSj apresentam níveis séricos de DKK1 e esclerostina reduzidos em relação a controles saudáveis; entretanto, esse achado não se correlacionou com qualquer parâmetro de DMO, OP ou fraturas.[10] Essa via está alterada nos pacientes com AR – concentrações aumentadas de esclerostina comparativamente a controles saudáveis,[11] e espondilite anquilosante – concentrações diminuídas de esclerostina correlacionadas com inflamação sistêmica e neoformação óssea axial.[12]

Na DSj, além do processo inflamatório crônico, existem outros fatores a serem considerados em relação ao desenvolvimento da OP: a idade (o pico de incidência da DSj ocorre dos 40 aos 60 anos) e o forte predomínio do sexo feminino;[13,14] o acometimento renal, com a acidose tubular renal, em que a acidose metabólica prejudica a massa óssea;[15] além do acometimento do sistema nervoso, tanto central como periférico, com sequelas graves e imobilização;[16,17] e a sua associação com outras doenças autoimunes, como a colangite biliar primária, que aumenta o risco de OP devido à colestase,[18] e a doença celíaca, por má absorção intestinal de cálcio e fósforo.

Devemos lembrar ainda dos GCs, que são drogas muito utilizadas no manejo de vários acometimentos da DSj. Os GCs são uma causa muito importante de OP secundária e fraturas de fragilidade, tanto vertebrais quanto não vertebrais. O risco de fraturas é muito elevado nos primeiros seis meses do tratamento com GCs, mesmo com doses baixas (≥ 2,5 mg/dia de prednisona).[19] A fisiopatologia da OP induzida por GC (OPIG) é complexa, com mecanismos esqueléticos e extraesqueléticos. Os GCs estimulam a síntese de ubiquitina-proteassoma, o que leva à proteólise; além disso, os GCs reduzem os níveis do hormônio de crescimento, com a consequente diminuição da síntese proteica, resultando em miopatia e aumento do risco de quedas.[20] No tecido ósseo, os GCs levam à apoptose dos osteócitos e à diminuição da atividade dos osteoblastos por meio do aumento do DKK1, prejudicando assim a formação e a qualidade ósseas; e estimulam a via RANK-RANKL, ativando os osteoclastos e aumentando a reabsorção óssea, com a consequente redução da DMO.[21]

Existem poucos estudos dirigidos à OP e fraturas na DSj. Um deles identificou a presença da OP ou osteopenia em dois terços dos pacientes com DSj ou AR.[22] Um estudo realizado em nosso meio mostrou que, dos 71 pacientes consecutivos do sexo feminino com a DSj recrutados em um ambulatório especializado nessa doença em um serviço de atenção terciária, um terço deles tinham OP ou baixa DMO para a idade e 19,7% tinham fratura vertebral, ou seja, OP estabelecida, sendo essas frequências significativamente maiores comparativamente ao grupo controle saudável pareado para sexo, idade e raça.[23]

Nesse mesmo estudo, os participantes foram também avaliados por meio de um método ainda pouco disponível na prática clínica, a tomografia computadorizada qual, praticamente, de alta resolução (HR-pQCT). Esse é um método de imagem não invasivo que permite avaliar a microarquitetura óssea e no qual praticamente se realiza uma "biópsia óssea virtual", obtendo-se parâmetros dos compartimentos ósseos cortical, trabecular e DMO volumétrica e porosidade. Esse exame permite também o cálculo do elemento finito, que permite deduzir propriedades biomecânicas do osso, como a resistência óssea.[24] Nesse estudo, utilizando-se a HR-pQCT, demonstrou-se a ocorrência de deterioração dos componentes cortical e trabecular e da força no rádio e na tíbia distais nas mulheres com a DSj em comparação ao grupo controle[23] (Figura 1). A análise multivariada ajustada para idade, raça, peso, altura e uso de prednisona revelou ainda que as pacientes com DSj apresentaram diminuição da DMO volumétrica do compartimento cortical, da espessura cortical e do módulo aparente no rádio distal e da DMO volumétrica cortical e do módulo aparente na tíbia distal em relação às mulheres controle saudáveis. Além disso, as pacientes com DSj com fraturas vertebrais apresentaram uma maior deterioração do osso cortical, da DMO volumétrica e da espessura cortical na tíbia distal comparativamente às pacientes sem fraturas vertebrais.[23] De maneira inédita, esse estudo mostrou que a deterioração cortical óssea é a principal alteração detectada nas pacientes com DSj e fraturas vertebrais, sugerindo que a avaliação não invasiva da microarquitetura óssea possa ter um papel na prática clínica.[23]

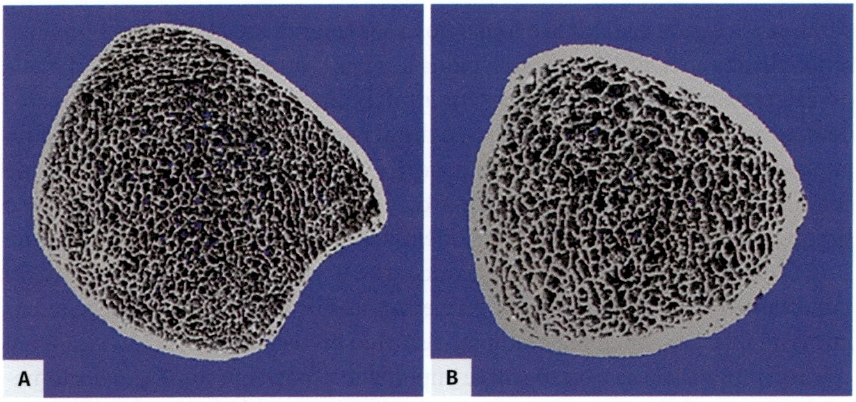

FIGURA 1 Imagens de tomografia computadorizada quantitativa periférica de alta resolução (HR-pQCT) da tíbia distal de uma paciente com doença de Sjögren (A) e de um indivíduo controle sem a doença, pareado para sexo e idade (B). Pode-se observar o afilamento da cortical e também o afilamento das trabéculas ósseas na paciente com doença de Sjögren.

Imagens cedidas pelo Laboratório de Osteoporose e Osteometabolismo do Laboratório de Investigação Médica- 17 (LIM-17) da Faculdade de Medicina da Universidade de São Paulo (USP).

AVALIAÇÃO DA OSTEOPOROSE E DA SAÚDE ÓSSEA NA DOENÇA DE SJÖGREN

À anamnese, é importante investigar rotineiramente os fatores de risco para OP e fraturas, como: tabagismo, etilismo, falta de exercício físico, ingestão inadequada de cálcio, história pessoal de fratura, história familiar de OP e fratura de fragilidade, uso e dose de GC, menopausa precoce e outros fatores relacionados à exposição aos estrógenos (terapia de reposição hormonal, número de filhos e tempo de amamentação) e ocorrência de quedas. Com esses dados, é possível estimar o risco absoluto de fratura, utilizando-se a calculadora FRAX sem a DXA. Deve ser lembrado, como já exposto, que esse risco é presumivelmente subestimado nos pacientes com a DSj.[3,4] Além disso, no FRAX, o uso de GC é computado apenas como "sim ou não". Contudo, doses maiores de GC estão associadas a um maior risco de fraturas. Em alguns estudos, foi proposto um fator de correção com base na dose de GC em uso,[25] assim podemos utilizar essa abordagem para redefinir o risco em pacientes com necessidade de doses mais altas de GC.

O rastreio da OP com a utilização da DXA está indicado para os pacientes com a DSj, por se tratar de uma doença reumática imunomediada, geralmente com outros fatores de risco associados, como o uso de GC. O exame deve ser sempre realizado no mesmo equipamento, de modo a permitir a análise comparativa adequada da DMO ao longo dos anos (Figura 2A-2C). Rotineiramente, são avaliados apenas dois sítios: a coluna lombar (vértebras lombares L1-L4) e a porção proximal do fêmur (colo e fêmur total). Em algumas circunstâncias, podemos incluir a avaliação do antebraço distal não dominante (rádio 33%), como no caso da presença de artefatos no quadril e/ou coluna, múltiplos osteófitos na coluna, hiperparatireoidismo primário ou grandes obesos em que o peso não é suportado pela maca da DXA.[3,26] A identificação de um paciente com *T-score* ≤ –2,5 desvios-padrões faz o diagnóstico de OP densitométrica. Nesse caso, é importante excluir condições que mimetizem a OP, como: osteomalácia, lesões líticas neoplásicas, mieloma múltiplo, distúrbio mineral e ósseo da doença renal crônica, hipofosfatasia e osteogênese imperfeita. O paciente com OP densitométrica necessita de maior atenção e cuidados quanto à saúde óssea e fazer a monitorização pela DXA a cada um a dois anos. Já para o paciente com o resultado da DXA totalmente normal e na ausência de outros fatores de risco (i. e., FRAX de baixo risco), esse exame pode ser repetido ao redor de três a cinco anos.[26]

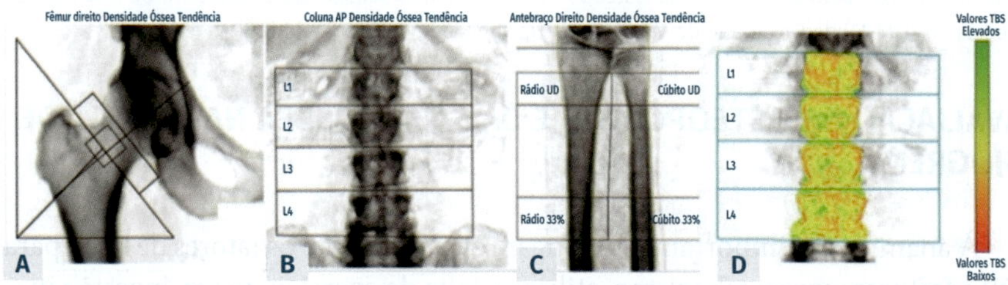

FIGURA 2 Densitometria óssea. (A) Densitometria do fêmur direito. (B) Densitometria da coluna lombar L1-L4. (C) Densitometria do antebraço distal não dominante. (D) *Trabecular bone score* (TBS) da coluna lombar (L1-L4).

AP: anteroposterior; L1-L4: vértebras lombares 1-4; TBS: *trabecular bone score*; UD: ultradistal. Imagens cedidas pelo Laboratório de Osteoporose e Osteometabolismo do Laboratório de Investigação Médica-17 (LIM-17) da Faculdade de Medicina da Universidade de São Paulo (USP).

Outro parâmetro que pode ser obtido pela DXA é o TBS (do inglês, *trabecular bone score*), em que um *software* estima a quantidade de osso trabecular na coluna lombar (Figura 2D). O TBS é um parâmetro que pode ser analisado independentemente, sendo que valores inferiores a 1,310 indicam acometimento do compartimento trabecular. Contudo, já há uma correção do risco de fratura utilizando-se o TBS no FRAX.[27]

As fraturas vertebrais, como exposto, são comuns e definem a OP estabelecida, com necessidade de tratamento. Sendo assim, uma busca ativa pelas fraturas vertebrais é necessária, já que apenas um terço dessas fraturas são sintomáticas. As fraturas vertebrais podem ser identificadas às radiografias simples de coluna lombar e torácica nas incidências anteroposterior e perfil por meio do método semiquantitativo de Genant (Figura 3).[28] Por esse método, as fraturas são classificadas com base na redução da altura vertebral: grau 1 – 20-25%; grau 2 – 26-40%; e grau 3 – maior que 40% de redução. O principal tipo de fratura é o acunhamento vertebral anterior. Outro método, ainda pouco disponível em nosso meio, de identificar as fraturas vertebrais é por meio da DXA com o *software* VFA (do inglês, *vertebral fracture assessment*) (Figura 4). É importante salientar que o uso de GC leva a 20 a 50% de fraturas vertebrais, principalmente nos seis primeiros meses de uso.[19] Dessa forma, os pacientes com a DSj que iniciaram o uso de GC devem ter rotina de busca ativa de fraturas vertebrais.

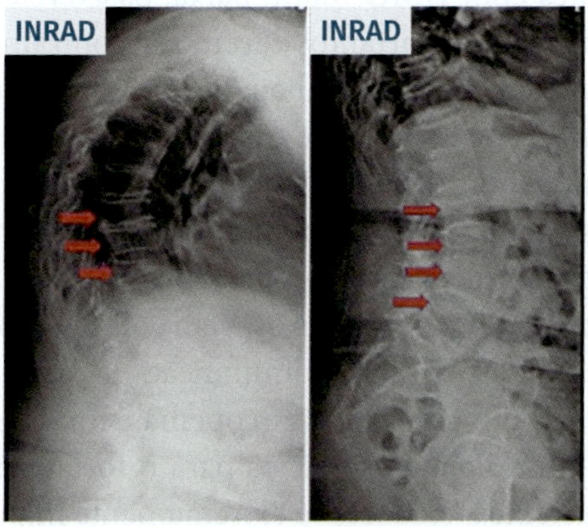

FIGURA 3 Radiografia de coluna torácica (esquerda) e lombar (direita) com fraturas vertebrais (setas).

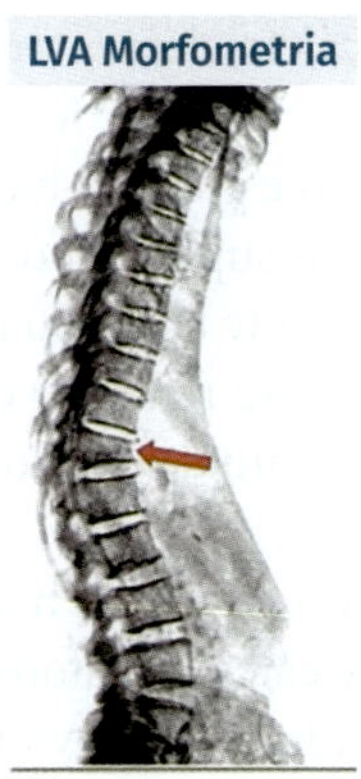

FIGURA 4 Análise de fratura vertebral pelo VFA da densitometria óssea. A seta indica uma fratura vertebral.

VFA: *vertebral fracture assessment.*

Os fatores de risco para OP e fraturas também devem ser abordados com o paciente. A fase motivacional da cessação do tabagismo em que o paciente se encontra deve ser considerada, com orientações sobre os efeitos benéficos dessa atitude e a proposição de encaminhamento para terapia em grupo, psicoterapia e para tratamento farmacológico específico. Com relação ao etilismo, sabe-se que a ingestão de três ou mais doses de álcool por dia é um fator de risco para a OP. Assim, devemos orientar sempre a abstinência ou a diminuição da ingestão de álcool. Quanto à atividade física, devem ser priorizados os programas de exercícios dirigidos principalmente ao equilíbrio e ao fortalecimento da musculatura para a diminuição do risco de quedas. Já os exercícios de impacto melhoram a massa óssea devido ao efeito piezoelétrico sobre o osso. Todavia, em pacientes com DMO muito baixa, os exercícios de alto impacto podem ocasionar fraturas e, portanto, devem ser contraindicados. Os exercícios de flexão e rotação da coluna também devem ser contraindicados aos pacientes com OP devido ao alto risco de fratura vertebral de acunhamento.[26,29]

Os pacientes com maior tendência a quedas apresentam também maior risco de fraturas. Dessa maneira, é sempre importante avaliar os fatores que propiciem a quedas, como: calçados inapropriados, tapetes, iluminação precária, ausência de barras de apoio nos banheiros, bem como a ocorrência de hipotensão postural, incontinência urinária, diminuição da acuidade visual, tontura, vertigens e sarcopenia. Em especial, a sarcopenia é um fator importante e que deve ser abordado com dieta e exercícios para o fortalecimento muscular. A identificação dos pacientes "caidores" é extremamente importante e uma abordagem multidisciplinar com geriatra, fisioterapeuta e outros profissionais da saúde é essencial para a diminuição do risco de quedas e fraturas.[26,29]

A ingestão de cálcio deve também ser avaliada. É recomendada a ingestão diária de cerca de 1.000 mg de cálcio elementar. Os pacientes com intolerância à lactose devem ser orientados a consumir fontes de cálcio sem lactose, como o leite vegetal, as verduras escuras e grão-de-bico. Nos casos em que a ingestão de cálcio pela dieta é deficiente, os suplementos de cálcio estão indicados, sendo o carbonato de cálcio (geralmente com 500 mg de cálcio elementar) o mais disponível. Os pacientes com litíase renal ou com cirurgia bariátrica podem usar preferencialmente o suplemento de citrato de cálcio, geralmente com 250 mg de cálcio elementar.[26,29]

Já quanto à vitamina D, sabe-se que esse hormônio desempenha um papel crucial na absorção intestinal de cálcio e fósforo. A vitamina D é sintetizada na pele por meio da exposição à radiação ultravioleta B e pode também ser obtida por meio da alimentação. Na DSj, como em outras doenças inflamatórias sistêmicas, o alvo de 25-OH-vitamina D sérico é superior a 30 ng/mL. No caso de exposição solar insuficiente, deve-se realizar a suplementação de vitamina

D por via oral com doses geralmente de 400-2.000 UI/dia. Para os pacientes com valores séricos muito baixos de 25-OH-vitamina D (< 20 ng/mL), pode-se prescrever uma dose de ataque de 50.000 UI/semana por 6 a 8 semanas e, em seguida, administrar uma dose de manutenção de 1.000-2.000 UI/dia ou 7.000-14.000 UI/semana. É importante ressaltar que níveis de 25-OH-vitamina D maiores que 100 ng/mL estão associados a maior risco de efeitos adversos, como: hipercalcemia, nefrolitíase, arritmia e insuficiência renal.[26,29]

Na avaliação laboratorial dos pacientes com a DSj, devem ser considerados os exames básicos para a análise do metabolismo ósseo: cálcio total, fósforo, fosfatase alcalina, função renal, gasometria venosa (pH), paratormônio, 25-OH-vitamina D, função tireoidiana, urina tipo I e calciúria de 24 horas.[30]

REFERÊNCIAS

1. Lewiecki EM. Evaluating patients for secondary causes of osteoporosis. Curr Osteoporos Rep. 2022;20(1):1-12.
2. Machado KLLL, Domiciano DS, Machado LG, et al. Persistent hypovitaminosis D and loss of hip bone mineral density over time as additional risk factors for recurrent falls in a population-based prospective cohort of elderly persons living in the community. The São Paulo Ageing & Health (SPAH) Study. Osteoporos Int. 2015;26(5):1535-42.
3. Zerbini CAF, Szejnfeld VL, Abergaria BH, McCloskey EV, Johansson H, Kanis JA. Incidence of hip fracture in Brazil and the development of a FRAX model. Arch Osteoporos. 2015;10:224.
4. Lee JH, Suh YS, Koh JH, et al. The risk of osteoporotic fractures according to the FRAX model in Korean patients with rheumatoid arthritis. J Korean Med Sci. 2014;29(8):1082-9.
5. Panopalis P, Yazdany J. Bone health in systemic lupus erythematosus. Curr Rheumatol Rep. 2009;11(3):177-84.
6. Ali T, Lam D, Bronze MS, Humphrey MB. Osteoporosis in inflammatory bowel disease. Am J Med. 2009;122(7):599-604.
7. Schmidt T, Schmidt C, Strahl A, et al. A system to determine risk of osteoporosis in patients with autoimmune hepatitis. Clin Gastroenterol Hepatol. 2020;18(1):226-33.e3.
8. Zhou P, Zheng T, Zhao B. Cytokine-mediated immunomodulation of osteoclastogenesis. Bone. 2022;164:116540.
9. Lai EL, Huang WN, Chen HH, et al. Ten-year fracture risk by FRAX and osteoporotic fractures in patients with systemic autoimmune diseases. Lupus. 2019;28(8):945-53.
10. Karataş A, Ömercikoğlu Z, Öz B, et al. Wnt signaling pathway activities may be altered in primary Sjogren's syndrome. Turk J Med Sci. 2021;51(4):2015-22.
11. Mao YM, Liao T, Ye QL, et al. Increased circulating sclerostin levels in rheumatoid arthritis patients: an updated meta-analysis. Z Rheumatol. 2023;82(Suppl 1):51-8.
12. Saad CG, Ribeiro AC, Moraes JC, et al. Low sclerostin levels: a predictive marker of persistent inflammation in ankylosing spondylitis during anti-tumor necrosis factor therapy? Arthritis Res Ther. 2012;14(5):R216.
13. Qin B, Wang J, Yang Z, et al. Epidemiology of primary Sjögren's syndrome: a systematic review and meta-analysis. Ann Rheum Dis. 2015;74(11):1983-9.
14. Brito-Zerón P, Acar-Denizli N, Zeher M, et al. Influence of geolocation and ethnicity on the phenotypic expression of primary Sjögren's syndrome at diagnosis in 8310 patients: a cross-sectional study from the Big Data Sjögren Project Consortium. Ann Rheum Dis. 2017;76(6):1042-50.

15. François H, Mariette X. Renal involvement in primary Sjögren syndrome. Nat Rev Nephrol. 2016;12(2):82-93.
16. Alunno A, Carubbi F, Bartoloni E, Cipriani P, Giacomelli R, Gerli R. The kaleidoscope of neurological manifestations in primary Sjögren's syndrome. Clin Exp Rheumatol. 2019;37 Suppl 118(3):192-8.
17. Hofbauer LC, Hamann C, Ebeling PR. Approach to the patient with secondary osteoporosis. Eur J Endocrinol. 2010;162(6):1009-20.
18. Guañabens N, Cerdá D, Monegal A, et al. Low bone mass and severity of cholestasis affect fracture risk in patients with primary biliary cirrhosis. Gastroenterology. 2010;138(7):2348-56.
19. Urquiaga M, Saag KG. Risk for osteoporosis and fracture with glucocorticoids. Best Pract Res Clin Rheumatol. 2022;36(3):101793.
20. Schakman O, Kalista S, Barbé C, Loumaye A, Thissen JP. Glucocorticoid-induced skeletal muscle atrophy. Int J Biochem Cell Biol. 2013;45(10):2163-72.
21. Chen M, Fu W, Xu H, Liu CJ. Pathogenic mechanisms of glucocorticoid-induced osteoporosis. Cytokine Growth Factor Rev. 2023;70:54-66.
22. Gravani F, Papadaki I, Antypa E, et al. Subclinical atherosclerosis and impaired bone health in patients with primary Sjogren's syndrome: prevalence, clinical and laboratory associations. Arthritis Res Ther. 2015;17(1):99.
23. Pasoto SG, Augusto KL, Alvarenga JC, et al. Cortical bone density and thickness alterations by high-resolution peripheral quantitative computed tomography: association with vertebral fractures in primary Sjögren's syndrome. Rheumatology (Oxford). 2016;55(12):2200-11.
24. Fuller H, Fuller R, Pereira RMR. Tomografia computadorizada quantitativa periférica de alta resolução para avaliação de parâmetros morfológicos e funcionais ósseos. Rev Bras Reumatol. 2015;55(4):352-62.
25. Kanis JA, Johansson H, Oden A, McCloskey EV. Guidance for the adjustment of FRAX according to the dose of glucocorticoids. Osteoporosis International. 2011;22(3):809-16.
26. Compston JE, McClung MR, Leslie WD. Osteoporosis. Lancet. 2019;393(10169):364-76.
27. McCloskey EV, Odén A, Harvey NC, et al. Adjusting fracture probability by trabecular bone score. Calcif Tissue Int. 2015;96(6):500-9.
28. Genant HK, Wu CY, van Kuijk C, Nevitt MC. Vertebral fracture assessment using a semiquantitative technique. J Bone Miner Res. 1993;8(9):1137-48.
29. LeBoff MS, Greenspan SL, Insogna KL, et al. The clinician's guide to prevention and treatment of osteoporosis. Osteoporos Int. 2022;33(10):2049-102.
30. Shane E, Burr D, Ebeling PR, et al. Atypical subtrochanteric and diaphyseal femoral fractures: report of a task force of the American Society for Bone and Mineral Research. J Bone Miner Res. 2010;25(11):2267-94.

28

Complicações infecciosas e imunizações

Sandra Gofinet Pasoto
Aysa César Pinheiro
Laura Caldas dos Santos
Ketty Lysie Libardi Lira Machado
Valéria Valim

PONTOS-CHAVE

- A candidíase oral é uma complicação importante da doença de Sjögren (DSj), com prevalência variando de 6% a 87% dos casos, dependendo de cada população e dos métodos de avaliação.
- Entre as formas mais frequentes na DSj, estão a candidíase eritematosa crônica e a queilite angular.
- Para a prevenção da candidíase oral na DSj, são importantes o seguimento regular com o cirurgião-dentista e as medidas terapêuticas para secura oral, já que a hipossalivação está associada com a colonização oral por *Candida*. O tratamento por via oral com os agentes secretagogos, pilocarpina ou cevimelina, levou a uma diminuição significativa da candidíase oral.
- Existe pouca evidência de que portadores de olho seco tenham maior risco para ceratite infecciosa, mas é possível que o diagnóstico de ceratite infecciosa nessa população seja subnotificado. Portadores de olho seco têm maior risco de desenvolver infecções ao usarem lentes de contato, principalmente se forem gelatinosas.
- As visitas regulares ao oftalmologista são fundamentais na DSj para a prevenção e o tratamento das complicações oculares.
- As infecções são uma importante causa de hospitalização e de mortalidade na DSj, principalmente as pulmonares.
- Existem evidências recentes de que os pacientes com DSj têm maior risco de infecções graves (com hospitalização), de micobacteriose tuberculosa (sendo fatores de risco a idade ≥ 60 anos e o uso de prednisona com efeito dose-dependente), de micobacteriose não tuberculosa (em pacientes sob uso de imunossupressores) e de herpes zoster (tendo como fator de risco o uso de glicocorticoides e/ou imunossupressores e com maiores taxas de hospitalização e de neuralgia pós-herpética).

(continua)

PONTOS-CHAVE (CONTINUAÇÃO)

- Os pacientes com DSj e comorbidades (obesidade, doenças cardiovasculares, pulmonares, renais ou hepáticas crônicas e neoplasias) apresentam maior risco de COVID-19 (*Coronavirus disease 2019*) grave.
- A vacinação é fundamental para os pacientes com DSj, para os quais devem ser seguidas as recomendações de imunização dos pacientes adultos com doenças reumáticas autoimunes sistêmicas (DRASs) propostas pela Liga Europeia Contra o Reumatismo, pelo Colégio Americano de Reumatologia e pela Sociedade Brasileira de Reumatologia.
- Estudos mostram que, de forma geral, as vacinas são seguras para os pacientes com DSj e a imunogenicidade pode ser moderadamente reduzida e influenciada pelo uso de glicocorticoides, imunossupressores e agentes biológicos.

INTRODUÇÃO

As infecções, principalmente as que afetam o sistema respiratório, são consideradas importantes causas de mortalidade na doença de Sjögren (DSj).[1,2] Um estudo prospectivo de base nacional realizado na China, que reuniu uma grande população de pacientes com DSj (1.054), com uma média de seguimento de oito anos, mostrou que as principais causas de óbito foram infecção, câncer e insuficiência respiratória.[3] Além disso, um recente artigo de revisão sistemática e metanálise incluiu os dados de um grande número de pacientes com DSj (14.584) (oriundos de estudos europeus, estadunidenses e asiáticos) e demonstrou que esses doentes têm um risco de morte aumentado em relação à população geral, cerca de 1,46 vez maior, e que as doenças cardiovascular e cerebrovascular, as neoplasias (notadamente o linfoma) e as infecções foram as causas mais frequentes de morte.[4] Esse impacto das infecções sobre a mortalidade dos pacientes com DSj pode ser decorrente de características inerentes à doença subjacente ou relacionadas ao uso de glicocorticoides e drogas imunossupressoras, que levam a anormalidades no sistema imunológico e aumento da suscetibilidade aos agentes infecciosos. Nesse contexto, a vacinação é a melhor estratégia preventiva para minimizar as complicações das infecções.[5]

Adicionalmente, o proeminente processo inflamatório crônico nas glândulas exócrinas na DSj ocasiona dano e disfunção glandular, levando à diminuição do fluxo lacrimal e salivar e a alterações da homeostase da superfície ocular e da mucosa oral, como abordado no Capítulo “Manifestações glandulares”, propiciando o surgimento de infecções locais.

Dessa forma, apresentamos neste capítulo os principais dados da literatura sobre as infecções locais e sistêmicas na DSj, bem como as medidas preventivas, notadamente as imunizações.

INFECÇÕES

Complicações infecciosas orais na doença de Sjögren

A saliva tem um papel fundamental na preservação da saúde oral, inibição do crescimento de micro-organismos, lubrificação e proteção da língua, da mucosa e dos dentes, facilitação da mastigação, da deglutição, do paladar e da digestão dos carboidratos (ver capítulo "Manifestações glandulares"). A saliva é composta principalmente por água, mas contém também eletrólitos, proteínas, imunoglobulinas e enzimas, como defensinas, proteases, histatinas e lisozimas, que são essenciais para o equilíbrio fisiológico e da microbiota da cavidade oral. Nesse aspecto, as manifestações orais mais frequentemente relacionadas à DSj são decorrentes da hipossalivação, como: sensação de boca seca, sensação de queimação na mucosa oral, alteração do paladar, disgeusia, disfagia, além de aumento das concentrações salivares de *Lactobacillus acidophilus, Streptococcus mutans e Candida albicans*, o que pode contribuir para a alta frequência de cáries e candidíase oral observadas nesses pacientes.[6] Vale ressaltar ainda que a saliva dos pacientes com DSj apresenta importantes alterações qualitativas, como a diminuição do pH e da capacidade de tamponamento,[7] que também podem estar envolvidas na maior suscetibilidade a processos infecciosos orais.[6,8]

Em um estudo caso-controle para a avaliação da presença de lesões orais, foram incluídos 61 pacientes com DSj e 122 controles saudáveis.[9] Observou-se que 57,4% dos pacientes com DSj apresentavam lesões orais, comparativamente a 25,4% dos controles (p = 0,0001). As lesões mais frequentes foram candidíase (13,1% *vs.* 2,5%, p = 0,007), lesões traumáticas (13,1% *vs.* 4,1%, p = 0,03), aftas (8,2% *vs.* 0%, p = 0,004) e fissuras na língua (8,2% *vs.* 0,8%, p = 0,02).[9] Como mostra esse artigo, a candidíase oral é uma complicação importante da DSj, sendo que a sua prevalência varia de 6% a 87%, a depender provavelmente das características de cada população e dos métodos de avaliação.[9-13]

As formas de apresentação clínica da candidíase oral incluem: forma eritematosa; forma pseudomembranosa; candidíase localizada em áreas de mucosa recobertas por próteses dentárias; queilite angular; e a candidíase eritematosa crônica, principalmente envolvendo a língua, o palato e cantos da boca.[6]

Um estudo de coorte transversal incluiu 30 pacientes com DSj conforme os critérios de classificação do Consenso Americano-Europeu de 2002,[14] sem uso de glicocorticoides, antibióticos ou antifúngicos por pelo menos quatro semanas antes da entrada no estudo e o diagnóstico da candidíase oral foi realizado com base no exame clínico e confirmado por cultura.[12] A maior parte desses pacientes (87%) apresentava candidíase oral e em torno de 42% foram identificadas múltiplas espécies de *Candida* de forma isolada ou em combinação, sendo *C. albicans* a mais frequente (55% dos casos), mas foram também detectadas *C. tropicalis*, *C. glabrata*, *C. parapsilosis* e *C. krusei*. A forma de apresentação clínica mais frequente foi a candidíase atrófica. Vale ressaltar que foi encontrada resistência aos azóis, inclusive com resistência cruzada entre itraconazol e fluconazol, provavelmente em decorrência de repetidos tratamentos prévios. Assim, os autores desse artigo sugerem a realização de testes de sensibilidade aos antifúngicos para o tratamento da candidíase oral nos pacientes com DSj.[12]

Quanto às medidas preventivas, o seguimento regular dos pacientes com DSj com o cirurgião-dentista é fundamental, com estímulo à redução da ingestão de alimentos açucarados, higiene oral adequada, com escovação várias vezes ao dia, uso do fio dental e aplicações de flúor.[6,15] Também importantes são as medidas terapêuticas para a secura oral (Capítulo "Tratamento das manifestações glandulares"). Nesse aspecto, ressaltamos que o tratamento por via oral com os agentes secretagogos, pilocarpina ou cevimelina, levou a uma diminuição significativa da candidíase oral.[16]

Reforçando essas orientações, um estudo transversal observacional recentemente publicado e que incluiu 61 pacientes com DSj mostrou que o fluxo salivar não estimulado ou estimulado reduzido pode predispor ao supercrescimento de *Candida albicans*, que pode se manifestar com sinais clínicos (13,1% dos doentes apresentaram sinais orais de candidíase, sendo as formas mais frequentes a estomatite associada a próteses dentárias e a queilite angular).[17] Sendo assim, as medidas preventivas são de grande importância para evitar e tratar prontamente essa condição. Nesse aspecto, um estudo realizado no Brasil demonstrou que o tratamento odontológico de atenção primária levou à melhora da hipossalivação nos pacientes com DSj, embora sem alterar os sintomas de secura oral.[13]

O tratamento da candidíase eritematosa crônica e da queilite angular pode ser realizado com nistatina em solução (100.000 UI 4-6 vezes ao dia) ou gel de miconazol 4 vezes ao dia.[18] A utilização de agentes antifúngicos tópicos e não azólicos é aconselhável nos pacientes com DSj e extensa exposição prévia a azóis.[12]

Complicações infecciosas oculares na DSj

A superfície ocular é recoberta por uma barreira de epitélio contínuo que é revestido pela lágrima, que se distribui como uma camada uniforme por toda a superfície. A glândula lacrimal é a principal responsável pela produção da lágrima, mas as células caliciformes, encontradas na conjuntiva, e as glândulas de Meibomius, na margem da pálpebra, também são responsáveis pela formação do filme lacrimal. Mecanismos de homeostase regulam a produção e a distribuição da lágrima em resposta a sinais da superfície ocular. A falha desses mecanismos produz uma deficiência qualitativa e quantitativa da lágrima, causando instabilidade do filme lacrimal, com consequente alteração na lubrificação e da capacidade de manutenção da sua osmolaridade e aumento do atrito cronicamente. Essa instabilidade é acompanhada por uma resposta inflamatória em cascata e danos à superfície ocular.[19]

Proteínas da lágrima, como lisozima e lactoferrina, estão envolvidas na resposta imune inata a agentes infecciosos e estão diminuídas no olho seco por deficiência aquosa. A resposta imune inata previne a adesão de microrganismos e a passagem de toxinas pelo epitélio. A mucina da lágrima, o glicocálice da superfície ocular e moléculas da superfície ocular, como as defensinas, colaboram também para os mecanismos de defesa.[20] Os neutrófilos são fundamentais para a resposta inata compondo a primeira linha de defesa contra agentes infecciosos; eles são recrutados em grande quantidade nos pacientes com olho seco grave por deficiência aquosa[21] e colaboram para a patogênese do olho seco ao serem expostos a um meio hiperosmolar, que estimula o aumento da liberação de substâncias como cromatina, elastase e peptídeos antimicrobianos. A alteração da osmolaridade também altera a capacidade de migração e degranulação dos neutrófilos.[22]

As metaloproteinases da matriz (MMPs) são enzimas proteolíticas produzidas no epitélio corneano, que têm sua produção aumentada pela hiperosmolaridade na superfície ocular do olho seco. Essas enzimas quebram as junções existentes entre as células do epitélio corneano, provocando um rompimento da sua barreira.[23]

A resposta imune adaptativa na superfície ocular depende da presença de antígenos no local, que são processados e apresentados por células apresentadoras de antígenos, as quais migram para o tecido linfoide e ativam os linfócitos T. A presença de autoantígenos na superfície ocular de portadores da DSj pode ser a responsável pela epiteliopatia inflamatória.[24] O estroma da conjuntiva contém tecido linfoide relacionado à defesa imune da superfície ocular. Esse tecido linfoide conjuntival constitui o que é chamado de tecido linfoide associado à conjuntiva, o qual participa do sistema imune linfoide, promovendo a defesa da mucosa com a regulação da inflamação e da defesa imunitária.[25]

Existe pouca evidência na literatura apoiando a hipótese de que portadores de olho seco tenham maior risco para ceratite infecciosa, mas é possível considerar que o diagnóstico de ceratite infecciosa nessa população seja subnotificado.[26] Também é possível cogitar que a infecção da superfície ocular seja a responsável pela predisposição ao olho seco e não o contrário.[27] A DSj pode aumentar o risco de desenvolvimento de úlcera de córnea estéril.[28] Tanto a ulceração quanto a perfuração da córnea na DSj costumam ser estéreis. O tratamento é intensivo com uso de lentes de contato terapêuticas, cola ou até mesmo enxertos.[29]

Portadores de olho seco têm maior risco de desenvolver infecções ao usarem lentes de contato, principalmente se forem gelatinosas. Elas permitem pouca troca de lágrima sob seu material, provocando um maior acúmulo de resíduos metabólicos e depósitos na superfície da lente de contato. Ocorre uma maior evaporação da lágrima da superfície ocular, ao se usar a lente de contato. Fatores que levam à infecção são: diminuição do fluxo lacrimal sob a lente de contato, diminuição dos componentes da lágrima, alteração na rede de mucina e na esfoliação das células superficiais e alteração da resposta imune na superfície ocular. Portadores de olho seco que usam lentes de contato têm maior risco para conjuntivite, blefarite e infiltrados corneanos estéreis.[30]

As visitas regulares ao oftalmologista são fundamentais na DSj para a prevenção e o tratamento das complicações oculares.

Complicações infecciosas sistêmicas

As infecções são uma importante causa de mortalidade na DSj. No estudo recentemente publicado do *The Big Data Sjögren Registry*, foi avaliada de forma retrospectiva uma grande população de pacientes com DSj (n = 11.372 casos), de 27 países, sendo 93,5% mulheres, 78,4% da raça branca e com idade média ao diagnóstico de 51,1 ± 14,4 anos.[31] Esses pacientes foram seguidos por um período médio de 8,6 ± 7,1 anos, no qual ocorreram 876 óbitos, com informações disponíveis sobre as causas de morte em 640 casos. As principais causas de óbito foram: infecções, 28%; doenças cardiovasculares, 27%; neoplasias sólidas, 18%; atividade sistêmica da DSj (incluindo neoplasias hematológicas), 14%; e outras causas, 14%. Entre as infecções, houve um predomínio das pulmonares (83/180 mortes, 46,1%), seguidas por sepse (31/180, 17,3%), urinárias (20/180, 11,1%), COVID-19 (*Coronavirus disease 2019*) (13/180, 7,2%) e outras infecções ou casos não classificados (33/180, 18,3%).[31]

Entretanto, as infecções na DSj têm sido pouco estudadas. Na Tabela 1, estão resumidas as informações dos principais estudos. Como podemos observar, as infecções, principalmente pulmonares e urinárias, são uma importante causa de internação dos pacientes com DSj.[32] Além disso, de forma importante, um estudo controlado de base nacional realizado na França demonstrou que os pacientes com DSj têm maior risco de infecções graves com necessidade de hospitalização, incluindo as infecções comunitárias de uma forma geral, pneumonia, pielonefrite, infecções intestinais, tuberculose, micobacteriose não tuberculosa e herpes zoster, sendo os valores de risco relativo ajustado apresentados na Tabela 1.[33]

A tuberculose também é uma complicação infecciosa relevante para os pacientes com DSj, como foi demonstrado em um estudo nacional realizado em um país endêmico, Taiwan.[34] Os pacientes com DSj apresentam maior risco de tuberculose pulmonar comparativamente à população controle e os fatores de risco foram idade ≥ 60 anos e uso de corticoide (mesmo em dose de prednisona < 5 mg/dia e com um efeito dose-dependente) (Tabela 1).[34]

Outro estudo realizado no mesmo país, Taiwan, mostrou também um risco aumentado de micobacteriose não tuberculosa nos pacientes com DSj sob uso de imunossupressores (Tabela 1).[35]

De forma similar, foi demonstrado um maior risco para herpes zoster nos pacientes com DSj e que foi associado ao uso de corticoides e/ou imunossupressores.[36] Além disso, esses pacientes apresentaram maiores taxas de hospitalização e de neuralgia pós-herpética.[36]

É ainda interessante que, em um estudo populacional conduzido nos Estados Unidos, foi observado que a taxa de hospitalização por infecções graves dos pacientes com DSj aumentou do período de 1998 a 2000 para o de 2015 a 2016.[37] Em contraste, houve redução da mortalidade hospitalar por infecções graves de 1998 até 2016. A análise multivariada revelou que a idade avançada associou-se a maior mortalidade hospitalar decorrente de infecções graves na DSj.[37]

Além das drogas utilizadas para o tratamento, fatores inerentes à DSj também podem propiciar o desenvolvimento de infecções. Nesse aspecto, o processo inflamatório linfocítico presente nas glândulas submucosas da nasofaringe, laringe, traqueia e brônquios dos pacientes com DSj ocasiona ressecamento da mucosa da árvore respiratória, alteração da viscosidade do muco e redução do *clearance* mucociliar.[38] Além disso, esses pacientes, notadamente aqueles com maior tempo de doença, podem desenvolver bronquiectasias devido ao envolvimento das grandes vias aéreas pela DSj, as quais predispõem às infecções respiratórias.[39]

COVID-19

Os pacientes portadores de doenças reumáticas autoimunes sistêmicas (DRASs) podem apresentar uma incidência de infecção pelo *Severe Acute Respiratory Syndrome Coronavirus 2* (SARS-CoV-2) aumentada ligeiramente em relação à população geral e a evolução mais grave da COVID-19 nesses doentes

TABELA 1 Principais estudos sobre o risco de infecções na doença de Sjögren (DSj)

Autor, ano	Infecção (tipo)	Desenho do estudo	DSj (n)	Controles (n)	Risco relativo ajustado ou porcentagem

Atisha-Fregoso et al., 2015[32]	Infecções graves	Retrospectivo
		Monocêntrico
		Causas de hospitalização
			170	–	▪ 2ª causa de hospitalização
					▪ Principais infecções:
					  ▪ pneumonia (30%)
					  ▪ trato urinário (16,6%)

Goulabchand et al., 2022[33]	Infecções graves	Retrospectivo Populacional França Hospitalizações	25.661	252.543	Hospitalização por: ▪ infecção comunitária: 1,29 (IC 95% 1,22-1,31) (p < 0,001) ▪ pneumonia: 1,50 (IC 95% 1,34-1,69) (p < 0,001) ▪ pielonefrite: 1,55 (IC 95% 1,29-1,87) (p < 0,001) ▪ infecções intestinais: 1,18 (IC 95% 1,08-1,29) (p < 0,001) ▪ tuberculose: 4,35 (IC 95% 1,41-13,5) (p = 0,011) ▪ micobacteriose não tuberculosa: 2,54 (IC 95% 1,27-5,06) (p = 0,008) ▪ herpes zoster: 3,32 (IC 95% 1,78-6,18) (p < 0,001)

Chang et al., 2014[34]	Tuberculose	Retrospectivo
		Populacional
		Taiwan
			4.822	48.220	▪ Tuberculose pulmonar: 1,58 (IC 95% 1,13-2,18) (p = 0,006)
					▪ Fatores de risco:
					  ▪ idade ≥ 60 anos
					  ▪ prednisona (< 5 mg/dia)
					  ▪ prednisona (efeito dose-dependente)

Chao et al., 2017[35]	Micobacteriose não tuberculosa	Retrospectivo Populacional Taiwan	6.554	98.310	▪ 17,77 (IC 95% 4,53-69,61) (pacientes em uso de imunossupressores)
Chen et al., 2015[36]	Herpes zoster	Retrospectivo Populacional Taiwan	4.287	25.722	▪ 1,69 (IC 95% 1,50-1,90) (p < 0,05) ▪ Corticoide e/ou imunossupressores: 2,84 (IC 95% 2,48-3,25) (p < 0,001) ▪ Hospitalização: 5,6% (p < 0,05) ▪ Neuralgia pós-herpética 24,4% (p < 0,05)

IC 95%: intervalo de confiança 95%; n: número de pacientes.

depende da idade, de comorbidades e da terapêutica da doença subjacente.[40] No estudo de registro da *COVID-19 Global Rheumatology Alliance*, os fatores de risco para maior taxa de mortalidade foram: maior idade (> 65 anos), sexo masculino, hipertensão arterial sistêmica (HAS) associada à doença cardiovascular, doença pulmonar crônica, uso de corticoides (prednisona > 10 mg/dia), doença subjacente ativa (com moderada a alta atividade), bem como o uso de rituximabe, sulfassalazina e imunossupressores (azatioprina, ciclofosfamida, ciclosporina, micofenolato ou tacrolimo).[41]

Entretanto, existem poucos estudos dirigidos à COVID-19 especificamente nos pacientes com DSj. Um estudo retrospectivo avaliou 51 pacientes com DSj que tiveram infecção pelo SARS-CoV-2.[42] Deles, 49 apresentaram sintomas de COVID-19: febre (82%), tosse (57%), dispneia (39%), fadiga/mialgias (27%) e diarreia (24%). Vinte e seis pacientes (51%) foram tratados na residência, enquanto 25 (49%) foram hospitalizados, sendo que cinco deles necessitaram de internação em unidade de terapia intensiva e quatro faleceram. Os pacientes com DSj e comorbidades (obesidade, doenças cardiovasculares, pulmonares, renais ou hepáticas crônicas e neoplasias) apresentaram maior idade e tiveram um risco de internação seis vezes maior do que aqueles sem comorbidades [razão de chances ajustada 6,01, intervalo de confiança (IC) 95% 1,72-23,51].[42] A taxa de infecção estimada (0,62%) foi semelhante à da população em geral.[42,43]

Os pacientes com DSj também foram avaliados quanto aos sintomas após a infecção pelo SARS-CoV-2 e 29% deles permaneceram sintomáticos por mais de 12 semanas, preenchendo a definição de NICE de síndrome pós-COVID-19.[44] O risco de desenvolver síndrome pós-COVID-19 nos pacientes com DSj foi associado à hospitalização, níveis basais de proteína C reativa (PCR) elevados e uso de hidroxicloroquina.[44]

Por outro lado, a COVID-19 tem sido associada ao desenvolvimento de diversas doenças autoimunes, incluindo a DSj, em grandes estudos populacionais recentemente publicados realizados nos Estados Unidos[45] e na China.[46]

VACINAÇÃO

Como apresentado nos parágrafos anteriores, existem evidências de maior suscetibilidade às infecções sistêmicas na DSj. Portanto, a vacinação é uma estratégia fundamental para os pacientes portadores dessa doença. Dessa forma, apresentamos inicialmente as orientações gerais e também para cada vacina específica para a imunização dos pacientes adultos com DRASs compiladas a partir das recomendações propostas pela Liga Europeia Contra o Reumatismo,[47] pelo Colégio Americano de Reumatologia[48] e pela Sociedade Brasileira de Reumatologia[49-51] (Quadros 1 e 2).

QUADRO 1 Recomendações gerais para a vacinação dos pacientes adultos com DRASs*

- É necessária a avaliação anual do estado de vacinação.
- A vacinação deve ser preferencialmente administrada durante a fase quiescente da doença e antes do início do tratamento imunossupressor, em particular a terapia de depleção das células B, mas a decisão sobre o momento adequado deve ser compartilhada com o paciente.
- As vacinas de vírus inativados podem ser administradas com segurança independentemente da terapêutica subjacente.
- As vacinas de vírus vivos atenuados podem ser consideradas com cautela.
- As vacinas de vírus vivos atenuados devem ser evitadas durante os primeiros seis meses de vida em recém-nascidos de mães tratadas com biológicos durante a segunda metade da gravidez.

*Conforme as recomendações da Liga Europeia Contra o Reumatismo, do Colégio Americano de Reumatologia e da Sociedade Brasileira de Reumatologia.[47-51]
DRASs: doenças reumáticas autoimunes sistêmicas.

A seguir, abordaremos os estudos sobre a vacinação dos pacientes com DSj. Um estudo prospectivo realizado no Brasil avaliou a imunogenicidade humoral e a segurança da vacina sem adjuvante contra a influenza A (H1N1).[52] O estudo incluiu uma população de 1.668 pacientes com DRASs [artrite reumatoide (AR), lúpus eritematoso sistêmico (LES), DSj, esclerose sistêmica (ES), miopatias inflamatórias idiopáticas (MII), doença mista do tecido conectivo (DMTC), síndrome antifosfolípide (SAF), espondilite anquilosante (EA), artrite psoriática (APs), doença de Behçet (DB), arterite de Takayasu (AT) e granulomatose com poliangeíte (GPA)], além de 234 voluntários saudáveis com sexo e idade comparáveis aos dos doentes. Todos os participantes receberam a vacina para o vírus influenza A/California/7/2009 (H1N1) [A(H1N1)pdm09] sem adjuvante e foram avaliados imediatamente antes da vacinação e 21 dias após a mesma. As taxas de soroproteção, de soroconversão e o fator de aumento do título médio geométrico (*geometric mean titer*, GMT) foram analisados. A soroproteção (68,5% *vs.* 82,9%, $p < 0,0001$), a soroconversão (63,4% *vs.* 76,9%, $p < 0,001$) e o fator de aumento do GMT (8,9% *vs.* 13,2%, $p < 0,0001$) foram menores nos pacientes com DRASs comparativamente aos controles. Além disso, a soroproteção foi menor nos pacientes com AR ($p < 0,0001$), LES ($p < 0,0001$), MII ($p = 0,040$), EA ($p = 0,040$), APs ($p = 0,0006$) e DB ($p = 0,040$) em comparação ao grupo controle. A soroconversão nos subgrupos de AR ($p < 0,0001$), LES ($p < 0,0001$) e APs ($p = 0,0006$) e o aumento do GMT na AR ($p < 0,0001$), no LES ($p < 0,0001$) e na APs ($p < 0,0001$) foram menores em relação aos controles. Não foram observados eventos adversos moderados a

QUADRO 2 Recomendações para cada vacina específica para os pacientes adultos com DRASs*

Vacinas	Recomendação	Observações
Influenza[ϕ]	Sim (forte)	Recomendação condicional para vacinas inativadas – manejo de medicação no momento da administração da vacina para maximizar a imunogenicidade. ▪ Metotrexato: interrupção por 2 semanas após a vacinação (apenas se a atividade de doença permitir). ▪ Rituximabe: seguir o cronograma da vacinação.
Pneumococo[ϕ]	Sim (forte)	Forte recomendação para pacientes < 65 anos de idade em uso de imunossupressores. Recomendação condicional para vacinas inativadas.[a]
Tétano[ϕ]	Sim (≅ população geral)	▪ Recomendação condicional para vacinas inativadas.[a]
Hepatite A[ϕ]	Conforme risco	▪ Recomendação condicional para vacinas inativadas.[a]
Hepatite B[ϕ]	Conforme risco	▪ Recomendação condicional para vacinas inativadas.[a]
Herpes zoster[@]	Conforme risco	Forte recomendação da vacina recombinante para o herpes zoster para pacientes com idade > 18 anos em uso de medicação imunossupressora. ▪ Recomendação condicional para vacinas inativadas.[a]
HPV[ϕ]	Sim (≅ população geral)	Recomendação condicional para pacientes com idade entre 26-45 anos em uso de imunossupressores e sem vacinação prévia. ▪ Recomendação condicional para vacinas inativadas.[a]

(continua)

QUADRO 2 Recomendações para cada vacina específica para os pacientes adultos com DRASs*

Vacinas	Recomendação	Observações
Febre amarela⊕	Sim (sem ou com baixo grau de imunossupressão)	Para pacientes sem ou com baixo grau de imunossupressão, é recomendado que o risco da vacina seja avaliado individualmente. A vacina não deve ser administrada a pacientes sob alta imunossupressão ou com alta atividade de doença. Grau de imunossupressão: ▪ Baixo grau: metotrexato ≤ 20 mg/semana, leflunomida em dose ≤ 20 mg/dia, prednisona ≤ 20 mg/dia. ▪ Alto: prednisona ≥ 20 mg/dia, pulsoterapia com metilprednisolona, imunossupressores como azatioprina, micofenolato de mofetil, ciclosporina, tacrolimo, ciclofosfamida, inibidores de janus kinase ou agentes biológicos.
COVID-19	Conforme o PNI	A primovacinação é composta por três doses de CoronaVac ou ChAdOx-1 (AstraZeneca) ou mRNA BNT162b2 (Pfzer), ou duas doses de Ad26.COV2.S (Janssen). Intervalo de 8 semanas entre a 2ª e a 3ª doses. Um reforço é recomendado quatro meses após a primovacinação, preferencialmente com uma vacina de mRNA ou de vetor viral não replicante.

*Conforme as recomendações da Liga Europeia Contra o Reumatismo, do Colégio Americano de Reumatologia e da Sociedade Brasileira de Reumatologia.[47-51]
ΦVacina inativada. @Vacina recombinante. ⊕Vacina de vírus vivo atenuado.
DRASs: doenças reumáticas autoimunes sistêmicas; HPV: *human papilomavirus*; PNI: Programa Nacional de Imunizações.
[a]Recomendação condicional para vacinas inativadas – manejo de medicação no momento da administração da vacina para maximizar a imunogenicidade.
· Metotrexato: interrupção por 2 semanas após a vacinação (apenas se a atividade de doença permitir).
· Rituximabe: atrasar a vacinação para antes do próximo ciclo de rituximabe e aguardar 2 semanas após a vacinação para a sua administração (apenas se a atividade de doença permitir).

graves. Concluindo, a vacina para a influenza A(H1N1) é segura e recomendada aos pacientes com DRASs, apesar de apresentarem uma resposta humoral à vacina diminuída.[52]

O mesmo grupo analisou a segurança e a imunogenicidade da vacina contra influenza A(H1N1) sem adjuvante a longo prazo particularmente nos pacientes com DSj.[53] Foram avaliados prospectivamente 36 pacientes com DSj e 36 indivíduos controle saudáveis (com sexo e idade comparáveis aos pacientes), imediatamente antes e 21 dias após a vacinação, quanto às taxas de soroproteção, soroconversão, fator de aumento do GMT e eventos adversos. Além disso, os pacientes foram avaliados quanto à atividade de doença e aos autoanticorpos [anticorpos anticélulas HEp-2 (FAN), anti-DNA de dupla hélice (anti-dsDNA), anti-Ro/SS-A, anti-La/SS-B, antirribonucleoproteína (anti-RNP), anti-Sm, fator reumatoide (FR), anti-α-fodrina, anticardiolipina (aCL) IgG e IgM e anti-β2-glicoproteína-I (aβ2GPI)] imediatamente antes da vacinação, 21 dias e um ano após a imunização. Os pacientes com DSj e os indivíduos controle foram semelhantes em relação à soroconversão (77,8% *vs.* 69,4%, $p = 0,420$), soroproteção (83,3% *vs.* 72,2%, $p = 0,260$) e fator de aumento do GMT ($p = 0,850$). Foram observados somente eventos adversos leves com frequências semelhantes entre pacientes e controles ($p > 0,05$). Além disso, durante o período de seguimento de um ano, a frequência de episódios de exacerbação da doença foi similar à do ano anterior (11% *vs.* 19%, $p = 0,510$) e somente quatro pacientes tornaram-se positivos para anti-Ro/SS-A, anti-La/SS-B, anti-α-fodrina e/ou aCL IgM. Observou-se aumento das concentrações médias do anti-Ro/SS-A ($p = 0,0001$) e do anti-La/SS-B ($p = 0,002$) um ano após a vacinação. Anticorpos específicos do LES não foram detectados durante todo o período. Portanto, foi demonstrado que a vacina contra a influenza A(H1N1) é segura nos pacientes com DSj, ainda que possa estar associada a mudanças nos níveis de anti-Ro/SS-A e anti-La/SS-B a longo prazo[53] (Tabela 2).

Mais recentemente, um estudo reforçou a segurança e a imunogenicidade da vacina contra a influenza nos pacientes com DSj (Tabela 2).[54]

A vacina contra a influenza A/Singapore/INFIMH-16-0019/2016 (H3N2) sem adjuvante também foi avaliada nos pacientes com DSj.[55] Esse estudo prospectivo com duração de um mês incluiu 21 pacientes com DSj e 42 indivíduos controle saudáveis pareados por sexo e idade. Em ambos os grupos, foram detectadas taxas de soroproteção pré-vacinação elevadas (90,5% vs. 71,4%, $p = 0,114$) e os valores de GMT foram maiores nos pacientes com DSj [80,0 (52,4-160,0) *vs.* 40,0 (20,0-80,0), $p = 0,001$], respectivamente. Os valores de GMT aumentaram em ambos os grupos depois da vacinação, permanecendo maiores nos pacientes [160,0 (80,0-320,0) *vs.* 80,0 (40,0-80,0), $p < 0,001$]. Eventos adversos graves não foram observados e os valores do escore de atividade de

TABELA 2 Principais estudos sobre vacinas especificamente na doença de Sjögren (DSj)

Autor, ano	Vacina	Desenho do estudo	DSj (n)	Controles (n)	Observações
Pasoto et al., 2013[53]	Influenza AH1N1	Prospectivo	36	36	▪ Vacina: A/California/7/2009 (H1N1) [A(H1N1)pdm09] sem adjuvante. ▪ Soroconversão (77,8% vs. 69,4%, p = 0,420), soroproteção (83,3% vs. 72,2%, p = 0,260) e fator de aumento do GMT (p = 0,850) similares entre pacientes e controles, respectivamente, após 21 dias da vacinação. ▪ Sem EAs moderados a graves. Sem ativação da doença após um ano de observação.
Zhou et al., 2021[54]	Influenza tetravalente	Prospectivo	17	16	▪ Vacina: A/Michigan/45/2015 (H1N1) pdm09, A/Singapore/INFIMH-16–0019/2016 (H3N2), B/Colorado/06/2017 (Victoria lineage) e B/Phuket/3073/2013 (Yamagata lineage) (vírus vivos atenuados). ▪ Os pacientes desenvolveram níveis de anticorpos anti-H1N1 mais altos do que os controles (p = 0,001) após um mês da vacinação. ▪ Sem EAs graves. Sem exacerbação da doença pelo ESSDAI após um mês da vacinação.
Pasoto et al., 2023[55]	Influenza AH3N2	Prospectivo	21	42	▪ Vacina: A/Michigan/45/2015 (H1N1) pdm09, A/Singapore/INFIMH-16–0019/2016 (H3N2), B/Phuket/3073/2013 sem adjuvante. ▪ Taxas de soroproteção pré-vacinação elevadas (90,5% vs. 71,4%, p = 0,114) nos pacientes e nos controles, respectivamente. ▪ Os valores de GMT aumentaram em ambos os grupos depois da vacinação, permanecendo maiores nos pacientes (p < 0,001). ▪ Sem EAs graves. Sem exacerbação da doença pelo ESSDAI após um mês da vacinação.

(continua)

TABELA 2 Principais estudos sobre vacinas especificamente na doença de Sjögren (DSj) *(continuação)*

Autor, ano	Vacina	Desenho do estudo	DSj (n)	Controles (n)	Observações
Machado et al., 2021[59]	Febre amarela	Prospectivo			▪ Os pacientes apresentaram títulos de PRNT e taxas de soropositividade semelhantes aos controles ($p = 0{,}11$; $p = 0{,}13$). ▪ O grupo em uso de HCQ apresentou taxas de soroconversão mais baixas do que os controles ($p = 0{,}02$) e do que os pacientes que não estavam em uso da HCQ ($p = 0{,}049$).
Pasoto et al., 2022[63]	COVID-19	Prospectivo	51	102	▪ Vacina: Sinovac-CoronaVac (inativada). ▪ Os pacientes apresentaram menor soroconversão (67,5% vs. 93,0%, $p < 0{,}001$) e valores reduzidos de GMT ($p < 0{,}001$) de anti-SARS-CoV-2 S1/S2 IgG do que o grupo controle, respectivamente. ▪ A frequência dos anticorpos neutralizantes nos pacientes foi moderada, porém diminuída em relação aos controles (52,5% vs. 73,3%, $p = 0{,}021$). ▪ Os EAs foram leves. Os valores do clinESSDAI e níveis de anti-Ro/SS-A e anti-La/SS-B permaneceram estáveis ao longo do estudo (69 dias) ($p > 0{,}05$).
Steinmetz et al., 2022[64]	COVID-19	Prospectivo	26	6	▪ Vacinas: ChAdOx-1 (AstraZeneca), mRNA BNT162b2 (Pfzer) e mRNA-1273 (Moderna). ▪ Produção adequada de anticorpos e linfócitos específicos à vacina nos pacientes e controles.
Verstappen et al., 2022[65]	COVID-19	Prospectivo	47	14	▪ Vacinas: ChAdOx-1 (AstraZeneca), mRNA BNT162b2 (Pfzer), mRNA-1273 (Moderna) e Ad.26.COV2.S (Janssen). ▪ Sem uso de corticoide ou imunossupressores. ▪ Não foram observadas diferenças nos níveis de anticorpos anti-SARS-CoV-2 entre pacientes e controles para cada tipo de vacina. ▪ Uma resposta de células T foi observada nos pacientes e controles. ▪ As frequências de EAs foram comparáveis entre pacientes e controles. Nenhuma piora significativa foi observada na atividade da doença.

(continua)

TABELA 2 Principais estudos sobre vacinas especificamente na doença de Sjögren (DSj) *(continuação)*

Autor, ano	Vacina	Desenho do estudo	DSj (n)	Controles (n)	Observações
Machado et al., 2022[66]	COVID-19	Prospectivo	60	62	▪ Vacina: ChAdOx1. ▪ A taxa de soroconversão (p = 0,02) foi menor e os valores de GMT IgG-S foram semelhantes nos pacientes em comparação com os controles (p = 0,316). ▪ Naqueles com alta imunossupressão, a taxa de soroconversão (p = 0,001) e os valores de GMT foram menores (p = 0,004). ▪ Os pacientes com moderada a alta atividade da doença (ESSDAI ≥ 5) apresentaram menor soroconversão (p = 0,006) e GMT (p = 0,004).
Inanc et al., 2022[67]	COVID-19	Retrospectivo Multicêntrico Internacional	1.237	–	▪ Vacinas: BNT162b2, ChAdOx1, CoronaVac, mRNA-1273, entre outras. ▪ EAs graves não foram observados. 11% relataram piora dos sintomas secos e 1,2% apresentaram atividade em pelo menos um dos domínios do ESSDAI após a vacinação. ▪ Anti-SARS-Cov-2 positivo foi detectado em aproximadamente 95% dos pacientes vacinados.
Lirio et al., 2023[68]	COVID-19	Prospectivo	56	–	▪ Títulos de IgG-S mais altos induzidos pela 3ª dose de reforço em comparação com apenas 2 doses (p < 0,001). ▪ O esquema de reforço heterólogo induziu títulos mais elevados do que o esquema homólogo, embora não significante (p = 0,150).

EA: efeito adverso; ESSDAI: *European League Against Rheumatism (EULAR) Sjögren's Syndrome Disease Activity Index*; GMT: *geometric mean titer*; HCQ: hidroxicloroquina; IC 95%: intervalo de confiança 95%; IgG: imunoglobulina G; n: número de pacientes; PRNT: teste de neutralização por redução de placas de lise; SARS-CoV-2: *Severe Acute Respiratory Syndrome Coronavirus 2*.

doença [*European League Against Rheumatism (EULAR) Sjögren's Syndrome Disease Activity Index* (ESSDAI)] permaneceram estáveis durante o estudo. Esses achados demonstram que a vacina influenza A/Singapore (H3N2), nos pacientes com DSj, induziu um padrão diferente de imunogenicidade de outros vírus constituintes das vacinas para influenza A, que foi caracterizado por desejáveis altos títulos de anticorpos específicos pré e pós-vacinação, o que está de acordo com as diferenças relatadas nas respostas imunes entre diferentes cepas nas vacinas trivalentes e pode estar relacionado à imunidade preexistente (Tabela 2).[55]

Por sua vez, a vacina pneumocócica conjugada 13-valente mostrou-se imunogênica e segura nos pacientes com AR e DSj, sendo a sua imunogenicidade reduzida nos doentes em uso de metotrexato (Tabela 2).[56]

Já com respeito à vacina da febre amarela, um estudo foi realizado no Brasil com 227 pacientes com DRASs (AR: 79, espondiloartrites: 59, DSj: 54, LES: 27 e ES: 8), com doença inativa ou com baixa atividade e sem ou com baixo grau de imunossupressão (prednisona ≤ 20 mg/dia, metotrexato ≤ 20 mg/semana, azatioprina ≤ 2 mg/kg/dia, leflunomida, sulfassalazina ou hidroxicloroquina) e 51 indivíduos controles saudáveis.[57] Os pacientes com DRASs tiveram uma taxa de soropositividade com 28 dias menor comparativamente aos indivíduos controle (78% *vs.* 96%, p = 0,010) e uma frequência semelhante de efeitos adversos locais (8% *vs.* 10%, p = 1,000) e sistêmicos (21% *vs.* 32%, p = 0,180), respectivamente.[57]

A imunogenicidade e a segurança da vacina fracionada contra a febre amarela foram também avaliadas nos pacientes com DRASs sem ou com baixo grau de imunossupressão em outro estudo brasileiro prospectivo e controlado, no qual foram incluídos 159 pacientes adultos com DRASs [AR, EA, APs e artrite idiopática juvenil (AIJ) (n = 31); LES (n = 65); DSj, MII e DMTC (n = 18), ES (n = 16), síndrome antifosfolípide (SAF) primária (n = 15); e vasculites primárias (n =12)] e 159 indivíduos controle saudáveis pareados por sexo e idade.[58] Baixa imunossupressão foi definida como uso de: hidroxicloroquina, sulfassalazina, prednisona ≤ 20 mg/dia, metotrexato até 20 mg/semana e leflunomida 20 mg/dia sem outras drogas ou associada à prednisona ≤ 7,5 mg/dia ou hidroxicloroquina ou sulfassalazina. Todos os participantes receberam uma dose fracionada de 5 vezes (0,1 mL, via subcutânea) da vacina da febre amarela (cepa atenuada 17 DD). Os índices de atividade de todas as doenças, inclusive o ESSDAI, permaneceram estáveis um mês após a vacinação. A taxa de soroconversão (83,7% *vs.* 96,6%, p = 0,0006) e os valores de GMT de anticorpos neutralizantes [1.143,7 (IC 95% 1.012,3-1.292,2) *vs.* 731 (IC 95% 593,6-900,2), p < 0,001] foram menores nos pacientes com DRASs comparativamente aos controles. Uma menor taxa de positividade de viremia também foi identificada nos pacientes com DRASs em comparação aos controles no 5º dia após a vacinação (53% *vs.* 70%, p = 0,005) e os níveis persistiram no 10º dia nos pacientes e diminuíram nos controles (51% *vs.* 19%, p = 0,0001). A viremia foi a única variável associada à soroconversão. Os autores concluíram que a vacina fracionada para febre amarela 17DD resultou em uma alta taxa de soroconversão nos pacientes com DRASs, porém menor do que nos controles, com uma viremia mais longa e menos intensa. Essa vacina mostrou-se também segura nos pacientes com DRASs sob baixo grau de imunossupressão e pode ser indicada nos surtos de febre amarela e nos casos de viagens para áreas endêmicas.[58]

Em outro estudo sobre a vacina da febre amarela, os pacientes com DSj apresentaram títulos do teste de neutralização por redução de placas de lise (PRNT) e taxas de soropositividade semelhantes em relação aos controles saudáveis (GMT = 238 *vs.* 440, p = 0,11; 82% *vs.* 96%, p = 0,13), respectivamente.[59] No entanto, o grupo em uso de hidroxicloroquina (HCQ) apresentou taxas de soroconversão mais baixas em comparação com os controles (GMT = 161 *vs.* 440, p = 0,04; 69% *vs.* 96%, p = 0,02) e com os pacientes que não estavam em uso da HCQ (GMT = 161 *vs.* 337, p = 0,582; 69% *vs.* 94%, p = 0,049), respectivamente. Não foram observadas diferenças na viremia entre os subgrupos. A análise de biomarcadores demonstrou que o grupo HCQ exibiu um aumento nos níveis de CCL2 [*chemokine (C-C motif) ligand 2*], CXL10 (*C-X-C motif chemokine ligand 10*), IL-6 (interleucina-6), IFN-γ (interferon-γ), IL1-RA (antagonista do receptor da IL-1), IL-9, IL-10 e IL-2, um perfil oposto ao do grupo sem HCQ. Esse padrão indicou uma deficiência na deflação da resposta imune, normalmente apresentada em indivíduos saudáveis. Uma variável de confusão é o uso de medicamentos concomitantes, atividade e gravidade de doença, que foram semelhantes nos dois grupos. Esses dados podem indicar que a HCQ diminui a resposta imune humoral após a vacinação primária contra a febre amarela.[59]

Reunindo todos os dados, a vacinação contra a febre amarela em pacientes com DSj, com dose inteira ou fracionada, mostrou-se segura e imunogênica na imunização primária e pode ser administrada em pacientes com DRASs com baixo grau de imunossupressão. O uso de medicamentos, mesmo imunomoduladores com baixo grau de imunossupressão, pode reduzir a resposta vacinal.[59] A resposta de biomarcadores na DSj parece ser robusta, tardia e persistente, indicando uma modulação da resposta inflamatória diferente e oposta à encontrada em indivíduos saudáveis.[60]

Com relação à resposta vacinal ao SARS-CoV-2, foi realizado um estudo com 264 pacientes com DRASs, os quais receberam duas doses da vacina de RNA mensageiro contra o SARS-CoV-2 (Pfizer).[61] A maioria (86%) desenvolveu uma resposta humoral expressiva após a segunda dose dessa vacina e somente efeitos adversos leves foram observados.[61]

Um grande estudo foi conduzido no Brasil sobre uma vacina inativada contra o SARS-CoV-2 (Sinovac-CoronaVac) nos pacientes com DRASs.[62] Foram avaliados 910 pacientes com DRASs, 451 com artrite inflamatória crônica (256 com AR, 106 com espondiloartrite axial e 89 com APs) e 459 com outras DRASs (232 com LES, 66 com vasculites primárias, 42 com DSj, 41 com ES, 41 com MII e 37 com SAF primária) e 182 controles saudáveis comparáveis quanto a sexo e idade. Todos os participantes receberam duas doses de CoronaVac com intervalo de 28 dias. Houve uma taxa menor de soroconversão dos anticorpos IgG anti-SARS-CoV-2 (70,4% *vs.* 95,5%, $p < 0,001$) e de positividade dos anticorpos neutralizantes (56,3% *vs.* 79,3%, $p < 0,001$) nos pacientes do que nos controles no 69º dia após a 2ª dose. Efeitos adversos moderados a graves não foram observados. Esses dados suportam o uso da vacina CoronaVac em pacientes com DRASs, embora evidenciem uma imunogenicidade de curto prazo reduzida, mas aceitável.[62]

A partir dessa grande população de pacientes com DRASs, foi conduzido um estudo sobre a primovacinação (duas doses) de CoronaVac especificamente nos pacientes com DSj (n = 51) e 102 indivíduos controles comparáveis quanto ao sexo e idade.[63] Os pacientes com DSj apresentaram menor taxa de soroconversão (67,5% *vs.* 93,0%, $p < 0,001$) e valores reduzidos de GMT [22,5 (IC 95% 14,6-34,5) *vs.* 59,6 (IC 95% 51,1-69,4) AU/mL, $p < 0,001$] de anti-SARS-CoV-2 S1/S2 IgG do que o grupo controle, respectivamente. A frequência dos anticorpos neutralizantes nos pacientes com DSj foi moderada, porém diminuída em relação aos controles (52,5% *vs.* 73,3%, $p = 0,021$). Os efeitos adversos foram leves. A atividade de doença, avaliada pelo ESSDAI clínico (clinESSDAI), bem como os níveis de anti-Ro/SS-A e anti-La/SS-B permaneceram estáveis ao longo dos 69 dias do estudo ($p > 0,05$). Esses resultados demonstram que a vacina CoronaVac é segura para os pacientes com DSj, sem impacto deletério na atividade da doença e tem resposta humoral moderada a curto prazo, embora inferior aos controles (Tabela 2).[63]

As vacinas ChAdOx-1 (AstraZeneca), mRNA BNT162b2 (Pfzer), mRNA-1273 (Moderna) e Ad.26.COV2.S (Janssen) também foram estudadas no pacientes com DSj, mostrando imunogenicidade e segurança adequadas.[64,65]

A vacina ChAdOx1 foi estudada por um grupo brasileiro em 60 pacientes com DSj e 62 controles.[66] Entre os indivíduos soronegativos no início do estudo, a taxa de soroconversão (89% *vs.* 100%, $p = 0,02$) foi menor e os valores de GMT IgG-S foram semelhantes nos pacientes com DSj em comparação com os controles saudáveis [696,9 (IC 95% 237,6-2.043) e 1.986 (IC 95% 1.463-2.697, $p = 0,316$], respectivamente.[66] No entanto, naqueles com alta imunossupressão, a soroconversão (71%, $p = 0,001$) e os valores de GMT foram menores [229,4 (IC 95% 14,64-3.594), $p = 0,004$]. Os pacientes em moderada a alta atividade da doença (ESSDAI ≥ 5) apresentaram menor soroconversão (60%, p = 0,006) e GMT (IC 95% 0,06-15,4, p = 0,004).[66]

Dados do *Big Data Consortium*, um estudo de registro retrospectivo, multicêntrico, internacional, mostraram a segurança e a eficácia da vacinação contra SARS-CoV-2 em 1.237 pacientes com DSj (55% deles receberam a vacina BNT162b2; 19%, a ChAdOx1 nCov-19; 11%, a CoronoVac e 11%, a mRNA-1273, entre outras).[67] Do total dos pacientes, 835 (67%) relataram pelo menos um efeito adverso (EA), incluindo EAs locais (53%) e sistêmicos (50%). Além disso, 141 pacientes (11%) relataram piora/exacerbação dos seus sintomas secos e 15 (1,2%) apresentaram atividade em pelo menos um dos domínios do ESSDAI após a vacinação. Eventos adversos graves não foram observados. Em termos de eficácia da vacinação, a infecção por SARS-CoV-2 foi confirmada após a vacinação em três (0,24%) dos pacientes e anticorpos anti-SARS-CoV-2 positivos foram detectados em aproximadamente 95% dos pacientes vacinados com DSj.[67]

Dados do estudo *Safety and Efficacy on COVID-19 Vaccine in Rheumatic Disease* (SAFER) mostraram títulos medianos [intervalo interquartil (IQR)] de IgG-S mais altos induzidos pela terceira dose de reforço em comparação com apenas duas doses [1.229,54 (333,55, 4.365,47) *vs.* 464,95 (140,42, 1.015,25), p < 0,001].[68] O esquema de reforço heterólogo induziu títulos mais elevados do que o esquema homólogo [1.779,52 (335,83, 4.523,89) *vs.* 730,76 (303,37, 1.858,98), p = 0,150]. A terceira dose de reforço induziu maior resposta imune humoral em comparação com duas doses, o que pode melhorar a proteção contra a COVID-19 nos pacientes com DSj. Embora não estatisticamente significativo, o esquema de reforço heterólogo tende a responder melhor do que a vacinação de reforço homóloga, o que é relevante nessa população imunossuprimida.[68]

Vemos então que, de forma geral, as vacinas contra a COVID-19 são seguras para os pacientes com DSj e a imunogenicidade pode ser moderadamente reduzida e influenciada pelo uso de glicocorticoides, imunossupressores e agentes biológicos.

REFERÊNCIAS

1. Lin DF, Yan SM, Zhao Y, et al. Clinical and prognostic characteristics of 573 cases of primary Sjögren's syndrome. Chin Med J (Engl). 2010;123(22):3252-7.
2. Singh AG, Singh S, Matteson EL. Rate, risk factors and causes of mortality in patients with Sjögren's syndrome: a systematic review and meta-analysis of cohort studies. Rheumatology (Oxford). 2016;55(3):450-60.
3. Qian J, He C, Li Y, et al. Ten-year survival analysis of patients with primary Sjögren's syndrome in China: a national prospective cohort study. Ther Adv Musculoskelet Dis. 2021;13:1759720X211020179.

4. Huang H, Xie W, Geng Y, Fan Y, Zhang Z. Mortality in patients with primary Sjögren's syndrome: a systematic review and meta-analysis. Rheumatology (Oxford). 2021;60(9):4029-38.
5. Pasoto SG, Ribeiro AC, Bonfa E. Update on infections and vaccinations in systemic lupus erythematosus and Sjögren's syndrome. Curr Opin Rheumatol. 2014;26(5):528-37.
6. López-Pintor RM, Fernández Castro M, Hernández G. Oral involvement in patients with primary Sjögren's syndrome. Multidisciplinary care by dentists and rheumatologists. Reumatol Clin. 2015;11(6):387-94.
7. Pedersen AML, Bardow A, Nauntofte B. Salivary changes and dental caries as potential oral markers of autoimmune salivary gland dysfunction in primary Sjögren's syndrome. BMC Clin Pathol. 2005;5(1):4.
8. Pedersen AML, Sørensen CE, Proctor GB, Carpenter GH, Ekström J. Salivary secretion in health and disease. J Oral Rehabil. 2018;45(9):730-46.
9. Serrano J, López-Pintor RM, Fernández-Castro M, et al. Oral lesions in patients with primary Sjögren's syndrome. A case-control cross-sectional study. Med Oral Patol Oral Cir Bucal. 2020;25(1):e137-43.
10. Radfar L, Shea Y, Fischer SH, et al. Fungal load and candidiasis in Sjögren's syndrome. Oral Surg Oral Med Oral Pathol Oral Radiol Endod. 2003;96(3):283-7.
11. Ergun S, Cekici A, Topcuoglu N, et al. Oral status and Candida colonization in patients with Sjögren's syndrome. Med Oral Patol Oral Cir Bucal. 2010;15(2):e310-5.
12. Yan Z, Young AL, Hua H, Xu Y. Multiple oral Candida infections in patients with Sjogren's syndrome -- prevalence and clinical and drug susceptibility profiles. J Rheumatol. 2011;38(11):2428-31.
13. Martins VAO, Floriano TF, Leon EP, et al. Primary dental care treatment in primary Sjögren's syndrome: a possible role in improving salivary flow rate. Clin Exp Rheumatol. 2022;40(12):2258-67.
14. Vitali C, Bombardieri S, Jonsson R, et al. Classification criteria for Sjögren's syndrome: a revised version of the European criteria proposed by the American-European Consensus Group. Ann Rheum Dis. 2002;61(6):554-8.
15. Lucchese A, Portelli M, Marcolina M, et al. Effect of dental care on the oral health of Sjögren's syndrome patients. J Biol Regul Homeost Agents. 2018;32(2 Suppl. 2):37-43.
16. Ramos-Casals M, Brito-Zerón P, Sisó-Almirall A, Bosch X, Tzioufas AG. Topical and systemic medications for the treatment of primary Sjögren's syndrome. Nat Rev Rheumatol. 2012;8(7):399-411.
17. Serrano J, López-Pintor RM, Ramírez L, et al. Risk factors related to oral candidiasis in patients with primary Sjögren's syndrome. Med Oral Patol Oral Cir Bucal. 2020;25(5):e700-5.
18. Margaix-Muñoz M, Bagán JV, Poveda R, Jiménez Y, Sarrión G. Sjögren's syndrome of the oral cavity. Review and update. Med Oral Patol Oral Cir Bucal. 2009;14(7):E325-30.
19. Bron AJ, de Paiva CS, Chauhan SK, et al. TFOS DEWS II pathophysiology report. Ocul Surf. 2017;15(3):438-510.
20. Paulsen F. Cell and molecular biology of human lacrimal gland and nasolacrimal duct mucins. Int Rev Cytol. 2006;249:229-79.
21. Hingorani M, Metz D, Lightman SL. Characterisation of the normal conjunctival leukocyte population. Exp Eye Res. 1997;64(6):905-12.
22. Tibrewal S, Ivanir Y, Sarkar J, et al. Hyperosmolar stress induces neutrophil extracellular trap formation: implications for dry eye disease. Invest Ophthalmol Vis Sci. 2014;55(12):7961-9.
23. Li DQ, Lokeshwar BL, Solomon A, Monroy D, Ji Z, Pflugfelder SC. Regulation of MMP-9 production by human corneal epithelial cells. Exp Eye Res. 2001;73(4):449-59.
24. Stern ME, Schaumburg CS, Siemasko KF, et al. Autoantibodies contribute to the immunopathogenesis of experimental dry eye disease. Invest Ophthalmol Vis Sci. 2012;53(4):2062-75.
25. Siebelmann S, Gehlsen U, Hüttmann G, et al. Development, alteration and real time dynamics of conjunctiva-associated lymphoid tissue. PLoS One. 2013;8(12):e82355.

26. Narayanan S, Redfern RL, Miller WL, Nichols KK, McDermott AM. Dry eye disease and microbial keratitis: is there a connection? Ocul Surf. 2013;11(2):75-92.
27. Krásny J, Hrubá D, Netuková M. The role of *Chlamydia pneumoniae* in the etiology of keratoconjunctivitis sicca (KCS). Recent Pat Inflamm Allergy Drug Discov. 2014;8(3):216-22.
28. Petroutsos G, Paschides CA, Kitsos G, Skopouli FN, Psilas K. Les ulcères cornéens stériles de l'oeil sec. I. Fréquence et facteurs de leur apparition [Sterile corneal ulcers in dry eye. Incidence and factors of occurrence]. J Fr Ophtalmol. 1992;15(2):103-5. French.
29. Singh S, Chaudhary S, Das AV, Basu S. Presentation, aetiology and outcomes of corneal ulceration in Sjogren's syndrome . Eye (Lond). 2023 Mar 21. [Epub ahead of print.]
30. Lemp MA. Is the dry eye contact lens wearer at risk? Yes. Cornea. 1990;9 Suppl 1:S48-50; discussion S54.
31. Brito-Zerón P, Flores-Chávez A, Horváth IF, et al. Mortality risk factors in primary Sjögren syndrome: a real-world, retrospective, cohort study. EClinicalMedicine. 2023;61:102062.
32. Atisha-Fregoso Y, Rivera-Vicencio Y, Baños-Pelaez M, Hernández-Molina G. Main causes and risk factors for hospitalisation in patients with primary Sjögren's syndrome. Clin Exp Rheumatol. 2015;33(5):721-5.
33. Goulabchand R, Makinson A, Morel J, et al. Hospitalizations for infections in primary Sjögren's syndrome patients: a nationwide incidence study. Ann Med. 2022;54(1):2672-80.
34. Chang YS, Liu CJ, Ou SM, et al. Tuberculosis infection in primary Sjögren's syndrome: a nationwide population-based study. Clin Rheumatol. 2014;33(3):377-83.
35. Chao WC, Lin CH, Liao TL, et al. The risk of nontuberculous mycobacterial infection in patients with Sjögren's syndrome: a nationwide, population-based cohort study. BMC Infect Dis. 2017;17(1):796.
36. Chen JY, Wang LK, Feng PH, et al. Risk of shingles in adults with primary Sjogren's syndrome and treatments: a nationwide population-based cohort study. PLoS One. 2015;10(8):e0134930.
37. Singh JA, Cleveland JD. Serious infections in Sjögren's syndrome patients: a national U.S. study. Clin Exp Rheumatol. 2020;38 Suppl 126(4):47-52.
38. Okabayashi H, Baba T, Ootoshi R, et al. Evaluation of lymphocytic infiltration in the bronchial glands of Sjögren's syndrome in transbronchial lung cryobiopsy. BMC Pulm Med. 2020;20(1):277.
39. Mandl T, Diaz S, Ekberg O, et al. Frequent development of chronic obstructive pulmonary disease in primary SS--results of a longitudinal follow-up. Rheumatology (Oxford). 2012;51(5):941-6.
40. Lakota K, Perdan-Pirkmajer K, Hočevar A, et al. COVID-19 in association with development, course, and treatment of systemic autoimmune rheumatic diseases. Front Immunol. 2021;11:611318.
41. Strangfeld A, Schäfer M, Gianfrancesco MA, et al. Factors associated with COVID-19-related death in people with rheumatic diseases: results from the COVID-19 Global Rheumatology Alliance physician-reported registry. Ann Rheum Dis. 2021;80(7):930-42.
42. Brito-Zerón P, Melchor S, Seror R, et al. SARS-CoV-2 infection in patients with primary Sjögren syndrome: characterization and outcomes of 51 patients. Rheumatology (Oxford). 2021;60(6):2946-57.
43. Chowdhury F, Grigoriadou S, Bombardieri M. Severity of COVID-19 infection in primary Sjögren's syndrome and the emerging evidence of COVID-19-induced xerostomia. Clin Exp Rheumatol. 2021;39 Suppl 133(6):215-22.
44. Brito-Zerón P, Acar-Denizli N, Romão VC, et al. Post-COVID-19 syndrome in patients with primary Sjögren's syndrome after acute SARS-CoV-2 infection. Clin Exp Rheumatol. 2021;39 Suppl 133(6):57-65.
45. Chang R, Yen-Ting Chen T, Wang SI, Hung YM, Chen HY, Wei CJ. Risk of autoimmune diseases in patients with COVID-19: a retrospective cohort study. EClinicalMedicine. 2023;56:101783.
46. Peng K, Li X, Yang D, et al. Risk of autoimmune diseases following COVID-19 and the potential protective effect from vaccination: a population-based cohort study. eClinicalMedicine. 2023;63:102154.

47. Furer V, Rondaan C, Heijstek MW, et al. 2019 update of EULAR recommendations for vaccination in adult patients with autoimmune inflammatory rheumatic diseases. Ann Rheum Dis. 2020;79(1):39-52.
48. Bass AR, Chakravarty E, Akl EA, et al. 2022 American College of Rheumatology guideline for vaccinations in patients with rheumatic and musculoskeletal diseases. Arthritis Rheumatol. 2023;75(3):333-48.
49. Pileggi GS, Da Mota LMH, Kakehasi AM, et al. Brazilian recommendations on the safety and effectiveness of the yellow fever vaccination in patients with chronic immune-mediated inflammatory diseases. Adv Rheumatol. 2019;59(1):17.
50. Tavares ACFMG, de Melo AKG, Cruz VA, et al. Guidelines on COVID-19 vaccination in patients with immune-mediated rheumatic diseases: a Brazilian Society of Rheumatology task force. Adv Rheumatol. 2022;62(1):3.
51. Tavares ACFMG, de Melo AKG, Cruz VA, et al. Update to "guidelines on COVID-19 vaccination in patients with immune-mediated rheumatic diseases: a Brazilian Society of Rheumatology task force". Adv Rheumatol. 2022;62(1):29.
52. Saad CG, Borba EF, Aikawa NE, et al. Immunogenicity and safety of the 2009 non-adjuvanted influenza A/H1N1 vaccine in a large cohort of autoimmune rheumatic diseases. Ann Rheum Dis. 2011;70(6):1068-73.
53. Pasoto SG, Ribeiro AC, Viana VS, et al. Short and long-term effects of pandemic unadjuvanted influenza A(H1N1)pdm09 vaccine on clinical manifestations and autoantibody profile in primary Sjögren's syndrome. Vaccine. 2013;31(14):1793-8.
54. Zhou X, Liu Y, Jin Y, et al. Immune responses after influenza vaccination in patients of primary Sjögren's syndrome. Rheumatology (Oxford). 2021;60(1):224-30.
55. Pasoto SG, Borba EF, Formiga FFC, et al. Robust immunogenicity to the H3N2 component of influenza A vaccine in primary Sjögren syndrome. Clin Rheumatol. 2023;42(9):2419-25.
56. Nived P, Saxne T, Geborek P, Mandl T, Skattum L, Kapetanovic MC. Antibody response to 13-valent pneumococcal conjugate vaccine is not impaired in patients with rheumatoid arthritis or primary Sjögren's syndrome without disease modifying treatment. BMC Rheumatol. 2018;2:12.
57. Valim V, Machado KLLL, Miyamoto ST, et al. Planned yellow fever primary vaccination is safe and immunogenic in patients with autoimmune diseases: a prospective non-interventional study. Front Immunol. 2020;11:1382.
58. Tonacio AC, do Nascimento Pedrosa T, Borba EF, et al. Immunogenicity and safety of primary fractional-dose yellow fever vaccine in autoimmune rheumatic diseases. PLoS Negl Trop Dis. 2021;15(11):e0010002.
59. Machado KLLL, Costa-Rocha I, Valim V, et al. "Hydroxychloroquine Impairs Primary Humoral Response after Yellow Fever Vaccination in Primary Sjögren's Syndrome". Trabalho apresentado como tema livre no Congresso Brasileiro de Reumatologia – 2021, 1-3 de outubro de 2021.
60. da Costa-Rocha IA, Machado KLLL, Campi-Azevedo AC, et al. Serum biomarker profile orchestrating the seroconversion status of patients with autoimmune diseases upon planned primary 17DD yellow fever vaccination. Sci Rep. 2021;11(1):10431.
61. Braun-Moscovici Y, Kaplan M, Braun M, et al. Disease activity and humoral response in patients with inflammatory rheumatic diseases after two doses of the Pfizer mRNA vaccine against SARS-CoV-2. Ann Rheum Dis. 2021;80(10):1317-21.
62. Medeiros-Ribeiro AC, Aikawa NE, Saad CGS, et al. Immunogenicity and safety of the CoronaVac inactivated vaccine in patients with autoimmune rheumatic diseases: a phase 4 trial. Nat Med. 2021;27(10):1744-51.
63. Pasoto SG, Halpern ASR, Guedes LKN, et al. Inactivated SARS-CoV-2 vaccine in primary Sjögren's syndrome: humoral response, safety, and effects on disease activity. Clin Rheumatol. 2022;41(7):2079-89.

64. Steinmetz TD, de Wolff L, Terpstra JH, et al. Immunisation with Coronavirus-2 vaccines induces potent antibody responses and does not aggravate the lymphocyte compartment of primary Sjögren's syndrome patients. Clin Exp Rheumatol. 2022;40(12):2338-43.
65. Verstappen GM, de Wolff L, Arends S, et al. Immunogenicity and safety of COVID-19 vaccination in patients with primary Sjögren's syndrome. RMD Open. 2022;8(1):e002265.
66. Machado KLLL, Souza BO, Lirio MBB, et al. Immunogenicity and Safety of ChAdOx1 nCoV-19 Vaccine in primary Sjögren's syndrome. Poster apresentado no 15th International Symposium on Sjögren's Syndrome, Roma, 2022. Clin Exp Rheumatol. 2022;40(10):83.
67. Inanc N, Kostov B, Priori R, et al. Safety and efficacy of SARS-CoV-2 vaccination in 1237 patients with primary Sjögren syndrome. Clin Exp Rheumatol. 2022;40(12):2290-7.
68. Lirio M, Machado K, Lima R, et al. Third Booster Dose Vaccine against Sars-Cov-2 in Primary Sjogren's Syndrome: Longitudinal Cohort from the Safer Study. Poster apresentado no Congresso Pan-Americano de Reumatologia PANLAR 2023, 26 a 29 de abril de 2023. J Clin Rheum. 2023;29 (4 Supplement 1):S4-5.

29

Neoplasias sólidas

Valéria Valim
Virginia Fernandes Moça Trevisani

PONTOS-CHAVE

- Pacientes com doença de Sjögren (DSj) possuem maior risco para câncer em geral, para neoplasias hematológicas (incluindo linfoma não Hodgkin, mieloma múltiplo e leucemia) e para tumores sólidos.
- O risco de tumores sólidos é maior comparado à população geral, incluindo câncer de tireoide, pele, pulmão, renal ou do trato urinário, fígado e próstata, conforme dados recentes de revisão sistemática e metanálise. No entanto, não existe concordância entre todos os estudos.
- No Registro Brasileiro de Síndrome de Sjögren (REBRASS), os cânceres de pele e de tireoide foram os tumores sólidos mais frequentes; o risco aumentou com a idade, com o tempo de evolução da doença e com a presença do anti-Ro/SS-A.

INTRODUÇÃO

Pacientes com doença de Sjögren (DSj) têm risco aumentado de câncer de um modo geral, não apenas de linfoma não Hodgkin, mas também de outras neoplasias hematológicas e tumores sólidos.[1,2]

Existe um risco aumentado de malignidades em pacientes com doenças reumáticas autoimunes sistêmicas, o que impacta negativamente sua qualidade de vida. O risco e os tipos de malignidades podem diferir de acordo com o tipo de doença reumática.[2,3]

Os possíveis mecanismos que os relacionam são dinâmicos e complexos, incluindo inflamação crônica e danos teciduais nas doenças reumáticas, incapacidade de eliminar infecções oncogênicas, inativação dos genes supressores de células tumorais, etiologia compartilhada e algumas terapias antirreumáticas. O processo inflamatório crônico presente nas doenças inflamatórias imunomediadas estimula a proliferação celular, a angiogênese e a invasão tecidual, acarretando aumento de mediadores inflamatórios, como fator de necrose tumoral-α (TNF-α), interleucina-6 (IL-6), fator de crescimento-β, IL-10 e fator de ativação de células B (BAFF), também demonstrados no início e na progressão do câncer. Embora certos medicamentos, como as drogas modificadoras de doenças reumáticas (DMARDs), tenham se mostrado potencialmente carcinogênicos, a maioria deles não foi associada ao aumento do risco da maioria das malignidades em pacientes com doenças reumáticas autoimunes sistêmicas.[2-7] Uma revisão sistemática e metanálise incluiu estudos de coortes que avaliaram o risco de desenvolvimento de linfoma em pacientes com diferentes doenças imunomediadas (artrite reumatoide [AR], DSj e lúpus eritematoso sistêmico [LES]) e, apesar da grande heterogeneidade entre os estudos, demonstrou que a prevalência de linfoma é maior nos pacientes com doenças imunomediadas do que na população geral, com maior risco para os pacientes com DSj.[6] Os valores de *Standardized Incidence Ratio* (SIR) observados foram 7,4 (IC [Intervalo de Confiança] 95% 3,3-17,0), 3,9 (IC 95% 2,5-5,9) e 18,8 (IC 95% 9,5-37,3) para LES, AR e DSj, respectivamente. Em análise de subgrupo, quando os pacientes com DSj que não fizeram uso de imunossupressores foram retirados da análise, o valor de SIR foi de 15,7 (IC 95% 7,4-33,2), demonstrando que alguns medicamentos podem aumentar o risco.[6]

NEOPLASIAS SÓLIDAS NA DSJ

Não há muitos estudos que mostrem a relação entre câncer e DSj. Embora o risco aumentado de malignidades hematológicas seja bem conhecido, os dados sobre a incidência comparativa de neoplasias sólidas são mais recentes. Uma revisão sistemática e metanálise, que incluiu 25 estudos com 47.607 participantes e acompanhamento de mais de 452.468 pessoas-ano, demonstrou que a DSj foi significativamente associada a maior risco de câncer global (SIR 2,17, IC 95% 1,57-3,00), de malignidades hematológicas (SIR 11,55, IC 95% 4,32-30,90), incluindo linfoma não Hodgkin (SIR 13,71, IC 95% 8,83-21,29), linfoma de Hodgkin (SIR 8,84, IC 95% 5,00-15,61), mieloma múltiplo (SIR 8,27, IC 95% 3,08-22,24), leucemia (SIR 2,56, IC 95% 1,78-3,69) e tumores sólidos (SIR 1,39, IC 95% 0,90-2,13), incluindo câncer de pulmão (SIR 1,55, IC 95% 1,29-1,85), câncer de tireoide (SIR 2,05, IC 95% 1,20-3,48), câncer de pele não melanoma (SIR 1,71, IC 95% 1,08-2,72), câncer de rim/trato urinário (SIR 1,36, IC 95% 1,02-1,81), câncer de fígado (SIR 1,70, IC 95% 1,13-2,57) e câncer de próstata (SIR 1,50, IC 95% 1,02-2,22).[2]

Um estudo retrospectivo de base populacional nacional do banco de dados de seguro de saúde francês avaliou pacientes hospitalizados com DSj de início recente de 2011 a 2018 em comparação a controles hospitalizados pareados por idade e sexo.[8] Entre 25.661 pacientes hospitalizados com DSj *versus* 252.543 pacientes pareados (acompanhamento médio de 3,96 anos), a incidência de câncer de tireoide foi maior (aHR [*adjusted Hazard Ratio*] 1,7 [1,1-2,8]), enquanto as incidências de câncer de bexiga e mama foram menores (aHR 0,58 [0,37-0,89] e 0,60 [0,49-0,74], respectivamente).[8]

Na coorte do Registro Brasileiro de Síndrome de Sjögren (REBRASS), a prevalência de câncer encontrada foi 10% (n = 110/909), mais prevalente em pacientes com mais de 55 anos ($p < 0{,}001$).[9] Em relação aos subtipos de câncer, a prevalência de câncer de pele foi de 2,5% (n = 21/1.010), de linfoma 1,5% (n = 15/1.010) e de outras neoplasias sólidas 6,7% (n = 68/1.010). O carcinoma basocelular foi o câncer de pele mais prevalente, em 59% (n = 13); seguido pelo melanoma, 0,6% (n = 5). O linfoma não Hodgkin de tecido linfoide associado à mucosa (MALT, *mucosa-associated lymphoid tissue*), com 73% (n = 11), foi o mais prevalente em relação aos subtipos de linfoma. Em relação aos outros tipos de câncer, o câncer de tireoide 0,9% (n = 9) foi o mais prevalente, seguido do câncer de ovário 0,4% (n = 4). O diagnóstico de câncer ocorreu após o diagnóstico de DSj em 66,7% (10/15) dos casos de linfoma, 54,4% (37/68) de outros cânceres e em 75,0% (12/16) de cânceres de pele. Em relação ao prognóstico, 90% (18/21) com câncer de pele, 86,7% (13/15) com linfoma, 81% (51/68) com outros cânceres evoluíram para cura; 4 (6,3%) pacientes apresentaram metástases, 4 (6,3%) recidivaram e 4 (6,3%) faleceram. A presença de câncer esteve associada à idade (OR [*Odds Ratio*] 1,03), tempo de doença (OR 1,01) e presença dos anticorpos anti Ro/SS-A ($p < 0{,}008$). A maior frequência de câncer de pele reflete a elevada frequência desse câncer na população brasileira. Também é uma neoplasia descrita em outras coortes de DSj. Surpreendeu uma prevalência de linfoma menor do que a descrita nas coortes internacionais. Esse dado já havia sido observado nos centros isolados e se confirmou na coorte nacional. O câncer de tireoide foi o segundo tumor sólido mais frequente depois do câncer de pele, na coorte brasileira.[9]

Outros estudos também confirmam a maior frequência e risco do câncer de tireoide na DSj.[2,4] A tireoidite de Hashimoto é mais frequente em pacientes com DSj. Há associação de câncer de tireoide com tireoidite de Hashimoto.[10] Estudos futuros devem avaliar se a comorbidade com tireoidite de Hashimoto aumenta o risco de câncer de tireoide em pacientes com DSj.[11]

Já o câncer de mama, muito prevalente na população geral, não apareceu frequentemente na coorte brasileira,[9] semelhante à coorte francesa.[8] Estudos futuros devem analisar fatores hormonais que possam estar associados a essa menor prevalência de câncer de mama.

Na coorte espanhola (*GEAS-SS Study Group*), com a inclusão de 1.300 pacientes e seguimento médio de 66 meses, o desenvolvimento de câncer ocorreu em 133 pacientes; 64 foram neoplasias sólidas, e os tipos mais frequentes foram: câncer de mama (n = 14, 11%), colorretal (n = 9, 7%), pulmão (n = 6, 5%) e estômago (n = 5, 4%).[11] O SIR para todos os tipos de câncer agrupados foi de 1,91 (IC 95% 1,60-2,28), para neoplasias sólidas foi de 1,13 (IC 95% 0,88-1,46) e para câncer hematológico, de 11,02 (IC 95% 8,35-14,54). Com relação às neoplasias sólidas, foi observado um aumento nos cânceres da tireoide (SIR 5,17, IC 95% 1,94-13,79), de lábios e cavidade oral (SIR 4,81, IC 95% 1,81-12,83) e de estômago (SIR 2,53, IC 1,05-6,07). A etnia foi um fator preditivo para o desenvolvimento de qualquer um desses cânceres, uma vez que os pacientes não brancos apresentaram HR de 10,44.[11] No entanto, nem todos os estudos são concordantes com o aumento do risco de câncer da tireoide em pacientes com DSj. Dados do registro nacional compulsório coreano com 5.302 pacientes com diagnóstico de DSj entre 2010 e 2016 demonstraram um aumento do risco para linfoma não Hodgkin tipo MALT (SIR 6,32, IC 95% 4,09-9,38), mas não para câncer da tireoide (SIR 1,23, IC 95% 0,88-1,68).[12]

Uma revisão sistemática recém-publicada com inclusão de dez estudos e 725.805 participantes, sendo 64.836 com diagnóstico de DSj, demonstrou que não existe risco aumentado para câncer de mama em pacientes com DSj (SIR 0,92, IC 95% 0,66-1,29, p = 0,646)[13]. No entanto, na análise estratificada por região geográfica, foi observado elevado risco em países asiáticos (SIR 1,32, IC 95% 1,10-1,58, p = 0,003) e na Argentina (SIR 3,76, IC 95% 1,04-9,45, p = 0,019), enquanto países da Europa apresentam baixo risco (SIR 0,61, IC 95% 0,51-0,73, p < 0,001).[13]

Pelo exposto nos resultados apresentados de estudos coortes, bancos de dados e revisões sistemáticas com metanálise, outros fatores independentes – como etnia, exposição e alimentação – podem contribuir para um aumento do risco em uma determinada população. Mais estudos são necessários nesse contexto em pacientes com DSj, para que possamos entender o real risco de desenvolvimento de neoplasias sólidas nessa população e para que medidas preventivas possam ser adotadas.

REFERÊNCIAS

1. Liang Y, Yang Z, Qin B, Zhong R. Primary Sjogren's syndrome and malignancy risk: a systematic review and meta-analysis. Ann Rheum Dis. 2014;73(6):1151-6.
2. Zhong H, Liu S, Wang Y, et al. Primary Sjögren's syndrome is associated with increased risk of malignancies besides lymphoma: a systematic review and meta-analysis. Autoimmun Rev. 2022;21(5):103084.
3. Masetti R, Tiri A, Tignanelli A, et al. Autoimmunity and cancer. Autoimmun Rev. 2021;20(9):102882.
4. Geng Z, Ye C, Zhu X. Malignancies in systemic rheumatic diseases: a mini review. Front Immunol. 2023;(28)14:1095526.
5. Hirunsatitpron P, Hanprasertpong N, Noppakun K, Pruksakorn D, Teekachunhatean S, Koonrungsesomboon N. Mycophenolic acid and cancer risk in solid organ transplant recipients: systematic review and meta-analysis. Br J Clin Pharmacol. 2022;88(2):476-89.
6. Zintzaras E, Voulgarelis M, Moutsopoulos HM. The risk of lymphoma development in autoimmune diseases: a meta-analysis. Arch Intern Med. 2005;165(20):2337-44.
7. Harwood CA, Toland AE, Proby CM, et al. The pathogenesis of cutaneous squamous cell carcinoma in organ transplant recipients. Br J Dermatol. 2017;177(5):1217-24.
8. Goulabchand R, Malafaye N, Jacot W, et al. Cancer incidence in primary Sjögren's syndrome: data from the French hospitalization database. Autoimmun Rev. 2021;20(12):102987.
9. Trevisani VMF, Oliveira, FR, Miyamoto ST, et al. High prevalence of cancer among primary Sjögren's syndrome: data from Brazilian Sjögren's Syndrome Registry (RE-BRASS). In: SBR 2021 Congresso Brasileiro de Reumatologia, 2021.
10. Aozasa K. Hashimoto's thyroiditis as a risk factor of thyroid lymphoma. Acta Pathol Jpn. 1990;40(7):459-68.
11. Brito-Zerón P, Kostov B, Fraile G, et al. Characterization and risk estimate of cancer in patients with primary Sjögren syndrome. J Hematol Oncol. 2017;10(1):90.
12. Ahn JK, Hwang J, Seo GH. Risk of non-Hodgkin's lymphoma and thyroid cancer in primary Sjögren's syndrome measured using the Korean Health Insurance Claims Database. Clin Exp Rheumatol. 2020;38 Suppl 126(4):40-6.
13. Deng J, Liu M, Xiao R, et al. Risk, incidence, and mortality of breast cancer in primary Sjögren's syndrome: a systematic review and meta-analysis. Front Immunol. 2022;13:904682.

30

Fibromialgia e distúrbios do humor

Ari Stiel Radu Halpern

PONTOS-CHAVE

- Evidências recentes confirmam que, comparados com pessoas saudáveis, os pacientes com doença de Sjögren (DSj) têm um risco aumentado de desenvolver ansiedade, depressão e fibromialgia (FM).
- A presença dessas manifestações tem grande impacto na qualidade de vida e dificulta o diagnóstico e o tratamento desses pacientes.
- Existem muitas diferenças e semelhanças na fisiopatologia, na sintomatologia, no diagnóstico e no tratamento da DSj, da FM e dos distúrbios do humor, que são condições multifatoriais.
- Compreender essa inter-relação é da maior importância na abordagem clínica dos pacientes com DSj.

INTRODUÇÃO

A doença de Sjögren (DSj) é uma doença autoimune crônica caracterizada por uma infiltração linfocítica e destruição das glândulas exócrinas, junto com a presença de autoanticorpos, sintomas de secura ocular, oral e genital e diversos sintomas relacionados ao envolvimento de múltiplos órgãos.

A fibromialgia (FM), por sua vez, é uma doença que se manifesta com dor difusa associada com sintomas de fadiga, sono não reparador e distúrbios do humor como depressão e ansiedade. Classicamente, ao contrário do observado na DSj, não existem evidências de inflamação ou autoimunidade na FM.

No entanto, essas duas entidades compartilham manifestações comuns, em particular fadiga e distúrbios do humor. Além disso, vários estudos têm demonstrado uma maior prevalência de FM nos pacientes com DSj e maior risco de DSj naqueles com FM. Por esse motivo, essa associação tem sido cada vez mais estudada. Existem muitas diferenças e semelhanças na fisiopatologia, na sintomatologia, no diagnóstico e no tratamento da FM, da DSj e da depressão. Compreender essa inter-relação é da maior importância na abordagem clínica dos pacientes com DSj.[1,2]

DOENÇA DE SJÖGREN, ANSIEDADE E DEPRESSÃO

A depressão é a segunda principal causa de incapacidade em todo o mundo. Distúrbios do humor, como depressão e ansiedade, são frequentes nas doenças reumáticas autoimunes sistêmicas. Ao mesmo tempo, a relação entre a ocorrência de depressão e o fundo imunomediado e inflamatório associado a essas doenças tem sido cada vez mais reconhecida pelos pesquisadores.

Na DSj, essa correlação foi bem demonstrada por um número crescente de estudos que confirmaram uma maior prevalência de depressão e ansiedade nesses pacientes comparados com controles de mesma faixa etária, sem a doença. Nesse sentido, foi relatada uma prevalência de 32 a 48% de ansiedade e de 32 a 45% de depressão nos pacientes com DSj.[1-3]

De particular importância é a constatação do grande impacto negativo na qualidade de vida que a presença de depressão tem para os pacientes com DSj, dificultando a efetividade do tratamento e o gerenciamento da própria doença.[4]

Um estudo realizado em Taiwan demonstrou que os pacientes com DSj têm um risco significativamente maior de desenvolver sintomas depressivos, ansiedade e distúrbios do sono do que controles sem a doença ou doentes com artrite reumatoide.[5] Além disso, os doentes com DSj têm pontuações mais altas em escalas de depressão e ansiedade do que pacientes com outras doenças crônicas.[6]

DOENÇA DE SJÖGREN E FIBROMIALGIA

A FM afeta cerca de quatro milhões de pessoas nos Estados Unidos, principalmente mulheres entre 20 e 60 anos de idade, gerando um custo anual estimado em US$ 12 bilhões. Ressecamento, fadiga e dor são sintomas clássicos na DSj, mas também são comuns na FM.[2]

Na verdade, vários estudos têm evidenciado uma maior prevalência de FM nos pacientes com DSj, particularmente entre aqueles com maiores escores do *European League Against Rheumatism (EULAR) Sjögren's Syndrome Patient Reported Index* (ESSPRI).[7] Da mesma forma, aqueles com DSj e depressão moderada a grave apresentaram maior prevalência de FM.[2] Em 2016, Choy e colaboradores, utilizando os critérios diagnósticos para FM do *American College of Rheumatology* (ACR) de 2010, relataram uma prevalência de 31% de FM nos pacientes com DSj.[7] Um estudo espanhol avaliou essa prevalência em 14,6% em uma grande coorte de pacientes com DSj de um banco nacional de dados da Espanha.[8] Um estudo mais recente, comparando as características da FM avaliadas por diferentes critérios em uma coorte de indivíduos com DSj, encontrou uma prevalência de FM que variou de 19% a 29%, dependendo do critério usado, critérios do ACR de 2016 e *Fibromyalgia Rapid Screening Tool* (FiRST), respectivamente.[9] De maneira interessante, o uso de glicocorticoides e imunossupressores não diferiu entre pacientes com ou sem FM.[9]

De modo semelhante, tanto mulheres quanto homens com FM têm maior risco de desenvolver DSj do que aqueles sem FM, em particular indivíduos na faixa etária de 20 a 49 anos, como foi demonstrado em um estudo retrospectivo realizado em Taiwan com uma grande base de dados.[10]

FIBROMIALGIA, ANSIEDADE E DEPRESSÃO

Quase 40% dos pacientes com FM apresentam depressão, com uma prevalência de 90% de doenças psiquiátricas, como ansiedade generalizada, transtorno de estresse pós-traumático e condições como enxaqueca ou doença do intestino irritável. Da mesma forma, cerca de 65% dos pacientes com depressão referem dor semelhante à FM.[2]

DOENÇA DE SJÖGREN E FADIGA

Um capítulo deste livro é dedicado à fadiga na DSj, mas discutimos aqui alguns pontos relevantes. Várias manifestações clínicas, além dos próprios sintomas de secura, impactam negativamente a qualidade de vida (QV) dos pacientes com DSj.[11] No entanto, a fadiga aparece como um sintoma particularmente importante, afetando a maioria dos pacientes.[12-15] É um sintoma também importante nos pacientes sem DSj, com FM, ansiedade ou depressão. Do ponto de vista clínico, a abordagem da fadiga na DSj pode ser bastante difícil, podendo ainda estar relacionada com comorbidades existentes previamente ou desenvolvidas durante o curso da doença.

Em 2022, foi publicado um estudo realizado por Prak e colaboradores com o intuito de investigar medidas objetivas do declínio de desempenho (fatigabilidade de desempenho), bem como a relação entre fadiga autodeclarada com a fatigabilidade de desempenho e fatores moduladores da percepção de fadiga (fatigabilidade percebida).[13] Para avaliar a fadiga de desempenho, a queda de força foi medida durante uma contração voluntária máxima sustentada com o músculo abdutor do dedo indicador e a ativação voluntária muscular foi indexada usando estimulação nervosa periférica. A fadiga autorrelatada foi quantificada usando a Escala de Gravidade da Fadiga (FSS, do inglês, *Fatigue Severity Scale*) e a Escala Modificada de Impacto da Fadiga (MFIS, do inglês, *Modified Fatigue Impact Scale*). A dor, a depressão e a ansiedade foram avaliadas por meio de questionários e biomarcadores inflamatórios medidos no sangue foram usados como fatores relacionados à fadiga percebida. Os autores identificaram uma redução significativa na ativação muscular voluntária, bem como uma maior fadiga autodeclarada nos pacientes com DSj. No entanto, não houve diferença entre pacientes e controles em relação ao declínio da força durante a contração voluntária máxima sustentada. Na análise de regressão multivariada, os autores demonstraram que tanto a fatigabilidade de desempenho quanto a fatigabilidade percebida estavam associadas com o domínio físico do MFIS e havia uma associação negativa entre fadiga e duas proteínas associadas ao interferon (*Myxovirus resistance protein 1* [MxA] e *interferon gamma induced protein* [CXCL10]), sugerindo que a fatigabilidade de desempenho estava comprometida na DSj devido a uma capacidade reduzida do sistema nervoso central em acionar o músculo. Por sua vez, a fadiga autodeclarada mostrou-se multifatorial, associada tanto com a própria fadiga de desempenho quanto com a percepção de fatigabilidade.[13]

Apesar dos estudos já citados, os mecanismos envolvidos com a fadiga na DSj ainda são pouco conhecidos, mas, de maneira interessante, estudos recentes sugerem que as vias de sinalização da fadiga estão mais associadas com a proteção celular e defesa do que com as vias pró-inflamatórias.[14] Fadiga crônica, dor e depressão afetam mutuamente um ao outro e têm um impacto considerável na qualidade de vida dos pacientes. Embora a dor seja geralmente considerada como um fenômeno basicamente somático, tanto a fadiga quanto a depressão têm sido tradicionalmente consideradas mais ou menos de origem psicológica. Existe uma compreensão crescente de que esse quadro é na verdade multifacetado, havendo uma base genética cuja expressão clínica é regulada por mecanismos biológicos por meio da ativação de vias neuronais evolutivas profundamente conservadas no cérebro.[15]

FISIOPATOLOGIA

Fadiga, depressão, ansiedade e o diagnóstico de FM se inter-relacionam na DSj por meio de mecanismos complexos e não totalmente conhecidos, mas, uma vez reconhecida essa frequente associação, vários estudos foram elaborados com o objetivo de esclarecer melhor os mecanismos fisiopatológicos associados com as alterações do humor na DSj. Ilustrando essa complexa inter-relação, foram descritos alguns fatores de risco para ansiedade e depressão na DSj,[3,6] como esquematizado na Figura 1.

Em primeiro lugar, estudos relacionaram a presença de depressão na DSj com o achado de pequenas lesões vasculares isquêmicas e infiltração linfocítica levando à hipoperfusão e ao comprometimento funcional em partes do cérebro. De modo similar, mudanças estruturais no parênquima cerebral, incluindo diminuição da conectividade funcional no córtex somatossensorial e alterações microestruturais nos tratos corticospinal e nas principais vias da substância branca, também foram demonstradas.[1,16] Uma outra linha de pesquisa investigou a possível associação de autoanticorpos com a depressão na DSj. Nesse sentido, a encefalite antirreceptor de N-metil-D-aspartato (NMDAR, do inglês, *N-methyl-D-aspartate receptor*) é uma forma rara de encefalite autoimune recém-descoberta, que pode apresentar sintomas psiquiátricos como sua única manifestação. Estudos indicam que os anticorpos contra as subunidades NR1 ou NR2 do receptor NMDA, associados à encefalite anti-NMDAR, podem estar envolvidos no desenvolvimento de transtornos do humor em doenças autoimunes, inclusive na DSj. Um estudo de 2014 investigou a relação entre a presença dos anticorpos anti-NR2 e a atrofia hipocampal e sugeriu que pacientes com DSj com anticorpos anti-NR-2 positivos no líquido cefalorraquidiano tinham menos substância cinzenta hipocampal em comparação com aqueles sem esses anticorpos.[17] Essa descoberta sugere que os anticorpos anti-NR2 podem causar morte neuronal, manifestada pela redução de substância cinzenta hipocampal e possivelmente de outras estruturas cerebrais, resultando em comprometimento cognitivo e transtornos do humor.[17] Além dos anticorpos

Doença de Sjögren

Fatores de risco para ansiedade

- ↓ Idade
- Dor
- Fadiga
- ↓ Saúde oral
- Distúrbios da deglutição

Fatores de risco para depressão

- Xerodermia
- Dor
- Fadiga

FIGURA 1 Fatores de risco para ansiedade e depressão na doença de Sjögren.[3,6]

já citados, múltiplos autoanticorpos têm sido envolvidos com manifestações do sistema nervoso central na DSj, particularmente anticorpos contra a mielina (antiaquaporina-4), antitireoglobulina e antiperoxidase tireoideana, bem como anticorpos contra neuropeptídeos envolvidos com o estresse, como o hormônio estimulante de alfa-melanócitos (α-MSH, do inglês, *α-melanocyte stimulating hormone*), ocitocina e vasopressina.[1]

Em paralelo, existem estudos que demonstram a presença de alguns autoanticorpos em indivíduos com FM com possível associação com o desenvolvimento de DSj.[18] Em particular, uma pesquisa publicada em 2019 por Applbaum e Lichtbroun detectou em um terço dos pacientes com FM a presença de anticorpos tecido-específicos também detectados nas fases iniciais da DSj, sugerindo, segundo os autores do estudo, que a autoimunidade, particularmente uma fase inicial da DSj, poderia estar envolvida na fisiopatologia da FM.[19]

Disfunção da rede regulatória de citocinas, com aumento de citocinas pró-inflamatórias e supressão das anti-inflamatórias, é outro mecanismo frequentemente proposto. Citocinas pró-inflamatórias, como a interleucina-1β (IL-1 β), IL-6, IL-12, fator de necrose tumoral-α (TNF-α) e interferon (IFN), desempenham papéis importantes na iniciação e progressão da DSj, enquanto citocinas anti-inflamatórias, como a IL-4 e IL-10, conferem efeitos protetores. A maioria dessas citocinas também está envolvida com a depressão, sendo que as mais estudadas na depressão nos pacientes com doenças autoimunes foram IL-1 e IL-6. As citocinas poderiam atuar no desenvolvimento de transtornos do humor na DSj por meio das alterações do endotélio vascular, levando à vasoconstrição e à hipoperfusão da substância branca cerebral. Da mesma forma, citocinas pró-inflamatórias podem causar distúrbios neuroendócrinos, que afetam o eixo hipotálamo-hipófise-adrenal, o qual é responsável pelo controle da resposta ao estresse, pela regulação de atividades físicas e pela imunidade. Finalmente, as citocinas também podem provocar alterações neurobioquímicas envolvendo neurotransmissores e seus receptores. É preciso ressaltar que tanto a observação de alterações na rede das citocinas quanto a detecção de autoanticorpos derivam de estudos com amostras clínicas de pacientes. São ainda necessários experimentos funcionais que explorem diretamente o seu papel na patogênese dessas manifestações.[1]

Aspectos genéticos também foram implicados na relação entre a DSj e os distúrbios do humor. Estudos demonstraram a presença de polimorfismos genéticos e perfis de expressão gênica correlacionando a DSj com depressão e fibromialgia. Em particular, um estudo de 2014 identificou um polimorfismo de nucleotídeo único, rs3771863 do gene TACR1 (*tachykinin receptor 1*), que foi associado a um baixo risco de síndrome *sicca* em pacientes com FM.[20]

Finalmente, o estudo do microbioma intestinal tem recebido cada vez mais atenção dos pesquisadores, com diversas pesquisas apontando para um papel importante de uma disbiose da microbiota intestinal tanto em pacientes com DSj quanto naqueles com depressão e FM. Essa é ainda uma área aberta para novos estudos com potenciais implicações no conhecimento da fisiopatologia e no tratamento dessas importantes manifestações da DSj.[21-22]

Muito embora ainda incompleto, o conhecimento da fisiopatologia dessas alterações é de essencial importância na abordagem dos pacientes com DSj.

REFERÊNCIAS

1. Huang T, Li Y, Luo Y, Zhou Y, Zhao Y, Liu Y. Research progress on the pathogenesis and quality of life of patients with primary Sjögren's syndrome complicated by depression. Clin Exp Rheumatol. 2022;40(3):647-54.
2. Loganathan M, Ladani A, Lippmann S. Fibromyalgia, Sjogren's & depression: linked? Postgrad Med. 2020;132(7):575-80.
3. Cui Y, Xia L, Li L, Zhao Q, Chen S, Gu Z. Anxiety and depression in primary Sjögren's syndrome: a cross-sectional study. BMC Psychiatry. 2018;18(1):131.
4. McCoy S, Woodham M, Bunya V, et al. A comprehensive overview of living with Sjögren's: results of a National Sjögren's Foundation survey. Clin Rheumatol. 2022;41:2071-8.
5. Hsieh MC, Hsu CW, Lu MC, Koo M. Increased risks of psychiatric disorders in patients with primary Sjögren's syndrome: a secondary cohort analysis of nationwide, population-based health claim data. Clin Rheumatol. 2019;38(11):3195-203.
6. Liu Z, Dong Z, Liang X, et al. Health-related quality of life and psychological status of women with primary Sjögren's syndrome: a cross-sectional study of 304 Chinese patients. Medicine (Baltimore). 2017;96(50):e9208.
7. Choi BY, Oh HJ, Lee YJ, Song YW. Prevalence and clinical impact of fibromyalgia in patients with primary Sjögren's syndrome. Clin Exp Rheumatol. 2016;34(2 Suppl 96):S9-13.
8. Torrente-Segarra V, Corominas H, Sánchez-Piedra C, et al. Fibromyalgia prevalence and associated factors in primary Sjögren's syndrome patients in a large cohort from the Spanish Society of Rheumatology registry (SJOGRENSER). Clin Exp Rheumatol. 2017;35 Suppl 105(3):28-34.
9. Dubost JJ, Couderc M, Pereira B, et al. Concomitant fibromyalgia in primary Sjögren's syndrome in the French ASSESS cohort: comparison of the ACR 1990 and ACR 2016 criteria, FiRST questionnaire and physician's opinion. Clin Exp Rheumatol. 2021;39 Suppl 133(6):140-5.
10. Gau SY, Leong PY, Lin CL, Tsou HK, Wei JC. Higher risk for Sjögren's syndrome in patients with fibromyalgia: a nationwide population-based cohort study. Front Immunol. 2021;12:640618.
11. Milic V, Grujic M, Barisic J, et al. Personality, depression and anxiety in primary Sjogren's syndrome – association with sociodemographic factors and comorbidity. PLoS One. 2019;14(1):e0210466.
12. Ng WF, Bowman SJ. Primary Sjogren's syndrome: too dry and too tired. Rheumatology (Oxford). 2010;49(5):844-53.
13. Prak RF, Arends S, Verstappen GM, et al. Fatigue in primary Sjögren's syndrome is associated with an objective decline in physical performance, pain and depression. Clin Exp Rheumatol. 2022;40(12):2318-28.
14. Mæland E, Miyamoto ST, Hammenfors D, Valim V, Jonsson MV. Understanding fatigue in Sjögren's syndrome: outcome measures, biomarkers and possible interventions. Front Immunol. 2021;12:703079.

15. Omdal R, Mellgren SI, Norheim KB. Pain and fatigue in primary Sjögren's syndrome. Rheumatology (Oxford). 2021;60(7):3099-106.
16. Andrianopoulou A, Zikou AK, Astrakas LG, et al. Functional connectivity and microstructural changes of the brain in primary Sjögren's syndrome: the relationship with depression. Acta Radiol. 2020;61(12):1684-94.
17. Lauvsnes M, Beyer M, Kvaløy JT, et al. Association of hippocampal atrophy with cerebrospinal fluid antibodies against the NR2 subtype of the N-methyl-D-aspartate receptor in patients with systemic lupus erythematosus and patients with primary Sjögren's syndrome. Arthritis Rheumatol. 2014;66(12):3387-94.
18. Gheita TA, El Sisi RW, Raafat HA, Khalil HM. Anti-annexin V antibodies in primary fibromyalgia syndrome: relation to associated Sjögren's syndrome. J Clin Immunol. 2013;33(2):311-2.
19. Applbaum E, Lichtbroun A. Novel Sjögren's autoantibodies found in fibromyalgia patients with sicca and/or xerostomia. Autoimmun Rev. 2019;18(2):199-202.
20. Rodriguez-Rodriguez L, Ramón Lamas J, Abásolo L, et al. The rs3771863 single nucleotide polymorphism of the TACR1 gene is associated to a lower risk of sicca syndrome in fibromyalgia patients. Clin Exp Rheumatol. 2015;33(1 Suppl 88):S33-40.
21. Mandl T, Marsal J, Olsson P, Ohlsson B, Andréasson K. Severe intestinal dysbiosis is prevalent in primary Sjögren's syndrome and is associated with systemic disease activity. Arthritis Res Ther. 2017;19(1):237.
22. Minerbi A, Gonzalez E, Brereton NJB, et al. Altered microbiome composition in individuals with fibromyalgia. Pain. 2019;160(11):2589-602.

Seção V

Tratamento

31

Tratamento das manifestações glandulares

Laura Caldas dos Santos
Sandra Gofinet Pasoto
Fabíola Reis de Oliveira
Virginia Fernandes Moça Trevisani

PONTOS-CHAVE

- Grande parte do manejo da síndrome *sicca* resultante do acometimento glandular da doença de Sjögren (DSj) é feito atualmente com medidas não farmacológicas e uso de substitutos de lágrima e saliva.
- Na orientação desses pacientes, é imprescindível a parceria com oftalmologistas, dentistas e ginecologistas.
- A remoção de fatores agravantes da secura, uma adequada higiene bucal e terapia substitutiva com saliva artificial, lubrificantes oculares e vaginais devem ser instituídas precocemente.
- Os secretagogos, pilocarpina e cevimelina, podem ser úteis nos pacientes com alguma reserva funcional glandular, estimulando a secreção salivar e, potencialmente, a secreção lacrimal.
- A terapia farmacológica tópica ocular com ação anti-inflamatória, ciclosporina e tacrolimo, assim como intervenções cirúrgicas são utilizadas em situações particulares, necessitando de avaliação caso a caso.

INTRODUÇÃO

O tratamento da doença de Sjögren (DSj) é delineado de acordo com o perfil de apresentação clínica de cada paciente. Sendo uma doença polimórfica, não há terapia padrão que sirva para todos os seus diferentes fenótipos. Os pacientes do subgrupo no qual a secura, a dor e a fadiga compõem as manifestações principais são conduzidos de forma distinta daqueles que têm manifestações sistêmicas, sejam elas neurológicas ou viscerais. Também não existe, até o momento, um tratamento específico para o manejo da DSj, de modo que toda a terapêutica é baseada em medicamentos e protocolos projetados para outras doenças reumáticas. Mesmo nos últimos anos, em que as terapias imunobiológicas e a medicina de precisão avançaram rapidamente, o tratamento da DSj permanece um desafio.[1-3]

Atualmente, grande parte do manejo da síndrome *sicca* resultante do acometimento glandular da doença é feito com medidas não farmacológicas e terapia substitutiva. Afora isso, existem medicamentos dirigidos para o controle da secura aprovados pelo FDA (*Food and Drug Administration*) e pela EMEA (*European Agency for the Evaluation of Medical Products*), que são sintomáticos, com eficácia limitada, não preservam a função secretora das glândulas salivares nem lacrimais e, portanto, são incapazes de modificar a evolução natural da doença. Não obstante a prática clínica de apoiar a prescrição de corticosteroides, antimaláricos e imunossupressores em algumas situações, notadamente para os comprometimentos sistêmicos, existe uma lacuna entre as evidências da eficácia desses fármacos sobre as manifestações glandulares e extraglandulares. A maioria dos trabalhos é composta de estudos abertos, retrospectivos, com número insuficiente de participantes e séries de casos.[3]

As recomendações nacionais e internacionais organizadas em consensos de especialistas sobre a DSj auxiliam na condução das manifestações glandulares e extraglandulares.[4,5] Está plenamente acordado na literatura que a melhor abordagem abarca a complexidade da doença e as necessidades específicas do doente. O plano, portanto, depende da gravidade da xerostomia, dos danos acumulados na cavidade oral e na superfície ocular, do impacto nas atividades cotidianas e na qualidade de vida. O êxito depende do enfoque multidisciplinar e do trabalho conjunto de médicos reumatologistas, oftalmologistas, ginecologistas e de dentistas. É aconselhável que o reumatologista conduza o trabalho da equipe, dada a sua experiência na assistência desses pacientes.[4,5]

As medidas iniciais perpassam mudanças de hábitos, comportamentos agravantes e desenvolvimento de boas práticas em saúde. Em termos gerais, o tratamento não farmacológico previne ou minimiza a secura. O tratamento substitutivo com lubrificantes oculares, vaginais e saliva artificial visa aliviar sintomas e reduzir as lesões oculares e bucais. A estimulação farmacológica da secreção glandular pode ser feita com o uso sistêmico de agonistas dos receptores muscarínicos, pilocarpina e cevimelina.[1-5]

TRATAMENTO NÃO FARMACOLÓGICO

É extensa e pode ser bem impactante na rotina dos pacientes a proposição de mudança de hábitos e comportamentos deletérios, que funcionam como agravantes da síndrome *sicca*. Devem ser evitados o tabagismo, a ingesta de bebidas alcoólicas e de açúcares, pois pioram a xerostomia; por outro lado, a hidratação deve ser estimulada. Essas são as primeiras recomendações gerais oferecidas.

Há evidências sobre o efeito positivo da dieta rica em ácidos graxos essenciais no alívio dos sintomas de olho seco. O ácido gama linoleico e seu precursor ácido linoleico, um dos subtipos do ômega-3, são encontrados em sementes de linhaça, chia, nozes, óleo de soja e milho. Os ômegas-3 de cadeia longa são o ácido eicosapentaenoico (EPA) e o ácido docosahexaenoico (DHA), encontrados em maior concentração em peixes, como o atum, o salmão, a truta, a sardinha e, em menor concentração, no camarão, na ostra e no mexilhão.[6-7] Em um estudo de revisão sistemática e metanálise publicado em 2022, observou-se que a suplementação dietética com ômega-3 melhora os sintomas em portadores de olho seco, mas os resultados ainda são controversos.[8]

O cuidado com o ambiente é essencial, sobretudo no recinto de trabalho e no quarto de dormir, que são espaços de grande permanência. Para diminuir o ressecamento das mucosas por aumento da evaporação, deve-se manter a umidade relativa do ar adequada, se preciso, com o uso de umidificadores. Também é importante evitar a exposição direta aos condicionadores de ar e ventiladores ou realizar atividades em locais secos, com vento ou fumaça. Os óculos de proteção com câmara úmida, nessas circunstâncias, reduzem o contato da superfície ocular com os agressores (Figura 1). Trazer as telas de aparelhos eletrônicos posicionadas a uma altura 15 a 25 graus mais baixa que o nível dos olhos, o que mantém as pálpebras semicerradas, e lembrar de piscar durante seu uso, são medidas laborativas relevantes. Alguns pacientes obtêm alívio do desconforto ocular aplicando compressas umedecidas com água filtrada. O uso de lentes de contato é desencorajado e a avaliação oftalmológica precisa ser regular.

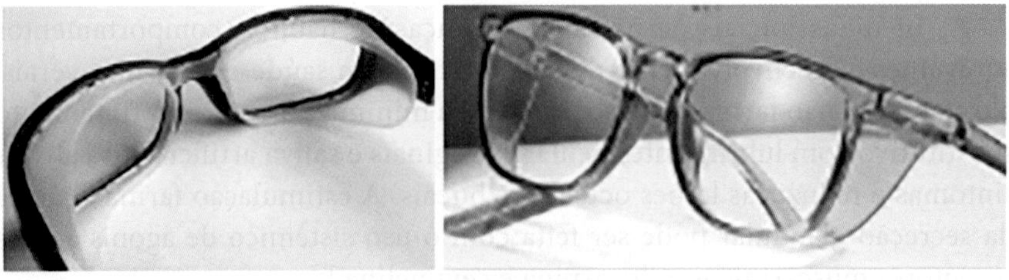

FIGURA 1 Óculos de câmara úmida para olho seco.

Da mesma forma, o acompanhamento com o dentista deve ser periódico (ao menos semestral), pois os pacientes com DSj são mais vulneráveis a cáries, erosões dentárias e infecções mucosas por *Candida* sp. É recomendável cuidar bem da higiene bucal, usando escovas de dentes com cerdas macias, creme dental com flúor e que não contenha lauril éter sulfato de sódio, colutórios sem álcool em sua composição e fio dental. Também é necessário proteger os lábios com filtro solar e óleos vegetais. As próteses dentárias devem ser retiradas, higienizadas e deixadas em solução de clorexidina 0,2% ou Dakin (hipoclorito de sódio 0,5%, bicarbonato de sódio e água) durante a noite. Segundo alguns estudos, o hábito de mastigar gomas sem açúcar pode ter efeito estimulante, gustativo e mecânico e aumentar transitoriamente a salivação residual.[9]

Preservar a hidratação da pele mantendo seu manto lipídico com banhos mornos, sabonete neutro e cremes umectantes melhora a xerose e o prurido. Evitar cosméticos com efeitos adstringentes, maquiagens e procedimentos estéticos que possam piorar o quadro também é relevante.

Outra medida a ser implementada, sempre que possível, é a substituição de medicamentos com ação anticolinérgica (antidepressivos, antiparkinsonianos, antipsicóticos, anti-histamínicos), diuréticos, clonidina, betabloqueadores, lítio e omeprazol, que têm como efeito colateral a piora da secura ocular e oral.[10-12]

Um estudo realizado no Brasil demonstrou que o tratamento odontológico de atenção primária levou à melhora da hipossalivação nos pacientes com DSj, embora sem alterar os sintomas de secura oral.[13]

TRATAMENTO SUBSTITUTIVO ORAL

A imitação da saliva é uma tarefa complexa, cujos principais objetivos são melhorar a sensação de secura bucal, aliviar as dificuldades em comer, falar e engolir e proteger os dentes da cárie. Substitutos comerciais, chamados de saliva artificial, diferem em sua substância base, composição química ou viscosidade. Um amplo número de substitutos da saliva, à base de mucina, carboximetilcelulose, hidroxietilcelulose, carmelose sódica, hialuronato, goma xantana e linhaça, foram desenvolvidos e comparados quanto ao seu comportamento reológico (viscosidade, capacidade de umidificação e lubrificação), protetor da desmineralização de esmalte e dentina e da suposta atividade antimicrobiana (redução da adesão bacteriana às superfícies de hidroxiapatita, formação de biofilme e candidose oral) em diversos estudos. Produtos supersaturados com cálcio, fosfato e flúor podem ajudar na prevenção da desmineralização e de cáries.[12,14]

O desempenho clínico e a aceitação de diversas formulações são comparados em estudos heterogêneos de pacientes com etiologias diversas de boca seca e baseados em parâmetros subjetivos.[14] É possível encontrar saliva artificial em spray, géis e enxaguatórios bucais, que podem ser usados várias vezes ao dia e após a higiene noturna.[1,2,10,12] Ensaios randomizados controlados demonstraram a eficácia de substitutos da saliva em diferentes causas de boca seca e, por isso, tiveram o seu uso recomendado para pacientes com DSj.[1-5,10,12] Os lubrificantes exerceram bom controle da xerostomia especificamente em pacientes com DSj, segundo outros estudos controlados.[9,15] Preparações com xilitol ajudam também na prevenção das cáries.[16] A estimulação mecânica do fluxo salivar pode ser recomendada aos pacientes com DSj, desde que usadas gomas de mascar sem açúcar ou com xilitol. A melhor escolha entre todas as opções parece ser aquela à qual o paciente melhor se adequa e adere.[14]

TRATAMENTO SUBSTITUTIVO OCULAR

A intensidade dos sintomas oculares tem baixa predição para a gravidade do acometimento da superfície ocular, o que reafirma a importância do acompanhamento periódico pelo oftalmologista.[16] Uma vez feito o diagnóstico de olho seco e a análise da sua gravidade, deve-se propor uma intervenção que restaure a homeostase da superfície ocular, controle a inflamação e previna sequelas a partir do dano permanente à unidade funcional lacrimal. A abordagem mais conservadora, para início do tratamento, é o uso de lágrima artificial nas formas de soluções aquosas ou géis. Essa estratégia de reposição lacrimal é empregada como primeira linha de tratamento para o olho seco na DSj.[4,5]

Vários tipos de lubrificantes oculares estão disponíveis. Agentes que aumentam a viscosidade podem ser adicionados à solução aquosa dos colírios, para aumentar o tempo de retenção da lágrima artificial na superfície ocular. Colírios menos viscosos são indicados para o uso diurno, pois causam menos embaçamento visual, enquanto os géis ficam mais tempo na superfície ocular após sua instilação, o que piora momentaneamente a nitidez da visão. Esse motivo leva à indicação preferencial dos géis antes de dormir.[17] Outro aspecto relevante na composição dos lubrificantes oculares é a adição de conservantes para controle do crescimento de microrganismos na solução e que podem ser tóxicos para as células da superfície ocular. A toxicidade acentua-se quanto maior o dano na barreira epitelial, como nas ceratites graves. Assim, é preferível o uso de lubrificantes oculares sem conservantes, principalmente quando a sua aplicação é muito frequente. As formulações sem conservantes são vendidas em apresentações de dose única ou em frascos com sistemas de válvulas unidirecionais, que não permitem o seu refluxo da parte externa para o interior.[10,12,16] Diversos estudos randomizados e controlados com pacientes com DSj ou outras causas de olho seco demonstraram a eficácia do uso de substitutos de lágrimas artificiais para o controle dos sintomas e melhora de resultado dos testes oculares.[1-3,6,10]

TRATAMENTO ANTI-INFLAMATÓRIO TÓPICO OCULAR

Na ausência de resposta ao uso de lágrima artificial para o controle de sinais e sintomas, a adição de agentes anti-inflamatórios, imunossupressores ou colírio de soro autólogo pode ser feita após reavaliação do oftalmologista.[4-6,17] O tratamento tópico pode ser prescrito isoladamente ou em conjunto com alternativas invasivas.

A secura na superfície ocular origina resposta imune inata e adaptativa que, por sua vez, promove dano à superfície ocular em um ciclo inflamatório que se perpetua.[18] Os colírios de corticosteroide podem ser aplicados na tentativa de minimizar esse processo, embora confiram maior risco de desenvolvimento de catarata, glaucoma e infecções oportunistas, mesmo em regimes de curto prazo.[19] A terapia com esteroides é geralmente limitada a cursos de duas a três semanas para sintomas agudos ou como pré-tratamento para terapias de início de ação tardio, como a ciclosporina tópica.

Os colírios de ciclosporina A (CsA) 0,05% e 0,09% foram aprovados pelo FDA para tratamento de olho seco, mas as evidências de sua eficácia sobre o desconforto ocular e na reparação da superfície ocular por parâmetros objetivos de avaliação do filme lacrimal (coloração de fluoresceína da córnea e teste de Schirmer) são inconsistentes.[20] A maioria dos ensaios clínicos, entretanto, consiste em tratamentos de curta duração, com a inclusão de casos de olhos secos de diversas etiologias e com diferentes níveis de gravidade, sem dados que possam confirmar os efeitos modificadores da doença a longo prazo.[20] A CsA é uma droga imunomoduladora com propriedades anti-inflamatórias, cuja ação é dada pela inibição de proliferação de linfócitos T *helper* a partir da menor expressão de interleucina-2 (IL-2), o que motiva sua prescrição na DSj. Segundo um estudo prospectivo, pacientes com olho seco causado por DSj podem se favorecer da associação de colírios de corticosteroide (por curto prazo) e de ciclosporina A (em longo prazo), por perceberem melhora rápida dos sintomas e tolerarem a latência para início do efeito da CsA.[21] Empecilhos ao tratamento com colírios de CsA, que fazem com que a adesão seja prejudicada, são a ardência ocular provocada e o longo período de latência até a melhora dos sintomas. Seu uso é contraindicado na vigência de infecção ocular e deve ser ponderado nos casos de ceratite prévia pelos vírus do herpes simples ou herpes zoster.[1-3,6,16]

Uma alternativa para o controle da inflamação da superfície ocular dos pacientes com DSj é o colírio de tacrolimo 0,03%, que apresenta mecanismo de ação similar à CsA. Esse inibidor de calcineurina foi capaz de trazer melhora subjetiva e objetiva aos pacientes com olho seco em estudo observacional prospectivo não controlado.[22] Estudo prospectivo controlado com 60 pacientes com DSj comparou a eficácia do uso de tacrolimo 0,03% *versus* ciclosporina 0,05%; ambas as drogas foram capazes de melhorar os sintomas da ceratite e reduzir a necessidade do uso de lágrima artificial de forma significante comparativamente ao placebo, mas sem diferença entre elas.[23]

Os colírios formulados com substâncias como a N-acetilcisteína (estudos de fase II)[24] e o lifitegrast[25] (inibidor da atividade de células T) não foram estudados na DSj e não estão disponíveis no nosso país. O sistema de administração tópica de medicamentos continua sendo a pedra angular para o tratamento do olho seco. Novos alvos moleculares e diferentes modalidades de entrega de fármacos, incluindo nanopartículas carreadoras e lentes de contato são avanços promissores para tratamento de olho seco, antagonista da integrina com propriedades imunomoduladoras e anti-inflamatórias e o diquafosol sódico (agonista do receptor purinérgico metabotrópico $P2Y_2$) já estão em fase de aprovação para o uso na doença do olho seco.[25]

COLÍRIO DE SORO AUTÓLOGO

A lágrima artificial, obviamente, não possui todos os componentes presentes na lágrima natural, como anticorpos, proteínas, lipídios e fatores de crescimento que ajudam na proteção, proliferação, migração e diferenciação do epitélio da córnea e da conjuntiva. Por sua vez, o soro autólogo, feito de derivados do sangue do próprio paciente, possui propriedades biomecânicas e bioquímicas (pH, nutrientes, vitaminas, fibronectina e fatores de crescimento) semelhantes às características encontradas na lágrima. O tratamento tópico com soro autólogo na forma de colírio promove efeito hidratante superficial e também um processo de regeneração orquestrado por vários fatores de crescimento e antimicrobianos, incluindo lisozimas, imunoglobulina G (IgG) e frações do complemento. Seu preparo segue as exigências da legislação que regula a produção dos hemoderivados. A necessidade de refrigeração, o risco de contaminação e o seu alto custo são alguns dos fatores que dificultam o acesso dos pacientes a esse tipo de tratamento.[5,6,26] O uso do colírio de soro autólogo mostrou-se eficaz e seguro no tratamento do olho seco grave nos pacientes com DSj, embora os resultados tenham sido mais expressivos na avaliação dos sintomas do que nos sinais objetivos observados no exame oftalmológico antes e após o tratamento.[27]

TRATAMENTO CIRÚRGICO PARA OLHO SECO

Pacientes refratários ao tratamento com lágrima artificial e anti-inflamatórios tópicos devem ser avaliados quanto à oclusão dos pontos lacrimais ou abordagens cirúrgicas mais invasivas. A oclusão pode ser cirúrgica e definitiva por cauterização dos pontos lacrimais (Figura 2) ou temporária com uso de implantes de silicone (Figura 3) ou colágeno. O procedimento pode ser realizado de forma rápida e segura no consultório e visa reduzir a drenagem e melhorar a retenção aquosa no filme lacrimal. Embora alguns estudos tenham descrito melhora significativa tanto para casos de olho seco por deficiência aquosa quanto evaporativo, a resposta parece melhor em pacientes com olho seco não Sjögren[28,29] e as evidências ainda são limitadas para seu uso na DSj.[6] Os riscos inerentes à técnica são a extrusão precoce ou a migração para dentro da via lacrimal causando canaliculite ou dacriocistite.[28,29]

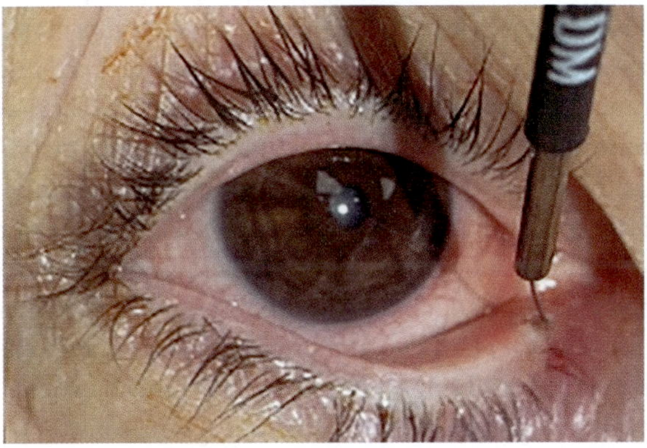

FIGURA 2 Oclusão cirúrgica do ponto lacrimal inferior.

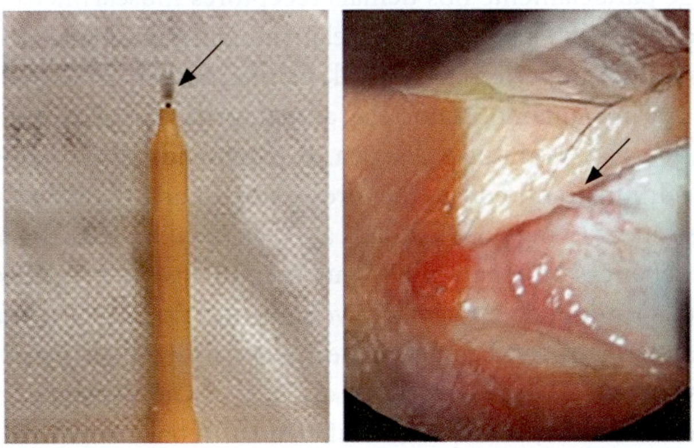

FIGURA 3 *Plug* de silicone para oclusão do ponto lacrimal superior.

A tarsorrafia é um procedimento cirúrgico considerado de simples execução pelos oftalmologistas e consiste na união das pálpebras superior e inferior para fechamento temporário ou definitivo, parcial ou total dos olhos. É adotada para tratamento de ceratopatias graves como as de natureza neurotrófica, por exposição da córnea, ou no olho seco refratário ou complicado. Tem como objetivo diminuir a evaporação da lágrima através da fenda palpebral ao limitar a exposição da superfície ocular, acelerando a cicatrização dos defeitos epiteliais persistentes. A tarsorrafia definitiva é feita através de suturas, e a temporária, com o uso de cola ou toxina botulínica.[30,31]

TRATAMENTO FARMACOLÓGICO SISTÊMICO

Secretagogos

A administração oral de fármacos com ação parassimpatomimética, como os agonistas dos receptores muscarínicos M3, constitui a principal intervenção sistêmica para pacientes com xerostomia e xeroftalmia. O tratamento secretagogo, baseado na estimulação da secreção das glândulas lacrimais e salivares por agentes como a pilocarpina e a cevimelina, é aprovado pelo FDA para controle da hipossalivação em pacientes com DSj e extrapolado no tratamento do olho seco.[16] Esses medicamentos são efetivos no controle da xeroftalmia e da xerostomia, segundo ensaios clínicos randomizados, que demonstram melhora dos sintomas, dos testes oculares, do fluxo salivar e redução na ocorrência de candidose oral.[32-37] Obviamente, o incremento na produção de saliva com o tratamento dependerá de algum grau residual de função exócrina das glândulas salivares, avaliadas por sialometria ou cintilografia salivar.[38]

Não possuindo ação específica para as glândulas salivares e lacrimais, a pilocarpina age paralelamente nos demais receptores muscarínicos (M1 a M5), o que lhe confere efeitos indesejados, relativamente comuns, dose-dependentes: sudorese, *flush*, hipertensão arterial, palpitações, cefaleia, tontura, turvação visual, lacrimejamento, sialorreia, aumento da frequência urinária, dor abdominal, náuseas, vômitos e diarreia. É recomendável, portanto, iniciar o tratamento administrando doses menores e aumentar lentamente até atingir a mínima dose eficaz (5 mg por via oral, 2 a 4 vezes ao dia).[1-5] As doenças cardiovasculares, hepáticas ou renais graves ou descompensadas, o glaucoma de ângulo estreito, a irite aguda e a asma grave são contraindicações para o uso dos agonistas colinérgicos.[11] Adicionalmente, a pilocarpina deve ser administrada com cautela aos pacientes portadores de doenças cardiovasculares, hipertensão arterial sistêmica, asma, bronquite, insuficiências renal e hepática, litíase vesicular e renal e uso de antagonistas beta-adrenérgicos.[11]

A cevimelina, não disponível no nosso país, é prescrita por via oral na dose de 30 mg três vezes ao dia. Atua mais especificamente nos receptores muscarínicos M3 do que a pilocarpina, assim tem menos efeitos colaterais, entretanto pode ocasionar especialmente náuseas, diarreia e sudorese.[35-37] A cevimelina apresentou um perfil de segurança mais adequado do que a pilocarpina em um estudo retrospectivo comparativo do tratamento da DSj.[39] Entre os pacientes tratados com pilocarpina, 47% descontinuaram o uso em decorrência dos efeitos colaterais, em comparação com 27% dos doentes tratados com cevimelina ($p = 0{,}020$).[39]

Outras opções terapêuticas

A N-acetilcisteína é um mucolítico bem conhecido e, quando administrada por via oral (200 mg três vezes ao dia), melhorou os sintomas de secura ocular e oral em um estudo controlado com um número pequeno de pacientes com DSj, principalmente associada à artrite reumatoide, e sem a utilização das métricas disponíveis atualmente.[40]

O uso dos ácidos gamalinoleico (15 mg) e linoleico (112 mg) duas vezes ao dia (aproximadamente duas cápsulas de 500 mg de óleo de linhaça) melhorou os sintomas de olho seco da DSj em estudo randomizado e duplo-cego controlado.[6] Todavia, existem resultados conflitantes na literatura.[6] Nesse aspecto, um estudo multicêntrico, randomizado e duplo-cego controlado recentemente publicado não evidenciou benefícios da suplementação oral de ômega-3 no controle do olho seco.[41]

TRATAMENTOS EMERGENTES

O uso de agentes imunobiológicos, como anticorpos monoclonais anti-CD20 (rituximabe), anti-BAFF (*anti-B-cell activating factor*) (belimumabe), anti-CD22 (epratuzumabe), inibidor do receptor do BAFF e agente de depleção de células B (ianalumabe), anticorpos anti-CD40 (iscalimabe) e antagonistas do ligante do CD40 (dazodalibep), parecem promissores no tratamento das manifestações sistêmicas da DSj, melhorando o ESSDAI [*European League Against Rheumatism (EULAR) Sjögren's Syndrome Disease Activity Index*] em pacientes com alta atividade de doença. Entretanto, os reais efeitos nas glândulas lacrimal e salivar ainda estão por ser definidos (vide Capítulo "Tratamento das manifestações sistêmicas: agentes biológicos e outras terapias farmacológicas em investigação").

REFERÊNCIAS

1. Ramos-Casals M, Tzioufas AG, Stone JH, Sisó A, Bosch X. Treatment of primary Sjögren syndrome: a systematic review. JAMA. 2010;304(4):452-60.
2. Ramos-Casals M, Brito-Zerón P, Sisó-Almirall A, Bosch X, Tzioufas AG. Topical and systemic medications for the treatment of primary Sjögren's syndrome. Nat Rev Rheumatol. 2012;8(7):399-411.
3. Brito-Zerón P, Retamozo S, Kostov B, et al. Efficacy and safety of topical and systemic medications: a systematic literature review informing the EULAR recommendations for the management of Sjögren's syndrome. RMD Open. 2019;5(2):e001064.
4. Valim V, Trevisani VF, Pasoto SG, et al. Recommendations for the treatment of Sjögren's syndrome. Rev Bras Reumatol. 2015;55(5):446-57.
5. Ramos-Casals M, Brito-Zerón P, Bombardieri S, et al. EULAR recommendations for the management of Sjögren's syndrome with topical and systemic therapies. Ann Rheum Dis. 2020;79(1):3-18.
6. Akpek EK, Lindsley KB, Adyanthaya RS, Swamy R, Baer AN, McDonnell PJ. Treatment of Sjögren's syndrome-associated dry eye an evidence-based review. Ophthalmology. 2011;118(7):1242-52.
7. Harris W. Omega-6 and omega-3 fatty acids: partners in prevention. Curr Opin Clin Nutr Metab Care. 2010;13(2):125-9.
8. O'Byrne C, O'Keeffe M. Omega-3 fatty acids in the management of dry eye disease- an updated systematic review and meta-analysis. Acta Ophthalmol. 2022 Sep 22. [Epub ahead of print.]
9. van der Reijden WA, Vissink A, Veerman EC, Amerongen AV. Treatment of oral dryness related complaints (xerostomia) in Sjögren's syndrome. Ann Rheum Dis. 1999;58(8):465-74.
10. Amarasena R, Bowman S. Sjögren's syndrome. Clin Med (Lond). 2007;7(1):53-6.
11. Pasoto SG, Lourenço SV, Prado LL, Guedes LKN. Síndrome de Sjögren. In: Martins MA, Carrilho FJ, Alves VAF, Castilho EA, Cerri GG (eds). Clínica médica. v. 5. 2ª ed. Barueri: Manole; 2016. p. 728-40.
12. Pasoto SG. Tratamento da síndrome sicca decorrente da síndrome de Sjögren. In: Fuller R (coord.), Ribeiro ACM, Assad APL, Saad CGS, Schainberg CG, Andrade DC, Andrade DCO, et al. Reumamecum 2016-2017. 3ª ed. São Paulo: Permanyer Brasil; 2016. p. 237-44.
13. Martins VAO, Floriano TF, Leon EP, et al. Primary dental care treatment in primary Sjögren's syndrome: a possible role in improving salivary flow rate. Clin Exp Rheumatol. 2022;40(12):2258-67.
14. Hahnel S, Behr M, Handel G, Bürgers R. Saliva substitutes for the treatment of radiation-induced xerostomia – a review. Support Care Cancer. 2009;17(11):1331-43.
15. Alves MB, Motta AC, Messina WC, Migliari DA. Saliva substitute in xerostomic patients with primary Sjögren's syndrome: a single-blind trial. Quintessence Int. 2004;35(5):392-6.
16. Vivino FB, Bunya VY, Massaro-Giordano G, et al. Sjogren's syndrome: an update on disease pathogenesis, clinical manifestations and treatment. Clin Immunol. 2019;203:81-121.
17. Jones L, Downie LE, Korb D, et al. TFOS DEWS II management and therapy report. Ocul Surf. 2017;15(3):575-628.
18. Belmonte C, Nichols JJ, Cox SM, et al. TFOS DEWS II pain and sensation report. Ocul Surf. 2017;15(3):404-37.
19. Marsh P, Pflugfelder SC. Topical nonpreserved methylprednisolone therapy for keratoconjunctivitis sicca in Sjögren syndrome. Ophthalmology. 1999;106(4):811-6.
20. de Paiva CS, Pflugfelder SC, Ng SM, Akpek EK. Topical cyclosporine A therapy for dry eye syndrome. Cochrane Database of Systematic Reviews. 2019;9(9):CD010051. doi: 10.1002/14651858.
21. Fondi K, Miháltz K, Vécsei-Marlovits PV. Efficacy of topical hydrocortisone in combination with topical ciclosporin A for the treatment of dry eye disease in patients with Sjögren syndrome. J Ophthalmol. 2021;2021:7584370.
22. Moscovici BK, Holzchuh R, Chiacchio BB, Santo RM, Shimazaki J, Hida RY. Clinical treatment of dry eye using 0.03% tacrolimus eye drops. Cornea. 2012;31(8):945-9.

23. Moawad P, Shamma R, Hassanein D, Ragab G, El Zawahry O. Evaluation of the effect of topical tacrolimus 0.03% versus cyclosporine 0.05% in the treatment of dry eye secondary to Sjogren syndrome. Eur J Ophthalmol. 2022;32(1):673-9.
24. Eghtedari Y, Oh LJ, Girolamo ND, Watson SL. The role of topical N-acetylcysteine in ocular therapeutics. Surv Ophthalmol. 2022;67(2):608-22.
25. Wu KY, Chen WT, Chu-Bédard YK, Patel G, Tran SD. Management of Sjogren's dry eye disease-advances in ocular drug delivery offering a new hope. Pharmaceutics. 2022;15(1):147.
26. Geerling G, Maclennan S, Hartwig D. Autologous serum eye drops for ocular surface disorders. Br J Ophthalmol. 2004;88(11):1467-74.
27. Wróbel-Dudzińska D, Przekora A, Kazimierczak P, Ćwiklińska-Haszcz A, Kosior-Jarecka E, Żarnowski T. The comparison between the composition of 100% autologous serum and 100% platelet-rich plasma eye drops and their impact on the treatment effectiveness of dry eye disease in primary Sjogren syndrome. J Clin Med. 2023;12(9):3126.
28. Liu T, Liu S, Gan M, He Y, Fu H, Xu M. Changes of dry eye parameters especially meibomian gland functions after punctal plugs insertion in aqueous-deficient dry eye patients. Front Med (Lausanne). 2022;9:849700.
29. Ervin AM, Law A, Pucker AD. Punctal occlusion for dry eye syndrome. Cochrane Database Syst Rev. 2017;6(6):CD006775.
30. Ellis MF, Daniell M. An evaluation of the safety and efficacy of botulinum toxin type A (BOTOX) when used to produce a protective ptosis. Clin Exp Ophthalmol. 2001;29(6):394-9.
31. Ozcan AA, Ulas B, Ciloglu E. Tarsorrhaphy with sutureless amnion transplantation: practical management of ocular surface pathologies. Beyoglu Eye J. 2022;7(4):313-9.
32. Papas AS, Sherrer YS, Charney M, et al. Successful treatment of dry mouth and dry eye symptoms in Sjögren's syndrome patients with oral pilocarpine: a randomized, placebo-controlled, dose-adjustment study. J Clin Rheumatol. 2004;10(4):169-77.
33. Vivino FB, Al-Hashimi I, Khan Z, et al. Pilocarpine tablets for the treatment of dry mouth and dry eye symptoms in patients with Sjögren syndrome: a randomized, placebo-controlled, fixed-dose, multicenter trial. P92-01 Study Group. Arch Intern Med. 1999;159(2):174-81.
34. Felberg S, Dantas PEC, Sato EH. Oral pilocarpine for the treatment of dry eye in patients with Sjögren's syndrome. Arq Bras Oftalmol. 2022;85(3):269-76.
35. Fife RS, Chase WF, Dore RK, et al. Cevimeline for the treatment of xerostomia in patients with Sjögren syndrome: a randomized trial. Arch Intern Med. 2002;162(11):1293-300.
36. Petrone D, Condemi JJ, Fife R, Gluck O, Cohen S, Dalgin P. A double-blind, randomized, placebo-controlled study of cevimeline in Sjögren's syndrome patients with xerostomia and keratoconjunctivitis sicca. Arthritis Rheum. 2002;46(3):748-54.
37. Ono M, Takamura E, Shinozaki K, et al. Therapeutic effect of cevimeline on dry eye in patients with Sjögren's syndrome: a randomized, double-blind clinical study. Am J Ophthalmol. 2004;138(1):6-17.
38. Rosas J, Ramos-Casals M, Ena J, et al. Usefulness of basal and pilocarpine-stimulated salivary flow in primary Sjögren's syndrome. Correlation with clinical, immunological and histological features. Rheumatology (Oxford). 2002;41(6):670-5.
39. Noaiseh G, Baker JF, Vivino FB. Comparison of the discontinuation rates and side-effect profiles of pilocarpine and cevimeline for xerostomia in primary Sjögren's syndrome. Clin Exp Rheumatol. 2014;32(4):575-7.
40. Walters MT, Rubin CE, Keightley SJ, Ward CD, Cawley MI. A double-blind, cross-over, study of oral N-acetylcysteine in Sjögren's syndrome. Scand J Rheumatol Suppl. 1986;61:253-8.
41. Maguire MG, Asbell PA; DREAM Study Research Group. n-3 Fatty acid supplementation and dry eye disease. N Engl J Med. 2018;379(7):691.

32

Tratamento das manifestações sistêmicas: glicocorticoides e drogas modificadoras de doença convencionais

Juliana D'Agostino Gennari
Sonia Cristina de Magalhães Souza Fialho
Sandra Gofinet Pasoto

PONTOS-CHAVE

- Atualmente, nenhuma terapia estudada mostrou-se capaz de ser direcionada simultaneamente aos sintomas glandulares e às complicações sistêmicas da doença de Sjögren (DSj).
- Enquanto o tratamento dos sintomas de secura envolve principalmente o uso de agentes sintomáticos, a abordagem das manifestações sistêmicas da doença é habitualmente realizada com glicocorticoides e imunossupressores, apesar da escassez da demonstração de eficácia em estudos clínicos.
- As decisões de tratamento são frequentemente tomadas com base na experiência do médico e na extrapolação dos efeitos dos medicamentos em manifestações clínicas semelhantes de outras doenças reumáticas autoimunes sistêmicas, principalmente artrite reumatoide e lúpus eritematoso sistêmico.
- Segundo as últimas recomendações da EULAR (*European League Against Rheumatism*), publicadas em 2020, o tratamento da DSj sistêmica deve ser conduzido em pacientes com doença ativa, de acordo com a gravidade órgão-específica e utilizando-se as definições do *EULAR Sjögren's Syndrome Disease Activity Index* (ESSDAI).
- Como regra geral, a abordagem pode seguir a utilização sequencial ou combinada de glicocorticoides, imunossupressores (leflunomida, metotrexato, azatioprina, micofenolato de mofetila ou ciclofosfamida) e imunobiológicos, não havendo uma orientação específica com relação à dose ou tempo de tratamento de indução ou de manutenção.
- Os agentes imunossupressores são utilizados especialmente como poupadores de glicocorticoide, sendo que não existem evidências que possam sugerir a utilização de um em detrimento de outro.
- As características e comorbidades dos pacientes devem ser levadas em consideração na escolha dos agentes imunossupressores, especialmente com relação ao quesito segurança.

INTRODUÇÃO

Apesar da maior compreensão com relação à fisiopatologia da doença de Sjögren (DSj), até o presente momento, nenhuma terapia estudada mostrou-se capaz de ser direcionada simultaneamente aos sintomas glandulares (secura) e às complicações sistêmicas dessa doença.[1]

Enquanto o tratamento dos sintomas de secura envolve principalmente o uso de agentes sintomáticos, a abordagem das manifestações sistêmicas da doença é habitualmente realizada com glicocorticoides e imunossupressores, apesar da ausência de medicações aprovadas e da escassez da demonstração de eficácia em estudos clínicos.[2,3] Por conseguinte, as decisões de tratamento são frequentemente tomadas com base na experiência do médico e na extrapolação dos efeitos dos medicamentos em manifestações clínicas semelhantes de outras doenças reumáticas autoimunes sistêmicas, como a artrite reumatoide e o lúpus eritematoso sistêmico.[4]

Neste capítulo, abordaremos o uso na prática clínica dos glicocorticoides e das drogas modificadoras de doenças reumáticas (DMARDs) convencionais para o tratamento da DSj.

RECOMENDAÇÕES GERAIS PARA O USO DOS GLICOCORTICOIDES E IMUNOSSUPRESSORES NA DOENÇA DE SJÖGREN

Segundo as últimas recomendações da EULAR (*European League Against Rheumatism*), publicadas em 2020, o tratamento da doença sistêmica deve ser conduzido em pacientes com doença ativa, de acordo com a gravidade órgão-específica e utilizando-se as definições do *EULAR Sjögren's Syndrome Disease Activity Index* (ESSDAI).[4,5] Como regra geral, a abordagem pode seguir a utilização sequencial ou combinada de glicocorticoides, imunossupressores (leflunomida, metotrexato, azatioprina, micofenolato de mofetila ou ciclofosfamida) e imunobiológicos, não havendo uma orientação específica com relação à dose ou tempo de tratamento de indução ou de manutenção.[4]

Quanto aos glicocorticoides, ainda que sua utilização na prática clínica seja baseada em relatos de casos, estudos retrospectivos ou prospectivos e em poucos ensaios clínicos randomizados, devem ser empregados na menor dose possível e pelo menor tempo necessário para o controle da atividade sistêmica.[4,6-8]

Já o uso dos fármacos imunossupressores tem como objetivo principal a redução da dose de glicocorticoides, sem fortes evidências de eficácia, nem de indicação preferencial de diferentes drogas. Nesse caso, as características e comorbidades do paciente em questão devem certamente ser levadas em consideração, especialmente com relação ao quesito segurança.[4,6,7]

O tratamento com os agentes biológicos, particularmente os que atuam em células B, deve ser considerado para os pacientes com manifestações sistêmicas refratárias aos glicocorticoides e imunossupressores. Assim sendo, o tratamento das manifestações sistêmicas na DSj segue geralmente o uso sequencial ou combinado de glicocorticoides, medicamentos imunossupressores e biológicos.[4,6,7]

HIDROXICLOROQUINA (HCQ) NA DOENÇA DE SJÖGREN

A HCQ tem sido recomendada para a terapêutica do envolvimento musculoesquelético na DSj, particularmente poliartralgia inflamatória e artrite,[4,6,7,9] porém com fraco nível de evidência baseado principalmente em estudos retrospectivos ou prospectivos abertos (Tabela 1).[10-17] No entanto, um ensaio clínico randomizado e controlado (estudo JOQUER) mostrou efeitos decepcionantes da HCQ, utilizada por um período de seis meses, no controle da sintomatologia de secura, dor e fadiga relacionada à DSj.[17]

TABELA 1 Principais estudos da hidroxicloroquina para o tratamento da doença de Sjögren

Autores	Ano	N	Desenho do estudo	Duração	Resultados
Kruize et al.[11]	1993	19	Prospectivo placebo controlado	12 meses	Sem melhora clínica ↓ Hipergamaglobulinemia
Fox et al.[12]	1996	50	Retrospectivo	24-48 meses	Melhora clínica: síndrome *sicca*/parotidite/artralgia/mialgia Melhora laboratorial: ↓ VHS/IgG
Tishler et al.[13]	1999	14	Prospectivo aberto	12 meses	Melhora clínica parcial: xerostomia/parotidite/artralgia Melhora laboratorial: ▪ ↓ VHS/PCR, gamaglobulina ▪ ↓ IL-6 salivar e sérica
Rihl et al.[14]	2009	35	Retrospectivo	6 meses	↑ Fluxo salivar ↓ Teste de Schirmer Sem avaliar síndrome *sicca*
Cankaya et al.[15]	2010	30	Prospectivo aberto	30 semanas	Sem melhora da síndrome *sicca*

(continua)

TABELA 1 Principais estudos da hidroxicloroquina para o tratamento da doença de Sjögren *(continuação)*

Autores	Ano	N	Desenho do estudo	Duração	Resultados
Yavuz et al.[16]	2011	32	Prospectivo aberto	48 meses	Melhora da síndrome *sicca* Melhora das medidas objetivas ↓ BAFF lacrimal
Gottenberg et al.[17]	2014	120	Placebo controlado duplo-cego	24 semanas	Não atingiu o desfecho primário (↓ em 2 de 3 escalas: secura, fadiga e dor)

BAFF: *B-cell activating fator*; IgG: imunoglobulina G; IL: interleucina; N: número de pacientes; PCR: proteína C-reativa; VHS: velocidade de hemossedimentação.
Fonte: Pasoto SG.[10]

Vale ressaltar que, recentemente, foi publicada uma reanálise do estudo JOQUER utilizando uma nova proposta de estratificação dos pacientes com DSj conforme o *Newcastle Sjögren's Stratification Tool* (NSST), que classifica os doentes com base nos sintomas de secura, dor, fadiga, ansiedade e depressão em quatro subgrupos: alta carga de sintomas, dor dominante com fadiga, secura dominante com fadiga e baixa carga de sintomas.[18] Esse estudo de reanálise mostrou principalmente que o subgrupo com alta carga de sintomas pode ter benefícios com a HCQ, já que apresentou melhora do *EULAR Sjögren's Syndrome Reported Index* (ESSPRI) (um instrumento com três escalas visuais: secura ocular e oral, fadiga e dor)[19] em relação ao grupo placebo.[18]

O mecanismo de ação da HCQ na DSj ainda não está totalmente compreendido, contudo os principais efeitos podem resultar de sua interferência na atividade lisossômica, autofagia e sinalização dos receptores *Toll-like* (TLR), levando à inibição da produção de citocinas e modulação das moléculas coestimuladoras.[9,20] Além disso, sabe-se que a terapia com HCQ nos pacientes com DSj diminui os valores da velocidade de hemossedimentação (VHS), os níveis de imunoglobulina G (IgG) e atua na redução da assinatura do interferon (IFN).[21]

AGENTES IMUNOSSUPRESSORES

O metotrexato e a leflunomida podem também ser indicados para a terapêutica da DSj, particularmente para o envolvimento articular inflamatório, inclusive associados à HCQ, e parotidite.[4,6,7,22]

Nesse contexto, resultados promissores foram relatados em um ensaio clínico randomizado e controlado da combinação de HCQ com leflunomida (estudo RepurpSS-I), no qual foi demonstrada uma redução significativa de pelo menos quatro pontos do índice ESSDAI.[23] Posteriormente, observou-se que essa combinação de drogas atua sobre as células dendríticas plasmocitoides, diminuindo a produção das proteínas associadas ao IFN tipo I e, consequentemente, levando à redução da hiperatividade dos linfócitos B na DSj.[24] Observou-se ainda que as proteínas associadas ao IFN, em particular a galectina-9 sérica, são biomarcadores promissores da resposta clínica à combinação de HCQ/leflunomida na DSj avaliada através do ESSDAI.[24]

Conforme as principais recomendações nacionais e internacionais, o tratamento com glicocorticoides em altas doses (pulsoterapia), em associação com os medicamentos imunossupressores (como a azatioprina, o micofenolato de mofetila e a ciclofosfamida endovenosa), deve ser utilizado especificamente para os pacientes com envolvimento sistêmico grave (p. ex.: acometimento neurológico, doença intersticial pulmonar, vasculite e glomerulonefrite).[4,6]

A azatioprina é recomendada em casos de complicações sistêmicas da DSj, como na doença intersticial pulmonar e no envolvimento neurológico, porém sem um adequado nível de evidência.[25-27] Já a ciclofosfamida intravenosa é uma medicação reservada a alguns pacientes com DSj e envolvimento sistêmico grave, como manifestações do sistema nervoso central, mononeurite múltipla, glomerulonefrite e doença intersticial pulmonar.[4,6]

O micofenolato de mofetila (MMF) é um pró-fármaco do agente ativo ácido micofenólico, o qual tem sido utilizado como um medicamento poupador de glicocorticoides no tratamento de doenças autoimunes sistêmicas, incluindo o lúpus eritematoso sistêmico e as vasculites primárias. Como os linfócitos T e B desempenham um papel fundamental na fisiopatogenia da DSj, o MMF tem sido sugerido como um agente promissor no tratamento dessa doença.[28,29]

De fato, embora não haja ensaios clínicos randomizados e controlados comprovando sua real eficácia na DSj, o MMF tem sido comumente utilizado para o tratamento dessa doença na prática clínica,[28,29] inclusive como um medicamento de manutenção após o tratamento com rituximabe.[30] Além disso, existem relatos de casos sugerindo que a terapia combinada com Ig intravenosa e MMF pode melhorar o quadro da neuropatia sensorial de longa data refratário ao tratamento com glicocorticoides e azatioprina; enquanto outros estudos também relataram que o MMF pode ser uma alternativa eficaz aos glicocorticoides para o tratamento da hipofisite linfocítica associada à DSj.[31,32]

Há ainda relatos de que o MMF parece ser também uma opção no tratamento da agranulocitose refratária a altas doses de prednisona, ao fator estimulante de colônias de granulócitos-macrófagos e à ciclosporina em pacientes com DSj.[33] Além disso, em casos de nefrite tubulointersticial na DSj, o tratamento com MMF proporcionou melhora da função renal.[34,35] Também existem evidências de que o tratamento com MMF pode melhorar ou manter a estabilidade da ganglionopatia relacionada à DSj.[36]

A Tabela 2 resume as opções terapêuticas para os vários acometimentos sistêmicos da DSj e, na Figura 1, apresentamos os esquemas terapêuticos propostos pelas recomendações da EULAR,[4] as quais fornecem orientações para o manejo dessa doença, embora amplamente baseadas na opinião de especialistas e com fraco nível de evidência. Vale ressaltar que vários estudos visando novas terapias estão em andamento, incluindo um estudo randomizado e controlado que está avaliando a terapia combinada de hidroxicloroquina com leflunomida ou com MMF [*New Clinical End-Points in Patients with Primary Sjögren's Syndrome (NECESSITY), ClinicalTrials.gov Identifier*: NCT05113004].

TABELA 2 Resumo das opções terapêuticas para os vários acometimentos sistêmicos da doença de Sjögren

	Poliartralgia inflamatória/ poliartrite	Vasculite	Bronquiolite/ pneumonite	Nefrite tubulointersticial	Glomerulonefrite	Neuropatia periférica	Mononeurite múltipla	Ganglionopatia	SNC
Glicocorticoide	AINH ou pred (↓)	Pred (↑)	Pred (↑)[e]	Pred (↑)	Pred (↑)	Pred (↑)	Pred (↑)	Pred (↑)	Pred (↑)
DMARDs	HCQ ou MTX ou LEF ou AZA[25]	AZA ou MMF ou CICLO[c]	AZA[37] ou MMF ou CICLO[c, 37,38]	AZA ou MMF[35,40]	CICLO[41] ou MMF[41]	AZA ou CICLO[c] ou MMF	CICLO[c, 45] ou AZA	AZA[36] ou CICLO[c, 36] ou MMF[36]	CICLO[c, 45,47] ou AZA
Rituximabe[a]	Sim ou abatacepte	Sim[d]	Sim[37,39]	Sim	Sim[41]	Sim[42]	Sim[42, d]	Sim[36]	Sim
Tratamentos adjuvantes	Fisioterapia Prática de exercícios[b]			Acidose tubular renal:[35] reposição de HCO^{3-} e K^+		Imunoglobulina IV em casos refratários[43,44]		Imunoglobulina IV em casos refratários[36,46]	

[a]Em casos refratários aos imunossupressores ou com contraindicações aos mesmos, pode ser iniciado o rituximabe. [b]É importante diagnosticar e tratar adequadamente a fibromialgia, que pode associar-se à doença de Sjögren. [c]A ciclofosfamida é administrada na forma de pulsos mensais intravenosos na dose de 0,5 a 1 g/m² de superfície corporal. [d]Boa resposta com o rituximabe particularmente nas manifestações sistêmicas associadas com crioglobulinemia. [e]O tratamento da bronquiolite pode ser iniciado com corticoide inalatório.

↑: dose alta (1 mg/kg/dia de prednisona ou pulso intravenoso de metilprednisolona – 1 g/dia por 3 dias consecutivos); ↓: dose baixa (< 20 mg/dia de prednisona); AINH: anti-inflamatório não hormonal; AZA: azatioprina; CICLO: ciclofosfamida; DMARDs: drogas modificadoras de doenças reumáticas; HCQ: hidroxicloroquina; IV: intravenoso; LEF: leflunomida; MMF: micofenato de mofetila; MTX: metotrexato; pred: prednisona; SNC: sistema nervoso central.

Fonte: Pasoto SG.[10]

Envolvimento glandular

1ª linha: sintomáticos (AINH)
2ª linha: glicocorticoides sistêmicos
Refratários: RTX/BLM (afastar neoplasias, infecções e outros)

Envolvimento articular

Artralgia e artrite (ESSDAI – baixa atividade)
1ª linha: AINH
2ª linha: hidroxicloroquina
Artrite (ESSDAI – moderada/alta atividade)
1ª linha: hidroxicloroquina e glicocorticoides sistêmicos
2ª linha: imunossupressor oral (MTX, LEF, AZA)*
Refratários: RTX ou ABA

Envolvimento pulmonar

Envolvimento bronquiolar
1ª linha: medicamentos inalatórios
Envolvimento bronquiolar não responsivo
1ª linha: glicocorticoides sistêmicos
Envolvimento intersticial (ESSDAI – moderada atividade)
1ª linha: glicocorticoides sistêmicos
Envolvimento intersticial (ESSDAI – moderada atividade) não responsivo e envolvimento intersticial (ESSDAI – alta atividade)
1ª linha: glicocorticoides sistêmicos
2ª linha: imunossupressor oral (AZA, MMF)**
Refratários: CICLO ou RTX

Envolvimento do sistema nervoso periférico (SNP)

Neurite múltipla e polineuropatia axonal relacionada à vasculite
1ª linha: glicocorticoides sistêmicos
2ª linha: imunossupressor oral ou RTX (crioglobulinas)
Refratários: CICLO e/ou plasmaférese (crioglobulinas)
Polineuropatia axonal sensitiva
1ª linha: sintomáticos (dor neuropática)
Polineuropatia axonal sensitiva não responsiva, polineuropatia axonal motora, ganglionopatia e PIDC
1ª linha: imunoglobulina IV
2ª linha: metilprednisolona IV (pulsos)
Refratários: CICLO

Envolvimento cutâneo

Eritema anular limitado
1ª linha: glicocorticoides tópicos
Eritema anular limitado não responsivo e eritema anular difuso
1ª linha: hidroxicloroquina e/ou glicocorticoides sistêmicos
2ª linha: outros antimaláricos com/sem glicocorticoides sistêmicos
Vasculite cutânea (ESSDAI – moderada atividade)
1ª linha: glicocorticoides sistêmicos
Vasculite cutânea não responsiva e vasculite cutânea ESSDAI – alta atividade
1ª linha: glicocorticoides sistêmicos
2ª linha: imunossupressor oral (MTX, AZA, MMF) ou RTX **(crioglobulinas)**
Refratários: CICLO com/sem plasmaférese **(crioglobulinas)**

Envolvimento renal

Envolvimento tubular e glomerulonefrite (ESSDAI – baixa atividade)
1ª linha: sintomáticos (correção da acidose metabólica/níveis de K+)
2ª linha: glicocorticoides sistêmicos
Envolvimento tubular e glomerulonefrite (ESSDAI – baixa atividade) não responsivo e ESSDAI – moderada atividade
1ª linha: glicocorticoides sistêmicos
2ª linha: imunossupressor oral (AZA, MMF)***
Envolvimento tubular e glomerulonefrite (ESSDAI – moderada atividade) não responsivo e ESSDAI – alta atividade
1ª linha: glicocorticoides sistêmicos
2ª linha: CICLO ou RTX **(crioglobulinas)**
Refratários: plasmaférese **(crioglobulinas)**

Envolvimento do sistema nervoso central (SNC)

Meningite linfocítica
1ª linha: sintomáticos (afastar outras causas)
Vasculite do SNC, neuromielite óptica (NMO) e meningite linfocítica não responsiva
1ª linha: glicocorticoides sistêmicos
2ª linha: CICLO
Refratários: RTX e/ou plasmaférese, Ecu (NMO e ACQ4 positivo)
Esclerose múltipla (EM)-símile
Considerar terapia específica para EM

Envolvimento hematológico

Neutropenia (< 500/mm³)
Considerar G-CSF (principalmente no caso de infecção)
Neutropenia não responsiva, trombocitopenia (< 20.000/mm³) e anemia hemolítica (Hb 8-10 g/dL)
1ª linha: glicocorticoides sistêmicos
Trombocitopenia (< 20.000/mm³) não responsiva e anemia hemolítica (Hb < 8 g/dL)
1ª linha: glicocorticoides sistêmicos e imunoglobulina IV
2ª linha: RTX
Considerar plasmaférese ou CICLO

FIGURA 1 Representação esquemática das recomendações de tratamento da DSj da EULAR.

*Não existem trabalhos de comparação direta; o MTX é o mais frequentemente utilizado; como alternativas, usar LEF ou AZA. **Não existem trabalhos de comparação direta; AZA é a mais frequentemente utilizada; como alternativas usar MMF ou CICLO. ***Não existem trabalhos de comparação direta; considerar AZA, MMF ou CICLO. ABA: abatacepte; ACQ4: antiaquaporina-4; AINH: anti-inflamatórios não hormonais; AZA: azatioprina; BLM: belimumabe; CICLO: ciclofosfamida; DSj: doença de Sjögren; Ecu: eculizumabe; ESSDAI: *EULAR Sjögren's Syndrome Disease Activity Index*; EULAR: *European League Against Rheumatism*; G-CSF: *granulocyte colony-stimulating fator*; IV: intravenoso; LEF: leflunomida; MMF: micofenolato de mofetila; MTX: metotrexato; PIDC: polirradiculoneuropatia inflamatória desmielinizante crônica; RTX: rituximabe.

REFERÊNCIAS

1. Ritter J, Chen Y, Stefanski AL, Dörner T. Current and future treatment in primary Sjögren's syndrome – a still challenging development. Joint Bone Spine. 2022;89(6):105406.
2. Brito-Zerón P, Retamozo S, Kostov B, et al. Efficacy and safety of topical and systemic medications: a systematic literature review informing the EULAR recommendations for the management of Sjögren's syndrome. RMD Open. 2019;5(2):e001064.
3. van der Heijden EH, Hartgring SA, Kruize AA, Radstake TR, van Roon JA. Additive immunosuppressive effect of leflunomide and hydroxychloroquine supports rationale for combination therapy for Sjögren's syndrome. Expert Rev Clin Immunol. 2019;15(7):801-8.
4. Ramos-Casals M, Brito-Zerón P, Bombardieri S, et al. EULAR recommendations for the management of Sjögren's syndrome with topical and systemic therapies. Ann Rheum Dis. 2020;79(1):3-18.
5. Seror R, Ravaud P, Bowman SJ, et al. EULAR Sjogren's syndrome disease activity index: development of a consensus systemic disease activity index for primary Sjogren's syndrome. Ann Rheum Dis. 2010;69(6):1103-9.
6. Valim V, Trevisani VF, Pasoto SG, et al. Recommendations for the treatment of Sjögren's syndrome. Rev Bras Reumatol. 2015;55(5):446-57.
7. Carsons SE, Vivino FB, Parke A, et al. Treatment guidelines for rheumatologic manifestations of Sjögren's syndrome: use of biologic agents, management of fatigue, and inflammatory musculoskeletal pain. Arthritis Care Res (Hoboken). 2017;69(4):517-27.
8. Priori R, Mastromanno L, Izzo R. What about glucocorticoids in primary Sjögren's syndrome? Clin Exp Rheumatol. 2020;38 Suppl 126(4):237-44.
9. Wang X, Zhang T, Guo Z, et al. The efficiency of hydroxychloroquine for the treatment of primary Sjögren's syndrome: a systematic review and meta-analysis. Front Pharmacol. 2021;12:693796.
10. Pasoto SG. Contribuição para o estudo da síndrome de Sjögren primária [tese livre-docência]. São Paulo: Faculdade de Medicina, Universidade de São Paulo; 2021.
11. Kruize AA, Hené RJ, Kallenberg CG, et al. Hydroxychloroquine treatment for primary Sjögren's syndrome: a two year double blind crossover trial. Ann Rheum Dis. 1993;52(5):360-4.
12. Fox RI, Dixon R, Guarrasi V, Krubel S. Treatment of primary Sjögren's syndrome with hydroxychloroquine: a retrospective, open-label study. Lupus. 1996;5 Suppl 1:S31-6.
13. Tishler M, Yaron I, Shirazi I, Yaron M. Hydroxychloroquine treatment for primary Sjögren's syndrome: its effect on salivary and serum inflammatory markers. Ann Rheum Dis. 1999;58(4):253-6.
14. Rihl M, Ulbricht K, Schmidt RE, Witte T. Treatment of sicca symptoms with hydroxychloroquine in patients with Sjogren's syndrome. Rheumatology (Oxford). 2009;48(7):796-99.
15. Cankaya H, Alpöz E, Karabulut G, Güneri P, Boyacioglu H, Kabasakal Y. Effects of hydroxychloroquine on salivary flow rates and oral complaints of Sjögren patients: a prospective sample study. Oral Surg Oral Med Oral Pathol Oral Radiol Endod. 2010;110(1):62-7.
16. Yavuz S, Asfuroğlu E, Bicakcigil M, Toker E. Hydroxychloroquine improves dry eye symptoms of patients with primary Sjogren's syndrome. Rheumatol Int. 2011;31(8):1045-9.
17. Gottenberg JE, Ravaud P, Puéchal X, et al. Effects of hydroxychloroquine on symptomatic improvement in primary Sjögren syndrome: the JOQUER randomized clinical trial. JAMA. 2014;312(3):249-58.
18. Collins A, Lendrem D, Wason J, et al. Revisiting the JOQUER trial: stratification of primary Sjögren's syndrome and the clinical and interferon response to hydroxychloroquine. Rheumatol Int. 2021;41(9):1593-600.
19. Seror R, Ravaud P, Mariette X, et al. EULAR Sjogren's Syndrome Patient Reported Index (ESSPRI): development of a consensus patient index for primary Sjogren's syndrome. Ann Rheum Dis. 2011;70(6):968-72.

20. Schrezenmeier E, Dörner T. Mechanisms of action of hydroxychloroquine and chloroquine: implications for rheumatology. Nat Rev Rheumatol. 2020;16(3):155-66.
21. Bodewes ILA, Gottenberg JE, van Helden-Meeuwsen CG, Mariette X, Versnel MA. Hydroxychloroquine treatment downregulates systemic interferon activation in primary Sjögren's syndrome in the JOQUER randomized trial. Rheumatology (Oxford). 2020;59(1):107-11.
22. Vivino FB, Bunya VY, Massaro-Giordano G, et al. Sjogren's syndrome: an update on disease pathogenesis, clinical manifestations and treatment. Clin Immunol. 2019;203:81-121.
23. van der Heijden EHM, Blokland SLM, Hillen MR, et al. Leflunomide–hydroxychloroquine combination therapy in patients with primary Sjögren's syndrome (RepurpSS-I): a placebo-controlled, double-blinded, randomised clinical trial. Lancet Rheumatol. 2020;2:e260-9.
24. Hamkour S, van der Heijden EH, Lopes AP, et al. Leflunomide/hydroxychloroquine combination therapy targets type I IFN-associated proteins in patients with Sjögren's syndrome that show potential to predict and monitor clinical response. RMD Open. 2023;9(3):e002979.
25. Price EJ, Rigby SP, Clancy U, Venables PJ. A double blind placebo controlled trial of azathioprine in the treatment of primary Sjögren's syndrome. J Rheumatol. 1998;25(5):896-9.
26. Hawley RJ, Hendricks WT. Treatment of Sjögren syndrome myelopathy with azathioprine and steroids. Arch Neurol. 2002;59(5):875.
27. Naniwa T, Takeda Y. Long-term remission of pulmonary veno-occlusive disease associated with primary Sjögren's syndrome following immunosuppressive therapy. Mod Rheumatol. 2011;21(6):637-40.
28. Chen W, Lin J. Mycophenolate for the treatment of primary Sjögren's syndrome. J Transl Int Med. 2020;8(3):146-9.
29. Pontarini E, Lucchesi D, Bombardieri M. Current views on the pathogenesis of Sjögren's syndrome. Curr Opin Rheumatol. 2018;30(2):215-21.
30. Ahmadi-Simab K, Lamprecht P, Nölle B, Ai M, Gross WL. Successful treatment of refractory anterior scleritis in primary Sjogren's syndrome with rituximab. Ann Rheum Dis. 2005;64(7):1087-8.
31. Danieli MG, Pettinari L, Morariu R, Monteforte F, Logullo F. Intravenous immunoglobulin and mycophenolate mofetil for long-standing sensory neuronopathy in Sjögren's syndrome. Case Reports Immunol. 2012;2012:186320.
32. Louvet C, Maqdasy S, Tekath M, et al. Infundibuloneurohypophysitis associated with Sjögren syndrome successfully treated with mycophenolate mofetil: a case report. Medicine (Baltimore). 2016;95(13):e3132.
33. Fialho SC, Bergamaschi S, Neves FS, Zimmermann AF, Castro GR, Pereira IA. Mycophenolate mofetil in primary Sjögren's syndrome: a treatment option for agranulocytosis. Rev Bras Reumatol. 2012;52(2):297-9. English, Portuguese.
34. Wang CC, Shiang JC, Huang WT, Lin SH. Hypokalemic paralysis as primary presentation of Fanconi syndrome associated with Sjögren syndrome. J Clin Rheumatol. 2010;16(4):178-80.
35. Evans RD, Laing CM, Ciurtin C, Walsh SB. Tubulointerstitial nephritis in primary Sjögren syndrome: clinical manifestations and response to treatment. BMC Musculoskelet Disord. 2016 5;17:2.
36. Pereira PR, Viala K, Maisonobe T, et al. Sjögren sensory neuronopathy (Sjögren ganglionopathy): long-term outcome and treatment response in a series of 13 cases. Medicine (Baltimore). 2016;95(19):e3632.
37. Roca F, Dominique S, Schmidt J, et al. Interstitial lung disease in primary Sjögren's syndrome. Autoimmun Rev. 2017;16(1):48-54.
38. Shi JH, Liu HR, Xu WB, et al. Pulmonary manifestations of Sjögren's syndrome. Respiration. 2009;78(4):377-86.
39. Gottenberg JE, Cinquetti G, Larroche C, et al. Efficacy of rituximab in systemic manifestations of primary Sjogren's syndrome: results in 78 patients of the Autoimmune and Rituximab registry. Ann Rheum Dis. 2013;72(6):1026-31.

40. Jasiek M, Karras A, Le Guern V, et al. A multicentre study of 95 biopsy-proven cases of renal disease in primary Sjögren's syndrome. Rheumatology (Oxford). 2017;56(3):362-70.
41. François H, Mariette X. Renal involvement in primary Sjögren syndrome. Nat Rev Nephrol. 2016;12(2):82-93.
42. Mekinian A, Ravaud P, Hatron PY, et al. Efficacy of rituximab in primary Sjogren's syndrome with peripheral nervous system involvement: results from the AIR registry. Ann Rheum Dis. 2012;71(1):84-7.
43. Morozumi S, Kawagashira Y, Iijima M, et al. Intravenous immunoglobulin treatment for painful sensory neuropathy associated with Sjögren's syndrome. J Neurol Sci. 2009;279(1-2):57-61.
44. Rist S, Sellam J, Hachulla E, et al. Experience of intravenous immunoglobulin therapy in neuropathy associated with primary Sjögren's syndrome: a national multicentric retrospective study. Arthritis Care Res (Hoboken). 2011;63(9):1339-44.
45. Delalande S, de Seze J, Fauchais AL, et al. Neurologic manifestations in primary Sjögren syndrome: a study of 82 patients. Medicine (Baltimore). 2004;83(5):280-91.
46. Takahashi Y, Takata T, Hoshino M, Sakurai M, Kanazawa I. Benefit of IVIG for long-standing ataxic sensory neuronopathy with Sjögren's syndrome. IV immunoglobulin. Neurology. 2003;60(3):503-5.
47. de Seze J, Delalande S, Fauchais AL, et al. Myelopathies secondary to Sjögren's syndrome: treatment with monthly intravenous cyclophosphamide associated with corticosteroids. J Rheumatol. 2006;33(4):709-11.

33

Tratamento das manifestações sistêmicas: agentes biológicos e outras terapias farmacológicas em investigação

Virginia Fernandes Moça Trevisani
Valéria Valim

PONTOS-CHAVE

- O racional para o uso de imunobiológicos na doença de Sjögren (DSj) é atingir alvos terapêuticos que apresentam importante participação na patogênese da doença.
- O imunobiológico mais estudado tem sido o rituximabe, que, até o momento, não mostrou resultados favoráveis na síndrome seca, mas obteve alguns resultados nas manifestações sistêmicas da doença.
- Outras formas de inibição da ativação das células B, assim como novas intervenções farmacológicas, estão sendo avaliadas na DSj com resultados promissores, principalmente com redução no escore de atividade sistêmica [*European League Against Rheumatism (EULAR) Sjögren's Syndrome Disease Activity Index* (ESSDAI)].
- O abatacepte não mostrou resultados favoráveis em ensaios clínicos randomizados no tratamento da DSj.

INTRODUÇÃO

O tratamento da doença de Sjögren (DSj) é um grande desafio. É muito importante ressaltar que o tratamento dessa doença não apresentou grandes avanços nos últimos anos, sendo em grande parte voltado para os sintomas e, até o presente, não existem fármacos que tenham mostrado eficácia na preservação da função das glândulas exócrinas.[1,2] Com respeito ao tratamento das manifestações sistêmicas da DSj, existe falta de evidências, principalmente por escassez de pesquisas que avaliem a efetividade das intervenções com relação às diferentes manifestações clínicas. Não existem medicamentos aprovados para o tratamento da DSj. Estudos prospectivos observacionais e ensaios clínicos falharam em demonstrar efetividade da hidroxicloroquina, imunossupressores e imunobiológicos (infliximabe, etanercepte, anankinra, abatacepte, tocilizumabe e rituximabe), principalmente em desfechos como xeroftalmia, xerostomia, fadiga e dor em membros.[3-11]

IMUNOBIOLÓGICO

O racional para o uso de imunobiológicos na DSj é atingir alvos terapêuticos que apresentem importante participação na patogênese da doença. O imunobiológico mais estudado tem sido o rituximabe (anti-CD20), anticorpo monoclonal que leva à depleção dos linfócitos B por diferentes mecanismos.[12] O linfócito B tem um papel primordial na imunopatogênese da DSj. Várias evidências comprovam a sua participação, como elevados níveis do fator estimulador do linfócito B (BAFF) (do inglês, *B-cell activating factor*) no sangue e na saliva, presença de autoanticorpos, hipergamaglobulinemia, aumento de cadeias leves livres kappa e lambda, presença de centros germinativos ectópicos nos tecidos glandulares e a evolução para linfoma não Hodgkin de células B.[13-15]

No Quadro 1 estão expostos os resultados de estudos prospectivos e ensaios clínicos randomizados do rituximabe para o tratamento da DSj.[11,16-23] Como pode ser observado nesse quadro, o rituximabe, de maneira geral, tem ação diminuindo o grau de atividade sistêmica da DSj, contudo, faltam evidências precisas de seus possíveis benefícios quanto aos sintomas da síndrome seca ou à fadiga.

Neste aspecto, um estudo de revisão sistemática e metanálise com 276 pacientes com DSj, que receberam um ciclo de rituximabe (ou seja, duas infusões com a dose de 1 g separadas por um intervalo de 15 dias), não evidenciou melhora da secura oral (apesar de um efeito discreto no fluxo salivar), nem melhora da fadiga avaliada por escala visual, após 24 semanas do tratamento.[24] Tais achados foram confirmados por um segundo estudo de revisão sistemática e metanálise com 300 pacientes com DSj tratados com rituximabe, no qual não foram observadas evidências de melhora dos sintomas de secura oral, da fadiga, nem dos resultados objetivos do fluxo salivar e do teste de Schirmer.[25] Consequentemente, o rituximabe não tem sido recomendado para o tratamento da síndrome seca na DSj.[1,2] Por outro lado, os dois estudos[24,25] mostraram segurança razoável do rituximabe na DSj.

Em contraposição, o rituximabe tem sido recomendado para a terapêutica das manifestações sistêmicas graves da DSj, como vasculite, principalmente quando associada à presença de crioglobulinas; doença intersticial pulmo-

QUADRO 1 Estudos prospectivos abertos e ensaios clínicos controlados do rituximabe para o tratamento da doença de Sjögren

Autores	Ano	N	Desenho do estudo	Duração	Resultados
Dass et al.[16]	2008	17	ECRC	24 semanas 1 g IV dias 1 e 15	Não atingiu o desfecho primário (fadiga) ↑ SF-36
Meijer et al.[17]	2010	30	ECRC	48 semanas 1 g IV dias 1 e 15	Não atingiu o desfecho primário (fluxo salivar estimulado) Melhora dos sintomas de secura ocular e oral
Meiners et al.[18]	2012	28	Prospectivo *Open label*	60 semanas 1 g IV dias 1 e 15	↓ ESSDAI ↓ ESSPRI
Carubbi et al.[19]	2013	41	Caso-controle	120 semanas 1 g IV dias 1 e 15 2 ciclos vs. DMARDs	↓ ESSDAI ↓ Dor ↓ Fadiga ↑ Teste de Schirmer ↑ Fluxo salivar não estimulado
Gottenberg et al.[20]	2013	78	Prospectivo	Média: 34,9 meses 1 g IV dias 1 e 15 375 mg/m²/sem (4 sem)	↓ ESSDAI ↓ Dose de glicocorticoide
St Clair et al.[21]	2013	12	Prospectivo *Open label*	52 semanas 1 g IV dias 1 e 15	Melhora dos sintomas de secura oral e fadiga
Devauchelle-Pensec et al.[11]	2014	122	ECRC	24 semanas 1 g IV dias 1 e 15	Não atingiu o desfecho primário (melhora em pelo menos duas escalas: secura, fadiga, dor e avaliação global)
Bowman et al.[22]	2017	133	ECRC	48 semanas 1 g IV dias 1 e 15 1 g IV dias 168 e 183	Não atingiu o desfecho primário (melhora nas escalas de secura oral ou fadiga) ↓ ESSDAI (discreta)

DMARDs: drogas modificadoras de doença reumática; ECRC: ensaio clínico randomizado controlado; ESSDAI: *European League Against Rheumatism (EULAR) Sjögren's Syndrome Disease Activity Index*; ESSPRI: *EULAR Sjögren's Syndrome Reported Index*; IV: intravenoso; n: número de pacientes; SF-36: *Short Form 36 Questionnaire*.
Fonte: Pasoto SG.[23]

nar; neuropatia periférica, particularmente mononeurite múltipla associada à crioglobulinemia; comprometimento do sistema nervoso central; e glomerulonefrite[1,2,26] (Quadro 2). No entanto, as evidências para a recomendação do rituximabe nessas manifestações sistêmicas graves da DSj são fundamentadas em estudos observacionais prospectivos, retrospectivos e relatos de casos; não existem até o momento ensaios clínicos publicados que consolidem tais resultados.[27-29] Em um estudo observacional de série de casos, prospectivo, com a inclusão de 17 pacientes com DSj e diferentes formas de envolvimento do sistema nervoso periférico, foi possível observar melhora, principalmente no subgrupo de pacientes com envolvimento neurológico associado à presença de vasculite e crioglobulinemia[28] (Quadro 2). Por outro lado, não foi observada melhora clínica nos pacientes com diferentes envolvimentos do sistema nervoso central[27] (Quadro 2). Em um estudo observacional de série de casos, retrospectivo, com a inclusão de 10 pacientes, foi observada melhora nos parâmetros de avaliação da função pulmonar, incluindo a difusão de monóxido de carbono, após um ciclo de rituximabe e acompanhamento de 24 semanas nos pacientes com DSj e pneumonite intersticial[29] (Quadro 2).

QUADRO 2 Evidências do uso do rituximabe para tratamento de manifestações sistêmicas específicas na doença de Sjögren

Autores	Ano	N	Desenho do estudo	Duração	Resultados
Mekinian et al.[27]	2012	11 SNC	Prospectivo *Open label*	1 g x 2 – 9 (82%) 375 mg/m² x 4 – 2 (18%)	Não houve melhora do envolvimento do SNC
Mekinian et al.[28]	2012	17 SNP	Prospectivo *Open label*	1 g x 2 – 8 (47%) 375 mg/m² x 4 – 9 (53%)	Melhora do envolvimento do SNP associado à vasculite e/ou presença de crioglobulinas
Chen et al.[29]	2016	10 DIP	Retrospectivo *Open label*	1 g x 2 (pelo menos dois ciclos)	Melhora nos parâmetros de função pulmonar – DLCO e DLCO/Va

DIP: doença intersticial pulmonar; DLCO: difusão de CO_2; DLCO/Va: difusão de CO sobre volume alveolar; n: número de pacientes; SNC: sistema nervoso central; SNP: sistema nervoso periférico.

Os dados disponíveis na literatura sobre a efetividade do rituximabe para o tratamento dos acometimentos sistêmicos da DSj envolveram mais de 400 pacientes classificados de acordo com os critérios do Consenso Americano-Europeu (2002),[30] principalmente com o esquema terapêutico de duas infusões (com dose de 1 g em cada infusão) administradas com intervalo de 15 dias.[2] Em estudos não controlados, foi reportada uma taxa de resposta ao rituximabe no tratamento das manifestações sistêmicas da DSj de 60 a 100%, particularmente quando associado à presença de crioglobulinas.[2,20,28] No entanto, os resultados são discordantes com relação aos estudos que tiveram como um dos desfechos o ESSDAI [*European League Against Rheumatism (EULAR) Sjögren's Syndrome Disease Activity Index*];[31] em alguns estudos, foi relatada uma redução significativa na pontuação do ESSDAI após o tratamento com rituximabe, enquanto em outros, essa redução não foi observada.[11,18-20,22]

Com respeito ao belimumabe, anticorpo monoclonal humano dirigido ao BAFF solúvel, um estudo clínico observacional, prospectivo, aberto e sem grupo controle, com 30 pacientes com DSj, tinha como desfecho primário alcançar dois de cinco desfechos [30% de redução no *EULAR Sjögren's Syndrome Patient Reported Index* (ESSPRI)[32] e no ESSDAI,[31] diminuição de 25% nos marcadores de ativação de linfócitos B (β2, cadeias leves) e aumento de 25% da fração C4 do complemento].[33] Tal resultado foi alcançado em 60% dos pacientes. Foi observada uma diminuição significativa nos valores do ESSDAI e melhora do aumento das glândulas parótidas em 77% dos casos.[33] O estudo teve ainda uma segunda fase de extensão dos 19 pacientes que completaram um ano do tratamento com o belimumabe, na qual observou-se melhora clínica sustentada, no entanto não foram observadas melhoras significativas no fluxo salivar não estimulado ou na produção lacrimal, avaliada pelo teste de Schirmer.[34] Ensaios controlados desse agente são necessários. O belimumabe é recomendado para o tratamento da parotidite na falha dos anti-inflamatórios não hormonais e glicocorticoides.[2]

Provavelmente como consequência da depleção induzida pelo rituximabe dos linfócitos B, os quais são as células que mais expressam os receptores para o BAFF, poderia haver uma regulação reativa positiva do RNA mensageiro do BAFF, o que pode explicar o aumento dos níveis de BAFF verificado após o tratamento com o rituximabe e que pode ser responsável por perda da resposta a esse imunobiológico.[35] Assim, existe a possibilidade de que a associação sequencial do rituximabe e do belimumabe tenha um efeito sinérgico, como reportado em uma série de pacientes com DSj e vasculite crioglobulinêmica refratária ao tratamento com ciclofosfamida e rituximabe.[35] Resultados de tal associação em um estudo preliminar que incluiu 86 pacientes com DSj com atividade de doença moderada para alta, divididos em quatro grupos (placebo, rituximabe e belimumabe em monoterapia e associação de belimumabe e rituximabe) foram recém-publicados.[36] Foi demonstrado um perfil de segurança semelhante do uso combinado das medicações comparado com o uso em monoterapia e ao placebo. Com relação aos efeitos cínicos, foi observado aumento no fluxo salivar não estimulado e uma importante redução no ESSDAI ≥ 5 pontos em 65% dos pacientes em terapia combinada comparada com 13% do grupo placebo.[36]

Outras formas de inibição da ativação das células B estão sendo avaliadas no tratamento da DSj, incluindo um estudo prospectivo aberto com pequeno número de pacientes com o epratuzumabe,[37] anticorpo anti-CD22 humanizado, o qual mostrou benefícios na escala de fadiga, avaliação global do médico e articulações dolorosas.[37]

O iscalimabe (*ClinicalTrials.gov* NCT02291029), anticorpo monoclonal antirreceptor de membrana CD40, está sendo avaliado em ensaios clínicos randomizados multicêntricos *versus* placebo, já em fase 3, com resultados preliminares satisfatórios com relação à segurança, diminuição da citocina CXCL13 (*C-X-C motif chemokine ligand 13*) e com relação aos aspectos clínicos, com importante redução da atividade da doença pelo ESSDAI (Quadro 3).[38]

O antagonista do ligante do CD40 (dazodalibep) (*ClinicalTrials.gov* NCT04129164) foi recentemente avaliado em ensaio clínico randomizado *versus* placebo (fase 2) em pacientes com DSj, que apresentavam atividade moderada ou alta pelo ESSDAI (escore ≥ 5); o desfecho primário foi alcançado com diminuição significante dos escores do ESSDAI e do ESSPRI (Quadro 3).[39]

QUADRO 3 Novas terapias em investigação no tratamento da doença de Sjögren

Estudo	Droga	Tipo	Inclusão	Situação
NCT02291029	Anti-CD40 Iscalimabe	ECR – fase 2	ESSDAI ≥ 6	Finalizado ↓ ESSDAI
NCT02631538	Belimumabe e rituximabe	ECR – fase 2	ESSDAI ≥ 5 Anti-Ro/SS-A/ anti-La/SS-B Fluxo salivar > 0	Finalizado ↓ ESSDAI ≥ 5 pontos em 65% na terapia combinada
NCT02915159	Abatacepte	ECR – fase 2	ESSDAI ≥ 5 Anti-Ro/SS-A	Finalizado Sem diferença com placebo
NCT01782235	Tocilizumabe	ECR – fase 2	ESSDAI ≥ 5 Anti-Ro/SS-A/ anti-La/SS-B	Finalizado Sem diferença com placebo
NCT02149420	Ianalumabe Antirreceptor BAFF	ECR – fase 2	ESSDAI ≥ 6 Anti-Ro/SS-A/ anti-La/SS-B Fluxo salivar > 0	Finalizado ↓ ESSDAI

(continua)

QUADRO 3 Novas terapias em investigação no tratamento da doença de Sjögren *(continuação)*

Estudo	Droga	Tipo	Inclusão	Situação
NCT03100942	Filgotinibe (JAK-i) Lanraplenibe (SYK-i) Tirabrutinibe (BTK-i)	ECR – fase 2	ESSDAI ≥ 5 Anti-Ro/SS-A e/ou anti-La/SS-B	Finalizado Sem diferença com placebo
NCT05673993	Telitacicepte	ECR – fase 2	ESSDAI ≥ 5	Finalizado ↓ ESSDAI
NCT03247686	RSLV-132 Proteína de fusão RNase	ECR – fase 2	FACIT-F, ProF ESSPRI, ESSDAI	Finalizado Melhora significativa da fadiga pelo FACIT-F
NCT02464319	Interleucina-2	ECR – fase 2	ESSDAI > 6	Finalizado ↓ ESSDAI
NCT04129164	Dazodalibep Antagonista do ligante CD40	ECR – fase 2	ESSDAI ≥ 5	Finalizado ↓ ESSDAI
NCT04981145	Iguratimod	ECR – fase 2	ESSPRI, ESSDAI IgG e plaquetas	Finalizado ↓ ESSDAI ↓ ESSPRI ↓ IgG Melhora no teste de Schirmer Melhora nas plaquetas

BTK-i: inibidor da *Bruton's tyrosine kinase*; ECR: ensaio clínico randomizado; ESSDAI: *European League Against Rheumatism (EULAR) Sjögren's Syndrome Disease Activity Index*; ESSPRI: *EULAR Sjögren's Syndrome Patient Reported Index*; FACIT-F: *Functional Assessment of Chronic Illness Therapy-Fatigue*; IgG: imunoglobulina G; JAK-i: inibidor de janus kinase; ProF: *Profile of Fatigue*; SYK-i: inibidor da *spleen tirosine kinase*.

O telitacicepte (*ClinicalTrials.gov* NCT05673993) é uma proteína de fusão recombinante com capacidade de neutralizar o estimulador de linfócitos B (BLyS, do inglês, *B lymphocyte stimulator*) e o ligante indutor da proliferação (APRIL, do inglês, *A proliferation inducing ligand*), suprimindo assim o desenvolvimento e a sobrevivência de células plasmáticas e células B maduras. O medicamento foi avaliado recentemente em ensaio clínico randomizado (fase 2) com pequeno número de participantes em duas doses diferentes, 160 mg e 240 mg semanais, no total de 24 doses *versus* placebo, tendo como desfecho primário a redução no escore do ESSDAI, o que foi observado com ambas as doses com resultados significantemente superiores ao grupo placebo e não ocorreram eventos adversos graves (Quadro 3).[40]

Os resultados do ensaio clínico multicêntrico do ianalumabe (*ClinicalTrials.gov* NCT02962895), anticorpo monoclonal antirreceptor de BAFF *versus* placebo (fase 2) em pacientes com DSj, demonstraram como resultados importantes uma diminuição no escore do ESSDAI, principalmente no grupo de pacientes que usaram doses mais elevadas do medicamento (300 mg) e, com relação ao perfil de segurança, ocorreram três eventos adversos graves no grupo de pacientes que fizeram uso do medicamento (141 pacientes) e um no grupo placebo (49 pacientes) (Quadro 3).[41]

Mais pesquisas são necessárias para avaliar se tais imunobiológicos terão algum lugar no tratamento dos pacientes com DSj (Quadro 3).[37-41]

O abatacepte, proteína de fusão humana recombinante que inibe a ativação das células T, em estudos prospectivos com pequeno número de pacientes, levou à redução da pontuação do ESSDAI.[42,43] Entretanto, esses resultados não foram confirmados por dois estudos randomizados controlados.[10,44] O tratamento com abatacepte é recomendado para o controle das manifestações articulares da DSj após falha de hidroxicloroquina, glicocorticoides e imunossupressores.[2]

Recentemente, a inibição do receptor da interleucina-6 (IL-6), tocilizumabe (*ClinicalTrials.gov* NCT01782235), foi avaliada em ensaio clínico randomizado *versus* placebo, mas não houve diferença nos resultados com relação aos desfechos avaliados (redução no ESSDAI, ausência de ocorrência de atividade moderada ou grave em qualquer novo domínio do ESSDAI e ausência de piora na avaliação global pelo médico) entre os dois grupos.[45]

OUTRAS TERAPIAS FARMACOLÓGICAS EM INVESTIGAÇÃO

Nos últimos anos, temos observado um grande interesse científico no tratamento da DSj. No momento, estão registrados no *ClinicalTtrials.gov* 288 estudos finalizados e em andamento com diferentes abordagens terapêuticas para essa condição, considerada um grande desafio dentro das doenças reumáticas imunomediadas.[2,46] Dados preliminares dessas novas intervenções foram recentemente publicados e serão expostos a seguir.

Proteína de fusão RNase

Um ensaio clínico randomizado (fase 2) com 28 pacientes avaliou o biológico RSLV-132, que é uma proteína de fusão RNase (cataliticamente ativa), e a porção Fc da imunoglobulina (Ig) IgG1 (ClinicalTrials.gov NCT03247686).[47] Os principais desfechos avaliados foram os questionários de fadiga, o *Functional Assessment of Chronic Illness Therapy-Fatigue* (FACIT-F) e o *Profile of Fatigue* (ProF), ESSPRI e ESSDAI. Houve melhora significativa da fadiga pelo FACIT-F, porém mais estudos são necessários para avaliar o papel do RSLV-132 no tratamento dos pacientes com DSj (Quadro 3).[47]

Interleucina 2 (IL-2)

A IL-2 tem papel primordial na regulação dos linfócitos T CD4+, com importante papel no desenvolvimento e na proliferação dos linfócitos T reguladores [Treg(s)]. Estudos recentes demonstraram que existe uma alteração na função das Treg(s) na DSj, o que acaba facilitando a perda da tolerância imunológica, a hiper-reatividade das células B e a produção de autoanticorpos. Um ensaio clínico randomizado duplo-cego (*ClinicalTrials.gov* NCT02464319), com a participação de 60 pacientes, avaliou baixas doses de IL-2 recombinante humana (1:1) *versus* placebo nos pacientes com DSj, que apresentaram melhora no ESSDAI e no *Sjögren's Tool for Assessing Response* (STAR) na semana 24, com expansão de *pool* de linfócitos T reguladores ($CD3^{+}CD4^{+}CD25^{high}CD127^{low}$) e diminuição de interleucinas pró-inflamatórias, IL-17A e interferon-α (IFN-α) (Quadro 3).[48]

Iguratimod

O iguratimod é um imunomodulador que atua nos linfócitos T e B. O medicamento é aprovado no Japão e na China como droga modificadora de doença para ser usado no tratamento da artrite reumatoide. Tem como mecanismo de ação a inibição de citocinas inflamatórias, como IL-1β, IL-6, IL-8, IL-17, fator de necrose tumoral-α (TNFα) e IFN-c, e da produção de imunoglobulinas. Em recente ensaio clínico (*ClinicalTrials.gov* NCT04981145) realizado na China, após 12 semanas de tratamento, ambos os grupos de pacientes com DSj (iguratimod mais tratamento convencional *versus* tratamento convencional) apresentaram redução no ESSDAI, no ESSPRI, nos níveis de IgG, melhora no teste de Schirmer e nas plaquetas, sendo esses resultados superiores no grupo iguratimod associado ao tratamento convencional.[49] Com relação à segurança, apenas um paciente do grupo iguratimod apresentou aumento nas enzimas hepáticas, transaminase oxalacética (TGO) e pirúvica (TGP).[49] Mais estudos devem ser realizados para estabelecer o papel do iguratimod no tratamento da DSj (Quadro 3).

INIBIDORES DAS JANUS KINASES (JAKS) E OUTRAS MOLÉCULAS

Recente ensaio clínico randomizado (*ClinicalTrials.gov* NCT03100942) avaliou o uso de filgotinibe 200 mg (inibidor de JAK-1), lanraplenibe 30 mg [potente inibidor de *spleen tirosine kinase* (SYK), um dos reguladores das células B, monócitos e macrófagos] e tirabrutinibe 40 mg [potente inibidor da *Bruton's tyrosine kinase* (BTK), em desenvolvimento para o tratamento de linfomas de células B] *versus* placebo nos pacientes com DSj, tendo como critério de inclusão pacientes com ESSDAI ≥ 5 associado à presença de anticorpos anti-Ro/SS-A e/ou anti-La/SS-B, por um período de 24 semanas.[50] Os desfechos primários foram: redução ≥ 20% na proteína C-reativa (PCR) de alta sensibilidade e redução de 20% na escala visual analógica de três dos cinco critérios (doença global, dor, secura oral, secura ocular e fadiga) avaliados na semana 12. Com relação aos medicamentos filgotinibe, lanraplenibe e tirabrutinibe, as respostas foram 16,6%, 15,6% e 8,1%, respectivamente, superiores ao placebo. A redução do ESSDAI ocorreu em todos os grupos, inclusive no grupo placebo. Com relação à segurança, os tratamentos foram bem tolerados. O evento adverso mais observado foi o aumento das enzimas hepáticas TGO e TGP nos grupos que fizeram uso de lanraplenibe e tirabrutinibe, um paciente no grupo filgotinibe apresentou herpes zoster e insuficiência renal e outro sinusite (Quadro 3).[50]

Pelo exposto, podemos concluir que existe um grande avanço e um interesse crescente no tratamento da DSj, principalmente com relação ao envolvimento sistêmico, imunobiológicos e novas intervenções farmacológicas estão sendo avaliadas com resultados promissores.

REFERÊNCIAS

1. Valim V, Trevisani VF, Pasoto SG, et al. Recommendations for the treatment of Sjögren's syndrome. Rev Bras Reumatol. 2015;55(5):446-57.
2. Ramos-Casals M, Brito-Zerón P, Bombardieri S, et al. EULAR recommendations for the management of Sjögren's syndrome with topical and systemic therapies. Ann Rheum Dis. 2020;79(1):3-18.
3. Gottenberg JE, Ravaud P, Puéchal X, et al. Effects of hydroxychloroquine on symptomatic improvement in primary Sjögren syndrome: the JOQUER randomized clinical trial. JAMA. 2014;12(3):249-58.
4. Skopouli FN, Jagiello P, Tsifetaki N, Moutsopoulos HM. Methotrexate in primary Sjögren's syndrome. Clin Exp Rheumatol. 1996;14(5):555-8.
5. van Woerkom JM, Kruize AA, Geenen R, et al. Safety and efficacy of leflunomide in primary Sjögren's syndrome: a phase II pilot study. Ann Rheum Dis. 2007;66(8):1026-32.
6. Willeke P, Schlüter B, Becker H, Schotte H, Domschke W, Gaubitz M. Mycophenolate sodium treatment in patients with primary Sjögren syndrome: a pilot trial. Arthritis Res Ther. 2007;9(6):R115.
7. Norheim KB, Harboe E, Gøransson LG, Omdal R. Interleukin-1 inhibition and fatigue in primary Sjögren's syndrome – a double blind, randomised clinical trial. PLoS One. 2012;7(1):e30123.

8. Steinfeld SD, Demols P, Salmon I, Kiss R, Appelboom T. Infliximab in patients with primary Sjögren's syndrome: a pilot study. Arthritis Rheum. 2001;44(10):2371-5.
9. Zandbelt MM, de Wilde P, van Damme P, Hoyng CB, van de Putte L, van den Hoogen F. Etanercept in the treatment of patients with primary Sjögren's syndrome: a pilot study. J Rheumatol. 2004;31(1):96-101.
10. Baer AN, Gottenberg JE, St Clair EW, et al. Efficacy and safety of abatacept in active primary Sjögren's syndrome: results of a phase III, randomised, placebo-controlled trial. Ann Rheum Dis. 2021;80(3):339-48.
11. Devauchelle-Pensec V, Mariette X, Jousse-Joulin S, et al. Treatment of primary Sjögren syndrome with rituximabe: a randomized trial. Ann Intern Med. 2014;160(4):233-42.
12. Salles G, Barrett M, Foà R, et al. Rituximab in B-cell hematologic malignancies: a review of 20 years of clinical experience. Adv Ther. 2017;34(10):2232-73.
13. Nocturne G, Pontarini E, Bombardieri M, Mariette X. Lymphomas complicating primary Sjögren's syndrome: from autoimmunity to lymphoma. Rheumatology (Oxford). 2021;60(8):3513-21.
14. Du W, Han M, Zhu X, et al. The multiple roles of B cells in the pathogenesis of Sjögren's syndrome. Front Immunol. 2021;12:684999.
15. Mavragani CP, Moutsopoulos HM. Sjögren's syndrome: old and new therapeutic targets. J Autoimmun. 2020;110:102364.
16. Dass S, Bowman SJ, Vital EM, et al. Reduction of fatigue in Sjögren syndrome with rituximabe: results of a randomised, double-blind, placebo-controlled pilot study. Ann Rheum Dis. 2008;67(11):1541-4.
17. Meijer JM, Meiners PM, Vissink A, et al. Effectiveness of rituximabe treatment in primary Sjögren's syndrome: a randomized, double-blind, placebo-controlled trial. Arthritis Rheum. 2010;62(4):960-8.
18. Meiners PM, Arends S, Brouwer E, Spijkervet FK, Vissink A, Bootsma H. Responsiveness of disease activity indices ESSPRI and ESSDAI in patients with primary Sjögren's syndrome treated with rituximabe. Ann Rheum Dis. 2012;71(8):1297-302.
19. Carubbi F, Cipriani P, Marrelli A, et al. Efficacy and safety of rituximab treatment in early primary Sjögren's syndrome: a prospective, multi-center, follow-up study. Arthritis Res Ther. 2013;15(5):R172.
20. Gottenberg JE, Cinquetti G, Larroche C, et al. Efficacy of rituximab in systemic manifestations of primary Sjogren's syndrome: results in 78 patients of the Autoimmune and Rituximab registry. Ann Rheum Dis. 2013;72(6):1026-31.
21. St Clair EW, Levesque MC, Prak ET, et al. Rituximab therapy for primary Sjögren's syndrome: an open-label clinical trial and mechanistic analysis. Arthritis Rheum. 2013;65(4):1097-106.
22. Bowman SJ, Everett CC, O'Dwyer JL, et al. Randomized controlled trial of rituximabe and cost-effectiveness analysis in treating fatigue and oral dryness in primary Sjögren's syndrome. Arthritis Rheumatol. 2017;69(7):1440-50.
23. Pasoto SG. Contribuição para o estudo da síndrome de Sjögren primária [tese livre-docência]. São Paulo: Faculdade de Medicina, Universidade de São Paulo; 2021.
24. Souza FB, Porfírio GJ, Andriolo BN, Albuquerque JV, Trevisani VF. Rituximab effectiveness and safety for treating primary Sjögren's syndrome (pSS): systematic review and meta-analysis. PLoS One. 2016;11(3):e0150749.
25. Letaief H, Lukas C, Barnetche T, et al. Efficacy and safety of biological DMARDs modulating B cells in primary Sjögren's syndrome: systematic review and meta-analysis. Joint Bone Spine. 2018;85(1):15-22.
26. Carsons SE, Vivino FB, Parke A, et al. Treatment guidelines for rheumatologic manifestations of Sjögren's syndrome: use of biologic agents, management of fatigue, and inflammatory musculoskeletal pain. Arthritis Care Res (Hoboken). 2017;69(4):517-27.

27. Mekinian A, Ravaud P, Larroche C, et al. Rituximabe in central nervous system manifestations of patients with primary Sjögren's syndrome: results from the AIR registry. Clin Exp Rheumatol. 2012;30(2):208-12.
28. Mekinian A, Ravaud P, Hatron PY, et al. Efficacy of rituximabe in primary Sjogren's syndrome with peripheral nervous system involvement: results from the AIR registry. Ann Rheum Dis. 2012;71(1):84-7.
29. Chen MH, Chen CK, Chou HP, Chen MH, Tsai CY, Chang DM. Rituximabe therapy in primary Sjögren's syndrome with interstitial lung disease: a retrospective cohort study. Clin Exp Rheumatol. 2016;34(6):1077-84.
30. Vitali C, Bombardieri S, Jonsson R, et al. Classification criteria for Sjögren's syndrome: a revised version of the European criteria proposed by the American-European Consensus Group. Ann Rheum Dis. 2002;61(6):554-8.
31. Seror R, Bowman SJ, Brito-Zeron P, et al. EULAR Sjögren's syndrome disease activity index (ESSDAI): a user guide. RMD Open. 2015;1(1):e000022.
32. Seror R, Ravaud P, Mariette X, et al. EULAR Sjogren's Syndrome Patient Reported Index (ESSPRI): development of a consensus patient index for primary Sjogren's syndrome. Ann Rheum Dis. 2011;70(6):968-72.
33. Mariette X, Seror R, Quartuccio L, et al. Efficacy and safety of belimumabe in primary Sjögren's syndrome: results of the BELISS open-label phase II study. Ann Rheum Dis. 2015;74(3):526-31.
34. De Vita S, Quartuccio L, Seror R, et al. Efficacy and safety of belimumabe given for 12 months in primary Sjögren's syndrome: the BELISS open-label phase II study. Rheumatology (Oxford). 2015;54(12):2249-56.
35. Chevalier K, Belkhir R, Seror R, Mariette X, Nocturne G. Efficacity of a sequential treatment by anti-CD 20 monoclonal antibody and belimumabe in type II cryoglobulinaemia associated with primary Sjögren syndrome refractory to rituximabe alone. Ann Rheum Dis. 2020;79(9):1257-9.
36. Mariette X, Barone F, Baldini C, et al. A randomized, phase II study of sequential belimumab and rituximab in primary Sjögren's syndrome. JCI Insight. 2022;7(23):e163030.
37. Steinfeld SD, Tant L, Burmester GR, et al. Epratuzumab (humanised anti-CD22 antibody) in primary Sjögren's syndrome: an open-label phase I/II study. Arthritis Res Ther. 2006;8(4):R129.
38. Fisher BA, Szanto A, Ng WF, et al. Assessment of the anti-CD40 antibody iscalimab in patients with primary Sjögren's syndrome: a multicentre, randomised, double-blind, placebo-controlled, proof-of-concept study. Lancet Rheumatol. 2020;2(3):e142-52.
39. St Clair EW, Wang L, Alevizos I, et al. Efficacy and safety of dazodalibep (VIB4920/HZN4920) in subjects with Sjögren's syndrome: A phase 2, randomized, double-blind, placebo-controlled, proof of concept study. OP0143 in European Alliance of Associations for Rheumatology (EULAR) 2023 Annual Meeting. Ann Rheum Dis. 2023;82(Suppl 1):95.
40. Xu D, Fang J, Zhang S, et al. Efficacy and safety of telitacicept in primary Sjögren's syndrome: a randomized, double-blind, placebo-controlled, phase 2 trial. Rheumatology (Oxford). 2023 Jul 3:kead265.
41. Bowman SJ, Fox R, Dörner T, et al. Safety and efficacy of subcutaneous ianalumab (VAY736) in patients with primary Sjögren's syndrome: a randomised, double-blind, placebo-controlled, phase 2b dose-finding trial. Lancet. 2022;399(10320):161-71.
42. Meiners PM, Vissink A, Kroese FG, et al. Abatacept treatment reduces disease activity in early primary Sjögren's syndrome (open-label proof of concept ASAP study). Ann Rheum Dis. 2014;73(7):1393-6.
43. Machado AC, Dos Santos LC, Fidelix T, et al. Effectiveness and safety of abatacept for the treatment of patients with primary Sjögren's syndrome. Clin Rheumatol. 2020;39(1):243-8.

44. van Nimwegen JF, Mossel E, van Zuiden GS, et al. Abatacept treatment for patients with early active primary Sjögren's syndrome: a single-centre, randomised, double-blind, placebo-controlled, phase 3 trial (ASAP-III study). Lancet Rheumatol. 2020;2(3):e153-63.
45. Felten R, Devauchelle-Pensec V, Seror R, et al. Interleukin 6 receptor inhibition in primary Sjögren syndrome: a multicentre double-blind randomised placebo-controlled trial. Ann Rheum Dis. 2021;80(3):329-38.
46. Shao Q. Biologic therapy in Sjögren's syndrome. Clin Rheumatol. 2021;40(6):2143-54.
47. Posada J, Valadkhan S, Burge D, et al. Improvement of severe fatigue following nuclease therapy in patients with primary Sjögren's syndrome: a randomized clinical trial. Arthritis Rheumatol. 2021;73(1):143-50.
48. He J, Chen J, Miao M, et al. Efficacy and safety of low-dose interleukin 2 for primary Sjögren syndrome: a randomized clinical trial. JAMA Netw Open. 2022;5(11):e2241451.
49. Jiang W, Zhang L, Zhao Y, He X, Hu C, Liu Y. The efficacy and mechanism for action of iguratimod in primary Sjögren's syndrome patients. Int Ophthalmol. 2020;40(11):3059-65.
50. Price E, Bombardieri M, Kivitz A, et al. Safety and efficacy of filgotinib, lanraplenib and tirabrutinib in Sjögren's syndrome: a randomized, phase 2, double-blind, placebo-controlled study. Rheumatology (Oxford). 2022;61(12):4797-808.

34

Tratamento das manifestações sistêmicas: exercício físico e outras intervenções não farmacológicas

Samira Tatiyama Miyamoto
Valéria Valim
Virginia Fernandes Moça Trevisani

PONTOS-CHAVE

- Pacientes com doença de Sjögren (DSj) são mais inativos fisicamente e têm menos força muscular e menor capacidade aeróbica e física, quando comparados a controles saudáveis, sendo que a fadiga é o principal sintoma associado ao nível de atividade física e à capacidade aeróbica.
- O exercício aeróbico melhora a capacidade aeróbica e a fadiga e o exercício resistido melhora a força muscular, a fadiga e os domínios de capacidade funcional e vitalidade da qualidade de vida. A combinação dos dois tipos de exercício melhora a capacidade aeróbica.
- As técnicas de neuromodulação, como a estimulação do nervo vago não invasiva e a estimulação transcraniana por corrente contínua, podem proporcionar melhora da fadiga e do sono.
- As evidências são insuficientes na melhora da xerostomia e da taxa de fluxo salivar através da acupuntura e da terapia a *laser* de baixa intensidade.
- A adesão à dieta mediterrânea pode estar associada a menor atividade da doença.

INTRODUÇÃO

O comprometimento sistêmico da doença de Sjögren (DSj) pode levar à diminuição da capacidade física e, consequentemente, ao comprometimento psicossocial com potencial piora da capacidade funcional[1] e da qualidade de vida[2]. Poucos estudos investigaram as repercussões na performance física decorrentes principalmente dos sintomas musculoesqueléticos, porém todos concluíram que os pacientes com DSj são mais inativos fisicamente e têm menor força muscular e capacidade aeróbica e física, quando comparados a controles saudáveis. Assim, como já evidenciado em outras doenças reumáticas autoimunes,[3] os pacientes com DSj também podem se beneficiar da prática de exercício físico regular.

Apesar de ainda não haver estudos específicos demonstrando o efeito anti-inflamatório do exercício na DSj, estudos experimentais em animais, indivíduos saudáveis, doenças crônicas não transmissíveis e poucos estudos em outras doenças reumáticas sistêmicas têm demonstrado que a prática regular de exercícios físicos de moderada intensidade pode ajudar a controlar e a diminuir a inflamação, bem como as comorbidades causadas pela inflamação.[4-6] Uma vez que os pacientes com DSj têm maior probabilidade de desenvolver fatores de risco cardiovascular tradicionais,[7] com aumento da morbidade cardiovascular,[8] o exercício físico poderia desempenhar um papel importante na prevenção de doenças cardiovasculares nesta população.

No sangue periférico de indivíduos submetidos a exercício físico, observa-se uma redução dos mediadores pró-inflamatórios interleucina-18 (IL-18), fator de necrose tumoral-α (TNF-α), IL-1β, IL-6, IL-8, proteína quimiotática de monócitos-1 (MCP-1) e proteína C-reativa. A IL-6, secretada por células T e macrófagos, é considerada uma citocina pró-inflamatória. No entanto, quando secretada pelas fibras musculares e pelo cérebro durante o exercício físico, a IL-6 possui um efeito anti-inflamatório e imunossupressor que, por sua vez, é capaz de estimular a liberação de outras citocinas anti-inflamatórias, como IL-1ra e IL-10, e suprimir a produção de TNF-α.[4-6]

Os efeitos anti-inflamatórios do exercício físico parecem ser controlados por múltiplos mecanismos, entre eles:[4]

- Aumento da produção de hormônios. Após exercício físico prolongado, o aumento dos níveis plasmáticos de cortisol, que parece ser mediado pela IL-6 induzida pelo exercício, apresenta ação imunossupressora.
- Perda de gordura visceral. É amplamente conhecido que a prática regular de exercícios físicos diminui a ativação do sistema imunológico no tecido adiposo branco (TNF-α, IL-6, IL-18, leptina e proteína 4 de ligação ao retinol) e previne o risco de diabetes.
- Liberação de miocinas anti-inflamatórias pelo músculo esquelético em atividade. Além da IL-6, as fibras musculares também secretam outras miocinas, como a IL-15 e irisina. A IL-6 e a IL-15 têm um papel significativo no metabolismo lipídico, prevenindo o desenvolvimento da obesidade. Já a irisina pode estar ligada aos efeitos benéficos induzidos pelo

exercício nos sistemas cardiovascular, digestivo, imunológico, adiposo, ósseo e cognitivo.

- Diminuição da expressão de receptores *Toll-like* (TLRs) em células imunes. Além dos efeitos anti-inflamatórios, o exercício físico moderado promove neuroplasticidade, neurogênese e neuroproteção, além de modulação do eixo hipotálamo-pituitária-adrenal (HPA) e favorecimento das defesas antioxidantes celulares e da capacidade oxidativa adequada nos tecidos musculoesquelético, adiposo e cerebral.

O exercício físico também pode estar associado ao efeito analgésico na dor crônica devido à redução da excitação de nervos periféricos e medula espinhal pelos mediadores pró-inflamatórios, mas também pela melhora do metabolismo serotoninérgico em muitas regiões do cérebro, incluindo tronco cerebral, córtex cerebral e hipocampo, sendo considerada uma poderosa ferramenta não farmacológica neuroprotetora com a capacidade de controlar a dor periférica e central.[4]

Além do exercício físico, outras intervenções não farmacológicas representam um grande potencial no manejo dos sintomas da DSj, tendo em vista que possuem menos eventos adversos e custo do que as terapias biológicas e os resultados promissores de pesquisas realizadas em outras doenças reumáticas.

NÍVEL DE ATIVIDADE FÍSICA E CAPACIDADE FÍSICA

Os pacientes com DSj apresentam um nível de atividade física de intensidade moderada e vigorosa significativamente menor comparativamente a controles saudáveis, além da doença ser associada à fadiga.[9,10] Sintomas de depressão e sonolência diurna representam 4,5% da variação dos níveis totais de atividade física.[10] Observa-se também que, quanto mais o paciente evita a realização de atividades físicas por medo, maior é a intensidade da fadiga.[9]

A capacidade aeróbica em pacientes com DSj é reduzida em 11% e está associada à fadiga. Observaram-se também reduções significativas pequenas a moderadas na mobilidade articular dos membros superiores, força e resistência muscular e equilíbrio em pé em 51 mulheres com DSj comparadas com 51 mulheres da população em geral pareadas por idade e sexo.[11]

Em um estudo com 29 pacientes com DSj, houve menor consumo máximo de oxigênio ($VO_{2máx}$), maior fadiga, menor força muscular e pior qualidade de vida relacionada à saúde, quando comparados com 20 controles saudáveis pareados para o nível de atividade física. Tais achados permaneceram mesmo quando apenas indivíduos considerados fisicamente ativos foram testados, sugerindo que simplesmente atingir os níveis de atividade física recomendados para a população em geral pode não ser suficiente para compensar as comorbidades da doença na DSj.[12]

Ao avaliar a ativação muscular voluntária do músculo abdutor do dedo indicador em pacientes com DSj, ela foi significativamente menor durante a ativação muscular voluntária sustentada, indicando que o desempenho da tarefa foi impedido por uma capacidade reduzida do sistema nervoso central de sustentar o impulso ideal para o músculo. Além disso, o declínio na ativação muscular voluntária e na função contrátil se correlacionou com a fadiga avaliada pelo instrumento *Modified Fatigue Impact Scale* (MFIS).[13]

Com base nesses estudos, observa-se que a fadiga é o principal sintoma da DSj associado ao nível de atividade física e à capacidade aeróbica. Ao lado da dor, a fadiga é o principal sintoma musculoesquelético, ocorrendo em cerca de dois terços dos pacientes. Os mecanismos biológicos envolvidos na fadiga na DSj ainda não são totalmente compreendidos e, até o momento, não há opções de tratamento farmacológico estabelecidas para a fadiga na DSj.[14]

EXERCÍCIOS AERÓBICOS E RESISTIDOS

Até o momento, há apenas cinco estudos demonstrando os benefícios do exercício físico na DSj, sendo dois com exercícios aeróbicos, dois com exercícios resistidos e um com associação desses dois tipos de exercícios (Tabela 1).

TABELA 1 Descrição dos estudos sobre exercício físico na doença de Sjögren

Autor, ano	Tipo de estudo	Intervenção	Resultados (diferença significativa entre os grupos: GT > GC)
Strömbeck et al., 2007[15]	Ensaio clínico controlado não randomizado	▪ GT (n = 11): caminhada nórdica, intensidade 60 a 80% $FC_{máx}$ (220 – idade), 45 min, 3x/semana, 12 semanas ▪ GC (n = 10): exercícios de mobilidade domiciliar, 3x/semana, 12 semanas	▪ $VO_{2máx}$ L/min ▪ $VO_{2máx}$ mL/kg/min ▪ Escala de esforço Borg ▪ EVA fadiga ▪ Depressão (HADS) ▪ Capacidade funcional (SF-36)
Miyamoto et al., 2019[16]	Ensaio clínico controlado randomizado	▪ GT (n = 23): caminhada supervisionada, intensidade 80% $FC_{máx}$ (teste ergométrico), 20 a 50 min, 3x/semana, 16 semanas ▪ GC (n = 22): tratamento usual	▪ $VO_{2máx}$ L/min ▪ Tolerância ao exercício (distância percorrida) ▪ Fadiga (*FACIT-fatigue*) ▪ Percepção de melhora

(continua)

TABELA 1 Descrição dos estudos sobre exercício físico na doença de Sjögren (*continuação*)

Autor, ano	Tipo de estudo	Intervenção	Resultados (diferença significativa entre os grupos: GT > GC)
Minali et al., 2020[17]	Ensaio clínico controlado randomizado	▪ GT (n = 26): exercícios resistidos, 3 séries com 10 repetições a 60 a 80% 1RM, 2x/semana, 16 semanas ▪ GC (n = 25): tratamento usual	▪ Força muscular de membros superiores e inferiores (*Fullerton Functional Fitness Test*)
Dardin et al., 2022[18]	Ensaio clínico controlado randomizado	▪ GT (n = 30): exercícios resistidos, 3 séries com 10 repetições a 60 a 80% 1RM, 2x/semana, 16 semanas ▪ GC (n = 26): tratamento usual	▪ Fadiga (PROFAD-SSI, ESSPRI) ▪ Capacidade funcional e vitalidade (SF-36)
Garcia et al., 2021[19]	Ensaio clínico controlado randomizado	▪ GT (n = 30): 16 semanas de exercícios resistidos, 3 séries com 12 repetições a 80% da CVM, 2x/semana; seguido de 12 semanas de bicicleta ergométrica, 2x/semana ▪ GC (n = 30): tratamento usual	▪ $VO_{2máx}$ L/min ▪ AT mL/kg/min

1RM: teste de uma repetição máxima; AT: limiar aeróbico; CVM: contração voluntária máxima; ESSPRI: *European League Against Rheumatism (EULAR) Sjögren's Syndrome Patient Reported Index*; EVA: escala visual analógica; *FACIT-fatigue: Functional Assessment of Chronic Illness Therapy Fatigue Subscale; $FC_{máx}$*: frequência cardíaca máxima; GC: grupo controle; GT: grupo de treinamento; HADS: *Hospital Anxiety and Depression Scale*; n: tamanho da amostra; PROFAD-SSI: *Profile of Fatigue and Discomfort-Sicca Symptoms Inventory*; SF-36: *Medical Outcomes Study* 36; $VO_{2máx}$: consumo máximo de oxigênio.

No primeiro ensaio clínico não randomizado, demonstrou-se que o grupo de treinamento (GT = 11), que realizou o exercício de caminhada nórdica três vezes na semana (uma vez em grupo e duas vezes em domicílio), durante 12 semanas, por 45 minutos, em uma intensidade a 60-70% da $FC_{máx}$ (frequência cardíaca máxima) (220 – idade) nas primeiras oito semanas e a 70-80% da $FC_{máx}$ (220 – idade) nas demais quatro semanas, melhorou a capacidade aeróbica, fadiga (escala visual analógica, EVA), depressão (*Hospital Anxiety and Depression Scale*, HADS) e o domínio capacidade funcional da qualidade de vida (*Medical Outcomes Study 36*, SF-36), comparativamente ao grupo controle (GC = 10) que realizou apenas exercícios de mobilidade domiciliares.[15] Não houve diferença significativa entre os grupos na fadiga medida pelo *Profile of Fatigue* (Pro-F), ansiedade (HADS) e nos demais domínios do SF-36. Neste estudo, a amostra, que foi pequena, era relativamente mais velha, apresentando uma mediana de 60 anos no GT e de 56,5 no GC. Além disso, a amostra foi alocada nos grupos de acordo com a pontuação do Pro-F.[15]

Em seguida, no estudo randomizado com intenção de tratar, o grupo de treinamento (GT = 23) realizou um programa de caminhada supervisionado três vezes por semana, durante 16 semanas, com uma intensidade a 80% da $FC_{máx}$ estimada no teste ergométrico em esteira, sendo de 20 minutos nas primeiras duas semanas, adicionando 5 minutos por semana, até completar 50 minutos na oitava semana, o que permanecia até o final do programa.[16] Houve melhora do condicionamento cardiorrespiratório, da tolerância ao exercício, da fadiga (*Functional Assessment of Chronic Illness Therapy Fatigue Subscale*, FACIT) e da percepção de melhora do paciente, sem exacerbar a atividade da doença [*European League Against Rheumatism (EULAR) Sjögren's Syndrome Disease Activity Index*, ESSDAI], quando comparado ao grupo controle (GC = 22), que realizou apenas o tratamento usual. Não houve diferença estatisticamente significativa entre os grupos na depressão (*Beck Depression Inventory*, BDI) e nem na qualidade de vida (SF-36). No GT, o aumento acima de 15% no $VO_{2máx}$ (n = 11, 47,8%) melhorou tanto a fadiga quanto a depressão. A melhora da capacidade aeróbica foi associada com a melhora da fadiga e dos componentes físicos da qualidade de vida (SF-36). A intensidade do programa de exercícios a 80% da $FC_{máx}$ atingida no teste de esteira e o aumento gradativo da duração do exercício pareceram adequados aos pacientes com DSj, pois não houve diferença entre a FC de treinamento e a FC alvo na maioria das semanas e o esforço percebido (escala de Borg) permaneceu moderado durante todo o programa, o que pode ter contribuído para uma boa adesão ao programa de exercícios (72%). Essa intensidade foi determinada pelo fato de que estudos prévios demonstraram que grande parte dos pacientes com lúpus eritematoso sistêmico, fibromialgia e DSj não alcançam o esforço máximo em testes ergométricos e, portanto, o VO_2 e a FC atingida no limiar anaeróbico seriam os parâmetros ideais para a prescrição da intensidade. Além disso, somente os programas de exercícios utilizando o limiar anaeróbico como parâmetro para determinar a FC de treinamento melhoraram a capacidade aeróbica em estudos prévios.[16]

O primeiro estudo controlado randomizado que verificou os efeitos de um programa de exercícios resistidos supervisionado demonstrou que houve melhora apenas da força muscular dos membros superiores e inferiores no GT (n = 26), ao comparar com o GC (n = 25), sem aumento da atividade da doença (ESSDAI).[17] No entanto, apenas o GT melhorou a capacidade física do *Fullerton Functional Fitness Test* (força muscular dos membros superiores e inferiores, flexibilidade dos membros inferiores, teste de caminhada de 6 minutos e agilidade/equilíbrio dinâmico) e a qualidade de vida (SF-36, exceto aspectos emocionais). Foram realizadas três séries de exercícios resistidos com 10 repetições a uma intensidade de 60% a 80% 1RM (teste de uma repetição máxima), duas vezes por semana, durante 16 semanas, para os músculos grande dorsal, deltoide, peitoral, tríceps braquial, bíceps braquial, quadríceps, isquiotibiais, adutores e abdutores da coxa e gastrocnêmios.[17] Posteriormente, utilizando o mesmo protocolo de exercícios, demonstrou-se que o GT (n = 30) melhorou a fadiga (*Profile of Fatigue and Discomfort-Sicca Symptoms Inventory*, PROFAD-SSI), o *EULAR Sjögren's Syndrome Patient Reported Index* (ESSPRI), a capacidade funcional e a vitalidade (SF-36), comparado ao GC (n = 26).[18] No entanto, não houve diferença significativa entre os grupos na secura, dor e fadiga avaliada com o *FACIT-fatigue*, na atividade da doença, nas variáveis do sono e nos demais domínios do SF-36.[18]

Outro ensaio clínico randomizado testou um programa de 16 semanas de exercícios resistidos seguidos de 12 semanas de exercícios aeróbicos, realizados duas vezes por semana.[19] No protocolo de exercícios resistidos, foram realizadas três séries com 12 repetições a uma intensidade de 80% da contração voluntária máxima (CVM) para os músculos grande dorsal, deltoide, peitoral, tríceps braquial, bíceps braquial, quadríceps, isquiotibiais, glúteos, adutores e abdutores da coxa e gastrocnêmios, sendo que, a cada duas semanas, era realizado um novo teste de CVM para ajustar a carga. Já a segunda fase consistiu de exercício em bicicleta acoplada a um ergoespirômetro, mantendo de 60 a 70 rotações por minuto (rpm). A intensidade e a duração do treinamento aumentaram progressivamente. Nas semanas 17 e 18, a carga foi de 20 a 39% do $VO_{2máx}$ por 20 min; nas semanas 19, 20 e 21, a carga foi aumentada para 40 a 59% do $VO_{2máx}$ por 30 min. A duração do treinamento foi então aumentada, mantendo a mesma carga, para 40 min e 50 min entre as semanas 22 e 24 e uma carga de 60 a 84% do $VO_{2máx}$ nas últimas três semanas do estudo. Houve melhora do $VO_{2máx}$ e do limiar aeróbico (AT) no GT (n = 30) comparado ao GC (n = 30). Vinte pacientes do GT aumentaram mais de 15% do $VO_{2máx}$ (n = 20, 66,7%). Não houve alteração na qualidade de vida, no perfil metabólico glicêmico, lipídico, na ecocardiografia com Doppler, no exame de urina e na atividade da doença (ESSDAI). Os autores sugerem que a presença de várias citocinas pró-inflamatórias, como o TNF-α e o interferon-γ, pode explicar o motivo de não ter havido alteração nos níveis de colesterol após o exercício, pois essas proteínas interferem na síntese e degradação do colesterol. Análises ecocardiográficas dos pacientes com DSj mostram geralmente um comprometimento silencioso do miocárdio, consistindo principalmente em disfunção sistólica e diastólica do ventrículo esquerdo (VE), sendo que 55,3% dos pacientes desse estudo apresentaram disfunção diastólica do VE, sem alteração da função sistólica medida pela fração de ejeção.[19] Embora o exercício físico promova o remodelamento cardíaco, melhorando a fração de ejeção e a disfunção diastólica, conforme já demonstrado em pacientes com artrite reumatoide após realizarem um ano de exercício físico,[20] não foram observadas alterações nos parâmetros ecocardiográficos avaliados nesse estudo, provavelmente devido à menor duração do protocolo.[19]

OUTRAS INTERVENÇÕES NÃO FARMACOLÓGICAS

Com base na crescente evidência de que o mecanismo de fadiga imunomediada pode envolver ou ser modulado pelo reflexo anti-inflamatório colinérgico, um estudo piloto testou um dispositivo de estimulação do nervo vago não invasiva (nVNS, do inglês, *non-invasive vagus nerve stimulation*) (dispositivo gammaCore), que emite uma rajada de sinal elétrico de baixa voltagem (1 ms, 5 kHz) repetida a 25 Hz por 90 segundos, em 15 pacientes com DSj do sexo feminino.[21] As pacientes foram instruídas a usar o dispositivo gammaCore duas vezes ao dia (90 segundos cada, sobre cada artéria carótida, de manhã e à noite) por 26 dias seguidos. A nVNS resultou em uma diminuição significativa da sonolência diurna (*Epworth Sleepiness Scale*, ESS) e da fadiga (Pro-F). Houve redução dos níveis de IL-6, IL-1β, IP-10 (*interferon-γ-inducible protein-10*), MIP-1α (*macrophage inflammatory protein-1α*) e TNF-α sob estimulação por lipopolissacarídeo, sugerindo uma modulação da resposta imune. Acredita-se que o mecanismo de ação da nVNS seja mediado pela inervação do baço pelo nervo vago pela acetilcolina produzida pelos linfócitos, sendo que a liberação de acetilcolina inibe a produção de TNF-α, IL-1β e IL-18 em macrófagos estimulados com lipopolissacarídeo. No entanto, também pode haver um efeito direto da nVNS no cérebro por meio de sinais aferentes do nervo vago.[21]

Posteriormente, um ensaio clínico randomizado utilizou a nVNS a uma frequência de 25 Hz por no máximo 120 segundos por dose, duas vezes diariamente, durante 54 dias, demonstrando que, no grupo de pacientes submetidos à nVNS (n = 20), houve redução da fadiga (Pro-F físico e mental, EVA) em cerca de 20%, enquanto não houve redução no grupo placebo (n = 20).[22] Diferente do estudo piloto, nesse não houve redução nos níveis das citocinas. Nesse estudo, também foram mensurados a bioenergética muscular (fosfocreatina pela P-espectroscopia de ressonância magnética), o tônus autonômico (variabilidade da frequência cardíaca) e o impulso colinérgico (eletroencefalografia), porém não houve diferença significativa após o uso da nVNS.[22]

Na DSj, a fadiga pode resultar da hipoatividade do eixo hipotálamo-hipófise-adrenal (HPA) como uma possível consequência da destruição mediada por autoanticorpos das glândulas adrenais. Com base nessa hipótese e na evidência de que o aumento da excitabilidade cortical pela estimulação do córtex anódico é capaz de modular a atividade do eixo HPA, um estudo piloto duplo-cego brasileiro randomizou 36 pacientes com DSj do sexo feminino para receber estimulação transcraniana por corrente contínua (tDCS, do inglês, *transcranial direct-current stimulation*).[23] As 18 participantes do grupo que recebeu a tDCS foram submetidas a cinco sessões consecutivas de tDCS, com intensidade de corrente constante de 2 mA, durante 20 min/dia e comparadas a 18 participantes que receberam a tDCS "sham". A tDCS melhorou a fadiga (ESSPRI e *Fatigue Severity Scale*, FSS), dor (ESSPRI) e sono (*Pittsburgh Sleep Quality Index*) comparativamente ao grupo "sham", porém sem melhora na qualidade de vida (SF-12) e sem alteração nos níveis de cortisol.[23]

Um estudo observacional identificou uma frequência duas vezes maior de apneias e hipopneias obstrutivas detectadas pela polissonografia nos pacientes com DSj comparativamente a controles saudáveis.[24] Cinco pacientes com apneia do sono grave (índices de apneia-hipopneia superiores a 40/h) foram tratados com pressão positiva contínua nas vias aéreas (CPAP, do inglês, *continuous positive airway pressure*), resultando em melhorias significativas tanto na sonolência (ESS) quanto na fadiga (*FACIT-fatigue*), mas não na depressão ou ansiedade.[24]

Acredita-se que o tratamento com acupuntura, que envolve a inserção de agulhas sólidas extremamente finas em locais específicos intradérmicos ou subdérmicos, possa melhorar a secreção salivar através da estimulação dos sistemas nervosos parassimpático e simpático por ativações neuronais; liberação de neuropeptídeos, como o peptídeo relacionado ao gene vasodilatador da calcitonina, que têm propriedades anti-inflamatórias e efeitos tróficos na glândula salivar; ação direta no fluxo sanguíneo local nas proximidades da glândula salivar; e ativação dos núcleos salivares na ponte e, posteriormente, das glândulas salivares por meio dos nervos cranianos. No entanto, revisões sistemáticas compararam o tratamento com acupuntura realizado entre 6-10 semanas à acupuntura "sham", higiene bucal regular ou outro tratamento, e concluíram que ainda não há evidências suficientes para determinar o efeito da acupuntura na boca seca ou nos sintomas de hipossalivação.[25,26] Há a hipótese de que a eletroestimulação das fibras eferentes trigeminais do nervo lingual pode aumentar a secreção de saliva das glândulas submandibular e sublingual, porém a eletroacupuntura também permanece com evidência insuficiente.[25]

Tendo em vista que a terapia a *laser* de baixa intensidade (LLLT, do inglês, *low level light therapy*) pode promover biomodulação no metabolismo celular do tecido a ser reparado, além de ter efeitos analgésicos e anti-inflamatórios, sem efeitos mutagênicos ou fototérmicos, postula-se que a LLLT poderia estimular a produção de saliva em pacientes com DSj. No entanto, a LLLT realizada com um diodo *laser* de arsenieto de gálio e alumínio em comprimento de onda de 808 nm, potência de saída de 100 mW e densidade de energia de 4,0 J/cm^2 por ponto de irradiação por sessão, aplicada duas vezes por semana durante seis semanas, em um ensaio clínico randomizado, não promoveu melhora na xerostomia e nem na taxa de fluxo salivar nos pacientes com DSj.[27]

Quanto à alimentação, tem sido discutido sobre a dieta mediterrânea, que é um padrão alimentar baseado em alimentos integrais ou minimamente processados e alto consumo de vegetais, frutas, grãos integrais, peixe e azeite, com consumo moderado de carne vermelha e vinho, tanto na prevenção quanto no manejo da DSj. Curiosamente, a aderência à dieta mediterrânea foi associada a menor probabilidade de ter DSj.[28] Já em pacientes com DSj estabelecida, a introdução da dieta mediterrânea por 12 meses demonstrou que mais de 90% dos pacientes tiveram uma adesão média a boa, sendo que o consumo de peixe foi associado com menor prevalência de hipertensão e a atividade da doença foi inversamente correlacionada com a adesão geral à dieta mediterrânea.[29]

Apesar de não haver estudos específicos na DSj, sabe-se que a educação ao paciente objetivando o autogerenciamento e a autoeficácia pode melhorar sintomas como dor, fadiga, depressão e limitações, e a qualidade de vida nas doenças reumáticas. Técnicas de proteção articular, conservação de energia, meditação e higiene do sono podem ser importantes para o dia a dia dos pacientes com DSj. Dentre as intervenções psicológicas que apresentam benefício nas doenças reumáticas, porém sem estudos na DSj, a terapia cognitivo-comportamental é a que possui maior evidência, tendo em vista que as principais estratégias são ativas, focadas no problema e colaborativas, a fim de auxiliar os pacientes a identificar, avaliar e modificar pensamentos imprecisos ou inúteis, que estão geralmente associados ao sofrimento emocional.

REFERÊNCIAS

1. Hackett KL, Newton JL, Frith J, et al. Impaired functional status in primary Sjögren's syndrome. Arthritis Care Res (Hoboken). 2012;64(11):1760-4.
2. Miyamoto ST, Valim V, Fisher BA. Health-related quality of life and costs in Sjögren's syndrome. Rheumatology (Oxford). 2021;60(6):2588-601.
3. Gwinnutt JM, Wieczorek M, Cavalli G, et al. Effects of physical exercise and body weight on disease-specific outcomes of people with rheumatic and musculoskeletal diseases (RMDs): systematic reviews and meta-analyses informing the 2021 EULAR recommendations for lifestyle improvements in people with RMDs. RMD Open. 2022;8(1):e002168.
4. Scheffer DDL, Latini A. Exercise-induced immune system response: anti-inflammatory status on peripheral and central organs. Biochim Biophys Acta Mol Basis Dis. 2020;1866(10):165823.
5. Metsios GS, Moe RH, Kitas GD. Exercise and inflammation. Best Pract Res Clin Rheumatol. 2020;34(2):101504.
6. Modarresi Chahardehi A, Masoumi SA, Bigdeloo M, Arsad H, Lim V. The effect of exercise on patients with rheumatoid arthritis on the modulation of inflammation. Clin Exp Rheumatol. 2022;40(7):1420-31.

7. Bartoloni E, Alunno A, Valentini V, et al. The prevalence and relevance of traditional cardiovascular risk factors in primary Sjögren's syndrome. Clin Exp Rheumatol. 2018;36 Suppl 112(3):113-20.
8. Beltai A, Barnetche T, Daien C, et al. Cardiovascular morbidity and mortality in primary Sjögren's syndrome: a systematic review and meta-analysis. Arthritis Care Res (Hoboken). 2020;72(1):131-9.
9. Wouters EJ, van Leeuwen N, Bossema ER, et al. Physical activity and physical activity cognitions are potential factors maintaining fatigue in patients with primary Sjogren's syndrome. Ann Rheum Dis. 2012;71(5):668-73.
10. Ng WF, Miller A, Bowman SJ, et al. Physical activity but not sedentary activity is reduced in primary Sjögren's syndrome. Rheumatol Int. 2017;37(4):623-31.
11. Strömbeck B, Ekdahl C, Manthorpe R, Jacobsson LT. Physical capacity in women with primary Sjögren's syndrome: a controlled study. Arthritis Rheum. 2003;49(5):681-8.
12. Dassouki T, Benatti FB, Pinto AJ, et al. Objectively measured physical activity and its influence on physical capacity and clinical parameters in patients with primary Sjögren's syndrome. Lupus. 2017;26(7):690-7.
13. Prak RF, Arends S, Verstappen GM, et al. Fatigue in primary Sjögren's syndrome is associated with an objective decline in physical performance, pain and depression. Clin Exp Rheumatol. 2022;40(12):2318-28.
14. Mæland E, Miyamoto ST, Hammenfors D, Valim V, Jonsson MV. Understanding fatigue in Sjögren's syndrome: outcome measures, biomarkers and possible interventions. Front Immunol. 2021;12:703079.
15. Strömbeck BE, Theander E, Jacobsson LT. Effects of exercise on aerobic capacity and fatigue in women with primary Sjogren's syndrome. Rheumatology (Oxford). 2007;46(5):868-71.
16. Miyamoto ST, Valim V, Carletti L, et al. Supervised walking improves cardiorespiratory fitness, exercise tolerance, and fatigue in women with primary Sjögren's syndrome: a randomized-controlled trial. Rheumatol Int. 2019;39(2):227-38.
17. Minali PA, Pimentel C, de Mello MT, et al. Effectiveness of resistance exercise in functional fitness in women with primary Sjögren's syndrome: randomized clinical trial. Scand J Rheumatol. 2020;49(1):47-56.
18. Dardin LP, Garcia ABA, Minali PA, Pinto ACPN, Trevisani VFM. The effects of resistance training in patients with primary Sjogren's syndrome. Clin Rheumatol. 2022;41(4):1145-52.
19. Garcia ABA, Dardin LP, Minali PA, Trevisani VFM. Cardiovascular effect of physical exercise on primary Sjogren's syndrome (pSS): Randomized Trial. Front Med (Lausanne). 2021;8:719592.
20. Sarajlic P, Fridén C, Lund LH, et al. Enhanced ventricular-arterial coupling during a 2-year physical activity programme in patients with rheumatoid arthritis: a prospective substudy of the physical activity in rheumatoid arthritis 2010 trial. J Intern Med. 2018;284(6):664-73.
21. Tarn J, Legg S, Mitchell S, Simon B, Ng WF. The effects of noninvasive vagus nerve stimulation on fatigue and immune responses in patients with primary Sjögren's syndrome. Neuromodulation. 2019;22(5):580-5.
22. Tarn J, Evans E, Traianos E, et al. The effects of noninvasive vagus nerve stimulation on fatigue in participants with primary Sjögren's syndrome. Neuromodulation. 2023;26(3):681-9.
23. Pinto ACPN, Piva SR, Vieira AGDS, et al. Transcranial direct current stimulation for fatigue in patients with Sjogren's syndrome: a randomized, double-blind pilot study. Brain Stimul. 2021;14(1):141-51.
24. Usmani ZA, Hlavac M, Rischmueller M, et al. Sleep disordered breathing in patients with primary Sjögren's syndrome: a group controlled study. Sleep Med. 2012;13(8):1066-70.
25. Furness S, Bryan G, McMillan R, Birchenough S, Worthington HV. Interventions for the management of dry mouth: non-pharmacological interventions. Cochrane Database Syst Rev. 2013;2013(9):CD009603.

26. Assy Z, Brand HS. A systematic review of the effects of acupuncture on xerostomia and hyposalivation. BMC Complement Altern Med. 2018;18(1):57.
27. Fidelix T, Czapkowski A, Azjen S, Andriolo A, Neto PH, Trevisani V. Low-level laser therapy for xerostomia in primary Sjögren's syndrome: a randomized trial. Clin Rheumatol. 2018;37(3):729-36.
28. Machowicz A, Hall I, de Pablo P, et al. Mediterranean diet and risk of Sjögren's syndrome. Clin Exp Rheumatol. 2020;38 Suppl 126(4):216-21.
29. Carubbi F, Alunno A, Mai F, et al. Adherence to the Mediterranean diet and the impact on clinical features in primary Sjögren's syndrome. Clin Exp Rheumatol. 2021;39 Suppl 133(6):190-6.

35

Monitorização clínica, índices de atividade, sintomas e dano

Sandra Lúcia Euzébio Ribeiro
Karina Gatz Capobianco
Simone Appenzeller
Valéria Valim

PONTOS-CHAVE

- A monitorização clínica dos pacientes com doença de Sjögren (DSj) deve considerar a evolução dos sintomas (secura, fadiga e dor), das manifestações sistêmicas, progressão de dano, biomarcadores de atividade de doença, risco de linfoma, qualidade de vida e comorbidades.
- O *EULAR (European League Against Rheumatism) Sjögren´s Syndrome Disease Activity Index* (ESSDAI) e o *EULAR Sjögren´s Syndrome Patient Report Index* (ESSPRI) são utilizados atualmente para o seguimento dos pacientes na prática clínica.
- Os biomarcadores de atividade da doença são aqueles de inflamação, de atividade da doença incluídos no ESSDAI e os marcadores de linfoma.
- Considerando-se as limitações do ESSDAI como desfecho em ensaios clínicos e a importância na melhora de desfechos reportados pelos pacientes (*Patient Reported Outcomes* – PROs), novos índices compostos têm sido propostos.
- Os danos na DSj estão relacionados com a piora da disfunção glandular, danos irreversíveis em órgãos e neoplasias hematológicas.
- Não há consenso sobre o intervalo para a aplicação dos instrumentos ou para a solicitação dos exames complementares para o seguimento, que deve ser individualizado a cada caso. No entanto, a boa prática é a avaliação dos sintomas a cada retorno e os exames laboratoriais contidos no ESSDAI a cada 6-12 meses.

INTRODUÇÃO

A monitorização clínica dos pacientes com doença de Sjögren (DSj) deve considerar a evolução dos sintomas (secura, fadiga e dor), das manifestações sistêmicas, progressão de dano, biomarcadores de atividade de doença, risco de linfoma, qualidade de vida e comorbidades.

Entre os pacientes com DSj, pode-se identificar dois subgrupos de doentes que apresentam características fenotípicas diferentes em relação às manifestações clínicas da doença. Um grupo mais expressivo desses pacientes apresenta sintomas relacionados ao acometimento glandular, principalmente de glândulas lacrimais e salivares, com secura (xeroftalmia e xerostomia), fadiga e dores articulares, musculares, ou mesmo dores difusas semelhantes à fibromialgia. Esses pacientes têm geralmente uma evolução mais benigna da doença. Um terço dos pacientes com DSj apresentam manifestações sistêmicas extraglandulares com comprometimento de órgãos, como o envolvimento pulmonar, renal, do trato gastrointestinal, hematológico, de vasos sanguíneos, do sistema nervoso periférico (SNP) e central (SNC), além de apresentar um risco elevado de desenvolver linfomas não Hodgkin (principalmente o linfoma MALT, do inglês, *mucosa associated lymphoid tissue*), mieloma múltiplo e macroglobulinemia de Waldrestöm.[1]

Apesar de terem sido desenvolvidos como instrumentos para ensaios clínicos, o *EULAR (European League Against Rheumatism) Sjögren´s Syndrome Disease Activity Index* (ESSDAI) e o *EULAR Sjögren´s Syndrome Patient Report Index* (ESSPRI) são utilizados atualmente para o seguimento dos pacientes na prática clínica.[2,3] Considerando-se as limitações do ESSDAI como desfecho em ensaios clínicos e a importância na melhora de desfechos reportados pelos pacientes (*Patient Reported Outcomes* – PROs), novos índices compostos têm sido propostos. Este capítulo sistematiza os instrumentos e biomarcadores para a avaliação de sintomas, atividade de doença e dano utilizados na DSj.

MONITORAMENTO DE SINTOMAS (SECURA, FADIGA E DOR)

O ESSPRI é um instrumento composto por três escalas visuais analógicas: de secura, de fadiga e de dor. Cada uma delas recebe uma pontuação reportada pelo próprio paciente e o valor do escore é obtido pela média aritmética das pontuações dessas três escalas[4] (Apêndice A). Como a melhora completa dos sintomas de olho/boca secos não é atualmente um desfecho alcançável, é recomendado buscar outras metas mais realistas,[3] como a melhora clinicamente relevante mínima (redução de pelo menos 1 ponto no ESSPRI) ou um estado de sintomas aceitável pelo paciente (ESSPRI < 5), como foi estabelecido recentemente[5] (Quadro 1). O ESSPRI foi validado para a língua portuguesa[6] e é um instrumento simples, que pode ser aplicado em todos os retornos.

QUADRO 1 Domínios, interpretação e valores encontrados na população brasileira dos instrumentos de avaliação de sintomas (ESSPRI), atividade sistêmica (ESSDAI) e dano (SSDDI)

Instrumentos	Domínios	Cálculo	Variação	Interpretação	Mediana Média ± DP (REBRASS)
ESSPRI (sintomas)	Secura Fadiga Dor	Média aritmética dos 3 domínios	0-10	Aceitável < 5 Melhora clinicamente relevante = queda de 1 ponto	6 5,62 ± 2,56
ESSDAI (atividade sistêmica)	Constitucional Glandular Articular Linfonodal Cutâneo Renal Respiratório Muscular SNC SNP Hematológico Biológico	Soma dos domínios	0-123	Atividade baixa < 5 Atividade moderada 5 ≤ ESSDAI ≤ 13 Atividade alta ≥ 14 Resposta clínica = queda de 3 pontos	3 4,87 ± 5,79
SSDDI (dano)	Salivar Ocular Neurológico Pulmonar Renal Doença linfoproliferativa de células B	Soma dos domínios	0-17	Não se aplica	2 2,7 ± 1,8

ESSDAI: *European League Against Rheumatism (EULAR) Sjögren's Syndrome Disease Activity Index*; ESSPRI: *EULAR Sjögren's Syndrome Patient-Report Index*; REBRASS: Registro Brasileiro da Síndrome de Sjögren; SNC: sistema nervoso central; SNP: sistema nervoso periférico; SSDDI: *Sjögren's Syndrome Damage Disease Index*.

A progressão da disfunção lacrimal pode ser acompanhada pelos testes de Schirmer I, *break-up* time (BUT) e testes de coloração da superfície ocular. A disfunção salivar pode ser acompanhada pelo fluxo salivar (não estimulado ou estimulado) ou pela cintilografia salivar. Esses testes de disfunção glandular estão descritos nos Capítulos 5 e 6.

Outros instrumentos específicos para a avaliação dos sintomas e da qualidade de vida reportados pelo paciente (PROs) são descritos nos Capítulos "Manifestações sistêmicas: manifestações constitucionais e fadiga" e "Qualidade de vida".

MONITORAMENTO DA ATIVIDADE SISTÊMICA

O ESSDAI é composto por 12 domínios de acometimentos orgânicos da DSj: constitucional, glandular, articular, linfonodal, cutâneo, respiratório, renal, muscular, do SNC, do SNP, hematológico e biológico. Para cada um desses domínios, foram definidos critérios para a pontuação da atividade (Apêndice B). O escore total do ESSDAI é obtido pela somatória das pontuações de cada domínio[7] (Apêndice B). O ESSDAI foi validado para a língua portuguesa.[8] O escore do ESSDAI < 5 é classificado como baixa atividade; 5 ≤ ESSDAI ≤ 13, moderada atividade; e ESSDAI ≥ 14, alta atividade.[5] A resposta clínica foi definida como a redução de pelo menos 3 pontos no escore do ESSDAI.[5] O Quadro 2 resume as manifestações clínicas e os exames complementares utilizados para a pontuação do ESSDAI e que são indicados no seguimento do paciente. Existe ainda o ESSDAI clínico (clinESSDAI), no qual não faz parte o domínio biológico.[9]

As principais limitações do ESSDAI são não incluir manifestações sistêmicas frequentes (ver Capítulo 23) e a dificuldade de discriminar atividade e dano.

Os biomarcadores de atividade da doença são aqueles de inflamação, de atividade da doença incluídos no ESSDAI (Quadro 2) e os marcadores de linfoma. Os biomarcadores de inflamação são inespecíficos e incluem velocidade de hemossedimentação (VHS), proteína C-reativa (PCR), ferritina e α-1 glicoproteína ácida, entre outros. Os biomarcadores de atividade da doença incluídos no domínio biológico do ESSDAI são hipergamaglobulinemia, hipogamaglobulinemia, elevação de imunoglobulina G (IgG), hipocomplementenemia e crioglobulinas.

Os principais preditores de linfoma são: aumento das glândulas parótidas, elevado escore focal (> 3) na biópsia das glândulas salivares labiais, púrpura, ESSDAI moderado a alto, linfopenia, presença de crioglobulinas, complemento baixo (C4), monoclonalidade e queda do fator reumatoide. Os exames complementares utilizados para o rastreamento de linfoma são eletroforese de proteínas, pesquisa de cadeias leves, β2-microglobulina, exames de imagem para investigar linfadenomegalias ou aumento glandular e biópsia de glândula salivar, linfonodos ou pseudotumores.[10] O Capítulo 20 aborda detalhadamente o linfoma na DSj.

QUADRO 2 Manifestações clínicas e exames complementares incluídos na pontuação do EULAR Sjögren´s Syndrome Disease Index (ESSDAI)

Domínio	Manifestação clínica	Exames complementares
Constitucional	Febre, emagrecimento, sudorese	
Linfonodal	Linfadenomegalias, esplenomegalia, doença proliferativa de células B recente	
Glandular	Aumento de glândulas parótidas, submandibulares e lacrimais	
Articular	Artralgia inflamatória ou artrite	Ultrassonografia articular
Cutâneo	Eritema polimorfo Lúpus cutâneo subagudo (lesões em placa ou eritema anular)	
Vasculites (púrpura, urticariforme, úlceras)	Biópsia	
Pulmonar	Tosse Dispneia	Prova de função pulmonar Difusão de monóxido de carbono Tomografia de tórax de alta resolução
Renal	Acidose tubular renal Glomerulonefrite	Urina I Creatinina/TFG K^+, HCO_3 Proteinúria 24 horas (relação proteína/creatinina) Ultrassonografia renal
Muscular	Força muscular proximal reduzida	Creatinofosfoquinase (CPK)
SNP	Neuropatia do trigêmeo Polineuropatia sensitiva pura Polineuropatia sensitivomotora Polineuropatia inflamatória desmielinizante crônica (PIDC) Mononeurite múltipla Poliganglionopatia	Eletroneuromiografia (ENMG)

(continua)

QUADRO 2 Manifestações clínicas e exames complementares incluídos na pontuação do *EULAR Sjögren´s Syndrome Disease Index* (ESSDAI) (*continuação*)

Domínio	Manifestação clínica	Exames complementares
SNC	Meningite linfocítica Convulsões Pares cranianos de origem central Neurite óptica/neuromielite óptica Esclerose múltipla-símile Acidente vascular cerebral por vasculite	Liquor Ressonância nuclear magnética
Hematológico	Anemia hemolítica, leucopenia, linfopenia, neutropenia, plaquetopenia	Hemograma
Biológico	–	C3, C4, CH50 Eletroforese de proteínas IgG Crioglobulinas

HCO_3: bicarbonato; IgG: imunoglobulina G; K^+: potássio; SNP: sistema nervoso periférico; SNC: sistema nervoso central; TFG: taxa de filtração glomerular.

ÍNDICES COMPOSTOS PARA MONITORAMENTO DA DOENÇA

O ESSDAI e o ESSPRI foram desenvolvidos há mais de uma década para avaliar a atividade da doença e sintomas relatados pelo paciente (PROs). O ESSDAI falhou em mostrar melhora em muitos ensaios clínicos randomizados, talvez devido à ineficácia dos medicamentos, mas também potencialmente pelas taxas de resposta relativamente altas ao placebo observadas com o ESSDAI. Além disso, a falta de eficácia pode ser explicada pela ausência da avaliação, no ESSDAI, de características importantes como os sintomas dos pacientes e a função glandular. Muitos ensaios mostraram que a melhora no ESSDAI não se traduz necessariamente em melhora nos PROs. Assim, usado como um desfecho primário único, o ESSDAI não captura todas as características importantes da doença. Por isso, novos instrumentos compostos estão sendo desenvolvidos e validados para serem aplicados em ensaios clínicos.

Um consórcio internacional desenvolveu em estudo novos desfechos clínicos na DSj com base na estratificação dos pacientes (NECESSITY). Esse grupo desenvolveu o *Sjögren's Tool for Assessing Response* (STAR). O instrumento avalia a atividade sistêmica, o desfecho reportado pelo paciente, a função das glândulas lacrimais e salivares e os achados imunológicos (fator reumatoide ou valores de IgG).[11]

O *Composite of Relevant Endpoints for Sjögren's Syndrome* (CRESS) é um índice composto de avaliação de desfecho formado por cinco itens complementares clinicamente relevantes, com o objetivo de avaliar a resposta terapêutica adotada. Inclui uma combinação da avaliação da atividade da doença, parâmetros funcionais e sorológicos (Quadro 3). É uma ferramenta viável que consiste em itens bem equilibrados, complementares e clinicamente relevantes para os pacientes com DSj.[12]

O CRESS, semelhante ao STAR, também inclui os mesmos cinco domínios, confirmando sua relevância clínica na avaliação global da DSj. No entanto, o STAR definiu dois domínios principais, atividade sistêmica e sintomas do paciente, e a definição de resposta requer melhora de pelo menos um. Assim, ao contrário do CRESS, o STAR requer melhora dos PROs em pacientes com baixa atividade sistêmica.[11]

QUADRO 3 Índices compostos incluindo atividade sistêmica e *Patient Reported Outcomes* (PROs)

Domínio	STAR		CRESS	
	Pontos	Definição	Pontos	Definição
Atividade sistêmica	3	Diminuição de ≥ 3 pontos no ClinESSDAI		ClinESSDAI ≤ 5 indicando baixa atividade de doença
Desfecho reportado pelo paciente (PRO) Secura Fadiga Dor	3	Diminuição de ≥ 1 ponto ou ≥ 15% no ESSPRI		Diminuição de ≥ 1 ponto ou ≥ 15% no ESSPRI
Disfunção lacrimal (avaliada pelo teste de Schirmer I ou coloração da superfície ocular)	1	Schirmer I: se alterado no *baseline*: aumento ≥ 5 mm do *baseline*. Se normal no *baseline*: manter-se normal. OU *Ocular Staining Score* (OSS): se anormal no *baseline*, ≥ 2 pontos do *baseline*. Se normal no *baseline*, manter-se normal.		Schirmer I: se alterado no *baseline*: aumento ≥ 5 mm do *baseline*. Se normal no *baseline*: manter-se normal. OU *Ocular Staining Score* (OSS): se anormal no *baseline*, ≥ 2 pontos do *baseline*. Se normal no *baseline*, manter-se normal.

(continua)

QUADRO 3 Índices compostos incluindo atividade sistêmica e *Patient Reported Outcomes* (PROs) (*continuação*)

Domínio	STAR		CRESS	
	Pontos	Definição	Pontos	Definição
Disfunção salivar (avaliada pelo fluxo salivar não estimulado ou pela ultrassonografia)	1	Fluxo salivar não estimulado: se > 0 no *baseline*: aumento ≥ 25%. Se = 0 no *baseline*: qualquer aumento. OU Ultrassonografia: diminuição ≥ 25% do escore total de Hocevar.		Fluxo salivar não estimulado: se > 0 no *baseline*: aumento ≥ 25%. Se = 0 no *baseline*: qualquer aumento. OU Ultrassonografia: diminuição ≥ 25% do escore total de Hocevar.
Biológico (avaliado por IgG ou fator reumatoide)	1	IgG: diminuição ≥ 10% FR: diminuição ≥ 25%		IgG: diminuição ≥ 10% FR: diminuição ≥ 25
Total	**9**	**Respondedor se ≥ 5 pontos**		**Respondedor em 3 dos 5 itens**

Para os testes oculares, o teste de Schirmer deve ser realizado sem anestesia e é considerado anormal se < 5 mm. O escore de coloração ocular é considerado anormal se for ≥ 3. A média de ambos os olhos é utilizada para o cálculo.
FR total ou FR-IgM medido em UI/mL.
Para o fluxo salivar total não estimulado, a coleta deve ser padronizada (os pacientes não devem comer, beber ou fumar por 60 minutos antes da coleta, não devem tomar dose matinal de secretagogo, devendo realizar a coleta pela manhã e em horário fixo).
ClinESSDAI: ESSDAI clínico; CRESS: *Composite of Relevant Endpoints for Sjögren's Syndrome*; ESSDAI: *EULAR (European League Against Rheumatism) Sjögren's Syndrome Disease Activity Index*; ESSPRI: *EULAR Sjögren´s Syndrome Patient-Report Index*; FR: fator reumatoide; IgG: imunoglobulina G; STAR: *Sjögren's Tool for Assessing Response*.

MONITORAMENTO DE DANO

O dano na DSj está relacionado com piora da disfunção glandular, danos irreversíveis em órgãos e neoplasias hematológicas. As comorbidades também devem ser prevenidas e detectadas precocemente.

A distinção entre atividade da doença e dano nem sempre é fácil, mas muito importante para definir a conduta. No ESSDAI, que avalia a atividade da doença, é difícil diferenciar dano, especialmente em alguns domínios. No domínio cutâneo, o aspecto residual pode indicar apenas dano. Nos domínios pulmonar, renal, do SNP e do SNC, um quadro estável nos últimos 12 meses deve ser considerado dano, enquanto uma progressão deve ser considerada atividade.

O *Sjögren's Syndrome Damage Disease Index* (SSDDI) é mais um dos instrumentos usados tanto na prática clínica quanto na realização de pesquisas, para mensurar danos irreversíveis cumulativos dos órgãos comprometidos pela atividade da doença. Inclui os domínios de disfunção salivar (fluxo salivar baixo, perda de dentes), de disfunção lacrimal (teste de Schirmer I baixo, catarata, úlcera de córnea e blefarite), sequelas neurológicas estáveis, sequelas pulmonares (fibrose pulmonar, alteração irreversível na espirometria), sequelas renais (insuficiência renal crônica, acidose tubular renal, nefrocalcinose), doenças linfoproliferativas de células B (linfoma de células B, mieloma múltiplo, macroglobulinemia de Waldeström) (Apêndice C). A pontuação varia de 0-17 e é obtida pela soma dos domínios.[13]

O fenótipo da doença com mais manifestações sistêmicas extraglandulares tem pior prognóstico e necessita de uma terapêutica "mais agressiva", envolvendo o uso de drogas imunobiológicas, imunossupressoras e até quimioterápicas. Assim, o monitoramento do ESSDAI pode predizer quais são os pacientes com maior risco de evoluir com dano. O SSDDI correlaciona-se com os domínios de manifestações glandulares e extraglandulares e com o tempo de evolução da doença.[1] Em uma coorte latina, incluindo pacientes do Brasil, a média do SSDDI foi 2,7 ± 1,8.[14] Nesse estudo, o acometimento pulmonar e a elevada atividade da doença foram fatores preditores de dano. O uso de hidroxicloroquina foi fator de proteção para dano, especialmente dano pulmonar.[14]

SEGUIMENTO

No Registro Brasileiro da Síndrome de Sjögren (REBRASS), os pacientes apresentaram um tempo de seguimento de oito anos e a maioria deles apresentou baixa a moderada atividade (ESSDAI de 4,21 ± 5,16), índice de dado menor que em outros países latinos (SSDDI de 2,16 ± 1,6) e elevado índice de sintomas (ESSPRI de 8,38 ± 6,88)[15] (Quadro 1).

Não há consenso sobre o intervalo para aplicação dos instrumentos ou para solicitação dos exames complementares para o seguimento, que deve ser individualizado a cada caso. No entanto, a boa prática é a avaliação de sintomas a cada retorno e os exames laboratoriais contidos no ESSDAI a cada 6-12 meses (Quadro 4).

QUADRO 4 Instrumentos de avaliação e exames complementares no seguimento de pacientes com doença de Sjögren

	Ao diagnóstico	Todos os retornos	6-12 meses	A critério clínico
Manifestações clínicas do ESSDAI	X	X	X (6 meses)	X
Exames laboratoriais Hemograma Velocidade de hemossedimentação (VHS) Proteína C-reativa Ureia/creatinina Bicarbonato Potássio Creatinofosfoquinase (CPK) Eletroforese de proteínas (ou IgG) C3/C4 Urina I	X		X (6 meses)	X
Marcadores de linfoma Crioglobulinas β2-microglobulina Cadeias leves	X			X
ESSPRI	X	X	X (12 meses)	X
SSDDI	X		X (12 meses)	X
Fluxo salivar não estimulado	X		X (12 meses)	X
Ultrassom de glândulas salivares	X		X (12 meses)	X
Avaliação oftalmológica	X		X (12 meses)	X
Exames excepcionais Tomografia de tórax Prova de função pulmonar Eletroneuromiografia Biópsia Ressonância nuclear magnética				X

ESSDAI: *EULAR (European League Against Rheumatism) Sjögren's Syndrome Disease Activity Index*; ESSPRI: *EULAR Sjögren´s Syndrome Patient-Report Index*; IgG: imunoglobulina G; SSDDI: *Sjögren's Syndrome Damage Disease Index.*

REFERÊNCIAS

1. Cafaro G, Bursi R, Chatzis LG, et al. One year in review 2021: Sjögren's syndrome. Clin Exp Rheumatol. 2021;39 Suppl 133(6):3-13.
2. Valim V, Trevisani VF, Pasoto SG, et al. Recommendations for the treatment of Sjögren's syndrome. Rev Bras Reumatol. 2015;55(5):446-57.

3. Ramos-Casals M, Brito-Zerón P, Bombardieri S, et al. EULAR recommendations for the management of Sjögren's syndrome with topical and systemic therapies. Ann Rheum Dis. 2020;79(1):3-18.
4. Seror R, Ravaud P, Mariette X, et al. EULAR Sjögren's Syndrome Patient Reported Index (ESSPRI): development of a consensus patient index for primary Sjogren's syndrome. Ann Rheum Dis. 2011;70(6):968-72.
5. Seror R, Bootsma H, Saraux A, et al. EULAR Sjögren's Task Force. Defining disease activity states and clinically meaningful improvement in primary Sjögren's syndrome with EULAR primary Sjögren's syndrome disease activity (ESSDAI) and patient-reported indexes (ESSPRI). Ann Rheum Dis. 2016;75(2):382-9.
6. Paganotti MA, Valim V, Serrano ÉV, Miyamoto ST, Giovelli RA, Santos MC. Validation and psychometric properties of the EULAR Sjögren's Syndrome Patient Reported Index (ESSPRI) into Brazilian Portuguese. Rev Bras Reumatol. 2015;55(5):439-45. English, Portuguese.
7. Seror R, Ravaud P, Bowman SJ, et al. EULAR Sjogren's syndrome disease activity index: development of a consensus systemic disease activity index for primary Sjogren's syndrome. Ann Rheum Dis. 2010;69(6):1103-9.
8. Serrano EV, Valim V, Miyamoto ST, Giovelli RA, Paganotti MA, Cadê NV. Transcultural adaptation of the "EULAR Sjögren's Syndrome Disease Activity Index (ESSDAI)" into Brazilian Portuguese. Rev Bras Reumatol. 2013;53(6):483-93.
9. Seror R, Meiners P, Baron G, et al. Development of the ClinESSDAI: a clinical score without biological domain. A tool for biological studies. Ann Rheum Dis. 2016;75(11):1945-50.
10. Goules AV, Tzioufas AG. Lymphomagenesis in Sjögren's syndrome: predictive biomarkers towards precision medicine. Autoimmun Rev. 2019;18(2):137-43.
11. Seror R, Baron G, Camus M, et al. Development and preliminary validation of the Sjögren's Tool for Assessing Response (STAR): a consensual composite score for assessing treatment effect in primary Sjögren's syndrome. Ann Rheum Dis. 2022;81(7):979-89.
12. Arends A, de Wolff L, van Nimwegen JF, Verstappen GMPJ, Vehof J, Bombardieri M. Composite of Relevant Endpoints for Sjögren's Syndrome (CRESS): development and validation of a novel outcome measure. The Lancet Rheumatol. 2021;3(8):e553-62.
13. Vitali C, Palombi G, Baldini C, et al. Sjögren's Syndrome Disease Damage Index and disease activity index: scoring systems for the assessment of disease damage and disease activity in Sjögren's syndrome, derived from an analysis of a cohort of Italian patients. Arthritis Rheum. 2007;56(7):2223-31.
14. Hernández-Molina G, Valim V, Secco A, et al. Do antimalarials protect against damage accrual in primary Sjögren's syndrome? Results from a Latin-American retrospective cohort. Clin Exp Rheumatol. 2018;36 Suppl 112(3):182-5.
15. Valim V, Miyamoto ST, Lemos Lopes ML, et al. Brazilian Sjögren´s Syndrome Registry (BRASS): a large Brazilian multicentric cohort of primary Sjögren´s syndrome. In: Annual European Congress of Rheumatology, EULAR 2019, Madrid, June 2019, Madri. Poster Presentations [THU0694], 2019 (78):644-5.

APÊNDICE A – *EULAR SJÖGREN'S SYNDROME PATIENT REPORTED INDEX* (ESSPRI)

Seu médico pediu que você respondesse algumas perguntas relacionadas com a sua doença. Para responder as perguntas, favor levar em consideração a gravidade de seus sintomas nas piores fases apenas durante as duas últimas semanas.

Por favor, assinale a alternativa que melhor descreve sua resposta. Por favor, responda todas as perguntas com atenção.

Exemplo:

Nenhuma dor	☐	☐	☐	☐	☐	☒	☐	☐	☐	☐	☐	Máximo de dor imaginável
	0	1	2	3	4	5	6	7	8	9	10	

1. O quanto a sua secura tem sido grave durante as duas últimas semanas?

Nenhuma secura	☐	☐	☐	☐	☐	☒	☐	☐	☐	☐	☐	Máximo de ressecamento imaginável
	0	1	2	3	4	5	6	7	8	9	10	

2. O quanto a sua fadiga tem sido grave durante as duas últimas semanas?

Nenhuma fadiga	☐	☐	☐	☐	☐	☒	☐	☐	☐	☐	☐	Máximo de fadiga imaginável
	0	1	2	3	4	5	6	7	8	9	10	

3. O quanto a sua dor (dores nas juntas ou músculos, nos seus braços ou pernas) tem sido grave durante as duas últimas semanas?

Nenhuma dor	☐	☐	☐	☐	☐	☒	☐	☐	☐	☐	☐	Máximo de dor imaginável
	0	1	2	3	4	5	6	7	8	9	10	

Cálculo do ESSPRI: média aritmética dos três domínios (secura, fadiga e dor).

Estado de sintoma aceitável se ESSPRI < 5 pontos.

Melhora clinicamente importante se diminuição de pelo menos ≥ 1 ponto ou 15% do ESSPRI total.

APÊNDICE B – *EULAR SJÖGREN'S SYNDROME DISEASE ACTIVITY INDEX* (ESSDAI)

Domínio constitucional (PESO 3) Por favor, atenção para não avaliar sintomas constitucionais não relacionados à doença (como febre de origem infecciosa, perda voluntária de peso).		
Nenhuma atividade	Ausência dos sintomas a seguir	0
Atividade baixa	Febre moderada ou intermitente (37,5°-38,5°C)/suores noturnos ou perda de peso involuntária de 5% a 10% do peso corporal	1
Atividade moderada	Febre alta (> 38,5°C)/suores noturnos ou perda de peso involuntária de > 10% do peso corporal	2
Domínio de linfadenopatia (PESO 4)		
Nenhuma atividade	Ausência das características a seguir	0
Atividade baixa	Linfadenomegalia ≥ 1 cm em qualquer região ou ≥ 2 cm na região inguinal	1
Atividade moderada	Linfadenomegalia ≥ 2 cm em qualquer região ou ≥ 3 cm na região inguinal ou esplenomegalia (clinicamente palpável ou avaliada por exame de imagem)	2
Atividade alta	Doença proliferativa maligna das células B recente	3
Domínio glandular (PESO 2) Por favor, atenção para não avaliar aumento do volume glandular não relacionado à doença (p. ex., litíase ou infecção).		
Nenhuma atividade	Ausência de aumento glandular	0
Atividade baixa	Pequeno aumento glandular com: • Parótida aumentada (≤ 3 cm) ou aumento discreto submandibular ou lacrimal[a]	1
Atividade moderada	Aumento glandular maior com: • Parótida aumentada (> 3 cm) ou aumento importante submandibular ou lacrimal[a]	2
Domínio articular (PESO 2) Por favor, atenção para não avaliar envolvimento articular não relacionado à doença, como a osteoartrite.		
Nenhuma atividade	Ausência de envolvimento articular ativo no momento	0
Atividade baixa	Artralgia nas mãos, punhos, tornozelos e pés acompanhada por rigidez matinal (> 30 min)	1
Atividade moderada	1 a 5 artrites dentre as 28[b]	2
Atividade alta	≥ 6 artrites dentre as 28[b]	3

Domínio cutâneo (PESO 3) Por favor, atenção em avaliar como "Nenhuma atividade" lesões antigas e estáveis mais relacionadas ao dano (sequela) do que à atividade da doença ou ao envolvimento cutâneo não relacionado à doença.		
Nenhuma atividade	Ausência de envolvimento cutâneo ativo no momento	0
Atividade baixa	Eritema multiforme	1
Atividade moderada	Vasculite cutânea limitada, incluindo vasculite urticariforme[c] ou púrpura limitada aos pés e tornozelos ou lúpus cutâneo subagudo	2
Atividade alta	Vasculite cutânea difusa, incluindo vasculite urticariforme[c] ou púrpura difusa ou úlceras relacionadas à vasculite	3
Domínio respiratório (PESO 5) Por favor, atenção em avaliar como "Nenhuma atividade" lesões antigas e estáveis mais relacionadas ao dano (sequela) do que à atividade da doença ou ao envolvimento respiratório não relacionado à doença (p. ex., cigarro).		
Nenhuma atividade	Ausência de envolvimento pulmonar ativo no momento	0
Atividade baixa	Tosse persistente ou envolvimento brônquico sem nenhuma alteração radiológica no raio X simples ou evidência de doença pulmonar intersticial ao raio X simples ou TCAR, com: ▪ Nenhuma dispneia e ▪ Prova de função pulmonar normal	1
Atividade moderada	Envolvimento pulmonar moderadamente ativo, tal como doença pulmonar intersticial diagnosticada pela TCAR com: ▪ Dispneia aos grandes esforços (NYHA[d] II) ou prova de função pulmonar alterada dentro dos seguintes parâmetros: 70% > DLCO[e] ≥ 40% e/ou 80% > CVF[f] ≥ 60%	2
Atividade alta	Envolvimento pulmonar altamente ativo como doença pulmonar intersticial diagnosticada pela TCAR com: ▪ Dispneia aos pequenos esforços ou ao repouso (NYHA[d] III, IV) ou prova de função pulmonar alterada: DLCO[e] < 40% e/ou CVF[f] < 60%	3

Domínio renal (PESO 5) Por favor, atenção em avaliar como "Nenhuma atividade" lesões antigas e estáveis mais relacionadas ao dano (sequela) do que à atividade da doença e ao envolvimento renal não relacionado à doença. Se a biópsia for feita, favor classificar a atividade baseada, primeiramente, nas características histológicas.		
Nenhuma atividade	Ausência de envolvimento renal ativo no momento: ▪ Proteinúria < 0,5 g/d, nenhuma hematúria, nenhuma leucocitúria, nenhuma acidose ou ▪ Proteinúria estável de longa duração devido ao dano/sequela	0
Atividade baixa	Evidência de envolvimento específico da atividade renal, limitada à: ▪ Acidose tubular sem insuficiência renal ou ▪ Envolvimento glomerular: ▷ com proteinúria (entre 0,5 e 1 g/dL) e ▷ sem hematúria ou insuficiência renal (TGF[g] ≥ 60 mL/min)	1
Atividade moderada	Atividade renal moderada: ▪ Acidose tubular com insuficiência renal (TGFg < 60 mL/min) ou ▪ Envolvimento glomerular: ▷ com proteinúria entre 1 e 1,5 g/dL e ▷ sem hematúria ou insuficiência renal (TGF[g] ≥ 60 mL/min) ou ▪ Evidência histológica: ▷ glomerulonefrite e/ou ▷ infiltração intersticial linfoide importante	2
Atividade alta	Atividade renal alta: ▪ Envolvimento glomerular: ▷ proteinúria > 1,5 g/dL e/ou ▷ hematúria e/ou ▷ insuficiência renal (TGF[g] < 60 mL/min) ou ▪ Evidência histológica de: ▷ glomerulonefrite proliferativa ou ▷ crioglobulinemia relacionada ao envolvimento renal	3

Domínio muscular (PESO 6) Por favor, atenção para não avaliar envolvimento muscular não relacionado à doença, como fraqueza devido a corticosteroides.		
Nenhuma atividade	Ausência de envolvimento muscular ativo no momento	0
Atividade baixa	Miosite levemente ativa diagnosticada pela EMG ou biópsia com: ▪ Ausência de fraqueza e creatinoquinase alterada (N < CK ≤ 2N)	1
Atividade moderada	Miosite moderadamente ativa diagnosticada pela EMG ou biópsia com: ▪ Fraqueza (déficit máximo de 4/5) ou creatinoquinase elevada (2N < CK ≤ 4N)	2
Atividade alta	Miosite altamente ativa diagnosticada pela EMG ou biópsia com: ▪ Fraqueza (déficit ≤ 3/5) ou creatinoquinase elevada (> 4N)	3

Domínio do sistema nervoso periférico (PESO 5) Por favor, atenção em avaliar como "Nenhuma atividade" lesões antigas e estáveis mais relacionadas ao dano (sequela) do que à atividade ou ao envolvimento do sistema nervoso periférico não relacionado à doença.		
Nenhuma atividade	Ausência de envolvimento ativo do sistema nervoso periférico, no momento	0
Atividade baixa	Evidência de envolvimento ativo do sistema nervoso periférico, como: ▪ Polineuropatia periférica axonal diagnosticada pelo ECN/ENMG ou ▪ Neuralgia do nervo trigêmeo (V nervo craniano)	1
Atividade moderada	Evidência de envolvimento moderadamente ativo do sistema nervoso periférico, como: ▪ Neuropatia axonal motora e sensorial diagnosticada pelo ECN/ENMG, sem déficit motor ou ▪ Neuropatia sensorial pura com a presença de vasculite crioglobulinêmica ou ▪ Ganglionopatia[h] com sintomas restritos à ataxia moderada ou ▪ Polineuropatia inflamatória desmielinizante crônica (PIDC)[i] com deficiência funcional moderada (sem déficit motor ou ataxia moderada) ou ▪ Envolvimento do nervo craniano de origem periférica – exceto nervo do trigêmeo (V nervo craniano)	2
Atividade alta	Evidência de envolvimento altamente ativo do sistema nervoso periférico, como: ▪ Neuropatia axonal motora e sensorial diagnosticada pela ECN/ENMG com déficit motor ≤ 3/5 ou ▪ Envolvimento do nervo periférico atribuído à vasculite (mononeurite múltipla) ou ▪ Ataxia severa atribuída à ganglionopatia[h] ou ▪ Polineuropatia inflamatória desmielinizante crônica (CIDP)[i] com deficiência funcional severa: déficit motor ≤ 3/5 ou ataxia grave	3

Domínio do sistema nervoso central (PESO 5) Por favor, atenção em avaliar como “Nenhuma atividade” lesões antigas e estáveis mais relacionadas ao dano (sequela) do que à atividade da doença ou envolvimento do sistema nervoso central não relacionado à doença.		
Nenhuma atividade	Ausência de envolvimento ativo do sistema nervoso central no momento	0
Atividade baixa	Manifestações clínicas moderadamente ativas do sistema nervoso central, como: ▪ Envolvimento de nervo craniano de origem central ou ▪ Neurite óptica ou ▪ Síndrome semelhante à esclerose múltipla com sintomas restritos à deficiência sensorial pura ou deficiência cognitiva comprovada	1
Atividade moderada	Manifestações clínicas altamente ativas do sistema nervoso central, como: ▪ Vasculite cerebral com acidente vascular cerebral ou ataque isquêmico transitório ▪ Convulsões ou ▪ Mielite transversa ou ▪ Meningite linfocítica ou ▪ Síndrome semelhante à esclerose múltipla com déficit motor	2
Domínio hematológico (PESO 2) Por favor, atenção: levando em conta anemia, neutropenia e trombocitopenia, somente a citopenia autoimune deve ser considerada; não avaliar citopenia que não esteja relacionada à doença (p. ex., deficiência de vitamina ou de ferro, ou ainda citopenia induzida por droga, como por ex. linfocitopenia associada à ciclofosfamida).		
Nenhuma atividade	Ausência de citopenia autoimune	0
Atividade baixa	Citopenia de origem autoimune com: ▪ Neutropenia[j] (1.000 < neutrófilos < 1.500/mm^3) ou anemia[k] (10 < Hb < 12 g/dL) ou trombocitopenia[l] (100.000 < plaquetas < 150.000/mm^3) ou linfopenia (500 < linfócitos < 1.000/mm^3)	1
Atividade moderada	Citopenia de origem autoimune com: ▪ Neutropenia[j] (500 ≤ neutrófilos ≤ 1.000/mm^3) ou anemia[k] (8 ≤ Hb ≤ 10 g/dL) ou trombocitopenia[l] (50.000 ≤ plaquetas ≤ 100.000/mm^3) ou linfopenia (≤ 500/mm^3)	2
Atividade alta	▪ Neutropenia[j] (neutrófilos < 500/mm^3) ou anemia[k] (Hb < 8 g/dL) ou trombocitopenia[l] (plaquetas < 50.000/ mm^3)	3

Domínio biológico (PESO 1)		
Nenhuma atividade	Ausência de qualquer uma das seguintes alterações	0
Atividade baixa	▪ Pico clonal ou hipocomplementemia (C4 ou C3 ou CH50 baixos) ou hipergamaglobulinemia ou nível de IgG entre 1.600 e 2.000 mg/dL	1
Atividade moderada	Presença de crioglobulinemia ou hipergamaglobulinemia ou nível alto de IgG > 2.000 mg/dL ou início recente[m] de hipogamaglobulinemia ou diminuição recente de nível de IgG (< 500 mg/dL)	2

N: normal (valor de referência); EMG: eletromiografia.
[a]A distinção entre aumento discreto ou importante do volume glandular submandibular ou lacrimal fica a critério médico.
[b]As 28 articulações incluídas no cálculo do DAS28 (*Disease Activity Score 28*) são ombros, cotovelos, punhos, metacarpofalângicas, interfalângicas proximais e joelhos.
[c]Vasculite cutânea limitada envolve < 18% da área de superfície corporal; vasculite cutânea difusa envolve > 18% da área de superfície corporal. Área de superfície corporal (ASC) é definida utilizando a regra dos nove (usado para avaliar a extensão de queimaduras) como vem a seguir: palma (excluindo os dedos) = 1% ASC; cada membro inferior = 18% ASC; cada membro superior = 9% ASC; tronco (frontal) = 18% ASC; tronco (dorsal) = 18% ASC.
Para o diagnóstico da doença pulmonar intersticial, a TCAR (tomografia computadorizada de alta resolução) ou a radiografia simples são necessárias e devem ter sido realizadas nos últimos dois anos.
[d]NYHA: classificação funcional da *New York Heart Association*.
[e]DLCO: prova de difusão de dióxido de carbono.
[f]CVF: capacidade vital forçada.
[g]TGF: taxa de filtração glomerular calculada com a fórmula MDRD (*Modification of Diet in Renal Disease*).
[h]Deficiência sensorial pura com ataxia e deficiência difusa ou abolição do potencial sensitivo no ECN (estudo da condução nervosa).
[i]Polirradiculoneuropatia com sintomas clínicos sugestivos (déficit sensório-motor dos quatro membros, déficit motor proximal, arreflexia generalizada, sintomas sensoriais iniciais afetando membros superiores, e/ou associado a envolvimento do nervo craniano), nível de proteína aumentado e/ou ECN anormal (latência distal motora prolongada, velocidade da condução nervosa reduzida, latência prolongada da onda F, bloqueio da condução e/ou dispersão temporal).
[j]Neutropenia sem nenhuma etiologia conhecida.
[k]Anemia com o teste de Coombs positivo e aumento na contagem de reticulócitos.
[l]Trombocitopenia de origem periférica com nenhuma outra etiologia encontrada, ou em caso de dificuldades para realização de identificação de autoanticorpos antiplaquetas e/ou a presença de megacariócitos de aspirado de medula óssea e/ou anemia autoimune associada.
[m]Nos últimos seis meses.

Cálculo do ESSDAI: multiplicar o peso do domínio pela pontuação para obter o escore do domínio.

O valor final é a soma dos escores de todos os domínios.

ESSDAI < 5 = baixo.

ESSDAI ≥ 5 e ≤ 14 = moderado.

ESSDAI ≥ 15 = alto.

APÊNDICE C – *SJÖGREN'S SYNDROME DISEASE DAMAGE INDEX* (SSDDI)

Dano oral/saliva		
Prejuízo do fluxo salivar	Fluxo salivar não estimulado (< 1,5/15 min)	1
Perda de dentes	Perda de todos ou quase todos	1
Dano ocular		
Prejuízo na lubrificação ocular	Teste de Schirmer < 5 mm/5 min	1
Anormalidade estrutural	Úlcera em córnea, catarata, blefarite crônica	1
Dano neurológico		
Envolvimento de SNC	Envolvimento crônico e estável do SNC	2
Neuropatia periférica	Comprometimento crônico e estável do sistema periférico ou autônomo	1
Dano pleuropulmonar (qualquer uma das seguintes alterações)		
Fibrose pleural Fibrose intersticial Significante dano funcional irreversível	Confirmado por imagem Confirmado por imagem Confirmado por espirometria	2
Dano renal (qualquer uma das seguintes alterações)		
Aumento da creatinina ou redução da TGF Acidose tubular Nefrocalcinose	Anormalidade estável e crônica pH urinário > 6,0 e bicarbonato sérico < 15 mmoles/L em 2 exames consecutivos Confirmado por imagem	2
Doença linfoproliferativa (qualquer uma das seguintes alterações)		
Linfoma de célula B Mieloma múltiplo Macroglobulinemia de Waldenström	Clínica e confirmação histológica Clínica e confirmação histológica Clínica e confirmação histológica	5

36

Qualidade de vida

Samira Tatiyama Miyamoto
Valéria Valim
Virginia Fernandes Moça Trevisani

PONTOS-CHAVE

- As duas medidas genéricas de qualidade de vida relacionada à saúde (QVRS) mais utilizadas nos estudos da doença de Sjögren (DSj) são o *Short-Form Health Survey* (SF-36) e o *EuroQoL-5 Dimension* (EQ-5D).
- O *Primary Sjögren's Syndrome Quality of Life* (PSS-QoL) é o instrumento específico para avaliar QVRS na DSj.
- A QVRS é reduzida nos pacientes com DSj, quando comparados a controles saudáveis.
- A associação entre QVRS e atividade da doença é controversa.
- A diminuição da QVRS está associada a xeroftalmia, xerostomia, fadiga, dor, disfunção sexual, diminuição da capacidade funcional, baixo nível de atividade física, mobilidade reduzida, ansiedade e depressão.

INTRODUÇÃO

Qualidade de vida relacionada à saúde (QVRS) é um conceito relacionado com o bem-estar percebido não somente nos domínios físico, mental e social, mas também com o impacto de todos os fatores relacionados à saúde na vida de um indivíduo. A QVRS tem um papel cada vez maior na tomada de decisões médicas e seus dados podem também ser usados para julgar o valor relativo das intervenções em diferentes doenças e, assim, facilitar a alocação econômica dos recursos de saúde. É um desfecho clínico reportado pelo paciente (*Patient-Reported Outcomes* – PROs), cada vez mais utilizado nos ensaios clínicos.

As duas medidas genéricas de QVRS mais utilizadas nos estudos da doença de Sjögren (DSj) são o *Short-Form Health Survey* (SF-36) e o *EuroQoL-5 Dimension* (EQ-5D). No entanto, são também utilizados o *RAND 36-item Health Survey* (RAND-36) e o *World Health Organization Quality of Life Instrument – Short-Form* (WHOQOL-BREF). O *Primary Sjögren's Syndrome Quality of Life* (PSS-QoL) é o primeiro instrumento específico composto por 25 questões e pode ser dividido em duas categorias principais: física (desconforto e secura) e psicossocial.[1]

Independentemente do instrumento de avaliação utilizado, a QVRS é marcadamente reduzida na DSj em vários estudos de diferentes países, quando comparada com a QVRS de controles saudáveis,[2] e é semelhante à observada em outras doenças crônicas, como artrite reumatoide (AR),[3,4] lúpus eritematoso sistêmico (LES),[4] fibromialgia (FM)[2] e, curiosamente, síndrome *sicca* não doença de Sjögren (nDSj).[5,6] A QVRS prejudicada na DSj tem sido associada a fadiga, dor/envolvimento articular, envolvimento ocular e oral, prurido, disfunção sexual, distúrbios do sono, manifestações pulmonares, disfunção psicológica e função física prejudicada.[2]

A longa jornada até o diagnóstico, a qualidade da interação com os profissionais de saúde, a complexa variedade de manifestações da doença e sua capacidade de lidar positivamente com doenças crônicas,[7] bem como a percepção de falta de compreensão por parte dos familiares, dificuldades no trabalho, limitação de alimentação e restrições na vida social afetam a QVRS do paciente com DSj.[8] Pacientes com DSj de cinco países europeus relataram várias limitações na vida diária, incluindo autocuidado, produtividade e lazer.[9] Curiosamente, o estudo realizado pelo *HarmonicSS* com dados de seis países da Europa demonstrou que a QVRS do paciente melhora com o avançar da idade e quando realiza consultas oftalmológicas periodicamente.[10] No entanto, quanto mais o paciente precisa ir ao clínico geral ou ao especialista, menor é a QVRS, assim como "morar com companheiro" e quando a terapia farmacológica não é clara.[10]

O acompanhamento da QVRS medida pelo EQ-5D ao longo de um período médio de 24 meses demonstrou que os pacientes com pontuações baixas para todos os sintomas (secura, fadiga, dor, ansiedade e depressão) ou que possuem pontuações altas apenas para secura e fadiga mantêm uma boa qualidade de vida longitudinalmente, enquanto pontuações altas para todos os cinco sintomas ou pontuações altas somente para secura, dor e fadiga mostram qualidade de vida reduzida no início do estudo e declínio adicional ao longo do tempo. Com base nesses resultados, os autores recomendam cautela ao incluir pacientes com pontuações baixas para todos os cinco sintomas em ensaios clínicos com novas terapias devido ao baixo potencial de melhora na QVRS.[11]

ATIVIDADE DA DOENÇA

Enquanto alguns estudos demonstram que quanto maior a atividade da doença e piores os sintomas, mais baixa é a QVRS, medida tanto pelo SF-36[12] quanto pelo EQ-5D,[13] outros demonstram apenas que os sintomas, mas não a atividade da doença, são os principais preditores de baixa QVRS.[14] A pontuação do componente mental do SF-36 é semelhante em grupos de atividade baixa, moderada e alta do *European League Against Rheumatism (EULAR) Sjögren's Syndrome Disease Activity Index* (ESSDAI), enquanto a pontuação do componente físico é significativamente menor em pacientes com atividade sistêmica moderada e alta. Quanto às citocinas, apenas um estudo mostrou que maiores concentrações de IL-6 estavam associadas a valores mais baixos do componente físico do SF-36, sugerindo que isso poderia ser explicado pelos efeitos pró-inflamatórios dessa citocina e seu papel na fisiopatologia da dor.[15]

A manifestação sistêmica extraglandular com maior impacto na QVRS é o acometimento pulmonar, predominantemente associado à redução no componente físico.[16-18] Pacientes com envolvimento do sistema nervoso periférico também possuem QVRS menor quando comparados aos pacientes sem comprometimento.[19]

SECURA

A enquete conduzida pela *Sjögren's Foundation*, com 2.961 respostas elegíveis, demonstrou que a xeroftalmia reduziu a qualidade de vida em uma proporção maior de pacientes do que outros sintomas comuns, como boca seca, dificuldade para dormir, pele seca ou com coceira e rigidez matinal, com um impacto considerável no bem-estar emocional, físico e financeiro. Em comparação com os pacientes sem xeroftalmia, os doentes com xeroftalmia significativa tinham quase quatro vezes mais chances de concordar que viver com a DSj tornava todos os dias um desafio e eram duas vezes mais propensos a concordar que lutavam para lidar com a doença.[20] As manifestações bucais devido à xerostomia, como úlceras ou feridas na boca, disfagia, dificuldade para falar e cárie dentária, também tiveram uma associação negativa considerável com a qualidade de vida e o bem-estar financeiro dos pacientes.[21]

À medida que os sintomas de olho seco aumentam, mais aspectos da QVRS são afetados em um nível clinicamente significativo, incluindo percepções de saúde e aspectos físico, social e emocional. No entanto, a saúde mental parece não ser afetada pelos sintomas de xeroftalmia, independentemente do nível de gravidade.[22] Já a qualidade de vida relacionada à visão (QVRV) mensurada através do *National Eye Institute Visual Function* (NEI VFQ-25) é mais baixa em relação à saúde geral percebida pelo participante, dificuldades específicas da visão, dor ocular, visão geral e saúde mental específica da visão. O uso de lubrificante tem um impacto positivo, e a gravidade dos sintomas, um impacto negativo tanto na QVRS quanto na QVRV.[23] Danos epiteliais corneanos mais graves e altos níveis de ansiedade e depressão também se associam a menor QVRV em mulheres com DSj em comparação com mulheres com olho seco por outras causas.[24] No entanto, medidas objetivas, como o teste de Schirmer, *Tear Break Up Time* e o *Ocular Surface Diseases Grading* (OSS), não apresentam associação com a QVRS e QVRV.

A pior qualidade de vida relacionada à saúde bucal (QVRSB) em pacientes com DSj está associada à disgeusia, sensação de queimação na língua, halitose,[25] limiar gustativo[26] e lesões orais,[27] sendo o aspecto emocional o domínio do SF-36 mais fortemente associado ao desconforto oral.[28] Dentre os indicadores de saúde bucal, como o índice de placa, o índice gengival, o índice de sangramento do sulco e o número de dentes cariados, perdidos e obturados e o fluxo salivar não estimulado, apenas o índice de placa apresenta uma associação com a QVRSB.[29] Pontuações altas de Milic e Hocevar pela ultrassonografia de glândula salivar maior (USG) estão associadas a fluxo salivar reduzido e baixa QVRSB. Além disso, pacientes com envolvimento grave da parótida, em comparação com os casos não graves, possuem uma pontuação mais alta do *Oral Health Impact Profile-14* (OHIP-14).[30]

As disfunções da deglutição na DSj têm um impacto leve a moderado na qualidade de vida relacionada à deglutição, sendo que o alimento preso na garganta é um fator preditivo para o componente físico do SF-36 e a dificuldade em engolir medicamentos, chiado ao comer e muco/catarro são fatores preditivos para o componente mental.[31]

Pacientes com DSj que relatam um distúrbio de voz, como pigarro frequente, dor de garganta, dificuldade de projeção e desconforto vocal, apresentam maior impacto na QVRS em comparação com aqueles sem distúrbios de voz. No entanto, apenas o pigarro frequente é associado ao componente físico do SF-36, e desconforto vocal, ao componente mental.[32] Já o impacto da disfunção do paladar e do olfato na QVRS é controverso na literatura.[33]

A secura vaginal é comum na DSj e as pacientes apresentam pior qualidade de vida sexual, sendo que os domínios mais afetados são dor, lubrificação, desejo e excitação,[34] observando-se mais sofrimento sexual e atividade sexual com menor frequência do que os controles[35,36] e um importante impacto nos domínios do componente mental da QVRS.[37] A disfunção sexual também repercute negativamente na qualidade de vida social.[38] Observa-se associação do *Female Sexual Function Index* (FSFI) com os aspectos físicos da QVRS[39] e com a qualidade de vida mental.[35]

FADIGA E DOR

Quanto maior a fadiga, pior é a QVRS na DSj,[40] com pontuações mais baixas tanto no componente físico[5,41] quanto no componente mental da QVRS.[41] Já a dor está também associada a pontuações mais baixas no componente físico.[5,41] Um estudo brasileiro demonstrou que os principais preditores de má QVRS nos pacientes com DSj foram: dor e fadiga, independentemente da atividade da doença, idade, escolaridade, incapacidade para o trabalho, estado civil e fibromialgia.[14] Ao longo do tempo, observa-se que a fadiga permanece estável, porém há um declínio da QVRS relacionado à idade,[42] embora um estudo tenha encontrado uma melhora na vitalidade, que pode ter ocorrido devido aos pacientes terem adquirido estratégias eficazes de enfrentamento.[43]

A capacidade funcional está fortemente associada a sintomas (dor, fadiga e depressão), atividade da doença e redução da QVRS medida pelo EQ-5D.[44] Além disso, quanto melhor o nível de atividade física[45] e a mobilidade,[46] melhor a HRQoL.

ANSIEDADE E DEPRESSÃO

Níveis mais altos de ansiedade e depressão nos pacientes com DSj estão associados a menor QVRS.[47] O pior bem-estar mental (RAND-36) está associado a uma alta intensidade de afeto (força com que as emoções são experimentadas) e alexitimia (dificuldade em identificar sentimentos).[48] Um estudo demonstrou que o sofrimento psicológico geral é maior nos pacientes com DSj em comparação com pacientes com LES e controles saudáveis e está associado com a QVRS, sugerindo que os pacientes com DSj apresentam dificuldade na adaptação aos estressores da vida e nas relações interpessoais.[49]

Curiosamente, no *Sjögren's International Collaborative Clinical Alliance* (SICCA), os pacientes com DSj tiveram melhor QVRS e menor chance de desenvolver depressão, quando comparados com pacientes nDSj com secura sintomática, sugerindo que ter um diagnóstico definitivo permite ao paciente uma melhor compreensão de sua doença e possibilidade de desenvolver mecanismos de enfrentamento,[48] embora também seja plausível que comorbidades ou tratamentos relacionados à depressão possam estar associados a sintomas de secura.

REFERÊNCIAS

1. Miyamoto ST, Noronha BD, Santos PRA, et al. Validity and reliability of the Brazilian version of the primary Sjögren's syndrome questionnaire (PSS-QoL) (2144). In: XXXIX Congresso Brasileiro de Reumatologia, 2022, 07-10/setembro/2022, Sessão de Temas Livres XXI – Sjögren. Disponível em: https://sbr2022.sbr.org.br/sessao-de-temas-livres-xxi-sjogren/.

2. Miyamoto ST, Valim V, Fisher BA. Health-related quality of life and costs in Sjögren's syndrome. Rheumatology (Oxford). 2021;60(6):2588-601.
3. Strömbeck B, Ekdahl C, Manthorpe R, Wikström I, Jacobsson L. Health-related quality of life in primary Sjögren's syndrome, rheumatoid arthritis and fibromyalgia compared to normal population data using SF-36. Scand J Rheumatol. 2000;29(1):20-8.
4. Kotsis K, Voulgari PV, Tsifetaki N, Drosos AA, Carvalho AF, Hyphantis T. Illness perceptions and psychological distress associated with physical health-related quality of life in primary Sjögren's syndrome compared to systemic lupus erythematosus and rheumatoid arthritis. Rheumatol Int. 2014;34(12):1671-81.
5. Champey J, Corruble E, Gottenberg JE, et al. Quality of life and psychological status in patients with primary Sjögren's syndrome and sicca symptoms without autoimmune features. Arthritis Rheum. 2006;55(3):451-7.
6. Tashbayev B, Garen T, Palm Ø, et al. Patients with non-Sjögren's sicca report poorer general and oral health-related quality of life than patients with Sjögren's syndrome: a cross-sectional study. Sci Rep. 2020;10(1):2063.
7. Stack RJ, Southworth S, Fisher BA, et al. A qualitative exploration of physical, mental and ocular fatigue in patients with primary Sjögren's syndrome. PLoS One. 2017;12(10):e0187272.
8. Lackner A, Ficjan A, Stradner MH, et al. It's more than dryness and fatigue: the patient perspective on health-related quality of life in Primary Sjögren's Syndrome - a qualitative study. PLoS One. 2017;12(2):e0172056.
9. Unger J, Mattsson M, Drăgoi RG, et al. The experiences of functioning and health of patients with primary Sjögren's syndrome: a multicenter qualitative European study. Front Med (Lausanne). 2021;8:770422.
10. Seghieri C, Lupi E, Tzioufas AG, De Vita S, Baldini C. Patient-reported experience and health-related quality of life in patients with primary Sjögren's syndrome in Europe. Clin Exp Rheumatol. 2021;39 Suppl 133(6):123-30.
11. Tarn J, Lendrem D, McMeekin P, Lendrem C, Hargreaves B, Ng WF. Primary Sjögren's syndrome: longitudinal real-world, observational data on health-related quality of life. J Intern Med. 2022;291(6):849-55.
12. Omma A, Tecer D, Kucuksahin O, Sandikci SC, Yildiz F, Erten S. Do the European League Against Rheumatism (EULAR) Sjögren's syndrome outcome measures correlate with impaired quality of life, fatigue, anxiety and depression in primary Sjögren's syndrome? Arch Med Sci. 2018;14(4):830-7.
13. Lendrem D, Mitchell S, McMeekin P, et al. Do the EULAR Sjögren's syndrome outcome measures correlate with health status in primary Sjögren's syndrome? Rheumatology (Oxford). 2015;54(4):655-9.
14. Dias LH, Miyamoto ST, Giovelli RA, de Magalhães CIM, Valim V. Pain and fatigue are predictors of quality of life in primary Sjögren's syndrome. Adv Rheumatol. 2021;61(1):28.
15. Baturone R, Soto MJ, Márquez M, et al. Health-related quality of life in patients with primary Sjögren's syndrome: relationship with serum levels of proinflammatory cytokines. Scand J Rheumatol. 2009;38(5):386-9.
16. Belenguer R, Ramos-Casals M, Brito-Zerón P, et al. Influence of clinical and immunological parameters on the health-related quality of life of patients with primary Sjögren's syndrome. Clin Exp Rheumatol. 2005;23(3):351-6.
17. Palm O, Garen T, Berge Enger T, et al. Clinical pulmonary involvement in primary Sjogren's syndrome: prevalence, quality of life and mortality – a retrospective study based on registry data. Rheumatology (Oxford). 2013;52(1):173-9.
18. Zhao R, Wang Y, Zhou W, et al. Associated factors with interstitial lung disease and health-related quality of life in Chinese patients with primary Sjögren's syndrome. Clin Rheumatol. 2020;39(2):483-9.

19. Jaskólska M, Chylińska M, Masiak A, et al. Peripheral neuropathy and health-related quality of life in patients with primary Sjögren's syndrome: a preliminary report. Rheumatol Int. 2020;40(8):1267-74.
20. Saldanha IJ, Bunya VY, McCoy SS, Makara M, Baer AN, Akpek EK. Ocular manifestations and burden related to Sjögren syndrome: Results of a patient survey. Am J Ophthalmol. 2020;219:40-8.
21. McCoy SS, Bartels CM, Saldanha IJ, et al. National Sjögren's Foundation Survey: burden of oral and systemic involvement on quality of life. J Rheumatol. 2021;48(7):1029-36.
22. Mertzanis P, Abetz L, Rajagopalan K, et al. The relative burden of dry eye in patients' lives: comparisons to a U.S. normative sample. Invest Ophthalmol Vis Sci. 2005;46(1):46-50.
23. Greenan E, Pilson Q, Ní Gabhann-Dromgoole J, Murphy CC. Relationship between clinical parameters and quality of life in primary Sjögren's Syndrome: a prospective study. Eye (Lond). 2023 Jan 19. [Epub ahead of print.]
24. Zhang Y, Lin T, Jiang A, Zhao N, Gong L. Vision-related quality of life and psychological status in Chinese women with Sjogren's syndrome dry eye: a case-control study. BMC Womens Health. 2016;16(1):75.
25. Rusthen S, Young A, Herlofson BB, et al. Oral disorders, saliva secretion, and oral health-related quality of life in patients with primary Sjögren's syndrome. Eur J Oral Sci. 2017;125(4):265-71.
26. Kamel UF, Maddison P, Whitaker R. Impact of primary Sjogren's syndrome on smell and taste: effect on quality of life. Rheumatology (Oxford). 2009;48(12):1512-4.
27. Vujovic S, Desnica J, Stevanovic M, et al. Oral health and oral health-related quality of life in patients with primary Sjögren's syndrome. Medicina (Kaunas). 2023;59(3):473.
28. Enger TB, Palm Ø, Garen T, Sandvik L, Jensen JL. Oral distress in primary Sjögren's syndrome: implications for health-related quality of life. Eur J Oral Sci. 2011;119(6):474-80.
29. Molania T, Salehi M, Ehsani H, et al. Comparison of periodontal indices, DMFT, xerostomia, hyposalivation and oral health-related quality of life in Sjögren's syndrome patients versus healthy individuals: A case-control study. Dent Med Probl. 2023;60(1):99-107.
30. Yalcinkaya Y, Mumcu G, Özdemir FT, et al. Are salivary gland ultrasonography scores associated with salivary flow rates and oral health-related quality of life in Sjögren syndrome? J Rheumatol. 2020;47(12):1774-9.
31. Pierce JL, Tanner K, Merrill RM, Miller KL, Kendall KA, Roy N. Swallowing disorders in Sjögren's syndrome: prevalence, risk factors, and effects on quality of life. Dysphagia. 2016;31(1):49-59.
32. Tanner K, Pierce JL, Merrill RM, Miller KL, Kendall KA, Roy N. The quality of life burden associated with voice disorders in Sjögren's syndrome. Ann Otol Rhinol Laryngol. 2015;124(9):721-7.
33. Al-Ezzi MY, Khan KS, Tappuni AR. Smell dysfunction in patients with primary Sjögren's syndrome: impact on quality of life. J Clin Med. 2023;12(7):2724.
34. Priori R, Minniti A, Derme M, et al. Quality of sexual life in women with primary Sjögren syndrome. J Rheumatol. 2015;42(8):1427-31.
35. van Nimwegen JF, Arends S, van Zuiden GS, Vissink A, Kroese FG, Bootsma H. The impact of primary Sjögren's syndrome on female sexual function. Rheumatology (Oxford). 2015;54(7):1286-93.
36. Maddali Bongi S, Del Rosso A, Orlandi M, Matucci-Cerinic M. Gynaecological symptoms and sexual disability in women with primary Sjögren's syndrome and sicca syndrome. Clin Exp Rheumatol. 2013;31(5):683-90.
37. Farenhorst CA, de Wolff L, Arends S, et al. Clinical determinants of vaginal dryness in patients with primary Sjögren's syndrome. Clin Exp Rheumatol. 2021;39 Suppl 133(6):73-9.
38. Al-Ezzi M, Tappuni AR, Khan KS. The impact of Sjögren's syndrome on the quality of sexual life of female patients in the UK: a controlled analysis. Rheumatol Int. 2022;42(8):1423-9.
39. Gözüküçük M, Türkyilmaz E, Küçükşahin O, Erten Ş, Üstün Y, Yavuz AF. Effects of primary Sjögren's syndrome on female genitalia and sexual functions. Clin Exp Rheumatol. 2021;39 Suppl 133(6):66-72.
40. Koh JH, Kwok SK, Lee J, et al. Pain, xerostomia, and younger age are major determinants of fatigue in Korean patients with primary Sjögren's syndrome: a cohort study. Scand J Rheumatol. 2017;46(1):49-55.

41. Liu Z, Dong Z, Liang X, et al. Health-related quality of life and psychological status of women with primary Sjögren's syndrome: a cross-sectional study of 304 Chinese patients. Medicine (Baltimore). 2017;96(50):e9208.
42. Haldorsen K, Bjelland I, Bolstad AI, Jonsson R, Brun JG. A five-year prospective study of fatigue in primary Sjögren's syndrome. Arthritis Res Ther. 2011;13(5):R167.
43. Theander E, Andersson SI, Manthorpe R, Jacobsson LT. Proposed core set of outcome measures in patients with primary Sjögren's syndrome: 5 year follow up. J Rheumatol. 2005;32(8):1495-502.
44. Hackett KL, Newton JL, Frith J, et al. Impaired functional status in primary Sjögren's syndrome. Arthritis Care Res (Hoboken). 2012;64(11):1760-4.
45. Ng WF, Miller A, Bowman SJ, et al. Physical activity but not sedentary activity is reduced in primary Sjögren's syndrome. Rheumatol Int. 2017;37(4):623-31.
46. Dassouki T, Benatti FB, Pinto AJ, et al. Objectively measured physical activity and its influence on physical capacity and clinical parameters in patients with primary Sjögren's syndrome. Lupus. 2017;26(7):690-7.
47. Huang T, Li Y, Luo Y, Zhou Y, Zhao Y, Liu Y. Research progress on the pathogenesis and quality of life of patients with primary Sjögren's syndrome complicated by depression. Clin Exp Rheumatol. 2022;40(3):647-54.
48. van Leeuwen N, Bossema ER, van Middendorp H, et al. Dealing with emotions when the ability to cry is hampered: emotion processing and regulation in patients with primary Sjögren's syndrome. Clin Exp Rheumatol. 2012;30(4):492-8.
49. Hyphantis T, Mantis D, Voulgari PV, Tsifetaki N, Drosos AA. The psychological defensive profile of primary Sjögren's syndrome patients and its relationship to health-related quality of life. Clin Exp Rheumatol. 2011;29(3):485-93.

37

Prognóstico

Alisson Pugliesi
Sandra Gofinet Pasoto

PONTOS-CHAVE

- Apesar de ter uma evolução geralmente benigna, alguns pacientes com a doença de Sjögren (DSj) (cerca de 13%) podem apresentar doença sistêmica grave e potencialmente fatal.
- Estudos têm mostrado uma taxa de mortalidade dos pacientes com a DSj 1,46 a 3,6 vezes maior do que os indivíduos da população geral pareados para sexo e idade.
- As principais causas de óbito na DSj são as doenças cardiovascular e cerebrovascular, as neoplasias (notadamente o linfoma) e as infecções.
- Os principais fatores prognósticos associados a um maior risco de óbito na DSj são: idade ≥ 50 anos, sexo masculino, alta atividade de doença, vasculite, doença pulmonar intersticial, linfopenia, plaquetopenia, hipergamaglobulinemia, gamopatia monoclonal, anticorpo anti-La/SS-B positivo, diminuição das frações C3 e C4 do complemento e crioglobulinemia.

INTRODUÇÃO

A doença de Sjögren (DSj), na maioria dos casos, apresenta um curso evolutivo crônico, indolente e com um prognóstico geralmente benigno. Todavia, alguns pacientes com a DSj podem evoluir com manifestações sistêmicas graves e potencialmente fatais.[1] Neste capítulo, abordaremos os principais dados da literatura com relação à mortalidade e aos marcadores prognósticos da DSj.

TAXA DE MORTALIDADE NA DOENÇA DE SJÖGREN E PRINCIPAIS CAUSAS DE ÓBITO

Um estudo prospectivo de base nacional realizado na China, que reuniu uma grande população de pacientes com DSj (1.054), com uma média de seguimento de oito anos, demonstrou que esses pacientes apresentam uma razão de mortalidade padronizada (SMR, do inglês, *standardized mortality ratio*) aproximadamente 3,6 vezes maior (IC [intervalo de confiança] 95% 2,60-4,66) comparativamente a indivíduos da população geral pareados para sexo e idade.[2] Além disso, as taxas de sobrevida dos pacientes com a DSj com três, cinco e dez anos foram de cerca de 98,4%, 97,5% e 92,9%, respectivamente. As principais causas de óbito foram infecção, câncer e insuficiência respiratória.[2]

Outro artigo recente, dessa vez de revisão sistemática e metanálise, compilou os dados de um grande número de pacientes com DSj (14.584) oriundos de estudos europeus, estadunidenses e asiáticos e confirmou que esses doentes têm um risco de morte aumentado em relação à população geral, cerca de 1,46 vez maior (SMR = 1,46, IC 95% 1,10-1,93).[3] As doenças cardiovascular e cerebrovascular, as neoplasias (notadamente o linfoma) e as infecções foram as causas mais frequentes de morte.[3]

MARCADORES PROGNÓSTICOS DE DOENÇA SISTÊMICA GRAVE E ÓBITO

Um estudo de registro retrospectivo multicêntrico realizado na Espanha incluiu 1.580 pacientes com a DSj, seguidos por um tempo médio de 10,2 anos; 208 deles (13%) foram classificados como tendo doença sistêmica grave e potencialmente fatal, ou seja, com acometimento altamente ativo em pelo menos um dos doze domínios orgânicos do *European League Against Rheumatism (EULAR) Sjögren's Syndrome Disease Activity Index* (ESSDAI) ao diagnóstico[1] (Capítulo "Monitorização clínica, índices de atividade, sintomas e dano"). De modo interessante, algumas características demográficas e laboratoriais foram mais comumente observadas nos pacientes com a forma sistêmica grave da DSj. Esses pacientes, quando comparados àqueles com DSj sem doença sistêmica grave, apresentaram frequências significativamente maiores de: sexo masculino, anemia, linfopenia, fator reumatoide (FR) positivo, baixas concentrações séricas das frações C3 e C4 do complemento, bem como de presença de crioglobulinemia. Além disso, os pacientes com a forma sistêmica grave da DSj, de maneira significativa, utilizaram mais frequentemente glicocorticoides, imunossupressores, imunoglobulina intravenosa, além do rituximabe, comparativamente àqueles sem doença sistêmica grave. A taxa de mortalidade dos pacientes com DSj sem doença sistêmica grave foi de 14%, enquanto naqueles com a forma sistêmica grave foi de 20,2% e chegou a 33% em um subgrupo com dois ou mais domínios do ESSDAI acometidos com alta atividade.[1]

Um aspecto importante é que algumas das características demográficas e parâmetros biológicos associados com a forma sistêmica grave da DSj têm sido também implicados como fatores de risco para mortalidade. Nesse contexto, em um estudo retrospectivo que incluiu 515 pacientes com a DSj, foi observado que aqueles que apresentaram vasculite crioglobulinêmica ao diagnóstico tiveram maior taxa de mortalidade.[4] Por sua vez, em outro estudo com desenho similar, mas com maior número de pacientes (1.045), a presença dos seguintes fatores ao diagnóstico foi associada com maior risco de morte: alta atividade sistêmica (ESSDAI ≥ 14), linfopenia, gamopatia monoclonal, anticorpo anti-La/SS-B positivo, baixos níveis séricos de C3 e C4 e crioglobulinemia.[5]

Já no estudo prospectivo de base nacional realizado na China (já citado), os seguintes fatores associaram-se independentemente a uma maior taxa de mortalidade: sexo masculino, idade ao diagnóstico ≥ 50 anos, plaquetopenia e doença pulmonar intersticial.[2] Na revisão sistêmica e metanálise já mencionada, o prognóstico em termos de mortalidade foi pior nos pacientes com: idade avançada, sexo masculino, vasculite, doença pulmonar intersticial, anticorpo anti-La/SS-B positivo, baixas concentrações de C3 e C4 e crioglobulinemia.[3]

Quanto ao acometimento pulmonar, um estudo retrospectivo avaliou especificamente os fatores associados à mortalidade nos pacientes com a DSj e doença pulmonar intersticial.[6] Foi observado que a idade (principalmente ≥ 60 anos), o tabagismo, bem como a gravidade do envolvimento pulmonar (conforme indicado pela tomografia computadorizada de alta resolução, teste de função pulmonar e gasometria arterial) são fatores prognósticos independentemente associados com a mortalidade na DSj.[6]

É ainda importante destacar que um estudo muito recente de registro multicêntrico realizado na China e que incluiu um total de 9.527 pacientes com a DSj mostrou que a hipergamaglobulinemia é um fator independentemente associado ao risco de óbito na DSj.[7] Além disso, em um estudo de registro multicêntrico internacional, *The Big Data Sjögren Registry*, muito recente e que incluiu 11.372 pacientes com a DSj, os principais fatores de risco (ao diagnóstico) de mortalidade, em um período de seguimento médio de 8,6 anos, foram teste de crioglobulinas positivo e uma alta atividade sistêmica classificada conforme o ESSDAI.[8] Assim, com base nesses estudos, apresentamos na Tabela 1 os principais fatores prognósticos associados ao desfecho de óbito na DSj.

TABELA 1 Principais fatores prognósticos associados ao desfecho de óbito na doença de Sjögren

Características		
Demográficas	**Clínicas**	**Laboratoriais**
▪ Idade ≥ 50 anos ▪ Sexo masculino	▪ ESSDAI ≥ 14 ▪ Vasculite ▪ Doença pulmonar intersticial	▪ Linfopenia ▪ Plaquetopenia ▪ Hipergamaglobulinemia ▪ Gamopatia monoclonal ▪ Anticorpo anti-La/SS-B + ▪ ↓ C3 ▪ ↓ C4 ▪ Crioglobulinemia

C3 e C4: frações C3 e C4 do complemento; ESSDAI: *European League Against Rheumatism (EULAR) Sjögren's Syndrome Disease Activity Index.*

REFERÊNCIAS

1. Flores-Chávez A, Kostov B, Solans R, et al. Severe, life-threatening phenotype of primary Sjögren's syndrome: clinical characterisation and outcomes in 1580 patients (GEAS-SS Registry). Clin Exp Rheumatol. 2018;36 Suppl 112(3):121-9.
2. Qian J, He C, Li Y, et al. Ten-year survival analysis of patients with primary Sjögren's syndrome in China: a national prospective cohort study. Ther Adv Musculoskelet Dis. 2021;13:1759720X211020179.
3. Huang H, Xie W, Geng Y, et al. Mortality in patients with primary Sjögren's syndrome: a systematic review and meta-analysis. Rheumatology (Oxford). 2021;60(9):4029-38.
4. Retamozo S, Gheitasi H, Quartuccio L, et al. Cryoglobulinaemic vasculitis at diagnosis predicts mortality in primary Sjögren syndrome: analysis of 515 patients. Rheumatology (Oxford). 2016;55(8):1443-51.
5. Brito-Zerón P, Kostov B, Solans R, et al. Systemic activity and mortality in primary Sjögren syndrome: predical using the EULAR-SS Disease Activity Index (ESSDAI) in 1045 patients. Ann Rheum Dis. 2016;75(2):348-55.
6. Gao H, Sun Y, Zhang XY, et al. Characteristics and mortality in primary Sjögren syndrome-related interstitial lung disease. Medicine (Baltimore). 2021;100(35):e26777.
7. Zhong H, Wang Y, Yang P, et al. Hyperglobulinemia predicts increased risk of mortality in primary Sjögren's syndrome: based on a Chinese multicentre registry. Mod Rheumatol. 2023 Jan 23:road010.
8. Brito-Zerón P, Flores-Chávez A, Horváth IF, et al. Mortality risk factors in primary Sjögren syndrome: a real-world, retrospective, cohort study. EClinicalMedicine. 2023;61:102062.

Seção VI

Diagnóstico diferencial

38

Parece doença de Sjögren, mas não é...

Alisson Pugliesi
Fabíola Reis de Oliveira

PONTOS-CHAVE

- Queixas de boca e olhos secos são comuns na população em geral e podem ser causadas por inúmeras condições pessoais ou ambientais, que devem ser distinguidas da doença de Sjögren (DSj).
- Medicamentos, enfermidades oftálmicas, doenças sistêmicas não reumáticas, fatores ambientais e climáticos respondem por grande parte dos casos de *sicca* não Sjögren.
- Os testes de avaliação da função glandular lacrimal e salivar, a presença de autoanticorpos e de alterações histopatológicas típicas da glândula salivar labial auxiliam na diferenciação desses quadros.
- Antes da conclusão diagnóstica, é preciso ponderar sobre a presença de elementos clínicos atribuíveis a outras doenças que se assemelham à DSj, seja através do complexo *sicca* ou de manifestações extraglandulares e que, por isso, constituem armadilhas do diagnóstico diferencial.
- Segundo a classificação proposta pelo ACR/EULAR (*American College of Rheumatology/European League Against Rheumatism*) em 2016, são critérios de exclusão da DSj as infecções pelos vírus C da hepatite (HCV) e da imunodeficiência humana (HIV), doença do enxerto *versus* hospedeiro, doença relacionada à IgG4, sarcoidose e radiação prévia de cabeça e pescoço.

INTRODUÇÃO

A doença de Sjögren (DSj) pode ser indolente, com um curso oligossintomático, xerostomia e xeroftalmia leves, o que acarreta atraso na procura de ajuda profissional e subdiagnóstico. Outras vezes, a secura é intensa e detectada precocemente por dentistas e oftalmologistas, mas não atribuída a uma doença sistêmica. Como os sintomas secos são frequentes na população em geral, o espectro do diagnóstico diferencial é amplo e varia desde secura por efeito colateral a medicamentos (p. ex., antidepressivos, diuréticos, antialérgicos), fatores climáticos e ambientais (p. ex., estação do ano, umidade do ar, poluição), hábitos pessoais (p. ex., tabagismo, etilismo, uso de lentes de contato), doenças metabólicas (especialmente o *diabetes mellitus*, hipotireoidismo, deficiência de vitaminas), transtornos oftalmológicos primários, complicações pós-operatórias de cirurgias oculares e procedimentos cosmiátricos, climatério e envelhecimento, entre outros.

Além do clássico complexo *sicca* pelo qual a DSj é tradicionalmente suspeitada, a doença também é reconhecida por suas manifestações extraglandulares, figurando como hipótese diagnóstica para afecções dos mais diversos órgãos e sistemas.[1] A sua apresentação em variados fenótipos é causa de frequente confusão com o diagnóstico de outras doenças reumáticas, infecciosas e neoplásicas. Nesse contexto, especialistas como os pneumologistas, nefrologistas, hematologistas, dermatologistas, neurologistas, otorrinolaringologistas e cirurgiões de cabeça e pescoço, muitas vezes, têm sido os responsáveis pelos cuidados iniciais aos doentes com DSj. Mesmo assim, a DSj vem ganhando gradual destaque, seja pelo aperfeiçoamento dos critérios classificatórios, pelo aumento de pesquisas e publicações no tema, ou pelo crescente reconhecimento entre médicos reumatologistas e demais especialistas dos seus múltiplos fenótipos.

Diagnosticar DSj, entretanto, não é uma tarefa fácil. Nenhum achado clínico ou laboratorial isoladamente é patognomônico e, como em outras condições da reumatologia, somente a reunião de dados epidemiológicos, clínicos, laboratoriais e histopatológicos permite sua conclusão.[1] Ademais, é necessária uma cuidadosa avaliação de diagnósticos alternativos, porque, às vezes, o quadro até se parece com DSj, mas não é.

Para facilitar a investigação da DSj e a pesquisa de seus principais diagnósticos diferenciais, podemos nos apoiar nos critérios de classificação e de exclusão propostos pelo consenso do *American College of Rheumatology/European League Against Rheumatism* (ACR/EULAR) de 2016.[1] Em alguns casos, a eliminação da hipótese advém da insuficiência de critérios classificatórios mínimos para o diagnóstico de DSj, ou seja, resultados normais dos testes funcionais das glândulas, ausência de autoanticorpos marcadores e de alterações histopatológicas típicas. Outras vezes, a eliminação da hipótese decorre do diagnóstico de condições clínicas que são critérios de exclusão segundo o ACR/EULAR 2016.[1] Exemplos de ambas as situações são listados no Quadro 1.

QUADRO 1 Principais diagnósticos alternativos à doença de Sjögren, com base na insuficiência de dados confirmatórios ou na presença de condições de exclusão, segundo os critérios de classificação do *American College of Rheumatology/European League Against Rheumatism* (ACR/EULAR) de 2016

Diagnóstico diferencial		
▪ Não preenchimento de quesitos mínimos do critério classificatório ACR-EULAR 2016		
		Características que auxiliam na distinção diagnóstica
Efeito adverso de fármacos	Anti-histamínicos, antidepressivos, ansiolíticos, antiparkinsonianos, antipsicóticos, anti-hipertensivos, opioides, retinoides e diuréticos	A suspensão temporária do fármaco pode ser empregada para realização dos testes funcionais, com normalização da produção de lágrima e saliva na maioria dos casos
Fatores ambientais	Condições da estação de trabalho, umidade e poluição do ar	Melhora periódica durante a mudança de ambiente e de ocupação
Hábitos	Tabagismo, etilismo, uso de lentes de contato	Melhora com a exclusão do elemento suspeito
Sialoadenose ou sialose	Síndromes metabólicas, desnutrição, alcoolismo, deficiência vitamínica, uso de glicocorticoides, senilidade	Substituição acinar por infiltração gordurosa percebida por exames de imagem ou à histologia
Sialolitíase		Aumento agudo, doloroso e unilateral das glândulas salivares, mais comum em homens, geralmente após a mastigação
Olho seco iatrogênico	Medicamentoso, por lentes de contato, tratamentos cosméticos, após procedimento cirúrgico	Uso de colírios com cloreto de benzalcônio, toxina botulínica, cirurgia refrativa (LASIK), blefaroplastia, facectomia, entre outras
Outras condições oftálmicas	Disfunções da pálpebra, do canal lacrimal, ceratite infecciosa, lesão actínica, alta miopia, glaucoma	Condições oculares anômalas, anteriores ao desenvolvimento do olho seco

(continua)

QUADRO 1 Principais diagnósticos alternativos à doença de Sjögren, com base na insuficiência de dados confirmatórios ou na presença de condições de exclusão, segundo os critérios de classificação do *American College of Rheumatology/European League Against Rheumatism* (ACR/EULAR) de 2016 (*continuação*)

Outras condições clínicas, psiquiátricas e neuropáticas	*Diabetes mellitus*, acne rosácea, depressão, ansiedade, fibromialgia, síndrome da ardência bucal, climatério, SAHOS, doença de Parkinson, esclerose múltipla	Antecedentes pessoais patológicos, uso de CPAP, condições dolorosas ou psiquiátricas preexistentes
▪ **Critério de exclusão para o diagnóstico segundo ACR-EULAR 2016**		
Radioterapia de cabeça e pescoço		História prévia de neoplasia e tratamento radioterápico
Sarcoidose		Aumento crônico de glândulas salivares, uveíte, paralisia facial, adenomegalia peri-hilar, artrite. A histologia de tecidos acometidos revela granulomas não caseosos
Amiloidose		Aumento das glândulas salivares, manifestações cutâneas e neuropáticas. A histologia com coloração vermelho Congo auxilia no diagnóstico
Doença do enxerto *vs.* hospedeiro		Inflamação crônica e fibrose das glândulas salivares e lacrimais em pacientes submetidos a transplante alogênico de medula óssea
Doença relacionada à IgG4		Aumento crônico das glândulas salivares e/ou lacrimais, adenopatia, pancreatite, tireoidopatia, obstrução urinária por fibrose retroperitoneal. A histologia revela fibrose estoriforme, flebite e infiltração de plasmócitos IgG4+
Linfomas		Aumento de glândulas salivares, lacrimais, adenopatia, hepatoesplenomegalia, febre, sudorese e perda ponderal. O diagnóstico histológico é determinante

(continua)

QUADRO 1 Principais diagnósticos alternativos à doença de Sjögren, com base na insuficiência de dados confirmatórios ou na presença de condições de exclusão, segundo os critérios de classificação do *American College of Rheumatology/European League Against Rheumatism* (ACR/EULAR) de 2016 (*continuação*)

Doenças virais	Hepatite C e HIV	Os pacientes com infecção pelo HIV ou vírus da hepatite C podem apresentar secura, manifestações articulares, cutâneas ou hematológicas. A sorologia define o diagnóstico

CPAP: *Continuous Positive Airway Pressure*, dispositivo ventilatório não invasivo; SAHOS: síndrome da apneia e hipopneia obstrutiva do sono.
Adaptado das referências 1 a 5.

Além de todas as condições listadas como confundidores da DSj, uma larga faixa de sobreposição clínica com outras doenças reumáticas, como a artrite (na artrite reumatoide) ou as lesões de pele e citopenias (no lúpus eritematoso sistêmico), incrementa o desafio.[2] Outro elemento relevante é o fato de que as manifestações extraglandulares podem anteceder os sintomas secos em vários anos, atrasando o reconhecimento da DSj.[3,4] Para ilustrar a dificuldade que se experimenta neste exercício, propomos a apresentação de alguns casos clínicos a seguir.

CASO CLÍNICO 1

Um paciente do sexo masculino, com 65 anos, portador de hipertensão arterial sistêmica tratada na rede básica de saúde com hidroclorotiazida, é encaminhado ao serviço especializado de cabeça e pescoço para avaliação de massa cervical indolor, de localização submandibular, em evolução há um ano. O exame de ultrassonografia ao início da investigação revelou aumento difuso da glândula submandibular esquerda, sem acometimento de parótidas, sem adenopatia ou achados suspeitos de malignidade. Durante o seguimento, notou-se discreto edema em região periorbitária sugestivo de dacrioadenite, segundo a apreciação do oftalmologista. O paciente foi encaminhado ao ambulatório de reumatologia devido à desconfiança de DSj, para complementação da investigação diagnóstica (Figura 1).

Parece doença de Sjögren

O aumento episódico ou persistente das glândulas salivares leva naturalmente à suspeita diagnóstica de DSj. De fato, a sialoadenite é uma manifestação comum e pode ocorrer em até 50% dos pacientes com DSj em alguma

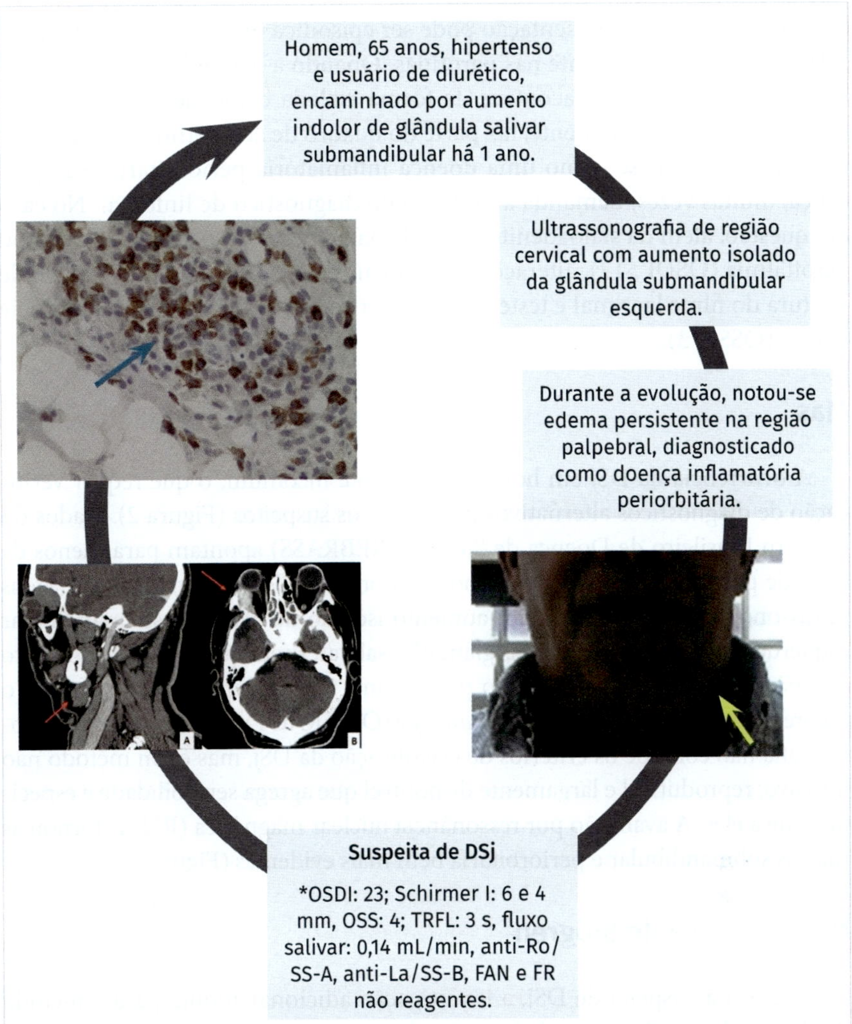

FIGURA 1 Evolução da doença e investigação complementar do caso após um ano do processo: massa submandibular indolor (seta amarela) de aumento lento e progressivo; resultado de testes funcionais realizados devido à suspeita de doença de Sjögren (DSj) compatível com olho seco na ausência de hipossalivação e autoanticorpos negativos; imagens de ressonância nuclear magnética (RNM) mostrando aumento da glândula submandibular esquerda e da glândula lacrimal ipsilateral (setas vermelhas); imuno-histoquímica da glândula submandibular evidenciando riqueza de plasmócitos IgG4+ (seta azul).

FAN: anticorpos anticélulas HEp-2; fluxo salivar não estimulado (valor normal > 0,1 mL/min); FR: fator reumatoide; OSDI: *Ocular Surface Disease Index* (valor normal < 13); OSS: *Ocular Surface Staining*; teste de Schirmer I (valor normal > 5); TRFL: tempo de ruptura do filme lacrimal (valor normal > 6 s).

fase do seu curso. A apresentação pode ser episódica ou crônica, unilateral ou bilateral, preferencialmente nas parótidas. Quando a glândula submandibular é acometida, raramente acontece de forma isolada como neste caso.[6] A dacrioadenite, menos frequente, faz parte do quadro de acometimento glandular e pode manifestar-se como uma doença inflamatória periorbitária. Sua presença, muitas vezes, demanda a exclusão do diagnóstico de linfoma.[7] No caso em questão, além da sialoadenite e do edema palpebral, o paciente apresentou xeroftalmia (OSDI >12), alterações funcionais da glândula lacrimal (tempo de ruptura do filme lacrimal e teste de Schirmer reduzidos) e danos na superfície ocular (OSS ≥ 3).

Mas

A ocorrência da DSj em homens é bastante incomum, o que requer verificação de diagnósticos alternativos para os casos suspeitos (Figura 2). Dados do Registro Brasileiro de Doença de Sjögren (REBRASS) apontam para menos de 3,5% de pacientes do sexo masculino na coorte brasileira. Além disso, imagens ultrassonográficas revelaram um aumento isolado da glândula submandibular esquerda com parótidas e demais glândulas salivares sem qualquer achado típico da DSj, como heterogeneidade do parênquima e áreas hipoecoicas, segundo o escore *Outcome Measures in Rheumatology* (OMERACT).[8] O exame de ultrassonografia não compõe os critérios de classificação da DSj, mas é um método não invasivo, reprodutível e largamente disponível que agrega sensibilidade e especificidade a eles. A avaliação por ressonância nuclear magnética (RNM) tornou as massas submandibular e periorbitária bem mais evidentes (Figura 3).

Não é doença de Sjögren

Apesar da suspeita de DSj, a investigação adicional aponta para a medida de fluxo salivar não estimulado normal e a pesquisa de autoanticorpos não reagentes [anticorpos anticélulas HEp-2 (FAN), anti-Ro/SS-A, anti-La/SS-B, crioglobulinas e fator reumatoide negativos]. A dosagem da subclasse de IgG4 no sangue foi 8.660 mg/L, mais de quatro vezes o limite superior da normalidade. A biópsia da glândula salivar submandibular revelou um infiltrado inflamatório constituído predominantemente por linfócitos e frequentes plasmócitos, sem formação de focos linfocitários, sem granulomas, sem necrose, sem sinais de malignidade e com extensas áreas de deposição de tecido colágeno denso. Com essa combinação de quadro clínico e resultados de exames, especialmente o aspecto histopatológico da glândula salivar, foi possível supor a hipótese de doença relacionada à IgG4 (DR-IgG4). A complementação do estudo histoló-

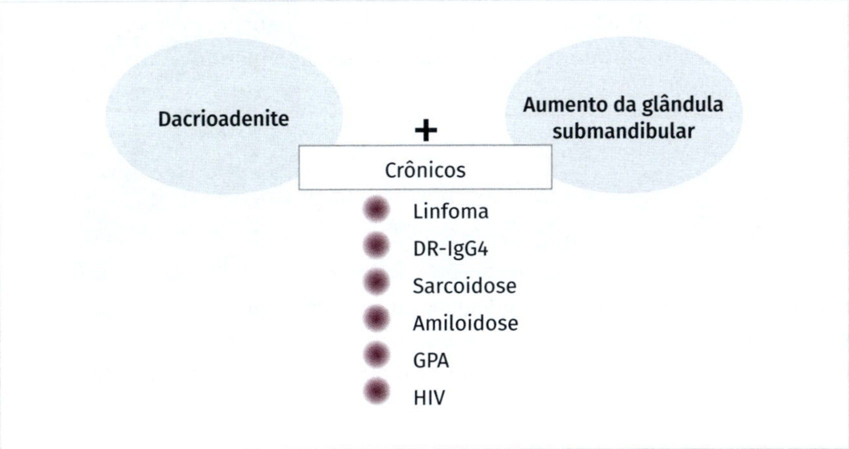

FIGURA 2 Diagnóstico diferencial para o quadro clínico de aumento crônico de glândulas submandibulares e lacrimais.

DR-IgG4: doença relacionada à IgG4; GPA: granulomatose com poliangeíte; HIV: vírus da imunodeficiência humana.

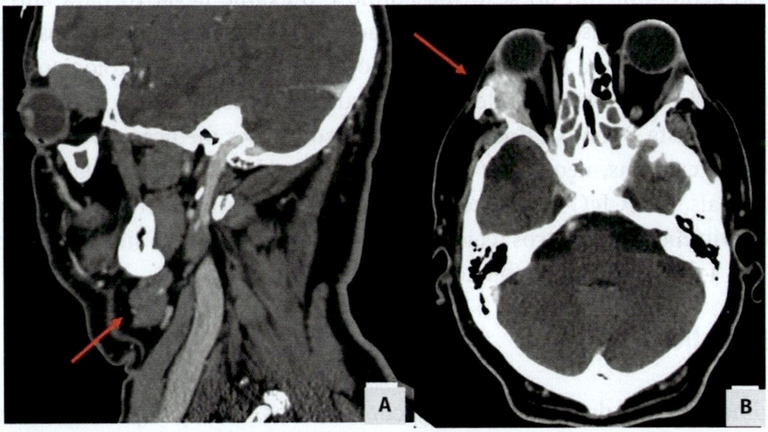

FIGURA 3 Imagens de ressonância nuclear magnética mostrando a massa submandibular (A) e a massa periorbitária (B), correspondentes ao aumento de volume das glândulas salivar submandibular e lacrimal à esquerda, respectivamente (seta vermelha).

gico com exame imuno-histoquímico mostrando infiltrado plasmocitário rico em IgG (IgG4 correspondendo a 60% do total) e presença de fibrose estoriforme confirmou o diagnóstico (Figura 4).

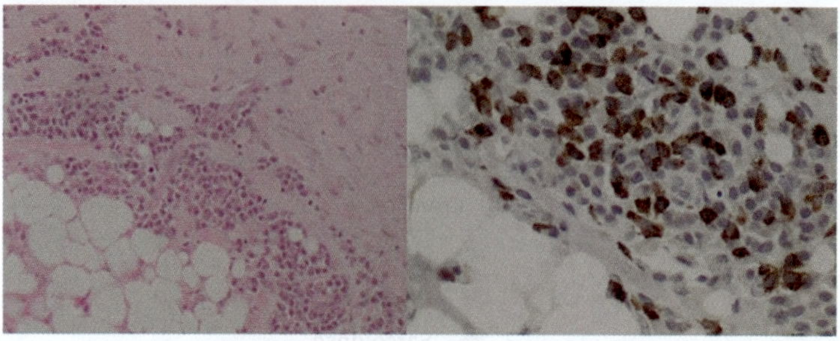

FIGURA 4 Cortes histológicos da glândula salivar submandibular evidenciando infiltrado linfoplasmocitário e fibrose na coloração HE (hematoxilina-eosina) (à esquerda) e plasmócitos IgG4+ na marcação imuno-histoquímica da glândula (à direita).

DR-IgG4 *versus* doença de Sjögren

Neste paciente, a xeroftalmia, a dacrioadenite, a sialoadenite e os achados em testes objetivos para olhos secos sugeriam fortemente o diagnóstico de DSj. O raro acometimento do sexo masculino e o exame negativo para anti-Ro/SS-A, entretanto, suscitaram a necessidade da investigação do diagnóstico alternativo e revelam a importância da biópsia e estudo histopatológico nessas situações. O caso ilustra a relevância da suspeição de DR-IgG4 na prática do reumatologista e como a doença mimetiza condições médicas diversas, como infecções crônicas, neoplasias e a própria DSj. Além das glândulas salivares e lacrimais, a DR-IgG4 pode acometer gânglios linfáticos, tireoide, pâncreas, retroperitônio, entre outros tecidos, e cursar com um quadro sintomático bem variado a depender da combinação de órgãos envolvidos.

CASO CLÍNICO 2

Uma paciente do sexo feminino, com 56 anos, sem qualquer antecedente pessoal relevante, é encaminhada à reumatologia para realizar a investigação de doença pulmonar intersticial (DPI). A DPI foi diagnosticada no ambulatório de pneumologia devido a queixas de febre, perda de peso, dispneia progressiva no último ano e padrão de imagem tomográfica sugestivo de pneumonia intersticial não específica (PINE). As causas relacionadas à exposição ambiental, medicamentosa, microaspiração e infecções crônicas foram excluídas e o achado de autoanticorpos séricos motivou a busca de doenças reumáticas imunomediadas. Ao exame clínico, apresentava-se com sinais de Cushing iatrogênico, cianose periférica, taquipneia, estertoração crepitante na ausculta das bases pulmonares, artrite simétrica de interfalangeanas, sem lesões de pele ou mucosas, sem edemas, sem adenomegalias, sem esclerodactilia, sem cicatrizes digitais, sem fenômeno de Raynaud, sem perda de força muscular. Devido à combinação de doença pulmonar, artrite e positividade do anticorpo anti-Ro/SS-A, aventou-se a hipótese de DSj (Figuras 5 e 6).

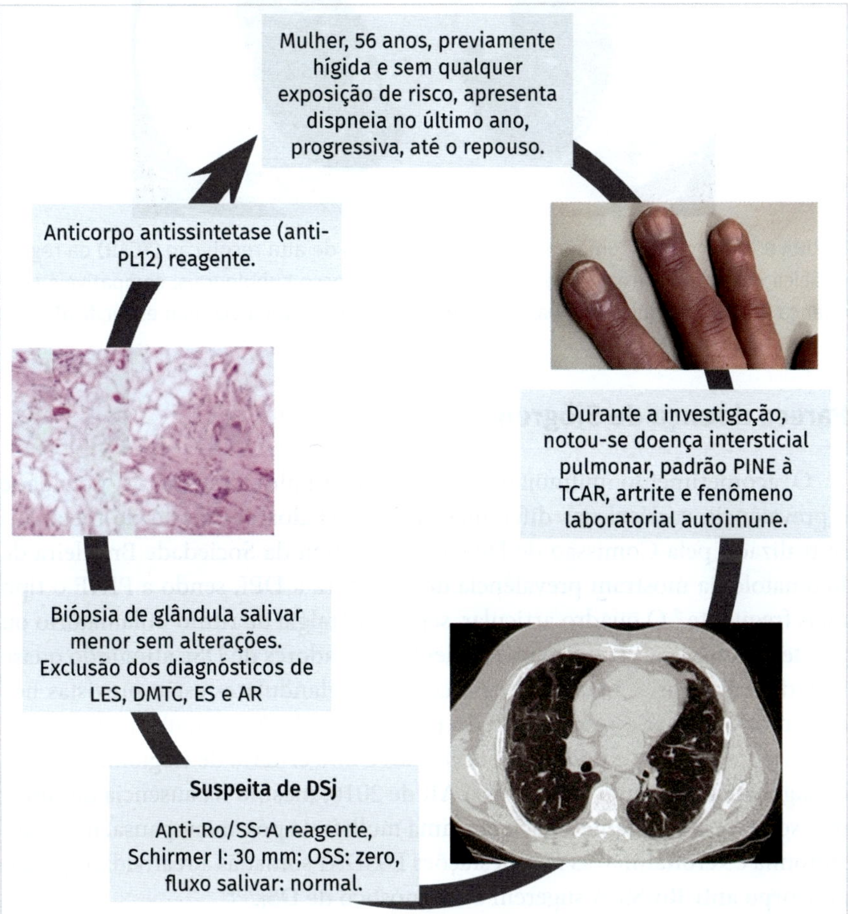

FIGURA 5 Evolução da doença e investigação complementar de uma paciente com artrite de mãos e dispneia de repouso. Mãos revelando cianose, artrite e início de baqueteamento digital. Imagem de tomografia computadorizada de alta resolução (TCAR) do tórax compatível com opacidades em vidro fosco subpleurais (PINE). Resultados de testes funcionais das glândulas lacrimais e salivares, autoanticorpos, histologia da glândula salivar labial realizados para avaliação de doença de Sjögren (DSj) e principais diagnósticos diferenciais.

AR: artrite reumatoide; DMTC: doença mista do tecido conjuntivo; ES: esclerose sistêmica; LES: lúpus eritematoso sistêmico; OSS: *Ocular Surface Staining*; PINE: pneumonia intersticial não específica.

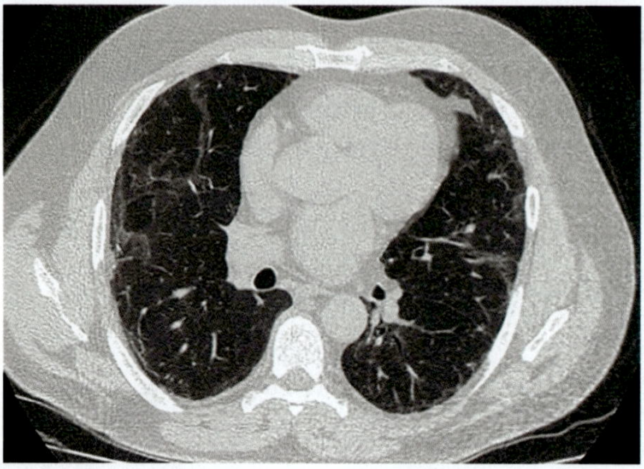

FIGURA 6 Imagem de tomografia computadorizada de alta resolução (TCAR) da região torácica mostrando áreas de opacidade em vidro fosco subpleurais, compatíveis com doença intersticial pulmonar padrão PINE (pneumonia intersticial não específica).

Parece doença de Sjögren

O acometimento pulmonar na DSj tem amplo espectro de gravidade e prevalência variável nas diferentes coortes. Dados de estudo de metanálise realizado pela Comissão de Doença de Sjögren da Sociedade Brasileira de Reumatologia mostram prevalência de 21% para a DPI, sendo a PINE o tipo mais frequente.[9] O quadro articular, seja de artralgia de ritmo inflamatório ou artrite, é ainda mais comum nos pacientes portadores de DSj, atingindo quase metade dos casos.[5,9] Essas manifestações extraglandulares estão previstas nos domínios articular e respiratório do ESSDAI (*EULAR Sjögren's Syndrome Disease Activity Index*) e podem ser utilizadas como critério de elegibilidade para o diagnóstico, segundo o ACR/EULAR de 2016, mesmo na ausência de sintomas secos.[1] Não obstante a paciente, uma mulher na pós-menopausa, negar xerostomia e xeroftalmia, as manifestações ESSDAI somadas à reatividade para o anticorpo anti-Ro/SS-A sugerem o diagnóstico de DSj.[1,10]

Mas

Na avaliação complementar, foram excluídos os diagnósticos de esclerose sistêmica, doença mista do tecido conectivo, artrite reumatoide e lúpus eritematoso sistêmico. Os testes funcionais das glândulas salivares (sialometria) e das glândulas lacrimais (teste de Schirmer e coloração da superfície ocular com fluoresceína e verde lissamina) resultaram normais, assim como a análise histopatológica da glândula salivar labial. Por esse motivo, optou-se por prosseguir na busca de um diagnóstico alternativo ao de DSj e os resultados dos exames mais relevantes estão descritos no Quadro 2.

QUADRO 2 Principais exames realizados para a elucidação diagnóstica do caso clínico 2

Avaliação oftalmológica	Avaliação oral	Histologia	Autoanticorpos séricos
Teste de Schirmer: > 30 mm em ambos os olhos; ausência de ceratoconjuntivite (OSS zero)	Sem alterações bucais, sem sialoadenite; sialometria ≥ 0,1 mL/min	Biópsia de glândula salivar labial normal	FAN* Anti-Sm* Anti-RNP* Anti-Scl70* Anti-La/SS-B* **Anti-Ro/SS-A** reagente
Avaliação pulmonar	**Avaliação da artrite**	**Exames laboratoriais**	**Anticorpos antissintetase**
Taquidispneia e estertores crepitantes;	Artrite simétrica em interfalangeanas proximais	CPK e aldolase séricas normais	Anti-Jo1* **Anti-PL12** reagente
TCAR de tórax com opacidades em vidro fosco subpleurais	Raio X de mãos normal Anti-CCP e FR negativos		

*Não reagentes.
Anti-CCP: anticorpo antipeptídeo citrulinado cíclico; CPK: creatinofosfoquinase; FR: fator reumatoide; OSS: *Ocular Surface Staining*; TCAR: tomografia computadorizada de alta resolução.

Não é doença de Sjögren

A despeito da suposição inicial, a hipótese de DSj tornou-se mais frágil com os resultados normais dos testes funcionais e da biópsia da glândula labial, haja vista que a histologia ainda é um dos exames com melhor acurácia para o diagnóstico.[1] Por outro lado, é crescente a discussão sobre a pesquisa de anticorpos miosite-específicos na avaliação das doenças pulmonares intersticiais, já que a positividade desses testes pode auxiliar na reclassificação de uma série de casos de DPI diagnosticados como idiopáticos.[10] Com esse propósito, o painel sorológico foi ampliado com a solicitação de autoanticorpos marcadores de miopatias inflamatórias, resultando em achados compatíveis com síndrome antissintetase (Quadro 3).

QUADRO 3 Painel de autoanticorpos séricos antiaminoacil-tRNA sintetases, para diagnóstico da síndrome antissintetase

Anticorpos marcadores de miopatias inflamatórias testados		
Anti-Mi: negativo	Anti-PL-7 (treonil): negativo	Anti-OJ (isoleucil): negativo
Anti-Ku: negativo	Anti-SRP: negativo	**Anti-PL-12 (alanil): positivo**
Anti-PM-100: negativo	Anti-EJ (glicil): negativo	**Anti-Ro52: positivo**

Síndrome antissintetase *versus* doença de Sjögren

Entre as miopatias, a síndrome antissintetase é reconhecida pela presença de DPI e autoanticorpos séricos antiaminoacil-tRNA sintetases. A apresentação clínica mescla sinais e sintomas como febre, emagrecimento, dispneia, artrite não erosiva, fenômeno de Raynaud, "mãos de mecânico" e, não necessariamente, fraqueza muscular relevante. Cada um dos anticorpos antiaminoacil-tRNA sintetases pode definir um fenótipo clínico com desfechos diferentes. Os pacientes com anti-PL-12 e anti-PL-7, por exemplo, têm mais DPI e menos miosite comparados àqueles com anti-Jo-1 positivo. Os anticorpos anticélulas HEp-2 (FAN) e anti-Ro52 podem ser encontrados com frequência maior que os anticorpos antissintetases nas miopatias. Ao mesmo tempo, anti-Jo-1 e anti-Ro52 estão associados com DPI mais grave.[11-13]

A descrição deste caso é um alerta para a interpretação dos testes de detecção dos anticorpos anti-Ro/SS-A. Sabe-se que são anticorpos dirigidos contra duas frações proteicas distintas, Ro de 52 kDa presente no citoplasma da célula e Ro de 60 kDa presente no núcleo e no nucléolo, cada uma delas relacionada com doenças e prognósticos distintos.[14] De fato, os pacientes com DSj geralmente apresentam tanto anti-Ro52 quanto anti-Ro60, enquanto os pacientes com miopatias autoimunes têm reatividade específica para o Ro52, sem Ro60 (Quadro 4).[12-15]

QUADRO 4 Associações clínicas e laboratoriais do anticorpo anti-Ro/SS-A detectado por suas frações separadas, anti-Ro52 e anti-Ro60

	Anti-Ro60 reagente (+)	Anti-Ro60 não reagente (-)
Anti-Ro52 reagente (+)	**Anti-Ro52+ e anti-Ro-60+:** DSj e LES, maior risco LNH	**Anti-Ro52+ e anti-Ro-60-:** miopatias inflamatórias, CBP, ES, AR e DSj
	DPI, anti-Ro52+ e anti-Ro-60+: AR e/ou DSj	**DPI** anti-Ro52+, anti-Jo1+ e anti-M2+: relacionada a miosites e pior evolução
Anti-Ro52 não reagente (-)	Anti-Ro52- e anti-Ro-60+: LES	-
	Úlcera oral, anti-Ro52- e anti-Ro60+: relação com anti-Sm+ e anti-RNP+	-

AR: artrite reumatoide; CBP: colangite biliar primária; DPI: doença pulmonar intersticial; DSj: doença de Sjögren; ES: esclerose sistêmica; LES: lúpus eritematoso sistêmico; LNH: linfoma não Hodgkin.[12-15]

CASO CLÍNICO 3

Uma paciente com 37 anos encontra-se em seguimento na reumatologia por DSj há 4 anos. Os elementos diagnósticos ao início do quadro foram os sintomas de xerostomia e xeroftalmia, episódios recorrentes de parotidite, teste de Schirmer de zero mm, anti-Ro/SS-A reagente, biópsia de glândula salivar labial com infiltrado linfocítico focal e *focus score* de 3. Depois de longo período de estabilidade clínica, em uso exclusivo de terapia substitutiva com colírios lubrificantes, é atendida no pronto-socorro devido a episódio agudo de síndrome sensitiva, diplopia e baixa acuidade visual. A avaliação neurológica acompanhada de imagens de encéfalo e neuroeixo, por ressonância nuclear magnética, estudo do líquido cefalorraquidiano para exclusão de infecções e neoplasias, permitiu o diagnóstico de mielite longitudinal extensa e provável neurite óptica. A paciente foi submetida a pulsos de metilprednisolona durante 5 dias consecutivos com melhora parcial e encaminhada para a reumatologia para reavaliação do tratamento (Figura 7).

Parece doença de Sjögren

Muitas são as manifestações neurológicas atribuíveis à DSj, com maior ocorrência de acometimento do sistema nervoso periférico (SNP) que do sistema nervoso central (SNC).[16,17] A prevalência de cada síndrome neurológica é variável e dependente da abordagem propedêutica utilizada na investigação e confirmação dos casos. Com frequência, o diagnóstico de DSj não é suspeitado, se o acometimento neurológico antecede os sintomas secos. Em apoio, os domínios

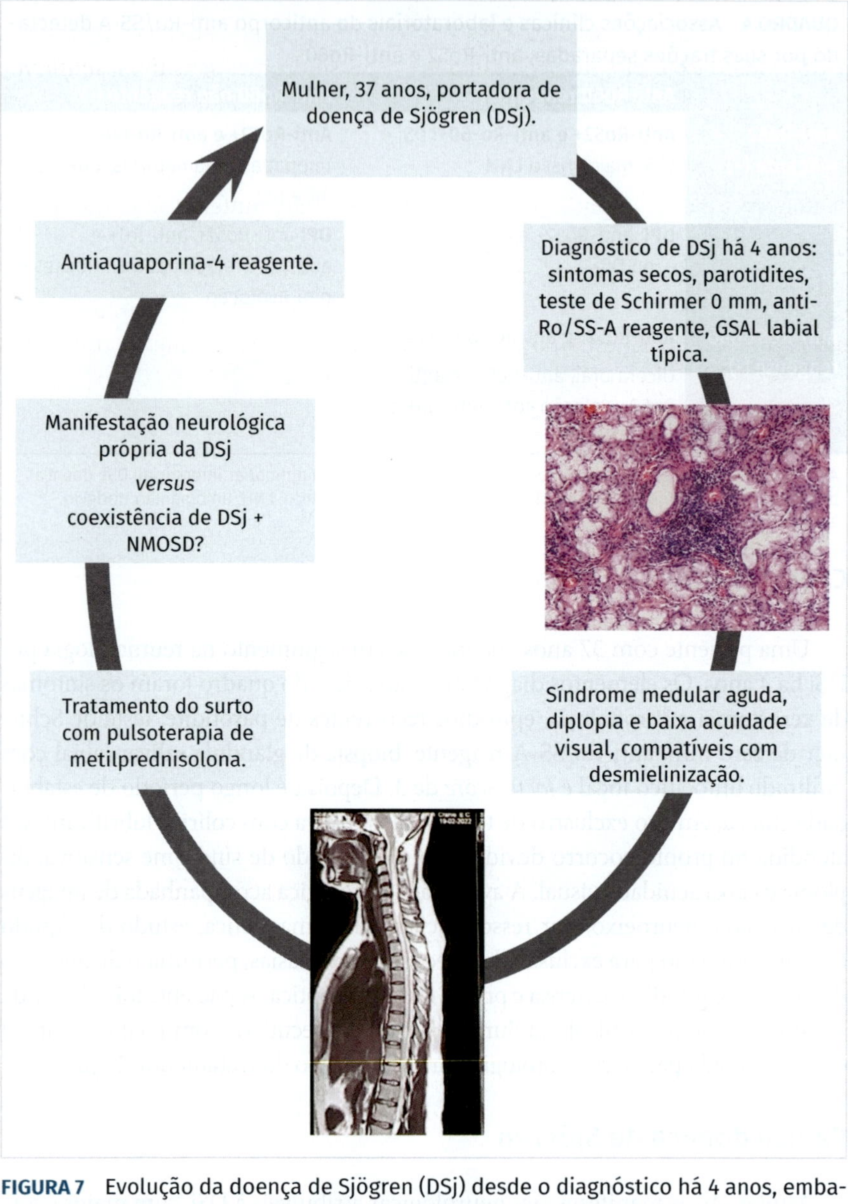

FIGURA 7 Evolução da doença de Sjögren (DSj) desde o diagnóstico há 4 anos, embasado nos sintomas secos, parotidite, testes funcionais glandulares, sorologia e histopatologia típicos. Investigação de quadro neurológico recente, instalado após episódio agudo de mielite longitudinal extensa e neurite óptica, com ressonância nuclear magnética demonstrando hipersinal em T2 na coluna espinhal desde a região cervical até D12, além de pesquisa de anticorpo anti-aquaporina-4 reagente.

GSAL: glândula salivar; NMOSD: *neuromyelitis optica spectrum disorder*.

do ESSDAI oferecem uma ampla gama de condições que podem ser creditadas à DSj. Como exemplo, no SNP, estão previstas síndromes sensitivas, sensitivo-motoras e ganglionopatias sensitivas. No SNC, são esperados acometimento de pares cranianos, síndromes isquêmicas vasculíticas e doença desmielinizante. Várias outras manifestações neurológicas, entretanto, como o "*brain fog*", a disautonomia e a neuropatia de fibras finas não estão contempladas no instrumento. Neste livro, podem ser encontrados capítulos específicos sobre o tema.

Assim, toda vez que o paciente com DSj apresenta algum quadro neurológico, é pertinente investigar a associação da nova condição com a doença de base. No caso em questão, o aparecimento súbito de uma mielite transversa longitudinal extensa (MTLE) e de neurite óptica deve obrigatoriamente ser analisado como uma possível manifestação extraglandular da DSj (Figura 8).

Mas

O aspecto peculiar que suscita o debate é a positividade para o anticorpo marcador da neuromielite óptica (NMO), o antiaquaporina 4 (anti-AQP4), no líquido cefalorraquidiano da paciente. A aquaporina 4, assim como a glicoproteína mielínica de oligodendrócitos (*myelin oligodendrocyte glycoprotein*, MOG), presentes no tecido nervoso no cérebro, medula espinhal e nervos ópticos são alvos da inflamação imunomediada, que acarreta desmielinização. A despeito do diagnóstico firmado de DSj e do fato de que a neurite óptica é uma manifestação atribuível à DSj conforme previsto no ESSDAI, o achado

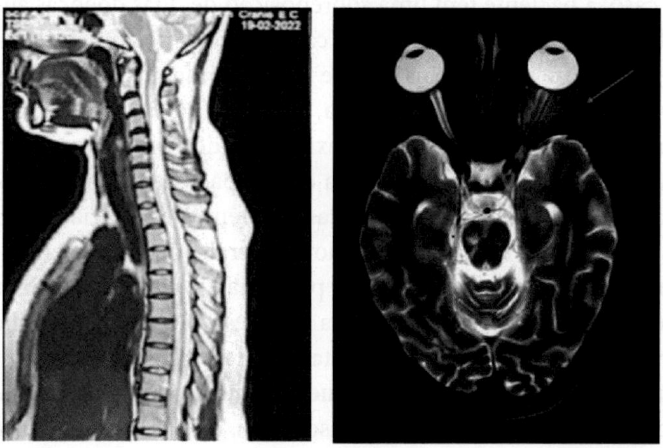

FIGURA 8 Imagens de ressonância nuclear magnética (RNM) demonstram hipersinal em T2 acometendo grande extensão da coluna espinhal desde a região cervical até D12, correspondente à mielite longitudinal extensa, à esquerda, e do nervo óptico, correspondente à neurite óptica (seta), à direita.

sorológico de anti-AQP4 reagente levanta um importante questionamento: a paciente tem uma manifestação neurológica da DSj, ou estamos diante da coexistência de outra doença imunomediada do espectro da neuromielite óptica (NMOSD, *neuromyelitis optica spectrum disorder*)?

Não é doença de Sjögren

A NMO é uma doença inflamatória imunomediada do sistema nervoso central, na qual o nervo óptico e a medula espinhal estão predominantemente envolvidos e cujos critérios diagnósticos estão bem estabelecidos.[18,19] A grande especificidade de AQP4-IgG possibilita a incorporação de variantes clínicas e de neuroimagem sob a designação de distúrbios do espectro da neuromielite óptica (NMOSD). O termo NMOSD representa as formas limitadas (MTLE ou neurite óptica bilateral), atípicas (diencefálicas e do tronco cerebral), recorrentes ou associadas a doenças autoimunes, como o lúpus eritematoso sistêmico (LES) e a DSj.[18] Nos pacientes reumáticos com antiaquaporina-4 reagente, a doença neurológica segue padrão semelhante daquele fora desses contextos, corroborando sua independência e apontando para o protagonismo do AQP4-IgG como entidade patogênica.[17-19]

Doenças do espectro da neuromielite óptica (NMOSD) *versus* doença de Sjögren

Neste caso, a paciente tem uma sobreposição de duas doenças autoimunes bem estabelecidas, a DSj e a NMOSD, caracterizada pela mielite longitudinal extensa aguda acometendo mais do que três seguimentos vertebrais pela imagem de ressonância nuclear magnética, a neurite óptica e o anticorpo marcador, o anti-AQP4 positivo.[20,21] A coexistência de múltiplas condições imunomediadas é uma realidade na prática com o paciente reumático. São várias as doenças autoimunes órgão-específicas que têm prevalência maior entre os pacientes com DSj do que na população em geral, como a esclerose múltipla, a neuromielite óptica, a colangite biliar primária e a hepatite autoimune, entre outras. Reconhecer se uma determinada manifestação órgão-específica é parte do quadro clínico da DSj ou representa a coexistência com outra doença, é fundamental. Quando consideramos que a nova manifestação é parte do quadro clínico da doença de base, neste caso a DSj, o seu tratamento acompanha a linha de imunossupressão habitual na DSj. No caso de coexistência e sobreposição de espectros de duas ou mais doenças autoimunes distintas, teremos um cenário onde o arsenal terapêutico pode ser parecido, mas reserva algumas particularidades (como na NMOSD e na hepatite autoimune), ou apresenta tratamentos totalmente diferentes (como na esclerose múltipla e na colangite biliar primária).

Muitas são as possibilidades de diagnóstico alternativo à DSj. Antes de concluí-lo, é preciso ponderar sobre a presença de elementos clínicos atribuíveis a outras doenças que se assemelham à DSj, seja através do complexo *sicca* ou de manifestações extraglandulares e que, por isso, constituem armadilhas do diagnóstico diferencial. O reumatologista deve agregar elementos e investigar minuciosamente as pistas para tais diagnósticos (Quadro 1).

REFERÊNCIAS

1. Shiboski CH, Shiboski SC, Seror R, et al. 2016 American College of Rheumatology/European League Against Rheumatism Classification Criteria for Primary Sjögren's Syndrome: a consensus and data-driven methodology involving three international patient cohorts. Arthritis Rheumatol. 2017;69(1):35-45.
2. Pasoto SG, Adriano de Oliveira Martins V, Bonfa E. Sjögren's syndrome and systemic lupus erythematosus: links and risks. Open Access Rheumatol. 2019;11:33-45.
3. Negrini S, Emmi G, Greco M, et al. Sjögren's syndrome: a systemic autoimmune disease. Clin Exp Med. 2022;22(1):9-25.
4. Vivino FB, Bunya VY, Massaro-Giordano G, et al. Sjogren's syndrome: an update on disease pathogenesis, clinical manifestations and treatment. Clin Immunol. 2019;203:81-121.
5. Guedes LKN, Leon EP, Bocate TS, et al. Characterizing hand and wrist ultrasound pattern in primary Sjögren's syndrome: a case-control study. Clin Rheumatol. 2020;39(6):1907-18.
6. Bloch KJ, Buchanan WW, Wohl MJ, Bunim JJ. Sjoegren's syndrome. A clinical, pathological, and serological study of sixty-two cases. Medicine (Baltimore). 1965;44:187-231.
7. Parkin B, Chew JB, White VA, Garcia-Briones G, Chhanabhai M, Rootman J. Lymphocytic infiltration and enlargement of the lacrimal glands: a new subtype of primary Sjögren's syndrome? Ophthalmology. 2005;112(11):2040-7.
8. Tang G, Luo Y, Mo Y, Yao J, Yang H, Hao S. Diagnostic value of ultrasound evaluation of major salivary glands for Sjögren's syndrome based on the novel OMERACT scoring system. Eur J Radiol. 2023;162:110765.
9. Trevisani VFM, Pugliesi A, Pasoto SG, et al. Recommendations for evaluation and diagnosis of extra-glandular manifestations of primary Sjogren syndrome: results of an epidemiologic systematic review/meta-analysis and a consensus guideline from the Brazilian Society of Rheumatology (articular, pulmonary and renal). Adv Rheumatol. 2022;62(1):18.
10. Seror R, Theander E, Brun JG, et al. Validation of EULAR primary Sjögren's syndrome disease activity (ESSDAI) and patient indexes (ESSPRI). Ann Rheum Dis. 2015;74(5):859-66.
11. Pinal-Fernandez I, Casal-Dominguez M, Huapaya JA, et al. A longitudinal cohort study of the anti-synthetase syndrome: increased severity of interstitial lung disease in black patients and patients with anti-PL7 and anti-PL12 autoantibodies. Rheumatology (Oxford). 2017;56(6):999-1007.
12. Stevenson BR, Thompson GA, Watson MC, et al. Autoantibodies in interstitial lung diseases. Pathology. 2019;51(5):518-23.
13. Witt LJ, Curran JJ, Strek ME. The diagnosis and treatment of antisynthetase syndrome. Clin Pulm Med. 2016;23(5):218-26.
14. Robbins A, Hentzien M, Toquet S, et al. Diagnostic utility of separate anti-Ro60 and anti-Ro52/TRIM21 antibody detection in autoimmune diseases. Front Immunol. 2019;10:444.

15. Bernal-Bello D, Rodríguez-Rodríguez J, Duarte-Millán MÁ, Frutos-Pérez B. Anti-synthetase syndrome and the risk of progressive pulmonary fibrosis: weighting of concomitant anti-Ro/SSA antibodies. Clin Rheumatol. 2023;42(8):2249-50.
16. de Oliveira FR, Motta ACF, Módulo CM, et al. Clinical and laboratory evaluation of sicca complaints: distinctive aspects of primary, secondary and non-Sjögren syndrome. Adv Rheumatol. 2022;62(1):23.
17. Meridor K, Sagy I, Molad Y. Anti-Ro/SS-A antibody is associated with worse pulmonary outcome and reduced overall survival in systemic sclerosis. Mod Rheumatol. 2022;32(6):1086-93.
18. Berkowitz AL, Samuels MA. The neurology of Sjögren's syndrome and the rheumatology of peripheral neuropathy and myelitis. Practical Neurology. 2014;14(1):14-22.
19. Wingerchuk DM, Banwell B, Bennett JL, et al. International consensus diagnostic criteria for neuromyelitis optica spectrum disorders. Neurology. 2015;85(2):177-89.
20. Pittock SJ, Lennon VA, de Seze J, et al. Neuromyelitis optica and non organ-specific autoimmunity. Arch Neurol. 2008;65(1):78-83.
21. Cruz RA, Chaudhary S, Guevara M, Meltzer E. Neuromyelitis optica spectrum disorders (NMOSD) and connective tissue disease (CTD): an update for the rheumatologist. Curr Rheumatol Rep. 2021;23(6):33.

Índice remissivo

L

M

N

T

U

V

X